平静の心

オスラー博士講演集

新訂増補版

日野原重明　仁木久恵　訳

医学書院

平静の心
—オスラー博士講演集

発　行　1983年 9 月 1 日　第1版第 1 刷
1984年 7 月15日　第1版第 2 刷新訂
2002年12月15日　第1版第19刷
2003年 9 月 1 日　新訂増補版第 1 刷©
2023年 8 月 1 日　新訂増補版第11刷

訳　者　日野原重明《ひのはらしげあき》・仁木久恵《にきひさえ》

発行者　株式会社　医学書院
代表取締役　金原　俊
〒113-8719　東京都文京区本郷1-28-23
電話　03-3817-5600(社内案内)

印刷・製本　三報社印刷

ISBN978-4-260-12708-0

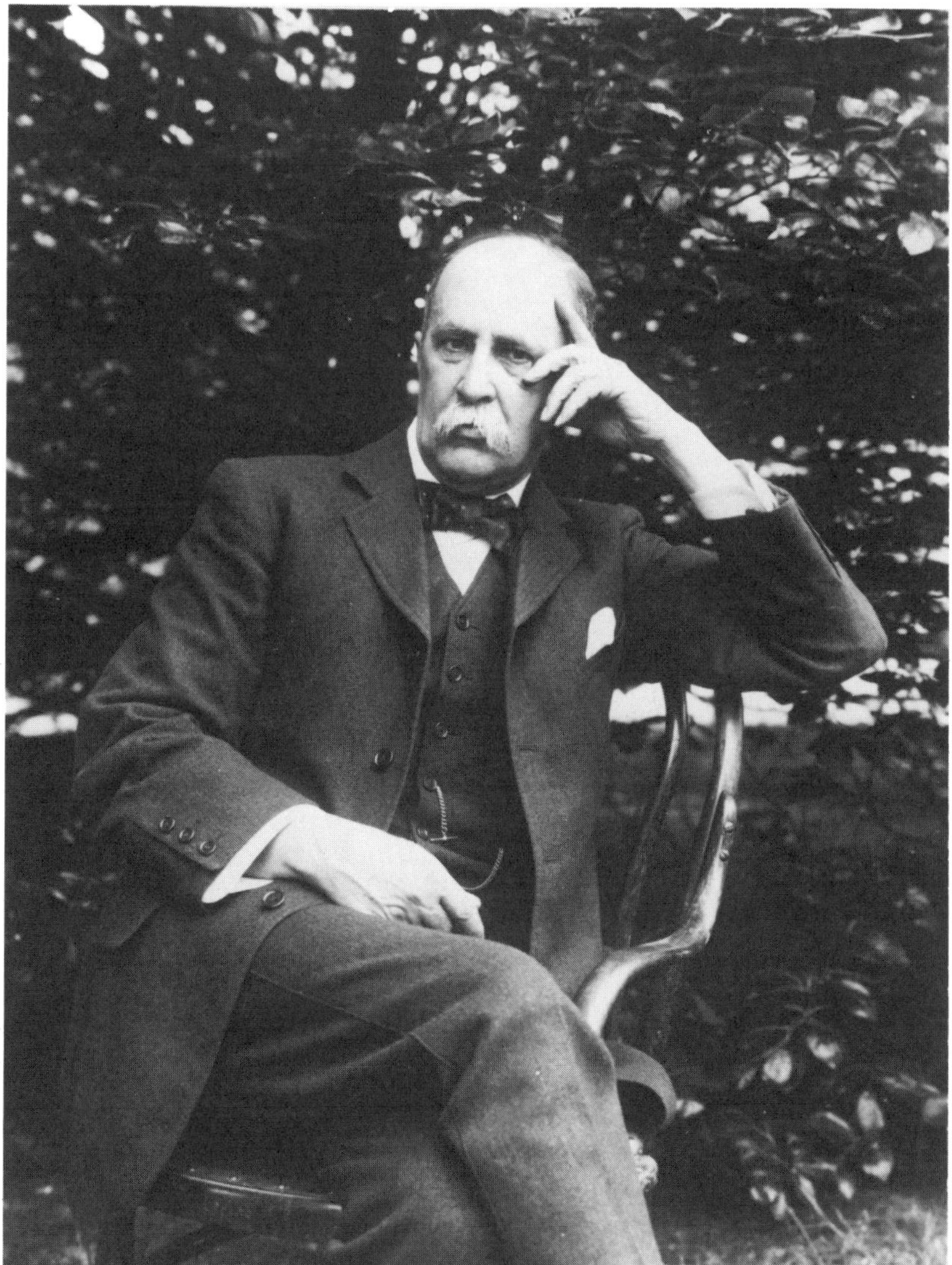

1913 年，64 歳のオスラー

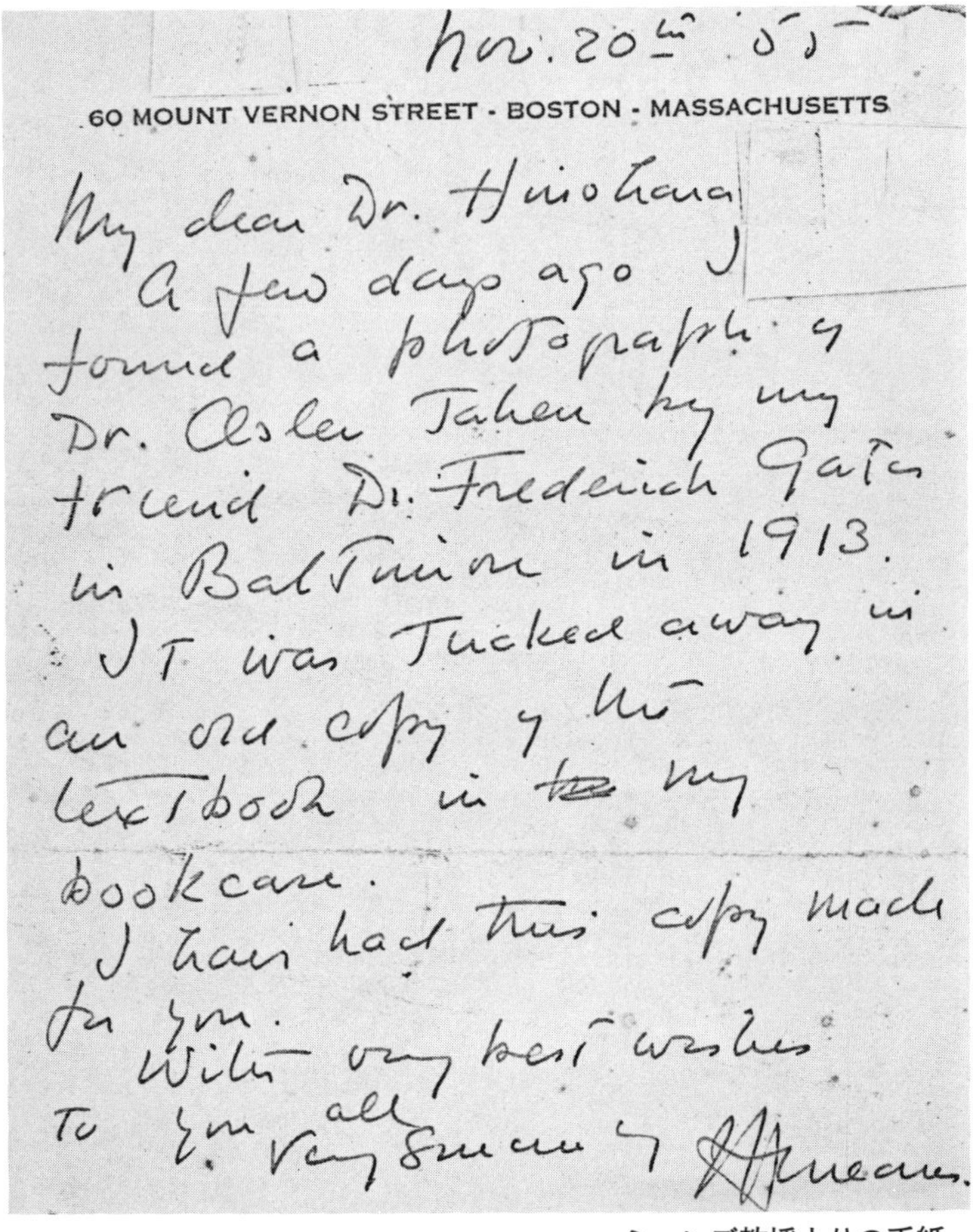
Nov. 20th 65

60 MOUNT VERNON STREET - BOSTON - MASSACHUSETTS

My dear Dr. Hinohara

A few days ago I found a photograph of Dr. Osler taken by my friend Dr. Frederich Gates in Baltimore in 1913. It was tucked away in an old copy of his textbook in my bookcase.

I have had this copy made for you.

With very best wishes to you all

Very sincerely

JH Means.

ミーンズ教授よりの手紙

前頁の写真はオスラーが64歳のとき（1913年），オックスフォードからジョンズ・ホプキンズ大学（ボルティモア市）を訪れた際のものである。撮影したのはフレデリック・ゲイツ博士（Dr. Frederich Gates）である。ゲイツ氏の友人で，甲状腺医学の大家，ハーバード大学のミーンズ教授（J. H. Means）が1965年11月に，上に掲げた内容の手紙と共に，この写真を私に送って下さった。

日野原　重明

訳者　序―新訂増補版に寄せて

ウィリアム・オスラー博士は、二十一年間にわたるアメリカ合衆国滞在中（一八八四〜一九〇五年）に行った講演をまとめ、*Aequanimitas—With Other Addresses to Medical Students, Nurses and Practitioners of Medicine* と題する講演集を出版している。本書『平静の心』は、その中の十五篇の講演と、英国に渡りオックスフォード大学欽定教授として働いた期間（一九〇五〜一九一九年）に行われた講演から三篇、計十八篇の講演を選んで和文への翻訳をし、一九八三年に医学書院から発刊されたものである。翌一九八四年には第一版第二刷を新訂版として発刊した。発行当時は、医学書院の販売部では、これほどの増刷は予測していなかったようだが、それを読まれた医学部教授の方々が、卒業する医学生や入局者への、さらには新しい職場に移る弟子達への贈本として使ってくださったために、頻繁に増刷が加えられ、初版発行から丸二十年間に十九刷にまで至っているという報告を私達訳者は受けている。

私達は、このオスラーの講演集は日本の医学生や医師には注解なしでは十分に理解できないと考えて、総計八百の注解をつけて初版を発行したのであった。

その後、私と共訳者の仁木久恵教授とは、これらのオスラー博士の講演は、英語を話す現代の欧米の医学生にも詳しい注解なしには十分に理解できないのではないかと考え、総数一六八三の脚注を英訳して出版することを思いつき、主として仁木教授を中心にカナダ・アメリカ在住の友人の Jane Kuwana と William Cooke 博士らの協力を得て二十年にわたってその内容を点検した。これ

は *Osler's "A Way of Life" & Other Addresses, with Commentary & Annotations* のタイトルの下にアメリカ合衆国デューク大学出版局から二〇〇一年七月に出版されるに至った。デューク大学医学部は一九三〇年に学部長 Wilbur C. Davison 博士を中心に開学されたが、同教授は、オックスフォード大学時代にオスラーの下で医学を学んだ直弟子であった。

私の父は一九〇四年にデューク大学の文学部大学院を修了した。私は一九五二年に短期間留学し、私の三男もデューク大学医学部の循環器科助教授として勤めていた。このような関係で、デューク大学からの英語版の出版を願い、私の五十年来の友人で、アメリカ・オスラー協会の発起人の一人、デューク大学医学部出身の John McGovern 博士（テキサス州ヒューストン市在住）に推薦の労をとっていただいた。これがデューク大学出版局から発刊されるに至った経緯である。この本は JAMA（286：13, 2001, p. 1643-1644）に早速書評（by G. Tremblay）が発表され、またアメリカ・オスラー協会員の推薦もあり、かなりの部数が販売され、最近増刷されたと聞いている。

本書はこの英語版の脚注をもとに翻訳を見直して新たに『平静の心』新訂増補版とし、ここに発刊されることになった。この脚注の翻訳については仁木教授とその協力者により十分な校正がなされ、遂にこの版が二〇〇三年九月に出版されることになった。

オスラー博士は「医学はサイエンスに支えられたアート」であると定義したが、医学の基礎となる科学が急速に進歩するなかで、幅広い文化としての宗教や文学に基づいたアートとしての医術を実践する臨床医や医学生には、このオスラーの講演集は医の真髄を語るものと思う。

本年五月には英国スコットランドのエジンバラにおいてアメリカ・オスラー協会、ロンドン・オスラー・クラブ、それに日本オスラー協会との三者合同でオスラー総会が開かれた。そのような時期に、この新訂増補版が出版されることは、私達にとっては非常な喜びであり、医学生、臨床医、看護師だけでなく、一般の心ある人にも広く読んでいただくことを願ってやまない。この新訂増補版の出版にあたっては医学書院役員七尾清氏ならびに医学書籍編集部阪本稔氏の献身的努力があった。深い謝意を表したい。

二〇〇三年　盛夏

日野原　重明

訳者　序

一九〇四年、当時ジョンズ・ホプキンズ大学医学部の内科教授であったウィリアム・オスラー博士は、それまでに医学生、看護婦、実地医家に対して行った十八回の講演をまとめて、*Aequanimitas*（平静の心）と題する講演集を出版した。

この本は、ジョンズ・ホプキンズ病院を開設し、そこにオスラーを招いたジョンズ・ホプキンズ大学のギルマン（D. C. Gilman）元総長に捧げられている。

オスラーは、一九〇五年にはジョンズ・ホプキンズ大学を辞して北米を去り、英国に渡ってオックスフォード大学の欽定教授として余生を過ごしたのであるが、北米を去るに当たって行った四回の告別講演を併せ、合計二十二となった講演集が一九〇六年に第二版として出版された。私が接した本は、フィラデルフィアのP. Blakiston's Son & Co. Inc. から、第二版と同じ内容で、一九三二年に出版されたA５判四五一頁の第三版であった。それは第二次世界大戦の終戦直後（一九四五年）に、当時マッカーサー司令部軍医団のバワーズ中佐（Warner F. Bowers）が日本上陸前の病院船に携帯していたものであり、私の願いにより譲っていただいたのである。

この講演集の題名『平静の心』は、オスラーが一八八九年に前任のペンシルベニア大学を辞任するに当たって行った告別講演の題である。

この講演集は、当時の医学生、看護婦、医師の心に強烈なインスピレーションを与え、医療の世界における専門医の生き方を示す、いわば聖書のような福音を当時の医療職者や学生にもたらし、一般人までがこれを愛読したのである。私がバワーズ軍医からいただいたこの本は、彼が医学校卒業時に、リリー社が卒業生に贈った中の一冊である。

オスラーの伝記（*The Life of Sir William Osler*）が脳外科の開拓者ハーベイ・クッシング（Harvey Cushing）によって書かれ、一九二四年に出版されて以来、臨床医として、研究者として、教育者として、また人道主義者として生きたオスラーの姿が世界の人々に知られ、オスラーの講演集は、医師、看護婦、学生の必須の読み物となったのである。

私が、臨床医として生き、医学を研究し、医学を教える立場に立って働いていく上で、強烈なインスピレーションと、今日の仕事に全力投球できる力を与えてくれたのは、この本に示されたオスラーの言葉である。オスラーの思想やオスラーによる医術《アート》と科学《サイエンス》は、直接オスラーの弟子として長生きした少数の人々、さらに多数の英米の孫弟子によって後世に伝えられてきたが、私は日本における若い世代の医療専門職に携わる人々にも、文章となって遺されたオスラーの言葉と精神とが強い感化を及ぼすことを切望する。

私は、この講演集『平静の心』から十五篇を選び、さらにオスラーが一九一九年に英国オックスフォードの自宅で亡くなるまでに行った講演の三篇を選び、併せて十八篇の講演内容を翻訳する作業を十年前から始めた。しかしオスラーの文章には難解な部分があり、さらにギリシャ、ローマの古典、旧約および新約聖書からの引用、中世から近世にわたる欧米の文学や哲学、トマス・ブラウン（Sir Thomas Browne）、テニソン（Tennyson）、シェイクスピア（Shakespeare）の作品などが講演の至る所に引用されており、その出典の意義を理解することなしには、オスラーの言わんとする所を正しく把握することが困難であると知ったので、シェイクスピアを研究しておられ、英米文学に詳しい仁木久恵教授に援助をお願いし、共訳として出版することにした。

オスラーが講演の中で引用して述べた言葉を探すために、仁木教授はオックスフォードのボドレアン図書館を訪ね、私も遅れて同図書館を訪ねた。そのほか、私はオスラーの母校、カナダのマギル大学医学部内のオスラー図書館をも訪れ、文献を探した。また、オスラーが引用した聖書や神学に関する疑問は、米国シアトル在住の社会学者で、畏友の長谷川眞氏に御教示を受けた。ここに厚く感謝する。

これらの講演内容は医学雑誌「メディチーナ」（医学書院）や「日本医事新報」誌などに紹介されてきたが、これが再推敲され、日本オスラー協会が発会式を挙げる日に、オスラー講演集『平静の心』と題して日本語訳が発刊されることになった。これには、医学書院社長長谷川泉氏の御厚意と同社佐々木憲一郎氏の編集上の非常な御協力の賜ものと、ここに感謝の意を表したい。

また、この翻訳や出典探しにはコーク大学のキャサリン・ラ・ファージ博士（Dr. Catherine LaFarge）、私の秘書半田香代子さん、岸野めぐみさん、辻野明子さんの援助を受けたことに対し感謝する。

なお、本書には各講演ごとに文中に見出しがついているが、それは原著にはなく、読者の方々の読みやすさを考え、私達が付したものである。

一九八三年　晩夏

日野原　重明

本書に収めた講演のうち
前半の 15 篇は *Aequanimitas,* MacGraw-Hill Book Co., 1906 より，
後半の 3 篇は *Selected Writings of Sir William Osler,* Oxford
Univ. Press, 1951 より
の抜粋である。

本書の読者への訳者からのしおり

本書の冒頭の二、三の講演は、オスラーの初期の原稿で、古典文学的修飾語が多すぎ、文章はひどく難解である。そのため、若き日のオスラーの文章は必ずしも名文ではないと評した人もあるが、晩年に向かうにつれて文章は磨かれ、論旨も整然とし、思想の深さが読む者の心に迫ってくる。

そこで、本書の読み方としては、読者が次の方法をとられることをお勧めする。まず最後にある「ウィリアム・オスラー卿の生涯とその業績ならびに思想について」を読んで、オスラーの生きた足跡を辿ってほしい。次に「生き方」(A Way of Life) を読んで、オスラーの若き者への呼びかけをそのまま受けとってほしい。この講演は、これだけで一篇のメッセージとして、アメリカでは小型の美しい装幀の小冊子として刊行され、医療従事者や学生への格好な贈り物になっている。

最後の一篇「古き人文学と新しき科学」は、病床でまとめられ、病をおして英国の知識人に発表されたものであり、オスラーの思想の総括とでも呼んでよい。この講演は一般人にとって教養的な読み物であると私達は信じている。

目次

*この新訂増補版のなかでは看護師の方々のことを「看護婦」という名称で残した。オスラーが講演を行った時代を考え、あえてそのままに残したのである。

平静の心（一八八九年）

Aequanimitas

オスラーはカナダのマギル大学卒業後英国に留学し、その後母校に帰り、生理学、病理学の講師となったが、一八八四年にペンシルベニア大学の内科教授に招聘された。その五年後の一八八九年にペンシルベニア大学の職を辞してボルティモア市に赴き、新しく創立されたジョンズ・ホプキンズ大学医学部の教授となった。

この講演はオスラーが一八八九年五月一日にペンシルベニア大学を去るときの卒業式での告別講演であり、オスラーが三十九歳のときのものである。これはオスラーの遺した講演の中で最も有名なもので、この中の言葉[(1)] aequanimitasは後世の医家によってしばしば引用されている。

汝、海に屹《きつ》立する崖になれかし、
波は絶えず打ち砕けようとも、
崖は静かに聳《そび》え立ち、まわりの逆巻く波も穏やかに静まりぬ。

[2] マルクス・アウレリウス

聞いてくれ！　決して恐れてはならない。
この世にはまだ人間の努力の余地が残されている。
だが世の中には悪が満ち満ちているのだから、
法外な望みを抱いてはならない。
夢を見てはならぬ、されば、汝、絶望することもなし。

[3] マシュー・アーノルド『エトナ山上のエンペドクレス』

厳かな式典も毎年行われ、慣例化してくると、無味乾燥で魂のこもらないものとなる。だが今日の式典は、ここに出席しておられる諸君にとって厳粛なものであってほしいと思う。諸君は卓越した地位を授けられ、それに伴う重大な職務と責任を果たすために今日この大学を巣立ってゆかれるのである。諸君は「自らの生」を選択し、[4]必然の女神アナンケの玉座の下を通ってきた。人間の誕生を司《つかさど》る運命の三女神の声が余韻となって両耳に残っているときに、やがて黄泉《よみ》の国にある忘却の平原に赴き、その忘却の河の水を飲むことになるであろう。パムピュロイ人《びと》の[5]エルが語った死者の魂のように、諸君は生まれ変わって、(訳者注：卒業後は)それぞれの道に別れてゆく。別れに先立ち、私はこの席で励ましの言葉を述べ、教職員一同に代わり、「諸君の旅に幸あれ」と祈りたい。激しい闘いに耐え、苦労でやせ衰えた諸君、[6]「勉学のためにやつれ、顔色は青白く、瞼《まぶた》が重く垂れ下がった」諸君に、私がここで厳しい要求をするのはいかにも忍び難い。そこで、諸君の一生を左右する数ある要因の中から、特に二つだけを取り上げて述べてみることにする。その二つの事柄は、諸君を成功の道へと導き、失意にあるときには諸君の力となるであろう。

沈着な姿勢に勝る資質はない……

まず第一に、内科医・外科医を問わず、医師にとって、沈着な姿勢、これに勝る資質はありえない。ここで医師に不可欠とも言える身体に備わる美徳にしばらく眼を向けていただきたい。諸君の中には、これまで幾度か危機に遭遇してはきたが、いまだに沈着な姿勢を身につけることができなかった方がおられるかもしれない。そういう人達のために、その重要性についていささか私見を述べ、それを身につけるにはどうすればよいかについて、参考までに一言申し上げたい。

沈着な姿勢とは、状況の如何《いかん》にかかわらず冷静さと心の落ち着きを失わないことを意味する。嵐の真っただ中での平静さ、重大な危機に直面した際に下す判断の明晰さ、何事にも動じず、感情に左右されないこと、あるいは昔からよく使われる含蓄のある言い方をするならば、[7]「粘液質(phlegm)」を持つことである。時として誤解を受けることもあるが、沈着な姿勢は世間の人々から大いに感謝されるものである。不幸にもそのような資質を欠いた医師、すなわち優柔不断でいつもくよくよし、それを表面に出す医師、日常生ずる緊急事態に狼狽し、取り乱す医師、こういう医師はたちどころに患者の信頼を失うことであろう。

沈着な姿勢に磨きがかかると、年配の医師に時おり見られるように、それは天賦の才といった性格を帯びてくる。つまり、この資質の持ち主には神の祝福が授けられ、彼と関わりのあるすべての人に慰めが与えられるのである。諸君には私の言わんとする意味が十分おわかりいただけるものと思う。ここにおられる諸君はこれまでの歳月にわたって、心に深い感動を覚えた例をいくつか見聞きされたことであろう。沈着な姿勢は主として身体に備わる天性である。それゆえ、諸君の中には生まれつき欠陥があるために、残念ながらこの資質が一生身につかない人がいるかもしれない。しかしながら、教育の力は大きい。その上、実践と経験を重ねることによって、大多数の者はかなりの程度この資質を身につけることができるものと思う。要は、諸君の神経を完全に制御しておくことである。最悪の事態に直面しているからといって[8]心の動きをそのまま眼に見える行動に現わしてしまう者、ごくわずかにせよ心配あるいは恐れの気持ちといった表情の変化を顔に出す者、そういう内科医や外科医は卵円中心の白質部分の制御が十分できていず、いつなんどき破局を迎えるかわからない。この点に関してはこれまでにも何度となく諸君の注意を促してきた。すなわち、諸君の中枢神経を十分に訓練し、職業上のいかなる試練に出会っても、拡張筋や収縮筋のわずかな動きで顔面の血管に影響が出ないようにせよ、と忠告してきた。しかし[9]「時」が美しい額に時間という年輪を彫りつける前の青年期に、[10]恥じらいで純な顔を朱に染めるのをよせ、などと言うつもりはない。だが、患者を診療しているときには、顔を赤らめるような緊急事態は起こりえない。そして緊急時以外には、感情を抑えた顔は千金の重みを持っている。

沈着な姿勢を真に完璧なものとするためには、幅広い経験と病気の諸症状についての詳しい知識が必要である。知識を備え経験を積んだ医師は、何事が起ころうとも、心の平静さを乱されることはあり得ない。今後起こりうる事態は歴然としており、取るべき行為はすでに決まっているからである。

この貴重な資質はとかく誤解を受けやすいが、それは已むを得ないことかもしれない。医師という職業は往々にして冷淡という誹《そし》りを受けることがあるが、元をただせばそれはこの資質から出ている。ところで、落ち着いて判断を下すとき、あるいは細心の注意を要する手術を行うときには、ある程度感受性の鈍いほうが都合がよいし、それは絶対に必要な資質でもある。確かに感受性の鋭さは、手の震えや心の動揺をもたらさない限り、それだけで優れた美徳であると言えよう。だが、ごく普通の開業医生活を送っている者は、世の人のために尽くし、さほど重要とは思われないことは無視して仕事を進めてゆく。そのためには感受性の鈍いほうが資質としてはかえって望ましいと言える。

そこで諸君に申し上げたいことは、この感受性の鈍さを適度に身につけていただきたいということである。諸君の内にある[11]〝人間らしい心〟を頑《かたくな》にすることなく、危急の場に臨んだとき、強い意志と勇気を持って事に対処できるよう、感受性の鈍さを修得していただきたいと思う。

平静の心を持って……

第二に、身体的な資質と対をなす精神的な資質に注目してみることにしよう。それは沈着な姿勢と同様、われわれの人生行路にとって必要なものである。ここで、歴史上最も優れ、賢帝として最も誉れの高いローマの[12]アントニヌス・ピウスに纏《まつ》わる出来事を思い起こしていただきたい。彼は当時エトルニアのロリイムの自宅で死の床に臥《ふせ》っていたのだが、自らの人生観を要約して、[13]平静の心（aequanimitas）という言葉を座右の銘とした。[14]「この世の燃えさかる城壁」をまさに通り過ぎようとしていたアントニヌス・ピウスと同様、[15]運命の女神クロトが紡ぐ糸から生まれたばかりの諸君にとっても、平静の心を持つことが望ましい。成功を収めているとき、あるいは失意に打ちひしがれているときを問わず、平静の心を持つことは至難なことであるが、それにもかかわらず、それは心の在り方として必要である。ところで、平静の心は天性の気質に負うところが大きい。それと同時に、自分と周囲の人間、あるいは生涯をかけた職業と自分はどう関わり合っているのか、この点についても、はっきりとした認識を持つことが必要不可欠であろう。

穏やかな平静の心を得るために、第一に必要なものは、諸君の周囲の人達に多くを期待しないことである。[16]「知識は容易に得られる。だが、叡知を得るには時間がかかる」という言葉があるが、医学に関して言えば、現代に生きるわれわれ凡人が、古代ローマ人以上の思慮分別を持っているとは言えないだろう。かつて古代ローマ人は、信じやすいがために唯々諾々と当時のやぶ医者らの犠牲となった。十八世紀を経た世にその再来が望まれるほどの偉業をなした人物、(17)かの悪名高きアレグザンダーはそういう類《たぐい》の人物の一人であったといわれ、そのため(18)ルキアノスの辛辣な諷刺の的にされたのである。そこで、軽率に物事を信じやすいという、この昔ながらの人間性をわれわれは大目に見てやる必要がある。諸君のお気に入りの牧師がまったく効かないインチキ粉薬をチョッキのポケットに忍ばせているのを見つけたとしても、あるいは諸君の模範的な患者の病室でたまたま(19)ワーナーの救命薬を見つけたにしても、怒りの気持ちを抑えるように努めねばならない。諸君は今後、この種の腹立たしい出来事を一度ならず経験するであろうが、あらかじめ覚悟しておき、そのような事態が起こったからといって決して立腹してはならない。

将来、多くの人間が諸君の人生に関わりを持ってくるであろうが、人間とは多種多様の要素が混在した不可解な存在である。物好きで、風変わりで、気まぐれで、かつ空想家でもある。だが、内面生活のちょっとした欠点をあれこれ詮索すればするほど、人間一般に見られる欠点は、すなわち自分自身の欠点でもある、という思いに駆られることであろう。このように同じ欠点を持っていることを認めるのは耐え難いものであるかもしれない。ただ、有難いことに、われわれには自己中心的なおめでたい自惚《うぬぼ》れがあってその事実を忘れさせてくれる。それゆえ、仲間の人間に対して限りない忍耐と絶えざる思いやりの心を持つ必要がある。そうすれば、彼らとても、われわれに対して同じような態度を取らざるを得ないのではなかろうか。

心を悩ませる不確定要素について……

次に、これから始まろうとする人生において、諸君の心を悩ませるある一面について触れてみることにしよう。諸君の中で卓越した心の持ち主はそのような悩みの種があっても大した影響を受けず、平静さを失うこともないかもしれない。私の言う一面とは、不確実性、すなわち科学《サイエンス》と術《アート》はもちろんのこと、われわれ人間を人間たらしめている希望・恐怖心などに伴う不確定要素のことである。人間は絶対的真実を求めて、達成不可能なものを目指す。それゆえ、断片的な真実を得て満足せざるをえない。ここでエジプトの物語オシリスに纏《まつ》わる話を思い出していただきたい。[20]怪物テュポンが共謀者と謀《はか》って善良な王オシリスにどういう残虐な仕打ちをしたか、さらに、邪悪な者どもが処女〝真理〟を捕え、その美しい体を切り刻み、四方の風に乗せて撒き散らしたというあの話を。ミルトンは次のように詠んだ。[21]「それ以来、〝真理〟の友ともいうべき人々は、妻イシスが切り刻まれたオシリスの屍体をくまなく捜し求めた例にならって、悲嘆に暮れつつもここかしこへと歩き回り、屍体の一片一片をかき集めた。だが、いまだにすべてを集め終えてはいない」。われわれは各自、一片また一片と真理の断片を拾い集める。そして、心が死の影にさほど脅《おびや》かされていないときに、幻のごとき神々しい真理の姿を垣間見ることができる。ちょうど[22]オーエンやライディのような自然主義者が、化石の断片から理想的人間像を再生しえたように。

幸運に恵まれているときのわれわれは、沈着さを発揮し、冷静に隣人の不幸を分かち合えると言う。財政状態が逼迫《ひっぱく》していたり、あるいは[23]異邦人が求めるような世俗的な物を持っていないがために、心の平穏を乱されることほど悲しいことはない。だが、それにもまして、ここにおられる諸君のうち何人かの身の上に間もなくやって来る試練の日々、すなわち手広く開業して成功を収めたときの日に対して、私はここであえて警告を発しておきたいと思う。遅かれ早かれ、諸君は医師としての世俗的な雑事に没頭するあまりに、自らの能力を荒廃させてしまうかもしれない。その結果、そのような生き方の習性で麻痺した諸君の心には、人生を価値あるものとするあの優しい感性の入る余地がなくなり、気が付いたときには、時すでに遅すぎる。諸君は感ずる心を棄ててしまったのであるから。

最悪の事態に陥っても……

悲しいことだが、諸君は将来、失望あるいは失敗に見舞われることもあるだろう。もちろん、この職業につきものの心配事や不安を免れることはできない。だが、たとえ最悪の事態に陥っても、勇敢に立ち向かっていただきたい。ちょうど[24]愛する妻や子供達を連れてヤボクの渡しを渡らせ、みんなの姿が遠ざかるのを見守ったときのヤコブのように、諸君の希望の光も消滅し、見えなくなってしまうこともあろう。そして、ヤコブ同様、諸君はただ一人残され、闇の中を手探りで闘わざるを得なくなる。闘いが続けられるなら、大いに結構だ。根気強さがあれば勝利は自らのものとなり、夜明けとともに待ち望んだ祝福が訪れるかもしれない。だが、必ずしも祝福が得られるとは限らない。敗北に終わる闘いもあり、諸君の中にはそのような苦しい闘いに耐えねばならない者もでるだろう。その時までに、不幸にめげない明るい平静の心（cheerful equanimity）を身につけておくことが望ましい。[25]「わびしい今の生活から、もっといい生活が始まる」という言葉を覚えておいてほしい。たとえ行く手に悲惨さが待っていようとも、目前に破滅が差し迫っていようとも、顔に笑みを浮かべ敢然と立ち向かうほうが、身を屈《こご》めてひっそりやり過ごすよりもはるかに賢明である。多くの先人達の例に見られるように、確実に失敗すると思われるときにも、信念や正義のためには諸君の理想を曲げずにいてほしいと思う。[26]チャイルド・ローランドは暗い塔の前に立って、唇に角笛を当て、少しもひるまず挑戦のラッパを吹き鳴らした。そのローランドのように、諸君も静かに闘いの時を待っていただきたい。

[27]「あなたがたは耐え忍ぶことによって、自分の魂をかち取るであろう」と聖書には書かれている。この忍耐が、諸君に人生の試練を乗り越えさせる平静の心でないとすれば、それはいったい何なのであろうか。諸君は[28]水のほとりに種を蒔かねばならないが、私が諸君に望むことは、沈着さと確信、この二つの約束された祝福の穂を永遠に刈り取っていただきたいことである。そうすれば、これからの厳しい人生を歩んでゆく諸君は、

苦しい闘いを乗り越えて、
この世の中で、[29]

あの純粋で、平和で、穏やかで、そのうえ慈悲と立派な行いに満ち、偏愛、偽善のない「叡知の力」を徐々に身につけてゆくであろう。

過去は常にわれわれと共にあり……

過去は常にわれわれと共にあり、決して消え失せることはない。過去は、本来、永久に続くものである。だが、[30]この定まりなき世の中にあって、われわれは現在あるいは未来に生きることにのみ関心を奪われている。そこで、[31]母校の発展を祝い、その喜びを分かち合うこの卒業式という機会を借りて、過ぎ去った日々を振り返り、同時に、現在の大学の基礎を築くために労を惜しまなかった先達を偲び、感謝の念を捧げたい。

いずれの大学を問わず、名声こそは大学の貴重な宝である。大学にその名声をもたらすのは、教育機関としての[32]「誇り、名誉、手柄」ではない。また大学の資産でもなければ、大学が擁する学部数でもなく、学内に溢れる学生達でもない。実は、大学のために骨身を惜しまず尽くし、時には敵意の的となっても、それにもめげず、いばらの道を踏み分けて歩み、[33]星がそれぞれの頂上を究めるように、「名声」という静謐な住み処《ひっか》に辿りついた先輩達こそが、名誉と栄光の担い手となったのである。本学の創立者である[34]モーガン、シッペン、ラッシュの諸先生方、さらに後継者として尽くした[35]ウィスター、フィジック、バートン、ウッドの諸先生方、この先輩諸氏に敬意と感謝の意を表し、その名を偲ぶときに、私は感動を覚えずにはいられない。それは、今日の私ばかりではなく、本学の同窓生、教職員の方々も同様に感じておられるものと思う。

教授諸君、この道の気高い先導者の方々は義務を負わねばならない[36](Noblesse oblige)！

(37)「果てしない夜の闇に葬られた」友人や同僚の死は、悲しい現実である。そういう人達の損失を思うと、われわれは新たな悲しみに打たれる。とりわけ心から懐かしく思うのは、著名な教授の一人であり、諸君も大いに薫陶を受け、その人となりで多くの後進の励みとなった人物(38)エドワード・ブルーエン教授である。ブルーエン教授は誠意ある教師であり、信頼に値する研究者であった。本学を心から愛し、善良で親切な友人でもあった。惜しむらくは一生をかけた仕事を半ばにして亡くなられたが、彼は充実した人生を送り、その思い出を後に続くわれわれに遺してゆかれた。

さらにもう一人の優れた教師の死を悼み、(39)本学の姉妹校がこうむったあの悲しむべき損失に、われわれは今日のこの席で共に哀悼の意を表したいと思う。名誉ある称号を授けられ、当市の医療職に栄誉を与えてくれた(40)サミュエル・W・グロスのような人物の名をぜひ記憶に留めていただきたい。彼は闘い、そして勝利を収め、勇気ある人物の手本を示してくれた。彼に感謝の意を表し、一生を通じて彼が示した熱意、行動力、勤勉さをわれわれは見習おうではないか。

私個人としては、父とも慕う恩人(41)ハワード教授の死を心から悼む。他《ほか》の誰にもまして、私はこの教授から霊感《インスピレーション》を与えられた。今日この席で諸君に話をすることができるのも、彼という良き手本があったからであり、彼の教えに負うところが大きい。パーマー・ハワード教授を知ったことは、真の意味で、私にとって人格形成に役立ったと言っても決して過言ではない。ここにおられる諸君には、私の言わんとすることがおわかりいただけるものと思う。

人生が下り坂に向かおうとも、
たとえただ一人残されようとも、

彼の魂は常に私の心にあり、
彼の人生の足跡は私の中に宿る。(42)

諸君に平静さを説いてはいるものの、実は、この私自身が心の定まらない漂流者である。(43)「いつもの御説教はどこへやら」、私は誰もが襲われやすい矛盾を自ら例証している。医学にゆかりが深く、(44)ヒポクラテスの都とも言うべきアメリカ合衆国最高の大学に籍を置いて、医業を愛する者にとってかくも貴重なさまざまな交流の場を持ち、優秀な同僚に恵まれ、さらには思慮深い学生に取り囲まれていたからには、私がすでに(45)ヘラクレスの柱のような偉業を成したのではないかと誰しも考えられたことであろう。だが、それは私に定められた道ではなかった。そして、今日を限りに、私はこの大学との絆を断たねばならない。私はこれまで友人から計り知れないほどの祝福を受け、さまざまな機会を何度か与えられた。それについては言葉では表現できないほど感謝している。今日この席で諸君と話ができるのもその一つである。この五年間にわたって諸君が示してくれた親切と善意を思い、感謝の念で一杯である。諸君の間にあって、異質の人間とは言わないまでも、まったくの他所者《よそ》であった私が快適な生活を送れるように、諸君は最善を尽くしてくれた。これ以上何を望むことができたであろうか。これからの私の人生に何が起ころうとも、成功するにせよ、あるいは試練の時を迎えるにせよ、ここで過ごした幸福な日々の思い出は、決して私の脳裡を去ることはないであろう。過去の著名な先達、そして極めて優秀な現在の教職員の方々と、たとえ短期間にせよ共に過ごせたという誇りを、私は一生失うことなく持ち続けることであろう。その諸君に、今、別れを告げねばならない。

教授・学生諸君、ごきげんよう。あの良き古《いにしえ》のローマ人の座右の銘「平静の心（Aequanimitas）」を胸に抱き、これからの闘いの日々を歩んでいっていただきたいと思う。

訳者注

(1) aequanimitas(ラテン語)：平静、冷静。ギリシャ哲学のストア学派の教説より引用。理性を尊び、感情にとらわれない沈着な態度を意味する。

(2) マルクス・アウレリウス (Marcus Aurelius, 121-180)：ローマ皇帝で、ストア学派の哲学者。この一節は『自省録』(*The Meditations*, book 4, sect. 49) にある。

(3) 英国の詩人・文芸批評家アーノルド (Matthew Arnold, 1822-1888) の『エトナ山上のエンペドクレス』(*Empedocles on Etna*, I, ii, lines 422-426)。

(4) 女神アナンケの物語は、もとはギリシャ神話にでてきた話だが、哲学者プラトン (Plato, c.427-c.347 B. C.) が書き直したもの。プラトンによると、人にはそれぞれの運命を支配するダイモーン (神霊 Genius) がついていて、各人は自分自身でそれを選択するという。必然の女神アナンケ (Necessity) は膝のなかで紡錘を回転させながら、天の運行を支配している。彼女の娘である運命の三女神は、人間の誕生を司る糸を紡ぎながら、ラケシスは過去を、クロトは現在を、そしてアトロポスは未来を歌う。そこから死者の魂は忘却の平原へと赴く。忘却の川の水を飲んだ死者の魂は、自己の過去をすべて忘れ去って、新たな肉体を与えられて、再びこの世に送り返されるという。『国家』(*Republic*, book 10, 616c-621a)、藤沢令夫訳『プラトン全集』十一巻、岩波書店、一九七六年、七四一～七五八頁。

(5) パムピュロイ族の出身であるアルメニオスの息子エルの物語。彼は戦争で死んだが、十二日めに生き返って、あの世で見たことを語ったという。

(6) 英国の詩人トマス・フッド (Thomas Hood, 1799-1845) の「殺人者ユージン・アラムの夢」("The Dream of Eugene Aram, the Murderer," lines 29-30)。

(7) 古代ギリシャ医学では、人体は四体液（血液、黄胆汁、黒胆汁、粘液）からなり、その配合の具合で健康状態や気質が決定されると考えられていた。Phlegmは四体液の一つである「粘液」のことで、これは一般的には無感動、鈍感などの原因とみなされたが、オスラーは「冷静さ」という肯定的な意味で使っている。

(8) 英国の劇作家シェイクスピア（William Shakespeare, 1564-1616）の『オセロ』（*Othello*, I, i, 63）。「目に見える行いにこの胸底の心の動きをそのままあらわに出して」見せる者。福田恆存訳『オセロ』新潮社、一九七三年、十一頁。

(9) 同右シェイクスピア（William Shakespeare, 1564-1616）の「ソネット」（"Sonnet 19"）。「私の愛人の美しい額に時間をほりつけるな。またおまえの古ぼけたペンでそこに皺をかくな」。西脇順三郎訳『ソネット集』、『世界古典文学全集』四十五、筑摩書房、一九六八年、三二七頁。

(10) 英国の詩人トマス・グレイ（Thomas Gray, 1716-1771）の「田舎の墓地にて詠める挽歌」（"Elegy Written in a Country Churchyard," line 70）。

(11) 英国の詩人ワーズワース（William Wordsworth, 1770-1850）の「不滅のオード」（"Ode : Intimations of Immortality from Recollections of Early Childhood," stanza 11, line 201）。

(12) アントニヌス・ピウス（Antoninus Pius, 86-161）：ローマ皇帝で、五賢帝の一人といわれた名君。彼の性格は、甥でのちに養子になったマルクス・アウレリウスの『自省録』（*The Meditations*, book 1, sect. 16, book 6, sect. 30）に描かれている。

(13) aequanimitas：注(1)参照。アントニヌス・ピウスの逸話は、彼が著した「人生」（"Life," *Scriptores Historiae Augustae*, chap. 12, sect. 6）にある。

(14) flammantia moenia mundi：（ラテン語）「この世の燃えさかる城壁」、すなわち地球を取り巻く炎の輪。人間は誰しも天国に行くためにはここを通り抜けなければならない。ローマの哲学者・詩人ルクレチウス（Titus Lucretius Carus, c.94-55 B. C.）の言葉（*De Rerum Natura*, book 1, line 73）。

(15) クロト：女神アナンケ（Necessity）の三人娘の一人。現在を支配する。注(4)参照。

(16) Knowledge comes, but wisdom lingers：英国の桂冠詩人テニソン（Alfred Tennyson, 1809-1892）の「ロッ

クスリー・ホール」("Locksley Hall," lines 141, 143)。

(17) アレグザンダー（Alexander of Abonoteichus）：紀元前二世紀頃の神秘家。医神アスクレピオスの名のもとに秘法を行ったことで知られ、多くの信奉者がいたという。Lucian, *Alexander or the False Prophet*, Cambridge, Mass., Harvard University Press, 1959, IV., p. 175-253.

(18) ルキアノス（Lucian, 117-c.180）：ギリシャで活躍した諷刺作家。

(19) ワーナーの救命薬（Warner's Safe Cure）：ニューヨーク州ロチェスターに住むワーナー（H. H. Warner）が製造したインチキ売薬。腎臓病と肝臓病に効くという評判がたち、一八八〇年頃爆発的な売れ行きを示したという。

(20) ギリシャ神話の中のエジプトの神々、オシリスとイシスの物語。エジプト神話では、オシリスはエジプトの良い王で、兄のセット（ギリシャ神話では百の蛇の首をもつ怪物）に殺される。妻（妹）のイシスはバラバラに散ったオシリスの体を拾い集めて、埋葬したという。

(21) 英国の詩人ミルトン（John Milton, 1608-1674）の散文『言論の自由』（*Areopagitica*, *Complete Prose Works of John Milton*, New Haven, Yale University Press, 1959, vol. 2, p. 549）。

(22) オーエン(Richard Owen, 1804-1892)：英国の比較解剖学者で、古生物学者。始祖鳥などを記載した。*Lectures on the Comparative Anatomy and Physiology of Invertebrates*（1843）の著者。

ライディ(Joseph Leidy, 1823-1891)：米国ペンシルベニア大学の解剖学教授で、同時に博物学者。オスラーが学者としてばかりでなく、人間として非常に尊敬した人。「科学のパン種」一三四～一三六頁、また経歴については注⑾参照。

(23) 新約聖書、マタイによる福音書、六：三一～三三。「これらのものは、みな、異邦人が切に求めているものである」。

(24) 旧約聖書、創世記、三二：二二～二六。「彼(ヤコブ)はその夜起きて、ふたりの妻とふたりのつかえめと十一人の子供を連れてヤボクの渡しをわたった」。

旧約聖書、創世記、三二：二四。「ヤコブはひとりあとに残ったが、ひとりの人が、夜明けまで彼と組打ちした」。

旧約聖書、創世記、三二：二六。「ヤコブは答えた」「わたしを祝福してくださらないなら、あなたを去らせません」。

(25) クレオパトラの台詞。英国の劇作家シェイクスピア（William Shakespeare, 1564-1616）の『アントニーとクレオパトラ』（*Antony and Cleopatra*, V, ii, 1-2）。本多顕彰訳、岩波書店、一九五八年、一九六頁。

(26) 英国の詩人ブラウニング（Robert Browning, 1812-1889）の「チャイルド・ローランド」（"Childe Roland to the Dark Tower Came," stanza 34, lines 199-204）。

(27) 新約聖書、ルカによる福音書、二二：十九。

(28) 旧約聖書、イザヤ書、三二：二〇。「すべての水のほとりに種をまき、牛およびロバを自由に放ちおくあなたがたは、さいわいである」。

(29) 英国の詩人ブラウニング（Robert Browning, 1812-1889）の「法教師ベン・エズラ」（"Rabbi Ben Ezra," lines 97-98）。

(30) 牧師または主教が祝福を与える祈祷（Collects）の一節。英国国教会で用いられる『祈祷書』（*The Book of Common Prayer*）。

(31) 母校（Alma Mater）：ラテン語。「育成してくれる母」を意味し、ここではペンシルベニア大学を指す。

(32) 英国の劇作家シェイクスピア（William Shakespeare, 1564-1616）の『オセロ』（*Othello*, III, iii, 354）。福田恆存訳『オセロ』新潮社、一九七三年、九九頁。

(33) 英国の詩人シェリー（Percy Bysshe Shelley, 1792-1822）の「アドニス」（"Adonais," stanza 44, line 390）。

(34) モーガン（John Morgan, 1735-1789）：米国の外科医で、解剖学者。
シッペン（William Shippen, 1736-1808）：同じく、解剖学・外科学教授。

両教授とも、スコットランドの生理学・解剖学の先覚者ハンター兄弟（John Hunter and William Hunter）の指導をエジンバラ大学で受けた。帰国後、モーガンはペンシルベニア大学の創設にかかわり、一方シッペンはハンターの新しい実習方法「人体の解剖」を使って解剖と外科を教えた。「科学のパン種」の注(16)、(23)参照。

ラッシュ（Benjamin Rush, 1745-1813）：ペンシルベニア大学のモーガン、シッペンの弟子で、後に同大学の化学教授。古典文学研究者でもあった。*Medical Inquiries and Observations upon the Diseases of the Mind*（1812）を著して、精神医学の分野にも貢献した。

(35) いずれもペンシルベニア大学医学部の教授。

ウィスター（Caspar Wistar, 1761-1818）：解剖学教授。「科学のパン種」の注⑽参照。

フィジック（Philip Syng Physick, 1768-1837）：外科学教授。外科手術と器具の進歩（改良）に貢献。「科学のパン種」の注⒀参照。

バートン（John Rhea Barton, 1794-1871）：外科学教授。股関節と顎の手術のパイオニア。

ウッド（George Bacon Wood, 1797-1879）：内科学教授。詩集 "First and Last" を出版。

(36) Noblesse oblige：この言葉はフランス語からきており、医学教育に携わる人々は、「その高い身分に伴う徳義上の義務を負っている」とオスラーはみなした。Duc de Lévis (1764-1830), "Sur la noblesse," *Réflections*.

(37) 英国の劇作家シェイクスピア（William Shakespeare, 1564-1616）の「ソネット」("Sonnet 30," line 6)。「死の果てしない夜にかくれた貴い友達のために、めったに泣かない眼も涙に溺れるほどだ」。西脇順三郎訳『ソネット集』、『世界古典文学全集』、筑摩書房、一九六八年、三三〇頁。

(38) ブルーエン（Edward Tunis Bruen, 1851-1889）：ペンシルベニア大学の教授。オスラーの同僚で、学生に診断学を教えていた。

(39) ジェファーソン医科大学（Jefferson Medical College）を指す。

(40) サミュエル・W・グロス（Samuel Weissel Gross, 1837-1889）：ジェファーソン医科大学（Jefferson Medical College）の外科医。彼は、癌の根治手術を開発し、消毒薬を使って外科手術を行った最初の外科医の一人である。オスラーをペンシルベニア大学の教授に招聘したのはグロスで、オスラーは彼の家に親しく出入りしていた。彼の死後、オスラーはグロス未亡人のグレースと結婚した。

(41) ハワード（Robert Palmer Howard, 1823-1889）：マギル大学医学部の内科学教授。学生時代、オスラーはハワードから直接指導を受け、個人的にも親しくしていた。オスラーにとって教師の理想像であり、折にふれて賞賛の言葉を述べている。「学究生活」三八〇～三八一頁参照。

(42) 英国の桂冠詩人テニソン（Alfred Tennyson, 1809-1892）の「イン・メモリアム」（"In Memoriam A. H. H.," part 85, stanza 11）。

(43) recking not my own rede：英国の劇作家シェイクスピア（William Shakespeare, 1564-1616）の『ハムレット』（*Hamlet*, I, iii, 51）。福田恆存訳『ハムレット』新潮社、一九五九年、三〇頁。オスラーは、平静さの重要性について述べてはいるものの、自分自身もたびたび感情的になってしまうことを認めている。

(44) ヒポクラテスの都（Civitas Hippocratica）：オスラーは医学の最高水準をゆくフィラデルフィアとコス島（ギリシャ）を比較している。一八八九年当時、ペンシルベニア大学はアメリカ医学の発展に指導的役割を果たし、多くの著名な医学者を輩出していたので、オスラーは医学の父ヒポクラテスの名にちなんでこう呼んだ。

(45) ヘラクレスの柱（Hercules Pillars）：ギリシャ神話の英雄ヘラクレスは、ジブラルタル海峡の両岸の二つの岬を引き離したと伝えられる。ジブラルタル海峡の東側入口に並ぶ岬は人間社会の西の果てと考えられており、ヘラクレスの柱は人間がゆきつくことのできる最端（最果て）の地とされていた。これはヘラクレスが行った十二の難行の一つである。

医師と看護婦（一八九一年）

アメリカの医学教育や看護教育が、二十世紀に入り、欧州のレベルを凌ぐほどに見事に成長したのは、十九世紀の終わり近くに、オスラーほか、新進の医学者、医学教育者が、ジョンズ・ホプキンズ大学医学部という新しい実験教育農場の土壌に、新しい医学教育と看護教育の種を蒔いて教育を始めたことによる。

オスラーは一八九一年六月に行われたジョンズ・ホプキンズ病院付属看護学校の第一期生の卒業式に、十四名の卒業生と教職の看護婦、医師の前で、「医師と看護婦」と題して講演をした。

この講演は彼が四十一歳のときのものであり、その内容にはオスラーの深い思想、哲学、ならびに宗教、そして彼の人間性が滲み出ている。この講演でオスラーは、医師と看護婦を歴史の流れの中で患者の側から鋭く批判し、両者の共通性とそれぞれの特異性とを取り上げて述べ、最後に卒業してゆく看護婦への大きな期待と励ましの言葉を贈っている。

この世には一般大衆より優れた人々、そういう階層の人々が存在する。兵士、船乗り、羊飼いはもとより、数は少ないが技術の達人、さらに稀だが、牧師もしかり。概して、医師もその仲間なり。医師はまさしく文明の華である。医師は務めを果たし、史上の人になった後にも、時代の欠陥との関わりをほとんど持たず、人類の美徳を顕著に示した人物と見なされるであろう。医師には、商売を営む者ではなく術《アート》を行う者のみに備わる寛容さがある。何百という秘事で試された分別心がある。何千という厄介な事態の試練を経てきた臨機応変の才がある。その上、何にもまして重要なのは、医師にはヘラクレスのような快活さと勇気がある。彼の存在は病室にそよ風と活気をもたらし、常に望みどおりとはゆかないまでも、病人に癒しをもたらす。

(1)ロバート・ルイス・スティーブンソン『下ばえ』の序文

沈黙は愚か者の知恵であると思うなかれ。時宜を得た沈黙は弱点ではなく、寡黙の美徳を持つ賢者の名誉となる。いたずらに言葉を弄してはならぬ。心より生まれし考えを熟慮して語るがよい。かくして沈黙は雄弁となり、言葉以上に汝の価値を語るものなり。

(2)トマス・ブラウン卿

人間の苦しみや死に立ち会う医師と看護婦

世の中には特異な人間がいる。つまり、その人の前に立つと誰もが自分の弱さを思い知らされる、といった人達が存在する。医師と看護婦はその良い例である。そのようにひどく癇《かん》にさわる存在であるのに、世の人々はどうして医師や看護婦に好意的な態度を見せるのであろうか。牧師の前に立ったとき、われわれは将来身にふりかかる事態をおぼろげに感ずる。だが、医師や看護婦は、その名を聞いただけで何か不気味な現実を心に思い浮かべてしまう。法律家の場合は、医師や看護婦のように、われわれの心を不安に陥れることはない。将来、神学も法律も要《い》らない社会が出現する可能性はある。その時、人間は皆友となり、誰もが聖職者のようになる。すなわち、(3)「柔和な人たちが地を受けつぐ」時代がやって来るかもしれない。だが、われわれがこれほどまでに恐れ、しかも医師と看護婦を連想させるような(4)「死の一隊」と、「誕生」、「生」、「死」が無縁なものとなるような時代がやって来るとは思われない。

誰もが恐れの心を抱いている！　そう、人は皆、死を恐れるものなのだ。ただ有難いことには、それは漠然とした恐れである。われわれはまるで子供のように(5)忘却という寺院の塔が投げかける陰《かげ》の中で遊びたわむれながら、黄泉《よみ》の国へ向かって旅を続ける。これから先の歳月、何がわれわれを待ち受けているかを気にもとめずに。苦しみと病気は目前に迫ってはいるものの、人生はあまりにも楽しい。(6)「踊りながら進もう」、これが健康なときのモットーであると言えよう。

自分達は幸福の谷間にいると思い込み、(7)浄飯王が息子の釈迦に対したと同じように、われわれは運命を暗示するものすべてを覆い隠そうとする。これは賢明な態度と言えるかもしれない。誰しも運命を予測することはできないのだから。幸いなことに、人生の悲劇は目には映っても、われわれはそれを現実のものと認識してはいない。あまりに身近すぎて、その実態を正確に摑みえないからである。だが、そのほうがむしろ好都合かもしれない。ジョージ・エリオットは次のように述べている。[8]「もし、われわれが異常に鋭い視・聴覚と触覚を持って生きてゆくならば、草の伸びる音、リスの心臓の鼓動までが耳に入ってきて、静寂とは正反対の喧噪に狂い死にしてしまうであろう」と。

ところが、多くの人は人生の悲劇を見ても見ぬふりをする。いわば、人生を[9]「愚者の楽園」と思い込む。こういう愚かな盲目的状態を打開するには、頭で考えただけでは駄目なのであって、人生の厳しい苦境に直面して初めて眼が開かれるのである。その時、人間は[10]「運命を司るもの」によって舞台の上に引きずり出される。いや、われわればかりでなく、身近にいるかけがえのない人達までもが。そしてその時こそ、われわれは人間の苦しみという芝居に立ち会い、その芝居に欠くことのできない脇役、すなわち医師と看護婦の存在を痛切に感ずるのである。

看護婦の歴史的役割

卒業生の皆さん――あなた方看護婦と男子がほとんどを占める医師と――この二つの職業を比べてみると、現在は医師のほうが世の関心と尊敬を多く受けている。だが、歴史的には看護職のほうが古くからあるので、あなた方は医師よりも名誉ある天職に就いていると考え、満足してよいはずである。

[11]ソロモンの紛失した書の一冊に、感動的な情景が描かれている。それは、祖母になって間もないイブが、幼い孫のエノクの病床に付き添い、身を屈《こご》めて、苦痛を和らげ落ち着かせる術《すべ》をマーラに教えている姿である。苦しむ者の命ある[12]「一日一日をつなぐ輪」となる女性、そのために学校で厳しい訓練を受けてきた女性は、後の世において、幼いエノクにとってのマーラ役、[13]傷ついたランスロットにとってのエレーヌ役を果たしてきた。

このジョンズ・ホプキンズ病院は、はるか彼方にある[14]メソポタミア平原やキャメロットの槍試合場から遠く離れているように思われるかも知れない。しかし、看護するという精神はメソポタミア平原やキャメロットの槍試合場だけでなくジョンズ・ホプキンズ病院にも存在し、歳月を経てキリスト教の恵み深い感化のもとに鍛えられてきたと言える。

確かに古代の人々にも、敵を許す、非道な仕打ちに耐える、同胞愛を持つ、などといった意識に目覚めた人は多くいたことであろう。しかし、「愛」の精神が具体的な形で認識できたのは、[15]「私の隣人とは誰のことですか」という永遠に心に留むべき問いに対するサマリア人《びと》の行為から得られたと言える。この問いに対する答え——永遠に心に留むべき答えこそ、後の世の人々の態度を変えたのである。

カトリック教会史には、勇気を持って献身的な行為をなす女性像が時おり描かれているし、現代にもそれに似た女性は確かに存在する。しかし、古代史のどこを繙《ひもと》いてみても——宗教史にせよ、世俗史にせよ——そういう女性像は見当たらない。古代にも、優しい母親の愛情、人の胸を打つ孝心はあった。ただ、当時流布していたのは、[16]心の優しいリズパやドルカスの精神ではなく、むしろ人を人と思わないようなデボラやヤヘルの精神であったと言えよう。

労働の分業化に伴い、文明は未開の状態から脱皮していったが、それと同時に、医師と看護婦という職業が分化してきた。彼らは、人類が行う絶え間ない戦いの有用な脇役としての役割を担ったのであった。人類の歴史は、人間の情熱と野心、人間の弱さと虚栄心の陰惨な記録であり、さらには野蛮な非人間性の記録でもある。世の識者の説によると、人間の思考力の幅は広がったと言うが、今日ですら、人類は相変わらず慈悲の門を閉ざして、(17)戦闘用の犬を鎖から放つ傾向にある。

事実、看護婦という職業が、ナイチンゲール——彼女の名は永遠に誉むべきかな——の指揮下に、その近代的地位を獲得したのは、人類がこうした戦いという(18)狂気の発作に見舞われていた時のことであった。それ以前には、看護婦という職業は不安定で、その職能は明確に規定されていなかったのである。

この大宇宙において、一人の人間は一つの小単位か、あるいは小宇宙であると言えるが、われわれ一人ひとりは先祖の鎖に固く縛られていて、薄弱な意志、強い欲望、気質、頭脳などといった遺産を先祖代々から受け継いでいる。そして、人生というレースの途中で、痛ましくも障害に出遭い、脱落する者は多い。そのため、立ち直るにせよ、死を迎えるにせよ、そういう人達には避難所が必要となる。過去の行動が厳しく追及されず、できうる限りの愛と平和と休息が与えられるところ、すなわち病院という避難場所が必要とされるのは言うまでもないことであろう。

われわれはこの病院において、兄弟である人間を優しく看護《みま》ることを学ぶ。判断を下したり、あれこれ問い質《ただ》したりせずに、誰にも等しく(19)神の館（Hôtel Dieu）に相応《ふさわ》しい親身なもてなしをする。と同時に、われわれはここで働くことを光栄に思う。

自然の法則を大衆に教える役

この病院では、人類の心を悩ませてきた諸問題が眼の前で毎日起こる。書物の中に書き記された抽象的な、死んだ概念としてではなく、現実に生きている哀れな人間が、人生の最終ラウンドで勇敢な戦いを挑み、だが人生の重荷に耐えかねて、[20]「聖禮もすませず、臨終の油も塗られず、懺悔のいとまもなく」裁きの場に追いやられ死んでゆく姿が見られる。われわれは死にゆく者のベッドの傍らで、「戦いは終わった。あとは[21]安楽死あるのみ」と小声で呟きあう。そして、医師は、[22]「父たちが、酢《す》いぶどうを食べたので」という諺をぶつぶつと口にするが、その時、あなた方は、はっきりした言葉で、慰めとなる[23]ステパノの祈りを捧げる――そう祈るあなた方の言葉を私は何度聞いたことであろうか。

しかし、人間を取り巻く恐ろしい外敵、すなわち、老いと若きを問わず人の生き血という陰惨な税金を吸い上げ、子供を揺り籠から、母親を赤子から、父親を家族から引き離す恐るべき自然、すなわち[24]モレクの神がこの世に存在していないとするならば、われわれの仕事はかなり限られたものとなるであろう。個々の人間をそういう自然の営《いとな》みから切り離せないからこそ、人間は諸悪の根元を具現化したもの、すなわち悪魔を創り出したのだと言えないだろうか。

現代の人々は悪魔などという概念からは卒業している。疫病が流行したからといって、[25]「われわれが苦しむのは、われわれの罪の故である」などと言いはしない。下水設備の不備が原因であることを知っているからである。赤子を亡くして嘆き悲しんでいる親の心を、[26]「主は受けいれるすべての子をむち打たれるのである」などというような言葉で嬲《なぶ》りはしない。牛乳の殺菌不足が原因で死んだことを知っているからである。

だが、たとえ、そのような戒めにかつてほど捉われなくなったにしても、われわれはいまだに自然の真の姿を正確に把握してはいない。自然は決して仮借をしない。その意味で苛酷である。だから、と言って、自然の偉大な法《おきて》を非難するわけにはゆかない。自然の法に比べれば国家の法は取るに足らないものであり、悪事を犯す者には脅威であろうが、われわれはそれを苛酷だなどと非難したりしないではないか。

あいにく、人は自然の法則をすべて知っているわけではない。(27)無知なるがゆえに、日々過ちを犯し、血の罰金を支払う。われわれ医療に携わる者の務めは、今こそ疫病の法則と人間を取り巻く外敵を探し出し、この自然の法則がどう作用するかを一般大衆——概して呑み込みが遅く、諸般の事情に疎い人達であるが——に教え、この世に生き続け、繁栄してゆけるように援助することであり、この任務は極めて意義深く、今後ますます重要さを増すものと思われる。

看護婦に与えられる神の祝福

卒業生の皆さん！　ここで天宮図を繰って、皆さんの星占いをしてみると面白いかもしれない。皆さんをひとくくりでまとめて占っては不本意であろうし、一人ひとり占うとすると私のほうが逡巡を覚えるのだが、ただし、二、三の事柄についてはまとめて未来の予測を立てるのは差し支えないと思う。皆さんはここで過ごした人生によって優れた女性になられることであろう。「優れた女性」

とは、二年にわたるここでの生活の間に出会ったさまざまな出来事によって、心の眼が開かれ、共感の幅が広がり、人格が形成された、そういう女性を意味する。

具体的に述べるならば、皆さん一人ひとりに、多忙で、有用で、幸福な人生が与えられるはずである。それ以上高望みしてはならない。世の中に、これに勝る祝福はありえないからである。多忙な人生、そう、確かに皆さんは多忙になるであろう。公私共に、訓練を受けたあなた方のような女性への需要は極めて大きいのであるから。有用な人生、そう、確かに皆さんは役に立つ人生を送ることになるであろう。自身の身の回りのことすら一人でできず、苦しみの毎日を過ごし、優しい手と温かい心を求めている病む者の世話《ケア》をしてあげるのだから。

幸福な人生、そう、皆さんの人生は幸せなものとなるであろう。あなた方は多忙で、有用な人間なのだから。魂を満たしてくれる職業に没頭するところにこそ幸福は存在する、という幸福の奥義を授けられたのであるから。さらに言い換えるならば、(28)われわれの存在は、「人生から」何かを与えられるためにあるのではなく、自らができることを「人生に」与えるためにあるのだ、という人生の奥義を授けられたからには。

最後に、われわれはどういう人間であるかをはっきり認識してほしいと思う。有用な人間ではあるが、われわれはあくまで戦いの補助要員である。芝居でいえば脇役だが、役者の登場・退場にはなくてはならない役であり、時おり舞台でとちったりする気取り屋の役者を援助する役を演ずるのだ。皆さんはこれまでに何度となく黄泉《よみ》の国の黒い河——誰にとっても身近な河なのだが——の岸辺《ほとり》に立って、多くの人が渡し船に乗り込むのを見てきた。そのため、(29)死の老船頭を恐れなくなっているかもしれない。

さればあの暗い飲物の天使が
遂に河のほとりに君を見付けて、
盃を差して、飲み乾せと君の唇へ
君の魂を招くときに、尻込みしたもうな。(30)

皆さん一人ひとりに、神の祝福がパスポートとして与えられるであろう。なぜなら、あなた方は今まで神の足跡を踏み、神の病人に仕え、神の子供達の世話《ケア》をしてきたのだから。

訳者注

(1) 英国の小説家・詩人スティーブンソン（Robert Louis Stevenson, 1850-1894）の『下ばえ』（*Underwoods*）の序文。

(2) トマス・ブラウン（Thomas Browne, 1605-1682）：英国の医師・文人。オスラーはブラウンを崇拝し、その著書『医師の信仰』を医学生の必読書としている。引用は、『キリスト教徒の道徳』（*Christian Morals*, part 3, xviii）。

(3) 新約聖書、マタイによる福音書、五：五。「柔和な人たちは、さいわいである。彼らは地を受けつぐであろう」。

(4) 英国の詩人トマス・グレイ（Thomas Gray, 1716-1771）の「イートン校の前途への頌」（"Ode on a Distant Prospect of Eton College," stanza 9）。

(5) 同右、stanza 6-9.

(6) 「踊りながら進もう」（"forward with the dance"）：この句は「人生はあれこれ気に病むには楽しすぎる」という意味。警句のように用いられているが、おそらく英国のロマン派詩人バイロン（George Gordon Byron,

(7) 1788-1824）の詩「チャイルド・ハロルドの遍歴」からとられたのであろう。"On with the dance! Let joy be unconfined," "Childe Harold's Pilgrimage," canto 3, stanza 22.
釈迦が生まれたとき、ある占い師は、この子供は将来出家するだろうと預言した。父親の浄飯王は預言を恐れ、贅を尽くして釈迦に気ままな生活をさせ、すべての醜悪なもの、人間の悲しみ・苦しみを目に触れさせないようにして、出家を思いとどまらせようとした。

(8) 英国の小説家ジョージ・エリオット（George Eliot, 1819-1880）の『ミドルマーチ』（*Middlemarch*, ed. Gordon S. Haight, Boston, Houghton Mifflin, 1968, book 2, chap. 20, p. 144）。

(9) 愚者の楽園（fool's paradise）：（厳しい現実を知らずに）幸福の幻想に酔っている状態を表す警句。

(10) 運命を司るもの（ministers of human fate）：トマス・グレイの詩、注(4)参照。

(11) エノクはアダムとイブの孫息子。聖書外典（*Apocrypha*）および旧約聖書の正典以外の著作（*Pseudepigrapha of the Old Testament*）にもこの逸話は見つからないので、オスラーの創作ではないかと思われる。

(12) 英国の詩人テニソン（Alfred Tennyson, 1809-1892）の「イン・メモリアム」（"In Memoriam A. H. H.," part 40, stanza 4, line 3）。

(13) 英国の詩人テニソン（Alfred Tennyson, 1809-1892）の「ランスロットとエレーヌ」（"Lancelot and Elaine," *The Idylls of the King*, lines 773-872）。

(14) メソポタミア平原：旧約聖書の地名。シナル、または古代バビロニアの南部地方カルデア。エノクが住んでいた。
キャメロット：アーサー王（King Arthur）の宮廷があったという伝説上の場所。

(15) 新約聖書、ルカによる福音書、十：二九〜三七。苦しんでいる人を助けたよきサマリヤ人のたとえ話。

(16) オスラーは、戦闘的なデボラとヤヘル、そして慈悲深いリズパとドルカスを対比させている。いずれも信仰の厚い女性達だったが、その行く末はさまざまであった。
リズパ（Rizpah）：息子を殺された母リズパは、神エホバの怒りがとけるまで、野ざらしにされた息子の遺体を獣や鳥から守り続けた心やさしい女性。旧約聖書、サムエル記下、二一：一〇。

ドルカス(Dorcas)：ヨッパの女性で、貧しい人達に衣服を作ってやるなど、数々の施しをした。死後、ペテロは彼女を生き返らせたという。新約聖書、使徒行伝、九：三六～四一。

デボラ(Deborah)：イスラエルの女預言者。人々を率いてカナン人を打ち破った。旧約聖書、士師記、四：四～十六。

ヤヘル(Jael)：カナン人の軍勢長シセラの逃亡の際、親切そうにかくまってやったが、シセラが疲れて熟睡したとき、天幕の釘をこめかみに打ち込んで刺し殺した女。旧約聖書、士師記、四：十七～二二。

(17) 戦闘用の犬を鎖から放つ(let loose the dogs of war)：英国の劇作家シェイクスピア(William Shakespeare, 1564-1616) の『ジュリアス・シーザー』(*Julius Caesar*, III, i, 269-273)。

(18) クリミヤ戦争（一八五三～一八五六）。

(19) 神の館(*Hôtel Dieu*)：病院一般を指すが、歴史的には中世フランスの病院を意味し、教会付属であったところからこの名がある。オスラーは、病人は誰でもそこで手厚いケアが受けられる、という気持ちでこの言葉を用いている。

(20) 英国の劇作家シェイクスピア (William Shakespeare, 1564-1616) の『ハムレット』(*Hamlet*, I, v, 77-78)。福田恆存訳、新潮社、一九五九年、四〇頁。

(21) ここで言う安楽死 (euthanasia) は「穏やかで安らかな死」の意で、痛みをとって死に至らしめることではない。

(22) 旧約聖書、エゼキエル書、十八：二。オスラーによれば、追放されたユダヤ人が自らの不幸を先代の人々のせいにするように、医師は自分の無力さを患者のせいにしがちであるという。

(23) 聖ステパノ (St. Stephen)：最初のキリスト教殉教者。「こうして、彼らがステパノに石を投げつけている間、ステパノは祈りつづけて言った。『主イエスよ、わたしの霊をお受け下さい』。そして、ひざまずいて、大声で叫んだ。『主よ、どうぞこの罪を彼らに負わせないで下さい』。こう言って、彼は眠り（訳者注：死）についた」。新約聖書、使徒行伝、七：五九～六〇。

(24) モレクの神 (Moloch)：聖書に出てくる恐ろしい異教の神。人々はこの神のために生贄の子供を焼き殺したという。旧約聖書、レビ記、十八：二二。列王紀下、二三：一〇。エレミヤ書、三二：三五。

(25) 旧約聖書、詩篇、三八：三。「あなたの怒りによって、わたしの肉には全きところなく、わたしの罪によって、わたしの骨には健やかなところはありません」。病気は罪を犯した罰として与えられるという考えは、以前はキリスト教の一般的な教義であった。英国の詩人・小説家キップリング（Rudyard Kipling, 1865–1936）の「自然神学」（"Natural Theology," lines 17–20）参照。

(26) 新約聖書、ヘブル人への手紙、十二：六。

(27) 旧約聖書、レビ記、四：五。

(28) 『バートレット引用語辞典』（*Bartlett's Familiar Quotations*, 1955 ed.）によれば、これはオスラーが語った言葉として記載されている。

(29) 老船頭（Charon）：ギリシャ神話では、生者と死者の国の境にはステュクス川（the Styx）が流れていて、渡し守カロン（Charon）が死者を船で渡したという。

(30) 英国の詩人フィッツジェラルド (Edward FitzGerald, 1809–1883) の『ルバイヤート』(*The Rubáiyát of Omar Khayyám*, 1872, quatrain, no. 43)。十一世紀ペルシャの詩人オマール・カイヤームの詩集の翻訳。暗い飲み物の天使 (the Angel of the darker Drink)：イスラム教の伝えでは、死の天使アズラエル (Azrael) を指す。死の最期のときに、肉体から魂を取り上げる役目を担う。

教師と学生（一八九二年）

オスラーが四十三歳という若さでジョンズ・ホプキンズ大学内科教授の職に就いていた一八九二年に、ミネアポリスのミネソタ州立ミネソタ大学医学部に招待されて、医学生と教師のために講演をしている。一八九二年二月には、後に四か国語に訳され世界の内科学テキストとなった『内科学の原理と実践（*The Principles and Practice of Medicine*）』を出版している。

オスラーは数少ないこの州立大学でレベルの高い医学教育が行われることを大いに期待し、その発展を願ってミネソタ州にまで出かけた。

オスラーは、この期待された州立大学の医学部の学生と教師に、科学《サイエンス》としての基礎医学を研究する教師と、医術《アート》としての臨床を実践し専門職として学生を教える教師の役割を取り上げ、この二つのタイプの指導者がよき教師として医学教育に当たることを大いに勧めている。また老いた教師の世代交代の必要性を述べている。

最後にオスラーは医学生や医師はどのような生き方をし、かつ学ぶべきかを語った。

大学を大学たらしめるものは、過去・現在を問わず、大学のみが満たすことができ、現に満たしている必要物の需要供給にあり、また知識の伝達、さらには、教える者と教えられる者の関係および結びつきにある。真に大学を構成し活気づけるものは、ある種の人々が他の人々の上に及ぼす精神的な感化である。本来の意味においても、否、歴史的観点から見ても、それは他のどの絆にも勝る。そのような感化力を欠く大学は、大学と言っても名のみで、公の機関あるいは個人的な後援者から受ける利点、地位、富がいかに大きいにせよ、まさに大学本来の姿を見失っている。

(1)ジョン・ヘンリー・ニューマン

とにかく、アディマントス、人がいったん教育の結果どういう方向に向かって動きはじめるかによって、そのあとにつづくすべてのことの性格も決定されると考えてよいだろうからね。

(2)プラトン『国家』

〔一〕

変革期にある医学教育

医学教育のやり方は、今や[3]「旧い制度が新しい制度に切り替わり」つつあると言っても差し支えないであろう。この変革は本日の講演の前半に直接関わってくると思われるので、まずその点についていささか触れてみたいと思う。今日までのわが国の医学教育機関は、単科医学校(independent)、総合大学(university)、または州立の教育施設(state institution)のいずれかであった。最初にあげた単科大学としての医学校は、数の上では一番多く、大学付属の名称をつけてはいるが、実は学問の府である大学との有機的な結び付きはない。[4]この種の教育施設はかつては必要であったが、現在、その数が着実に減りつつあるのは喜ばしいことと言わねばなるまい。見方によれば、こういった学校にも優れた点はあるし、先人達のおかげで名声を得た例も多い。彼らは、瑣事にわたって学校のために尽くし、重荷に耐え激動の時を乗り越えて、今は名誉ある死者の一員となられた方々である。しかしながら、[5]わが国における二十年前の医学教育は嘆かわしい状態にあり、それは元はと言えばこういう教師によって育てられ、引き継がれた不備な教育制度そのものから生まれたものである。この事実ははっきり認めねばなるまい。そのような教育のやり方には教える者の責任感を徐々に死滅させる何ものかがあって、教師は、この世で最も修得困難な術《アート》の一つである医学を二年たらずで〝教えられる〟(この言葉に注目してほしい)などと公言して憚《はばか》らなくなった。

そこで、医学を教えている同僚の諸君に申し上げておきたいことがある。今から五十～六十年経て歴史家がこの国における医学の発展の歴史を辿るとき、彼は注目すべき業績、偉大な発見、さらには医学に携わる人達の倦《う》むことなき献身などについて詳しく書き記すことだろう。と同時に、今の医学教育には、これまでの医学史には見られなかったような犯罪とも言うべき放縦さがあり、歴史家はその放縦さを許した責任感の欠如に審判を下す――しかも、その審判は手厳しいものとなるはずである。だが、目覚めの時がやってきた。単科医学校は一般の人に対してばかりでなく医学に対しても責任を回避してきたが、今や運命を告げる弔いの鐘が鳴り響いている。

医学部は総合大学の付属に

一方、総合大学と密接な関係を持つ医学部は、これまでわが国における最も進歩的で完璧な教育機関であった。先ほど述べた医学教育の変革は今から二十年ほど前、[6]さる有名大学の学長が医学部教授の会合に出席して、断固たる口調で大学の整備を命じたときに始まったのである。教養学科目(liberal arts) のみを教える大学は、中世の時代の姿のままにとどまり[7](Scholæ minores)、これに専門技術教育のコースを加えないと、総合大学 (Scholæ majores) にはならない。教養学部と専門学部の結合は、極めて自然な姿であって、多くの利点を持ち、双方にとって好都合である。総合大学医学部の教授は、私が先に述べた個人的色彩は持たないかもしれないが、その代わり、絶えず高い学問的水準を維持させてくれる影響力のもとに置かれる。つまり、他学部の教授に負けまいとして学問の水準を上げざるをえず、その結果、より一層の発展を目指す強い刺激を受けることになる。

新しい教育観の展開に注目してきた人の眼に明らかなことは、教授法が実質的に大幅な進歩を見せたこと、臨床・研究両面における施設の改善が見られたこと、寛容で旺盛なライバル意識が出てきたこと、などである。かつては、真価を測る物差しとして頭数を数えるという堕落した方法が採られていたが、それにひきかえ、今述べた利点はすべて大学と医学部との絆を強化したことから生まれたものである。

ミネソタ州立大学医学部への期待

最後に州立の医学校であるが、このミネソタ大学もその数少ない州立大学の一つである。米国の教育制度は、民間の産業を育成し、一般の人々から出される要求は民間の法人に委ねるのを一つの特色としてきた。この考え方が極端に走ったために、文明社会の医師として通常必要とされる資格を無視して、無制限に医師が「製造」されることになった――この「製造」という言葉に注目していただきたい。すなわち、病棟に足を踏み入れたこともないような医師、ハリを刺し、血が迸《ほとばし》り出るのを見て初めてそこに動脈が走っていることに気づく漢方医のように、卒業してから医学を学ばねばならないような臨床医が続々と「製造」されたのである。私の知る限り、合法的に設置された医学校であれば、教育設備がどんなに貧弱であろうとも、免許資格の条件がどんなに手ぬるいものであっても、州当局が医学校に介入する例はなかった。こういう極端な無干渉政策が採られているばかりでなく、多くの州では、町の開業医が数人いれば、実験施設や臨床施設を造るという保証がなくても学校設立許可が下りたのである。だが、こういった異常事態は急速に改善されている。一つには、医学に携わる人々の間により一層高い理想を掲げようとする忠誠心が復活したためであり、さらには、近代医学のもとで十分な教育を受けた医師の真価を一般の人達が徐々に認識し始めてきたためでもある。そのような事実は、少なくとも三つの州において、医学は、社会全般の援助を受けている総合大学で教えねばならない専門分野の一つである、という認識が深まったことから窺えるであろう。

教育に携わる教師の問題

ところで、医学校が、州の管轄下にあれ、総合大学の管轄下にあれ、基本資産が多かれ少なかれ、施設が豪華なものであろうと貧弱なものであろうと、そんなことは第二義的なことである。教育機関の運命は、それで左右されない。要は、あらゆる物質的な利害関係を超越して、物質的なものがなくても大学に栄光と名声をもたらす大学固有の極めて重要な要素が大切なのであって――それなくしてはあらゆる(8)「誇り、名誉、手柄」はむなしいものとなる――大学に生気を吹き込むこの要素は、学内で教育に携わる人々の中にあり、さらには、彼らが育《はぐく》み、学生に教える理想の中に存在しているのだと申し上げておきたい。ニューマンは、『歴史の素描』の中にある一節で、そのような気持ちを簡潔な美しい言葉で表現した。

教師の人間としての感化力は、教育制度なくしてもその力を示すことができるが、教育制度は、教師の感化力なくしてはその機能を果たしえない。感化力あるところに生命《いのち》(life) あり、感化力なきところに生命 (life) なし。われわれは感化力から逃れる術《すべ》はないが、発揮するに相応しい場が与えられない感化力は、あたりかまわずに出る吹き出物のように、危険な様相を帯びることであろう。教師の人間的感化力が学生に及ばないような高等教育機関は、まさに北極の冬のごときものである。そこから生まれる大学は、氷に閉ざされ、石化し、鋳鉄製の大学と呼ぶほかはあるまい。[9]

望ましい教授選考の仕方——排他主義を避けよ

そのような観点から見ると、教師の選考は大学の理事会が担う機能の中で最重要事項であるのは当然のことと言えよう。地理的条件もあって、教師職の人材の選考は大学町に居住する者に限定せざるをえない。わが国のほとんどの大学の俸給は不十分で、外部の仕事で補わねばならないからである。だが、確保しうる最高の人材を教師に任命しなければならない——この原則は、学部のいずれを問わず、理事会や教授会によって承認され、かつ実行に移され、さらに世論の支持を受けるべきであろう。アメリカの諸大学が、その職に特に相応しい業績をあげた教師を各地から招聘するという度量の広さを示したことは喜ばしいことと言わねばなるまい。この点においては、アテネの柱廊や講堂に他国人（訳者注：アリストテレス）を市民の一員として迎え、知的能力だけでその人を判断したと言われる[10]アテネ人の雅量に匹敵するかもしれない。優れた大学が与えることのできる最大の教訓となる戒めは、人文学と科学とを問わず、学問に国境はないこと、[11]「知的精神 (the mind) なくして真の卓越さは得られず、天分（genius）なくして真の高潔さは生まれぬ」、この点を認めることに尽きる。とは言っても、世論をその方向へ動かすことは難しい。ある宗派の教育機関への入学に必要な[12]「踏み絵《シボレテ》」がその大学の発展を阻害するように、理事会は、大学が高度の発展を遂げるために命取りになるような排他主義と闘わねばならないことがままある。

〔二〕

最高のものを教える教師

[13]マシュー・アーノルドの言葉を言い換えると、教師の役割とは、この世に存在し教えうる最高のものを教え、かつ伝え広めることである。教えるということは、教師が専門とする分野で、その時代に一般に認められた知識を選《よ》り分け、分析し、分類し、理論に組み立てることである。伝え広めるということは、理論の基礎となる事実を増すこと――実験し、探究し、検証を行うことである。この世に存在し教えうる最高のものと言ったのは、いやしくも教師たるもの、二流のものを教えるのでは名が廃《すた》るからであり、この意味で医学部の教師には重い責任が課せられている。と言うのは、われわれの行う医術《アート》は、人間の苦しみを扱うため、全世界に共通する普遍的なものであると言えるからである。

われわれは教師を二つの側面から見る。一つは科学としての学問を研究しかつ教える人、もう一つは、医術《アート》を実践し、それを専門職とする人。この二つの側面から、医学部の教授陣は学部専任の教師と病院の教師とに分かれるのは当然である。

基礎医学の重要性と、それに対する投資の必要性——ドイツを見よ

実用主義を重んずるわが国においては、基礎科学を教える教師（teacher of science）は十分に評価されていないのが実情である。その理由の一つには、研究に多額の費用がかかるからであり、さらに、国の真の力とは何かということに関して一般民衆が無関心で無知なためである。解剖学、生理学、化学（生化学、薬理学を含めて）、病理学、衛生学など各分野に独自の研究施設を設け、それを維持してゆくこと、常時そこにいて研究と教育を行う熟練した教師を雇うこと、そのためには多額の資金が必要であり、今日、その余裕のある医科大学は皆無と言ってもよいだろう。資金的に恵まれた大学で、組織の面で完備した学部を二、三備えたものはあるが、すべてを備えた大学はない。

それにひきかえ、ドイツ帝国の王国[14]バイエルンは、このミネソタ州より狭い国土で五百五十万人ほどの人口を有する国であるが、その三つの大学町には、広い分野に及ぶ研究施設を備えた医学校があり、国の後援を得て繁栄を極めている。大半の研究施設では、世界的に著名な人物が教育・研究の任に当たっているし、その門へ入る階段を登った学生の中には、大西洋を渡ってやって来た者も多い。彼らは、本国では容易に得られない学問の研究方法についての知恵（the wisdom of methods）と啓発される力（the virtue of inspiration）を求めてはるばるやって来たのだ。しかも、[15]勇猛果敢なラ・サールが発見した大河の流れにマルケットとジョリがカヌーを浮かべ漕ぎ始める以前、あるいはドゥ・ルットが聖アントニオの滝の下でヘニピン神父に出会う以前、バイエルンの

医学校にはすでに教師がいた、という事実を述べておきたい。辺境の地から国を築きあげる間、この米国の人々には、研究施設より緊急を要するものがあったことは認めねばなるまい。今や、事態は変わった。たとえば、このミネソタ州の発展は外見的には国全体の発展と同じ道を歩んでいるように見える。今や荒野はバラの花咲く地に変わり、富と繁栄はあらゆる面に及び、それを目の当たりにすると、今では昔の歌となってしまった[16]「このような祝福をもつ民はさいわいです」を口ずさみたくなるほどである。

国のレベルを評価する秤《はかり》

だが、物質面の目覚ましい発展に伴い、国の生命の真髄を見失う危険が生ずる。国家の生命力の真の試金石となるものは、その国の知的・道徳的水準である。[17]金万能《マモン》主義という腐食作用を食い止めるためには、研究にいそしみ、欲望や虚栄などには眼もくれない、学問に専念する人々が社会に存在すること以上の解毒剤はないと言えよう。国の真価を測る物差しは、穀物を測るブッシェルやバレルではなく、精神（mind）である。小麦や豚肉は確かに有用で、なくてはならないものだが、永遠不滅とも言える知的生産物に比べれば、浮き滓《かす》にすぎない。[18]地の産物を育てるのは簡単だが、精神という優れた産物のほうは成長が遅く、長い栽培期間を要する。

研究・教育の人材確保

私がこれまでに述べた科学の各分野は専門がさらに細分化されて、それを教えるには、教師一人ではまかないきれないくらい時間がかかる。また、実験教科は熟練した助手を必要とする。そのような学部の教育を任される人は、まず第一に、情熱を持つ人でなければならない。そのためには、大学は、専門の学問を深く愛し、それを教え広める「熱意」(enthusiasm)を持つ人材の確保に努めなければならない。情熱を伴わない教育は、寒々とした生気のないものとなる。

次に重要なことは、自分が教える専門分野に自らが得た「十分な知識」(a full personal knowledge of the branch taught)を持つ人でなければならない。すなわち、書物から得た二次的情報ではなく、最高の研究施設で行った実験や実際の研究から得た生《なま》の経験を持たねばならない。大学はこういう人材に各学部の教育を任すべきであろう。幸い、この種の教師は米国の大学にいないわけではない。英国やヨーロッパで研鑽を積み、基礎知識を十分に身につけた学徒が、わが国の学問に深さと幅の広さを与えてくれた。さらに、彼らの批判力は磨きがかけられ、医学の世界で最高ののの見分けがつけられるようになった。特にこういう分野にこそ、広く学問を修め、最高水準の研究を行い、[19]イスラエルの教師にも匹敵する教え方のできる人材が必要とされる。

教師と研究者の義務

第三に、このような人達は「義務感」（sense of obligation）を持たねばならない。教師であり、かつ貢献者となること、そして自分が恩恵に浴している知識の宝庫に寄与する気概を持たねばならない。まさにそのために、自分の専門分野で教えうる世界最高のものを知っておく必要が生ずるのである。研究者が成功を得るには、時代の最先端をゆく知識を持って研究に着手しなければならない。ここに研究者と教師の相違がある。教師は現在に安住し、一般に通用するもののみを解説するのであるが、研究者は未来に向かって思考し、その方法や研究は時代に先んじてゆかねばならない。仮に細菌学者が方法論を十分学ばず、健康および病的状態には細菌叢がいかに複雑に関与しているかを知らず、さらに内外の各研究施設と情報交換をせずに研究を続けるならば、どういうことになるか。自分では独自の研究をしていると思っても、実は、その研究領域は周知のものであり、たぶん誤った幼稚な見解を発表して、すでに過剰ぎみの文献の荷を重くしかねないのである。誤りを避けるために、研究者は本国におけると同様、英、仏、独などの研究施設でどんな研究が行われているかを知らねばならない。さらに、研究テーマに関連した雑誌を六～十誌ほど手に入れて読む必要がある。どの学問分野にも言えることであるが、広い範囲にわたる正確な研究が要請されるのである。

どんな人材が要望されるか

〝今日、わが国の医学校に最も必要とされるのは、完備した研究施設の管理・運営を、教師かつ研究者としての資質を十二分に備えた人材に委ねることである。〟

一方、医術《アート》を職とし実践する教師は、これまで話題にしてきた同僚の教師、つまり研究を目指す教師よりも人材確保の点ではるかに恵まれている。この種の教師は人数も多く、さほど興味を引く存在ではない。もっとも[20]「外観で物を選択する愚民ども」の目から見れば、ずっと重要な存在ではあるのだが。ところで疾病の予防と治療法という観点から医学を見れば、科学の難解な記号を平易な癒しの言葉に翻訳してくれる人のほうが、確かに有用である。仕事の場となる研究施設、この場合、病院がそれに当たるが、人間が集まる所にはどこにも必ず病院があるという点でも彼は恵まれている。だが、同僚の研究者と同じ義務が彼にも課せられている。すなわち、この世に存在し教えうる最高のものを知り、教えねばならないという義務である。外科医には、技術の基礎となっている科学の諸原理を完璧に知り、手法の熟練さにかけては大家となり、たえず研鑽を重ね、修正を加え、改良に努めるという義務が課せられている。一方、内科医には、病気についての自然歴や予防法を学び、治療における摂生、食事、薬の真価を知り、それをたえず検討し、工夫し、考察する義務が課せられている。さらに、外科医・内科医を問わず、教師は学生に自立の習慣を教え、病める人間を治療する際の優しさ、忍耐、礼儀正しさについて自らが模範を示さねばならない。

病院で患者体験の機会を学生に与える

さらに病院と大学の関係について触れておきたい点が多々ある。たとえば、「臨床教育の充実とその徹底および臨床教育期間の延長の必要性」、あるいは「講義室で得られる曖昧《あいまい》な知識でなく、病棟で得られる正確かつ危急に臨んで対応できる知識に基づき、学生に直接患者を診せて指導する重要性」、「若い医師達に病棟で学生の指導者や助手として働くよう勧めることの適否」、「病院の内科医・外科医が自らの技術の進歩に貢献しなければならない義務」、などの諸問題について述べてみたい。だが、今ここでは、大学の教師に関する非常にデリケートな問題についていささか触れてみることにしよう。

老いるということは？

今から私が申し上げることは、ここに列席しておられる年配の方々にはお聞き苦しいと思われるが、皆さんと同じく[21]四十歳の危機を過ぎた一人の人間の立場からの率直な言葉として、お許しを願いたい。つまり、完全に熟し切ってしまったとは言わないまでも——成熟した人間の数が多すぎるのは大学にとって不利になることを申し上げたい。人は四十歳、五十歳になると、知らず知らずのうちに変化が忍び寄ってくる。肉体的には髪が白くなり、また筋肉の弾力が徐々に衰えてきて、五本の横桟のある門も飛び越えられず手で開けて通らざるをえなくなる。そのような変化は遅かれ早かれ誰にでも起こる。気の毒なほど歴然とした変化を見せる人もあり、人によっては、変化の歩みは眼に見えず、気づかぬうちに起こっていることもある。この肉体的変化は、通常、精神的変化を伴う。精神的変化とは言っても、応用力や判断力が喪失するというわけではなく、かえって精神はより明晰になり、記憶を保持する能力が増すこともある。しかし変化が見られるのは、受容力の低下と、知的環境の変化に対応できないという点である。四十歳以上の人が新しい真理をなかなか受け入れようとしないのは、こういった精神の柔軟性を欠くからである。(22)ハーヴェイは当時、今述べた重大な年齢を過ぎた人で血液循環説を受け入れてくれそうな人は見当たらない、とぼやいたことがある。今日、ある種の病気に関する細菌原因説が、その説を発表した同世代の人々にどう受け入れられたか、その経過を調べてみると面白いかもしれない。他の新理論についてはどうであろうか。年配の教師がこういう嘆かわしい状態に陥らないようにする唯一の防御策は、若く、受容性があり、進歩的な精神の持ち主である二十代の人達と交わって生きることである。

若い世代との交代、消えてゆく老人

用をなさなくなったのにその事実にひとり気づかず、その情熱は賞讃に値するとはいえ、時代が変化したため彼の能力では無理となった職務の遂行に固執する老教授の姿ほど痛々しいものはない。もはや蜜も運べなくなった時には、その人は大学の利益のために、蜂の巣から身を引き、若い働き蜂に仕事の場を譲るべきである。教師がすべて次の詩に共感するわけではないが、もう逝くことにしよう……
油が切れて燃えなくなったら、
新しいもの以外のすべてを蔑む若いやつらに
黒ずんでくすぶる蠟燭の芯扱いされるくらいなら。[23]

東方の国から西方に向かって旅をするにつれ、われわれは日の昇る東方に顔を向け、ちょうどカーカスがその牛を引いていったように[24]、運命の女神に忘却の洞穴の中へと引っ張り込んでもらう――そこにわれわれの救いがあるのだ。

〔三〕

修学の道

医学の徒であり医療ギルドの徒弟として修学の道を歩む諸君。未来は君達と共にあり、われわれの希望は君達の中にある。この職業を選ばれた諸君にお喜びを申し上げたい。医療職には、他の専門職には見られず、また一般の職業からは得られない知的および道徳的重要性が兼ね備わっている。ジェイムズ・パジェット卿[25]の言葉を借りるならば、医療職から得られるものは、「純粋かつ活発な精神の持ち主を強く引き付けてやまぬ特質――目新しさ、有用性、博愛の三つが、完全にそして不変に一体化したもの」である。[26]

だが、私はここで医師という職業を讃美するつもりはない。列席しておられる諸君の存在が、そのような賞讃の言葉は無用であることを証明している。残された時間で、諸君を優れた学生に変える感化力について述べることをお許しいただきたい。それは、現在の学びの日々にも、また、将来一層重要な職務に就いたときにも役立つはずである。

超然の術

まず第一に、「超然の術」(art of detachment) を早い時期に身につけていただきたい。それは、若さにつきものの娯楽や快楽から自らを隔離する能力を意味する。人間は生来、怠惰の権化である。他の[27]エデン的な性質は残骸として残っているに過ぎないが、怠惰という性質だけは原始時代そのままの強烈さを保っている。快楽を求める代わりに労苦のほうを選ぶ人もたまにはいるが、大多数の者は人間の弱点を持つアダムと真剣に格闘しなければならない。そして、快楽を軽蔑し労苦多い歳月を過ごすのは容易ではないと悟る。そのような隔離能力は、初めて大都会で暮らす諸君にとっては極めて大切なものである。大都会には魅力的なものがふんだんにあり、それが、隔離能力の修得を阻むからである。その術を身につけるために必要な訓練は、自己規制の習慣を培い、人生の厳しい現実への貴重な手引きとなる。

諸君に向かって、勉学にばかり身を入れ過ぎてはいけないと警告する必要はないと思う。若い医学生で血気盛んな時代が在学中に無味乾燥なものになってしまった、という人にはいまだお目にかかったことがないからである。ところで、私は望ましい最初の要件として「超然の術」を挙げたのだが、私が世間からの隔離状態をあまりに強調しすぎていると思われる諸君には、[28]「たゆみない労苦に、それに相応しい快楽をいかに混ぜるか」について述べ、先ほどの酷な表現を和らげさせていただきたい。

システム

現在活躍中の実業家あるいは専門職の指導者に、どうしたら多くの仕事をこなすことができるか、その秘訣を訊ねてみるとよい。彼らは、きっと一言でこう答えるだろう。それは「システム」（system）であると。

別の言葉で言い換えれば、それは「系統的方法の徳」（virtue of method）であり、馬具のごときものである。馬具を付けなければ、天才の馬はいざ知らず、並の馬が人を乗せて旅することは無理であろう。

この点に関しては二つの面がある。

一つには、物事を規律正しく整然とやること。これは実験授業や講義の予定表があるので、ある程度已むを得ずそうなる面があるが、個人の勉学にもこの方法を用いて、時間ごとにスケジュールを立て仕事を割りふることができる。毎日忠実にやってゆくならば、システムはどんな無気力な者の性質にも浸透してゆき、学期末には、普通の能力を持った学生なら、単発的に詰め込み勉強をする学生よりはるかに学業の面で進歩が見られることであろう。この徳は目下勉学時代にある諸君にとって極めて貴重なものであるが、臨床医になったときにも計り知れないほどの恩恵を与えてくれる。医師は多忙で、絶えず不規則な仕事に追われ、システムを保持するのは難しいかもしれない。しかし、一般の人達にこのことを教えて知ってもらうとよい。システムを用いて仕事をする医師は、一日のある決まった時間にそれぞれの仕事を割りふることによって、仕事は一層はかどり、おまけに多少の時間のゆとりさえ持つこともできる。半面、系統立ったやり方をしない医師は、その日になすべき仕事をやり終えず、自分ばかりか同僚や患者までも苛立たせることになる。

科学的基礎の上に育まれる臨床医学

系統的な方法には今述べた点のほかに、はるかに重要な意味を持つもう一つの面がある。だが、そのような方法を使っても目的地に到達することは難しく、たとえ到達できたにせよ、心の慰めは得られないものである。と言うのは、この方法はわれわれの弱点を曝け出して見せるからである。臨床医学は、科学に基礎を置く技術である。臨床医学は、科学と共に、科学の中で、科学のためにその機能を果たしてきたが、それは天文学や工学のように理路整然たる法則を持った、正真正銘の科学と言える域にはまだ達してはいないし、おそらく今後も達することはないだろう。

それでは、医学という科学は存在しないのだろうか。いや、確かに存在はする。ただし、それは解剖学や生理学などといった一部の分野に限られており、これらの分野が今世紀に入ってから目覚ましい発展を遂げたのは、方法論を確立したことによるもので、そのため、かなり正確で必然性を持った真理が得られることになった。その結果、われわれは分泌物を天秤で量ることができるし、心臓の働きをフィート、ポンドで計量することができる。生殖に関する真の秘密が明らかにされ、進化の開けごまの呪文はアラビアンナイトの物語よりはるかに面白い科学童話を提供してくれた。生命の作用を支配する法則についての知識が増すに従い、生命の調和が乱れた状態、すなわち病気に関する面でも、それに対応する目覚ましい発達が見られた。遺伝に纏《まつ》わる神秘はさほど不可解なものではなくなり、もはや手術室における恐怖は半減した。疫病の法則が判明し、(29)エブス人《びと》の脱穀場で起こった奇跡は、バンブルドン以外のどこの町でも再び起こりうるかもしれない。こうした変化はすべて、事実を観察し、分類し、それに基づいて一般法則を確立することによって生じたものである。

ダーウィンの粘りに学ぶ

われわれは、(30)ダーウィンに匹敵する粘り強さと慎重さを持って、気まぐれな思いつきや考えに捉われず、偏見を持たずに、注意深く事実を集めねばならない。事実、例証、実験を積み重ねてゆく。そして相互関係が把握できる傑出した人物の手によって、集められた事実は統合され、一般原理として確立される。

ところで臨床医学においては、われわれの強みであるはずの点が、かえって弱みになってしまう。われわれが扱うのは、事故に遭い、病気に罹った人間である。

医学の難しさは、人間が一様でなく、さまざまな病像を示すことにある

人間が内も外も同じ鋳型で造られていて、顔の造作ばかりか、体質、刺激に対する反応までもが仲間の人間と違わないとしたら、医学はとうの昔に確固たる原理を築きあげていたはずである。しかも、人間の反応自体が多種多様であるばかりでなく、われわれ医師も誤りを犯しやすい。皮相的な観察のもとに結論を導くという誰にもよくある致命的な欠点に陥りやすく、またわれわれの心は絶えず安易さに惑わされ、一つ二つの経験だけで型にはまった考え方をするようになる。

徹する性質とその学び方

方法の徳に加えて第三番目として、「徹する性質」(quality of thoroughness) を身につけていただきたい。この特性は非常に重要なもので、実は私は今日の講演でこの点だけを話題にしようかと考えたほどである。残念なことに現在のカリキュラムの組み方では、諸君の中で在学中にこの徳を多少なりとも身につけることのできる者はほとんどいないだろう。しかし、今その真価について学ぶことは諸君全員に可能であり、忍耐心を持ってすれば、その徳の恩恵に浴しうる生きた模範となることもできよう。その意味するところを簡単に述べさせていただきたい。医術《アート》の土台である基礎科学——化学、解剖学、生理学——に関する知識は、浅薄なものであってはならない。事実をすべて知り尽くす——それはもとより不可能であるが、事実に基づいて立てられた偉大な原理について

十分かつ深い知識を持たねばならない。学生である諸君は、知識の進歩をもたらした方法論に精通するのはもとより、諸君自身がその道に足を踏み入れることはないにしろ、実験室においては偉大な先駆者が歩んだ足跡をはっきり見ておくべきである。適切な予備訓練を受け十分な時間をかけるならば、これら三つの基礎的な学問において、ある程度の正確さに到達することができ、これこそ将来の職務に必要な準備となる。ここで意味しているのは、病気、人生の緊急事態、それに対処する手段などについての知識を得ることである。それによって、諸君は仲間の人間に信頼するにたる確かな助言を与えることができる。もちろん、短い在学期間中に、あらゆる症例を正確に見分けて正しい処置ができるほど、各分野を細目にわたって十分に修得することはできまい。

やぶ医者論議

だが、ある一定の原理を修得してしまえば、諸君は徹底性という恩恵の一端に浴することができる。少なくともやぶ医者という泥沼に落ち込まずにすむ。[31]サント・ブーブが述べていることだが、ある日誰かがやぶ医者と謗《そし》られたのを聞いて、ナポレオンはこう言ったそうである。「やぶ医者と呼ぶのは君達の勝手だ。だが、やぶでない医者がどこかにいるのかね」と。ところで、徹底性は広範囲に及ぶこの種の病気を予防する唯一の防止策となるが、医学界の外部からその防止策を講じてもできるものではない。マシュー・アーノルドはサント・ブーブの前述の言葉を引用して、やぶ医者のやぶたる所以《ゆえん》を定義して、[32]「優れたものと劣ったもの、健全なものとそうでないもの、あるいは中途半端に健全なもの、さらには正しいものとそうでないもの、あるいは中途半端に正しいもの

――これらの区別を混同し、無視すること」と述べている。医学の教育程度が高くなればなるほど、〝やぶ〟は目立たなくなるだろう。その半面、優れたものと劣ったもの、健全なものとそうでないもの、真実のものと中途半端に真実なもの、この判別に必要な知的訓練を受けたことのない医師を大学が世に送り出すことほど、〝やぶ〟をはびこらせる大きな誘因はないと言ってもよい。

プラトンの医師批判

しかも、医療職に携わるわれわれが、この悪徳の誘惑に嵌《はま》るようなことになれば、われわれが働いている周囲の人々はいったいどうなるであろうか。[33]エンドルの賢明の誉れ高い王の時代このかた、支配者までが物好きにもこの悪徳に手出しをしてきた。一方、一般民衆もさまざまなやり方でこの悪徳に耽ってきた。[34]医学の父の同時代人であるプラトンが、昔からあるこの特性を次のように描き出している。[35]「彼らは何と結構な人生を送っていることか！　心身の不調の手当てをして、かえって病気の数を増やし、合併症に苦しんでいる。しかも、勧められるありとあらゆる秘薬に飛びつき試みる。それで治ると思い込む」。現代のわれわれにも同じことが言えないだろうか。

もう一つの鍵――謙遜の徳

確かに「超然の術」、「系統的方法の徳」、そして「徹する性質」があれば、諸君は真の意味で臨床医として、いや優秀な研究者として成功することができるだろう。しかし、それだけではまだ人格という面で欠けるところがある。すなわち、諸君の能力に永遠性を付与してくれるもの――[36]「謙遜の徳」(grace of humility) を欠くことになる。[37]煉獄への入口に達したかの聖なるイタリア人《びと》は、優しい導師に導かれ、その島の岸辺にきて藺《い》を腰にくくりつけた。それは、彼が自尊心、虚栄心をすべて捨て、煉獄の山への危険な登攀《とうはん》に必要な準備ができた印である。

それと同様、諸君も、今人生の門出にあたり、両手に謙遜の蘆《あし》を持っていただきたい。それは、これからの長い旅路、克服すべき困難、過誤に左右されやすい性質、などを諸君が認識している印である。

自己主張と謙遜の徳

近頃のように積極的な自己主張の強い時代においては、競争によるストレスは大きく、自分を最大限よく見せたいという欲望が至る所に見られる。こういう時代に謙遜という徳の必要性を説くのはいささか時代に逆行して見えるかもしれない。しかし私は、この美徳本来の意味で、と同時に、この美徳によって得られるもののために、適度の謙虚さは、他の美徳にもまして栄誉ある位置を占めるべきだと申し上げておきたい。この美徳本来の意味でと言うのは、この美徳から真理に対する敬意はもとより、真理を求める途中で出会う幾多の困難に対する適切な評価が生まれるからである。

判断に間違いを犯しうることの自覚と、失敗を繰り返さぬこと

他の専門職の人に比べ、医師は奇妙に思えるほど――いや病的とも言えるほど、個人的失敗（自分でそう思い込むのだが）に過敏である。見方によれば、それは望ましいことなのだが、往々にして自信過剰に結びつく。その結果、おだてられて自惚《うぬぼれ》が強くなり、他人から失敗をほのめかされただけで、状況はどうあれ、自分の名誉が傷つけられたと思い込む。その批判が素人から出たにせよ、医療に携わる人から出たにせよ、等しく憤りを感じるのだ。そのためまず第一に、病めるとき健やかなるときを問わず、われわれ人間に関することで絶対的な真理を得るのは困難であるという事実を悟らねばならない。さらに、最上の訓練を受けた能力の持ち主でも観察のミスは避けられないこと、さまざまな憶測で事を行うような医術《アート》の場合には、判断の誤りがどうしても起こりうること、この点をはっきり心得ておくべきである。こういう態度で事に臨むならば、誤りを認め遺憾に思うにやぶさかではなくなる。真実を見分ける力を失い、自己欺瞞の過程がゆっくり進行してゆく代わりに、諸君は二度と同じ失敗をしないように、その誤りから教訓を引き出すことであろう。

相手の誤りへの中傷を戒める

謙遜の徳から得られるものを考えてみると、この徳はまさに天からの授かり物である。諸君は[38]静かに甘美な物思いの一時《ひととき》に耽ることがあるだろう。その時、自らの不完全さを思い起こすならば、

仲間の犯した誤りに非を鳴らすことが少なくなる。トマス・ブラウン卿の風変わりではあるがうがった言葉を借りるならば、[39]〝誉むべきもののために片方の眼を開けておく〟ことができるようになる。

相手を誹謗する見苦しい争いは医師の品位を落としめるものだが、そういう争いの大半は、一つには、医師が誤りを告白することに病的なほど神経過敏であることに起因する。と同時に、同業の友人に対する思いやりを欠き、自分の失敗は都合よく忘れるという性質からも生ずる。ここで、シラフの息子がアスクレピオスの息子達（医師）の感じやすい魂に語りかけた[40]「翼をもつ言葉」を、心に留めていただきたい。

友に問いてみよ、
彼あるいはそれをなさざりしならん。
もし何ごとかをなししならば、
再びこれをなさざるべし。
隣びとに問え、
彼あるいはそれを言いしにあらざらん。
もし言いしならば再び言わざるべし。
友に問え、しばしば中傷なることあり。
さればなんじの聞くすべての言葉を信ずな。[41]

確かに、しばしば中傷なることあり。さればなんじの聞くすべての言葉を信じてはならないのだ。

控えめな姿勢を保ち、平静を保つことの難しさ

[42]「身を低きに置く姿勢は野心に燃える若者がのぼる梯子《はしご》のようなもの」。この真理は理解し難いと言える。たとえ理解できたにせよ、この姿勢を保ち続けるのは難事である。雑踏のさ中にあって静かに振る舞い、喧噪のさ中にあって平静を保つのは大変難しいことである。しかも、[43]「才能は静けさの中で育まれる」。確かに高尚な目標を目指して仕事を続けてゆくためには平静な生活が望ましい。現在、この国の至るところで見られる精神は、このドイツ的な考え方に好意的であるとは言えない。それはわが国特有の理解の早さを尊ぶ気質と摩擦を起こし、アメリカの若者の熱意を削《そ》ぐからである。確かにそうも言えるが、たとえ初めはその鍛練に苛立つことはあるにせよ、諸君の足を痛めた足枷そのものが、やがては諸君の身を強く守ってくれ、身体を縛る鎖が諸君を栄光で包んでくれる日が必ずやって来るであろう。

美術と音楽に示される理想にも似て

[44]リンカーン大寺院の中に座って人類の制作した最も美しい作品の一つ――エンジェル・クワイヤは一大傑作であると言われるが――をじっと見ていると、私の胸には、このような美しい芸術品を考え出した頭脳、そしてそれを創作した人間の手に対して深い崇拝の念が湧き起こってくる。そ

の瞬間、何千もの紋章、薄明の中に見える聖人像、仄《ほの》かに見える装飾の数々は私の視界から消え去ったほどであった。当時の暗黒時代にあって(今のわれわれにはそう思われるのだが)、いったいどのような人達が、この絶妙とも言える記念建造物を造ったのであろうか。その芸術的秘密は何だったのだろう。どんな聖霊に彼らは動かされたのだろうか。じっと物思いに耽っていたので、私は音楽が始まったのに気づかなかった。その時、私の夢想に応えて私の目を覚ますかのように少年の澄んだ歌声が鳴り響き、交唱聖歌のリード部分が聞こえた。[45]「国と力と栄光は、限りなく　あなたのもの」。

これこそ私の求める答えであった。理想の実現が不可能であったような世界に暮らしていたこれらの人々は、たとえどんなささやかな形であっても、自分達が抱く聖なる美の観念を輝かしい建造物の中に表現しようとした。われわれの驚異の的であるこれらの作品は、彼らの心を燃やした理想を有形化し、視覚的に具現化したものにほかならない。

時代は異なるが、人生は同じ問題をわれわれにも提起する。もっとも状況は変わり、世界の歴史上かつて見られたように、物質的繁栄が理想の感化力を弱め、さらにそれは手段と終極の目的の間にある恒久的な相違をぼかしてしまった。だが、[46]理想の国、理想の人生、理想の教会――これらは何なのか、実現を図るためにはどうすべきなのか――この夢は絶えず人間の脳裡を離れはしない。理想の実現化を考えることは、人類の進歩を促すために大いに役立つ。これを誰が疑うことができるだろうか。医師を職とするわれわれも、理想の基準を胸に抱いている。遺憾ながら私の用いた表現が言わんとするところを十分に伝えなかったにせよ、この点についてはいささか述べてきたつもりである。

生き方の選択

私のメッセージを、医学生である諸君にお贈りしたい。これからの諸君の人生は、現在抱く理想と強い絆で結ばれているからである。選択の扉は開かれ、諸君はいずれの道を選ぶこともできよう。常に自分の利益のみを求め、崇高かつ神聖な天職を卑しい職業とし、仲間の人間を商売の道具と見ることもできる。どうしても富が欲しいと願うならば、富を得ることもできよう。だが諸君は、それと引き換えに崇高な遺産の生得権を放棄し、人類の友という医師に相応しい称号を汚し、古き時代からの誉れ高いギルドの最高の伝統を裏切ることになる。一方、私は諸君に相応しいと思われる理想を幾つかあげてみた。その理想は諸君が現在置かれている日常生活から見れば逆説的なものであるかもしれない。だが、理想は鼓舞されることによって、気高い感化力を諸君に及ぼすであろう。法教師ベン・エズラと共に、[47]「私がなろうと望み、なりえなかったものが私を慰めてくれる」という言葉を口にするはめになるにせよ、それでも良いではないか。

この道を進んだからといって、地位や名誉が得られるわけではない。だが、絶えず歩みを続けることで、諸君の青春時代には、高揚感を伴う熱意と快活さとが与えられよう。この二つがあれば、諸君はいかなる障害物をも乗り越えることができる。諸君が円熟期に入る頃には、人や物に対する落ち着いた判断力がつき、と同時に、何ものにもかえがたいあの広い慈悲の心が生まれる。諸君が老年期に入る頃には、最大の祝福、平静の心が得られる。すなわち、内なる魂の美を求め、人間の肉体と魂の結合を求めた[48]ソクラテスの祈りが恐らく実現されることだろう。さらには聖ベルナールが約束してくれた、(49)「罪なき平和、動揺なき平和、争いなき平和」が恐らく実現されることであろう。

訳者注

(1) 英国の神学者・哲学者ニューマン（John Henry Newman, 1801-1890）の『大学の素描』（*University Sketches*, chap. 5）。

(2) プラトン（Plato, c.427-c.347 B. C.）の『国家』（*Republic*, book 4, 425c）、藤沢令夫訳『プラトン全集』十一巻、岩波書店、一九七六年、二七四頁。

(3) 旧きものよりの解放と新しきものの創造は、当時の英米における思想的特色であった。テニソンは「アーサー王の死」（"Morte d'Arthur," line 291）の中で時代精神を代弁している。

(4) 米国では、西部開拓の波に乗って四〇〇校以上もの医学校が創設された。いずれも教育の質が劣っていたため、オスラーは教育をろくに受けていない医師の量産を嘆き、改革を求めている。

(5) 当時の医学校の状況について、ジーグリスト（Henry E. Sigerist, 1891-1957）は次のように語った。「ご想像のとおり、指導はまったく不十分だった。医療器具は不足していた。医学校には基金もなく、唯一の収入源は学生から徴収する授業料のみで、それも大部分は教師の間で分配された。実験室は名のみで、大学はもちろんのこと、病院との連携すらない医学校がほとんどで、指導は理論講義に限られていた。通常、修業期間は二年で、二年めの授業は一年めの繰り返しにすぎず、その上、学年歴は十六〜二十週しかない所が多かった。しかも入学する際、学生は予備教育を要求されなかった」*American Medicine*, trans. Hildegard Nagel, New York, W. W. Norton, Inc., 1934, pp. 132-133.

(6) 一八六九年、ハーバード大学の学長に就任したエリオット（Charles William Eliot, 1834-1926）を指す。エリオットは、医学部の改革をはじめ、教育の質を高め、ハーバード大学を米国最高の学術研究の府とする礎を築いた。〔原注〕：See Holmes on President Eliot in *Life and Letters of D. W. Holmes*, 1896, ii, 187, 188,

190.

(7) エリオットが改革に着手したとき、米国の詩人・随筆家ホームズ（Oliver Wendell Holmes, 1809–1894）はハーバード大学で生理学を教えていた。彼はそれまでぬるま湯に漬かっていた教授陣がどんなに狼狽したかを目の当たりにして、その様子を友人の手紙の中で生き生きと描き出している。John T. Morse, *Life and Letters of O. W. Holmes*, Boston, Houghton, Mifflin, 1896, vol. 2, pp. 187–191.

(8) Scholæ minores and Scholæ majores：中世大学のカリキュラムの学問区分で、教養七学科（liberal arts）は基礎的な三科目（文法、修辞学、論理学）と上位の四科目（算術、幾何学、音楽、天文学）に分かれていた。オスラーは、専門の医学教育に入る前の一般教育を重視すべきだという立場をとっている。

(9) 英国の劇作家シェイクスピア（William Shakespeare, 1564–1616）の『オセロ』（*Othello*, III, iii, 354）、福田恆存訳、新潮社、一八七三年、九六頁。

(10) 英国の神学者・哲学者ニューマン（John Henry Newman, 1801–1890）の『歴史の素描』の「規律と感化」（"Discipline and Influence," *Historical Sketches*, Westminister, Md., Christian Classics, 1970, vol. 3, chap. 6, p. 74）。

(11) アテネ人は才能ある外国人を受け入れるのを常としていた。アリストテレスをはじめとする著名な医師達は英雄として崇められているし、スキタイ人のトクサリス（Toxaris）は「外国人のお医者さま」（the Foreign Physician）という名称で呼ばれていた。Lucian, "The Scythian," *The Dialogues of Lucian*, London, Private Printing, 1930, p. 102.

(12) 英国の神学者•哲学者ニューマン（John Henry Newman, 1801–1890）の『歴史の素描』の「大学の地」（"Site of a University," *Historical Sketches*, Westminister, Md., Christian Classics, 1970, vol. 3, chap. 3, p. 18）。

シボレテ（shibboleth）：ギレアデの人々は、"sh"の音が発音できないエフライム人の落人に「シボレテ」という単語を言わせて、正しく発音できない人を捕えて殺したという。旧約聖書、士師記、十二：四〜六。一八三〇年代から四〇年代にかけてオスラーの生地カナダのオンタリオ州で、州の大学と英国国教会との絆を強めようとする派と宗教から自立すべきだと考える派との間に熾烈な論争が起こっていた。オスラーの念頭にはこの論争があったものと思われる。

(13) 英国の詩人・文芸批評家マシュー・アーノルド（Matthew Arnold, 1822-1888）の「現代における批評の役割」（"The Function of Criticism at the Present Time," *Lectures and Essays in Criticism*, *The Complete Prose Works of Matthew Arnold*, ed. R. H. Super, Ann Arbor, The University of Michigan Press, 1962, vol. 3, p. 283）。

(14) ドイツの南東部にある州で、州都はミュンヘン。

(15) いずれも北米のミシシッピー川や五大湖周辺をまわった探検家。

ラ・サール（Robert Cavelier de La Salle, 1637-1675）：フランスの探検家・交易商人のパイオニア的な人物。ミシシッピー川を下ってメキシコ湾までを探検し、その丘陵地域一帯をフランス王ルイ十四世の土地であるとの所有権を主張し、ルイジアナ（Louisiana）と名づけた。

マルケット（Jacques Marquette, 1637-1675）：イエズス会派の宣教師で、ジョリと一緒にウィスコンシンとミシシッピー川を探検した。

ジョリ（Louis Joliet, 1645-1700）：カナダのケベック生まれの探検家で、一六七三年ミシシッピー川を発見した。

ドゥ・ルット（Daniel Greysolon Du Lhut（Luth）, 1636-1710）：米国とカナダの境にあるスペリオル湖一帯を探検。現在、ミネソタ州の港市デルース（Deluth）は彼にちなんで名づけられた。

ヘニピン神父（Louis Johannes Hennepin, 1640-c.1701）：オランダ生まれの修道士で、ラ・サールと一緒に五大湖周辺を探検した。ミシシッピー川の聖アントニー滝を発見した。

(16) 旧約聖書、詩篇、一四四：十五。

(17) 金万能（mammon）：悪徳としての富や金を指す。新約聖書、マタイによる福音書、六：二四、およびルカによる福音書、十六：九、十一、十三。「あなたがたは、神と富とに兼ね仕えることはできない」。

(18) 『祈祷書』（*The Book of Common Prayer*）の中で、司祭の祈願に会衆が唱和する連祷の一節。

(19) イスラエルの教師（the masters in Israel）：聖書および外典を記録した知恵の教師を指す。弟子達を集めて人生の道を教えたという「ベンシラの知恵」（*The Wisdom of Jesus the Son of Sirach*, 38：24-34, 39：1-11）。および、新約聖書、ヨハネによる福音書：三。

(20) 英国の劇作家シェイクスピア（William Shakespeare, 1564-1616）の『ヴェニスの商人』（*The Merchant of Venice*, II, ix, 26）、中野好夫訳、岩波書店、一九六二年、一〇九頁。

(21) 四十歳の危機（la crise de quarante ans）：フランスの諺。オスラーは四十歳を人生の分岐点と考えていたようだ。後の講演「定年の時期」で、彼は若い人との比較の観点から、四十歳を過ぎた人の無用論を唱えて物議をかもした。

(22) ハーヴェイ（William Harvey, 1578-1657）：英国の医師・解剖学者で、血液循環の発見者。彼は当時を振り返って次のように述べている。「血液循環説を歓迎する者はいたが、喜ばない者もいた。非難・中傷する者すらいたのだ」。"Motion of the Heart and Blood in Animals," *The Works of William Harvey*, trans. Robert Willis, Philadelphia, University of Pennsylvania Press, 1989, chap. 1, "The Author's Motive for Writing," p. 20.

(23) 英国の劇作家シェイクスピア（William Shakespeare, 1564-1616）の『終りよければすべてよし』（*All's Well that Ends Well*, I, ii, 58-61）、工藤昭雄訳、筑摩書房、一九六八年、八四頁。

(24) カーカス（Cacus）：ギリシャ・ローマ神話で、バルカンを父にもつ火を吹く巨人。ヘラクレスが番をしていた太陽神の牛を盗んだが、露見を恐れて牛を洞穴に隠したという。オスラーはこの逸話を愛読書ブラウン（Thomas Browne, 1605-1682）の著作で読んだのであろう。"A Letter to a Friend," *Sir Thomas Browne's Works*, ed. Simon Wilkin, London, William Pickering, 1835, vol. 4, p. 50.

(25) ジェイムズ・パジェット（James Paget, 1814-1899）：英国の外科医で、病理学の基礎を築いた病理学者の一人。腫瘍と骨に関する疾病を専門とした。ロンドン大学の副総長および英国王立外科医師会の会長を務めた。

(26) パジェットの著書には、『外科病理学講義』（*Lectures on Surgical Pathology*, London, Longmans, 1853）および『臨床講義』（*Clinical Lectures*, New York, Appleton, 1875）があるが、引用文の出典は不詳。

(27) エデン（Eden）：人類最初の男女アダム（Adam）とイブ（Eve）が住んでいた楽園。「人間の弱点をもつアダム」というのは、二人が蛇の誘惑にかられて、神から食べることを禁じられていた「禁断の木の実」を食べたことを指す。その後、二人は神の怒りにふれて楽園を追われてしまう。

(28) この句はおそらく英国の詩人ミルトン（John Milton, 1608-1674）の学生への式辞からとられたものであろう。『ミルトン著作集』の「緒論六」（"Prolusions 6," *The Works of John Milton*, New York, Columbia University Press, 1931, vol. 12, p. 205）。

(29) エブス人の脱穀場（the threshing floor of Araunah the Jebusite）：ダビデはエブス人アラウナの脱穀場を買い取って祭壇を築いた。主が祈りを聞かれたので、災いがイスラエルに下ることはなかったという。旧約聖書、サムエル記下、二四：十八～二五。

(30) ダーウィン（Charles Robert Darwin, 1809-1882）：英国の博物学者。進化論を提唱した。彼は英国海軍が派遣した帆船ビーグル号に乗って、南半球の各地をまわり、動植物や地質の調査にあたった。この航海は大変苦しい旅だったが、後の進化論の構想を立てる基礎になり、帰国してから『種の起源』（*On the Origin of Species by Means of Natural Selection*, 1859）を出版した。彼は博物学者になる前、医学を志したことがある。

(31) サント・ブーブ（Charles Augustin Sainte-Beuve, 1804-1869）：フランスの作家・文芸批評家。特に、人間研究に関心をもっていた。また、医学を学んだことがあるので、「やぶ医者談義」にも関心があったのであろう。引用は、英国の詩人・文芸批評家マシュー・アーノルド（Matthew Arnold, 1822-1888）の「詩の研究」（"The Study of Poetry," *English Literature and Irish Politics, The Complete Prose Works of Matthew Arnold*, ed. R. H. Super, Ann Arbor, The University of Michigan Press, 1973, vol. 9, p. 162）。サント・ブーブの出典は，*Les Cahiers de Sainte-Beuve*, ed. J. Troubat, Paris, A. Lemerre, 1876, p. 51.

(32) 同右。

(33) エンドル（Endor）：マナセに属する町。イスラエルの王サウルはここに住む口寄せ女に頼んでサムエルの霊を呼び出してもらった。戦いについて忠告を求めたのである。しかし、彼はペリシテ人との戦いに敗れ殺された。

(34) 医学の父（the Father of Medicine）：ギリシャの医師ヒポクラテス（Hippocrates, c.460–c.375 B. C.）を指す。オスラーは「ヒポクラテスの誓い」（医師の倫理綱領を守るという誓い）を医学生の指針とみなしている。

(35) プラトン（Plato, c.427–c.347 B. C.）の『国家』（*Republic*, book 4, 426）。引用文はオスラーの原文からの訳。

(36) オスラーはここで“the Grace of Humility”という言葉を用いている。英語の“humility”は、自己の欠点や短所を自覚し、自己主張をせず、自惚れを持たない、という意味である。ちなみに、日本語には謙譲の美徳という熟語があるが、自己主張の強い欧米の文化と、相手への配慮から自分を殺して相手に譲るという日本文化の相違を考えて、あえて慣用的な謙譲の美徳とはせず、「謙遜の徳」という訳語をあてた。

(37) 聖なるイタリア人（the divine Italian）はイタリアの詩人ダンテ（Dante Alighieri, 1265–1321）。また、優しい導師（the gentle Master）は、煉獄や地獄を通るダンテを導いてくれたローマの詩人のヴァージル（Virgil, 70–19 B. C.）を指す。引用は、ダンテの『神曲』の「煉獄」（“Purgatory,” *La Divina Commedia*, canto 1）。

(38) 英国の劇作家シェイクスピア（William Shakespeare, 1564–1616）の詩「ソネット」（“Sonnet 30,” lines 1–2）。

(39) 英国の医師・文人ブラウン（Thomas Browne, 1605–1682）の『キリスト教徒の道徳』（*Christian Morals*, part 1, sect. 28）。

(40) 翼をもつ言葉（winged words）：紀元前八世紀頃のギリシャの詩人ホメロス（Homer）がよく用いた決まり文句。「即時に伝わる意味深いメッセージ」を意味する。ホメロス作『イーリアス』（*Iliad*, book 1, line 201, etc.）。オスラーは言葉のもつ魔術的な響きに注目してこの語を用いたのであろう。

(41) 「ベンシラの知恵」（*The Wisdom of Jesus the Son of Sirach*, 19：13）：『アポクリファー旧約聖書外典』、日本聖公会出版部、一九三四年、二二八頁。

(42) 英国の劇作家シェイクスピア（William Shakespeare, 1564-1616）の『ジュリアス・シーザー』（*Julius Caesar*, II, i, 22）。ブルータスの台詞で、引用文はオスラーの原文からの訳。

(43) オスラーはドイツ語の原文のまま引用。ドイツの詩人・作家ゲーテ（Johann Wolfgang von Goethe, 1749-1832）の劇『トルカート・タッソー』（*Torquato Tasso*, I, ii, 54）。

(44) リンカーン大寺院（Lincoln Cathedral）：英国の十三世紀ゴチック建築の傑作といわれる。エンジェル・クワイヤ（angel Choir）の彫刻で有名。

(45) 旧約聖書、詩篇、一四五：十二。おそらくオスラーは『祈禱書』（*The Book of Common Prayer*）にある「朝の祈り」の言葉を聞いたのであろう。

(46) 理想の国、理想の人生、理想の教会（the ideal State, the ideal Life, the ideal Church）：オスラーの念頭には、プラトン（Plato, c.427-c.347 B. C.）の『国家』（*Republic*）に描かれている理想の姿がある。

(47) 英国の詩人ブラウニング（Robert Browning, 1812-1889）の「法教師ベン・エズラ」（"Rabbi Ben Ezra," stanza 7, lines 4-5）。ユダヤ人の哲学者・医師のベン・エズラ（Ben Ezra, 1092-1167）は知識を求めてヨーロッパをはじめ、アジアやアフリカなど各地を旅した。

(48) プラトン（Plato, c.427-c.347 B. C.）の『パイドロス』（*Phaedrus*, 279b-c）。

(49) 罪なき平和、動揺なき平和、争いなき平和（pax sine crimine, pax sine turbine, pax sine rixa）：ラテン語。フランスの中世を代表するヒューマニストで神秘家の聖ベルナール（Bernard of Cluny, 1091-1153）の言葉。*De Contemptu Mundi*, ed. H. C. Hoskier, London, B. Quaritch, 1929, line 119, p. 5.

プラトンが描いた医術と医師（一八九三年）

　オスラーは一八八九年にジョンズ・ホプキンズ大学に招かれ、病理学のウェルチなどと共に医学部創設の中心人物として働いた。ジョンズ・ホプキンズ病院に赴任すると、すぐウェルチと共に病院内で歴史クラブの例会を始めた。そして一八九三年の例会には「プラトンが描いた医術と医師」という題でプラトンを中心に、ギリシャの医術と医師について語った。オスラーは作家や哲学者の医師論や医師批判に非常に興味を持っていたようである。

　オスラーの伝記を書いたクッシングは、プラトンの思想に対するオスラーの関心は、彼がまだ医学校在学中に、ボヴェルの書斎に出入りしている頃からあった、と述べている。

　オスラーは、ギリシャ時代の二大哲学者はプラトンとアリストテレスであるとし、プラトンを偉大な理想家、アリストテレスを偉大な現実家と呼んだ。プラトンが解剖学や生理学にも通じており、今日の心身医学または全人的医療を重視していたことは日本では余り知られていない。

　この講演の内容は、『プラトンの対話』（ジョウェット訳）を詳しく紹介し、オスラー自身の見解を加えたものである。

一《いち》小国民に、進歩の原動力を生み出す力が与えられた。ギリシャ人がその国民であった。盲目的な自然の暴力は別として、この世のものでギリシャに端を発しなかったものはない。

ヘンリー・メイン卿[1]『村落共同体』

意識を持たぬ社会集合体がすべてで、意識を持った個人、その能力、その権利はほとんど無に等しかった国々——エジプト、シリア、凍てついたスキタイなど非進歩的かつ精彩を欠く環境から、まさに伝説上の若い王子のように、ギリシャ人はその歩みを始めたのであった。

ウォルター・ペーター[2]『プラトンとプラトン主義』

これまでの歳月（曖昧模糊とし絶えず揺れ動く推論の歳月）は、あまりに長く続きすぎた。もし科学が幻想という迷路の中で当てもなく堂々巡りすることをやめ、着実に安定した習慣を獲得するならば、落ち着いて系統立った研究ができよう。まさにそういう素晴らしい時代が到来した。コス医学派の不滅の栄光は、医術の領域に革新をもたらし、それに伴い、人類の知的生活に最も有益な感化を与えてくれた。「右には想像物《フイクシヨン》を！　左には現実《リアリテイ》を！」と言うのは、自然哲学の行き過ぎと欠陥に初めて戦いを挑むこの学派があげた雄叫びであった。彼らに勝る闘士はいなかったことであろう。医師という重要かつ崇高な職業は、絶えず自然との触れ合いを与えてくれ、また医術を行う際に犯す理論上の過ちは臨床上致命的な結果をもたらす。その点で、医師という天職はあらゆる時代を通じて、最も純粋で不朽不滅の真実感を育むという使命を果たしてきた。最良の医師は最良の観察者でなければならない。とりわけ、物を鋭く見抜く者、明確に聞き取る者、最初から優れた感覚を持ち、絶えず使うことによってその感覚を鋭敏にし磨きをかけた者のみが、稀にではあるが、先見の明を持ち、あるいは理想を夢見ることができるであろう。

[3]ゴンパーズ『ギリシャの思想家』

〔一〕

ヒポクラテス以前の医学

わが医学史クラブでは昨年の冬よりギリシャ医学を取り上げ、その考察を行ってきた。病理学の[4]ウェルチ教授がまず[5]アスクレピオス神殿とその信仰について簡単な紹介と解説を行い、その後、ヒポクラテスの著作の中から内科学、衛生学、外科学、婦人科学を順次取り上げ、皆でヒポクラテスを系統的に学んだ。われわれの興味を引くものは数多くあったが、その中でもとりわけ重要だと思われた点は、医学は、一つの技術《アート》としてヒポクラテス以前にかなりの大発展を遂げていたこと、すなわち解剖学や生理学などの基礎学問がなかったにもかかわらず、医学はかくも進歩していたことである。

当時好奇心が強く、才知鋭く、かつ独立心に富む精神の持ち主は、すでに自然の問題と人間の問題を探求していた。ソクラテス以前にも著名な医師が何人か輩出しており、とりわけ[6]ピタゴラス、エンペドクレス、デモクリトスの名は注目に値するであろう。彼らの考え方や彼らが書き残したと思われる医学上の諸問題について、今日のわれわれがほとんど窺い知ることができないことは誠に遺憾である。ただデモクリトスの場合は、[7]ディオゲネス・ラエルティオスがデモクリトスの医学に関する著作物の一覧表を後世に残してくれた。その表を見ると、この偉大な人物の著作が紛失したことが悔やまれてならない。たとえば、その中に「病後、咳の発作に見舞われた人に関して」という論文の題が載っているが、これは、病気を批判的に観察しようとする態度を示しており、[8]ダランベールがヒポクラテス以前のほかのどの哲学者・医師にも認められないとしたデモクリトスの功績だと言えよう。

科学と体育と神学に連なるギリシャの医学

さらに、ギリシャ黄金期の医学は、今日と同様、科学と体育と神学との三巴《どもえ》に関係し合っていたと推定される。

四世紀初め、アテネ人の父親が育ち盛りにある病弱な息子のことで心を痛めていたとしよう。咳が気にかかったので、それについてヒポクラテスの助言を仰ぐ、あるいは息子を[9]タウリアの体育場に送り、系統だった体育の訓練を受けさせる、あるいは[10]「人事を尽くしたあとは」というソクラテスの忠告に従い、アポロの息子で〝医神〟と仰がれる[11]アスクレピオスを通して、エピダウロスあるいはアテネの神殿でアポロ神の助けを請い願う――こういうアテネ人の姿は容易に想像がつく。かりにそういった親の悩みを持つギリシャ人が十九世紀末まで生きたとするならば、彼はより正確な診断と、より合理的な治療を受けることができるであろう。だが、はるか遠方に旅をして息子のために[12]ミッカスのような著名な体育の先生を見つけるだけかもしれない。あるいはアスクレピオス神殿で荘厳かつ仁慈深い信仰を求める代わりに、[13]クリスチャンサイエンスや神癒にまやかしの代用品を見出すかもしれない。[14]

作家の描いた各時代の医療の姿

ヒポクラテスの著作物を読んだだけでは、ギリシャ史上最も輝かしい時代における医学がどのような状況にあったかを完全に把握することはできない。医者気質およびその生活ぶりを細部にわたって知るには、一般作家達の作品を読むに限る。

文明社会での日常生活は健康および病気の問題と大いに関わっている。そのため各時代の偉大な作家は必ずと言ってもよいほど、医療問題に関する世間一般の人々の意見はもとより、各方面の専門知識がどうなっていたかについて、重要な側面を間接的に照らし出して見せてくれる。数多くの文献によってシェイクスピアが医学知識を持っていたことは実証されており、彼の作品に登場する医師、薬剤師、狂人の口から十六世紀後半における医療職の実状について多くの情報を得ることができる。同様に、[15]モリエールの諷刺は多分に毒を含んでいるものの、その作品を読めば、われわれは十七世紀における医療の営みのさまざまな局面を窺い知ることができる。それは、当時の医学文献を丹念に調べたとしても得ることのできない情報である。ジョージ・エリオットなどの現代作家は、[16]リディゲイトのような人物を創造し、十九世紀における医療関係者の労苦あるいは抱負を日常的な場面で後世の人達のために詳細に描き出してくれた。このような記述は、専門誌[17]『ランセット』のファイルには見当たらないはずである。

プラトンとアリストテレスに見られるギリシャの医学

ギリシャ哲学者の中で最も著名な二人の人物の著作を保存できたことは誠に幸いであった、と言わねばなるまい。その二人とは、偉大な理想主義者プラトンと偉大な現実主義者アリストテレスである。プラトンの言う[18]「時のすべて、存在のすべてについての思索」は、先人達の思想よりはるかに深く、門弟の誰よりも幅の広いものであった。また、アリストテレスの遺した業績には今なおあらゆる分野の学問が敬意を表わし、その後二十二世紀の長きにわたって偉大な思想家達が彼の影響を受けてきたのであった。この二人が書き著わしたものを読めば、ギリシャ医学と医師に関して多くの情報が得られる。だが、ここではプラトンの『対話篇』から抜粋したものに限定して述べてみたいと思う。まず、生理・病理学上のプラトンの見解を取り上げ、次に、医学や医師について触れてある興味深い文章の数々、そこから引き出された比喩などに触れ、最後に、彼の『対話篇』からギリシャ時代の医師の社会的地位を推定し、さらに、医療職の実情に関わる問題について述べることにする。引用文はすべて[19]ジョウェット教授の翻訳で、一八九二年第三版による（訳者注：日本語の引用文には、『プラトン全集』岩波書店発行のものを用いる）。

プラトンの解剖学と生理学

高度に発達した文明の時代に生きるわれわれにとって、プラトンの解剖学と生理学は、ヒポクラテスのものと同様、あるいはそれ以上に、生硬で不完全なものに思われるかもしれない。その著『ティマイオス』の中でプラトンは、からだを作る基本物質は三角形の形態をとる物体からなると考えた。多種多様の基本物質とそのさまざまな組み合わせにより、[20]エンペドクレスの言う四大基本物質——火、土、水、空気——の説明がつく。基本物質の相違は、基本三角形のサイズと配列の違いによって決まる。基本三角形は、原子論者のいう原子のように小さすぎて目には見えない。髄は基本三角形の中で最も完璧な形をしていて、その髄から骨、肉、その他の体の組織が生成される。すなわち、

例の三角形のうちでも歪みがなく、滑らかで、火・水・空気・土を、最高度に正確に生み出すことのできた第一のものを、神は、それぞれ、その同種のものの中から区別して選び出し、相互に均衡がとれるように混ぜ合わせて、死すべき種族全部のための、「すべての種子の混合体（パン・スペルミアー）」を考案し、これで髄をつくり上げたのでした。そして次には、その中に先に挙げたようないく種類かの魂を植えつけて、そこに縛りつけて行くとともに、また、〔魂の〕それらの種類のものがそれぞれ取るはずの形は、数も性質も、これまた決まっていましたから、それに対応させて、髄そのものをも、一番最初に配分する時に、もうさっそく、それだけの数の、そのような性質の形に区分しようとしたのです。そしてまず、神的な種子を自分の中に包蔵することあたかもその種子に対して耕地のような役割を果すべき部分については、これをどこから見てもまんまるい形に作って、髄のこの部分を「脳（エンケパロス、頭内）」と名づけました。それは、個々の生きものが完成した時には、この部分を入れる容器が「頭（ケパレ）」になるはずだと考えたからです。他方また、魂の残余の部分、つまり死すべき部分を抑えておくことになる、髄の部分については、これを、いくつものまるくて同時に長い形（円筒形）に区分し、そのすべ

てを「髄」と名づけ、そして、それらのものから、碇綱よろしく、魂全体を繫ぎ留めておく索を投げると、もう、それ〔脳や髄〕のまわりに、われわれの全身をつくり上げにかかったのですが、そのさい、まず第一に、その〔脳や髄の〕全部のまわりに、骨の覆いを固めてつくったのでした。[21]

骨と肉の構造、呼吸、消化、循環の各機能に関する説明は、現代のわれわれの頭では理解しがたい。プラトンは血液が絶えず流れていることを知っていた。そして呼気・吸気作用と体に浸透している火の網状組織に言及し、次のように述べている。

というのは、息が入ったり出たりするにつれて、それと結びついている内部の火がこれに伴って動き、そしてこのようにして、火が絶えず腹腔を通りぬけて行ったり来たりしながら、腹腔へ入って行くさいに、食物や飲物を捉えるような時には、いつでも、火はそれらの食物や飲物を溶かし、そして、これを細分して、出口を通って自分の進む方向へと運んで行って、ちょうど、泉から水路へ掻《か》い出すように、これを血管に向かって掻い出し、こうして、血管の流れが、ちょうど水路を通るように、身体を通って流れるようにするからです。[22]（訳者注：傍点はオスラーによる）

当時、血液循環については完全には知られていなかったものの、プラトンには血液が栄養の源泉であることは十分にわかっていた。

これが（訳者注：身体中を流れる赤い色のもの）「血液」と呼ばれているものなのでして、これは、肉にとってだけでなく、身体全体にとっても、その飼料となるものであり、そこから身体各部は灌漑されて、空《から》になった部分の根もとを充たすのです。[23]

若者が持っている三角形——あるいは現代用語を用いると原子ということになるのだが——それはまだ新しく、[24]造船台架から下ろされたばかりの船の竜骨に譬えられる。この三角形のものは互いにしっかり結合しており、髄から作られたばかりで乳で養われ、そのために、全体は柔らかく繊細である。消化の過程は食物・飲物を構成する三角形と体の枠組を構成する三角形との闘いである。前者が年をとり弱くなると、身体にできた新しい三角形によって切り刻まれてしまう。このように、類似の三角形を大量に食して動物は大きくなってゆく。ところで、三角形は絶えず流動し変化しているもので、ソクラテスは『饗宴』の中で[25]ディオティマにこう言わせている。

動物の各個体が生存しそして同一のものであり続けると呼ばれる間、——たとえば、人は幼児から老人となるまで同一人と呼ばれます。まったくの話、その者は決して同じものを自分のうちに持っているのではないのに、しかも同一人と呼ばれますが、その実、髪でも肉でも骨でも血でも、いや、身体《からだ》の全部において、常に若返っているとともに、他方では失うものもあるのです。[26]

老衰、安楽死、死に関する記述はここで引用する価値があると思う。

しかし、これに対して、三角形が、長時間の間に、数々のものを相手として、多多闘争を演じたために、その根が弛《ゆる》んで来るといったような場合には、それは、もはや、入って来る養分の三角形を切って、自分自身に同化することができなくなり、かえって、自分のほうが、外部からの侵入者によってたやすく分解されます。そこで、どんな生きものでも、ここに到っては、征服されて、衰えるのでして、このような状態が「老年」と呼ばれているのです。そして最後に、髄のところの三角形の絆が、労苦のために、それまで、組み合わさっていたのが、もはや持ちこたえられなくなって切れると、それが今度は、魂の絆を解き、そして、魂は自然に解放されて、快く飛び去ります。――というのは、自然に反したものは、どんなものでも、苦痛を与えるものですが、本来の自然のあり方で起こるものは、快いものだからです。そして、まさに「死」もまた同様、病気や傷害によって来るものは、苦しく、不自然なものですが、老いとともに、自然に終局に向かうものは、およそ、死の中でも、もっとも苦痛の少ないもの、いや、苦痛よりも、むしろ快楽を伴うものなのです。(27)

『ティマイオス』に記された病気の起こり方とその性質についての説明も、この極めて素朴かつ不完全な科学に相応したものである。肉体の病気は、体を組み立てている四大元素が調和を欠いたり、血、腱、肉の生成が無秩序に行われたときに起こる。その際、胆汁の及ぼす影響は大きい。プラトンによると、最悪の病気は脊髄のもので、その病気に罹ると体全体の営みは逆方向へ向かうと言う。呼吸障害によって起こる病気もある。つまり、白い粘液が(28)「空気の泡によって閉じこめられるときに」病気になる。これが黒胆汁と混合して頭の軌道を乱して散らばると、てんかんになる。プラトンによると、眠っているときのてんかん発作はさほどひどくはないが、目覚めているときに襲う発作は激しく、その発作を抑えるのは容易ではない。(29)「この病気は、何しろ、神聖なものを犯す病気なのですから『神聖病（癲癇）』と呼ばれるのが一番正しいわけです」とプラトンは言う。その他の病気としては、[30]火の過剰によって高熱が続き、空気の過剰で毎日熱となり、水の過剰の場合、水の流れは空気や火よりものろいので三日熱になり、土の過剰の場合、土は四大元素の中で最も遅いので、四倍の周期によってのみ浄められる、すなわち、四日熱になる。

現代的なプラトンの心理学

プラトンの心理学には、彼の解剖学や生理学に比べ不思議なほど現代的なところがある。心を持つ人間の構造（mind）を理性（reason）、精神（spirit）、欲求（appetite）の三つに類別する方法は、現代の学者が認識している精神の型をすこぶる端的に表わしている。魂（soul）の理性的不滅の原理[31]〝理性の黄金索〟は頭脳にある。そして、[32]「そのものはまさに、われわれの身体の天辺に居住し、われわれが、地上の、ではなく、天上の植物であるかのごとく、われわれを天の縁者に向かって、大地から持ち上げているものなのだ……」と言う。人間の魂は二種類の要素からなる。一つは、[33]「魂がそれによって恋し、飢え、渇き、その他もろもろの欲望を感じて興奮するところのもの……」であり、それは横隔膜と臍《へそ》の間にある。第二の気概（passion）あるいは精神（spirit）の部分は、横隔膜と頸の間の胸のところに置かれる。

欲望の種族の方が、城砦（アクロポリス）から指令されたことや言われたことに、どうしても自発的に従おうとしない時、前者（訳者注：ここでは第二のほうを意味する）が、かの理性の側に与《くみ》して、ともに、この欲望の種族を力ずくで抑えることができるようにというわけなのです。[34]

魂の理性部分と欲求部分との間の葛藤を示すために、プラトンは『パイドロス』の中で人間を譬えて翼を持つ二頭立ての馬を駆る馭者であると述べたが、この譬えほど人間を見事に描き出した比喩はあるまい。一頭の馬は血統もよく、その品性は気高いが、もう一頭の馬は生まれは卑しく、品性も劣る。したがって、「われわれ人間にあっては、馭者の仕事はどうしても困難となり、厄介なものとならざるをえないのである」[35]。

プラトンは『テアイテトス』の中で人間の心を蠟のかたまりに譬えたが、それは彼が考えた比喩の中で最もうがったものの一つである。彼の表現によると、その蠟は、「人によって、どっちかといえば大きいのもあるし、比較的小さいのもある。また比較的清らかな蠟からできているものもあれば、また比較的きたないものからなるものもある。またどちらかというとひからびたものもあるし、比較的濡《やわら》かいものもある、そしてそれのほどよいのもある……」[36]と言う。この蠟のかたまりはミューズの女神達の母親[37]ムネモシュネ（Memory）からの贈物である。

そしてそのなかへ、何でもわれわれが記憶しようと思うものを、何にせよわれわれの見るもののうちからでも、聞くもののうちからでも、あるいは自分で思いついたもののうちからでも取って、その感覚や思いつきに今言った蠟を当てがって、その形跡をとどめるようにするのだとしよう。ちょうどそれは指輪についている印形を捺印する時のようなものなのだ。そして一たび印刻されたものは、それの形象が蠟上に存する限り、これをわれわれは記憶し、また知識するのであるが、拭い去られたものや印刻されえなかったものは、これを忘却したり、知識しなかったりするのであるとしよう。[38]

大変適切なもう一つの例は、心を種類の異なる鳥を次々に入れる鳩小舎に譬えたものである。ここで言う鳥は多種多様な知識に相当する。[39]子供の頃、鳩小舎は空だったが、成長するにつれ、われわれはさまざまな知識を追い立てて捕まえる。

狂気と無知

プラトンは『ティマイオス』で二種類の精神の病気を認めている。一つは狂気で、もう一つは無知である。

彼は現代の進歩的心理学者が擁護するものと同じ考えを持っており、世にはびこる悪の多くは、身体の素質が悪いため無意識に起こるものである、と言う。

何故なら、誰にしても好んで悪くなっているわけではなく、悪い人が悪くなるのは、身体が、ある有害なあり方をしているということと、無知蒙昧に育てられているということによるのでして、この両者は、誰にとってもいまわしく、こちらが求めもしないのにやって来るわけなのですからね。[40]

狂気と無知は同一であるという定説については『アルキビアデスII』で詳細に論じられているが、この書は純粋の『対話篇』の一つとは言えず、プラトンの真作ではない。そこでは異なる種類の無思慮ぶりが生き生きと描き出されている。

ソクラテス　それならば、また人びとは無思慮をも同様の仕方で分けもっているのだ。そしてその最も大きな部分を分けもっている人びとをわれわれは気がちがっていると呼ぶし、それよりもいくらかわずかの部分を分けもっている人びとを馬鹿とか阿呆とか呼んでいるわけだ。もっともそれをできるだけ慎しみのある名で呼びたいと思う人びとは、意気さかんな人と呼ぶ人びともあれば、お人好しと呼ぶ人びともあり、また、無邪気とか世間知らずとか愚直とか呼ぶ人びともあり、なおさがせばこのほかたくさんの名前が見つかるだろうがね。しかしこれらはすべてが無思慮なのであって、これらが相違する仕方は、ひとつの技術が他の技術と相違し、ひとつの病気が他の病気と相違するとはっきりわれわれに見られたのと同じような仕方においてなのだ。(41)

『国家』には大変うがった一節がある。

魂についてもこれと同じように、最善の自然的素質に恵まれた魂は、悪い教育を受けると、特別に悪くなると言うべきではないだろうか？　それとも君は、大それた悪事や完全な極悪非道というものが、凡庸な自然的素質から生み出されると思うかね？　むしろそれは、養育によって損われた場合の力強い自然的素質からこそ生み出されるのであって、弱々しい自然的素質は、善・悪いずれにせよ、大したことの原因とはならないだろうとは思わないかね？(42)

『パイドロス』でソクラテスはある種の狂気を認めてそれについて述べている。

われわれの身に起こる数々の善きものの中でも、その最も偉大なるものは、狂気を通じて生まれてくるのである。むろんその狂気とは、神から授かって与えられる狂気でなければならないけれども。[43]

狂気には四種類あり、「預言力」(prophecy)、「霊感」(inspiration)、「詩心」(poetry)、「愛知」(love) である。真の詩人をへぼ詩人と区別するもの、またあらゆる芸術の上にあってそれを超えるもの、そうした定義できないものについて、次の文はその特徴を巧みに述べている。

もしひとが、技巧だけで立派な詩人になれるものと信じて、ムゥサの神々の授ける狂気にあずかることなしに、詩作の門に至るならば、その人は、自分が不完全な詩人に終わるばかりでなく(訳者注：その人にも、彼の詩にも入門の許可がおりず)、正気のなせる彼の詩も、狂気の人々の詩の前には、光をうしなって消え去ってしまうのだ。[44]

ある種の犯罪も確かに狂気の現われと見なすことができる。『法律』でプラトンは矯正不可能な犯罪的行為について次のように述べた。

いいかね、君。いま君を駆り立てて神殿荒しへと向かわせている悪しき衝動は、人間の生まれながらの本性に根ざすものでもなければ、神に由来するものでもないのだ。それは、遠い昔に犯されて償われぬままになっている犯罪にもとづいて、人びとの心に植えつけられている一種の狂気なのだ。[45]

『法律』には、また、さまざまな種類の狂気が述べてある。病気から起こることもあるし、邪悪で情熱的な気質からも生ずるし、悪い教育によって狂気の度が増すこともある。狂人のケアに関しては、[46]「狂人を自由に市中を徘徊させてはならず、身内の者はできるかぎり家に置かねばならぬ。さもなければ罰金を課す」と書かれている。

精神と肉体のバランスと病気の予防

病気を予防する最良の方法は、精神と肉体の均衡を保つことである。というのも、[47]『『健康と病気』、『徳と悪』を考える時には、それに対して、魂そのものと身体そのものとの間に成り立つ釣り合い・不釣り合いより以上に重大な意味を持つものはまったく存在しない」からである。

人間は生来この二つから成り立っているが、熱情的な魂が肉体よりはるかに力が大きい場合には、

魂が激怒すると、それは身体全体をひどくゆり動かして、これを内から病気でいっぱいにし、また、何かの学課や研究に熱中する時には、魂は身体を溶かし（消耗し）、さらにまた、公私いずれにおいても、教えたり、論戦したりする場合には、そこに起こってくる競争や張り合いのために、魂は身体を灼熱させて、これをゆすぶり（訳者注：人間という合成物を溶かし）、そして、「（体液の）流れ（レウマ）」を引き起こして（カタルを誘発して）、医者と呼ばれている人々の大部分を欺き、原因でもないものを原因だと申し立てるようにさせます。[48]

肉体と精神の両方を等しく働かせて、均衡が崩れるのを予防しなければならない。[49]「身体を伴わないで魂だけを動かすことも、魂を伴わないで身体だけを動かすことも、どちらもしないというこ

とでして、それはつまり、双方が、〔互いに〕自分を防御して、〔相互に〕均衡を保ち、健康なものになるようにというためなのです」。そこでプラトンは、数学者に体育に親しむように、身体づくりに気を配っている人には音楽や哲学の素養を身につけるようにと勧めている。

プラトンの勧めた治療法は単純なもので、彼が病気治療のための薬に信頼を置いていなかったことは明白である。ここでジョウェット教授の解説を引用する価値があろうかと思う。

プラトンは今なお、下剤療法を行っている医者の敵である。もっとも、緊急を要する場合は別として、良識ある医者はそんな療法など行わないものだが、プラトンは、「すべての病気は生き物の自然のあり方に似ていて、ただ刺激が加わることによって過敏に反応する」[50]と真実をついた洞察を行っている。本性はそのままにしておいたほうがよいというのが彼の意見であり、医者は役に立たぬものと考えているようだ（『法律』第四巻七一六Cで、老いた百姓の手足のためには、温かい風呂に入るほうが並みの医者からもらう薬よりはるかに効き目がある、と述べている）。

プラトンが医薬を非難し、食養生と運動療法を重視しすぎるのは極論に思われるかもしれないが、彼は現代の最良の医者で、彼の意見を支持してくれる人達に訴えているのかもしれない。そういう医者は自分の患者には薬無用論を説くことがよくある。われわれ自身薬に対して懐疑的になっており、医師の行う下剤療法などに身をまかす気にはとてもなれない。

プラトンは天文学や物理学についてと同様、医学的な諸問題についても近代的考え方の先鞭をつけた、と言ってもよいのではなかろうか。『カルミデス』（一五六～一五七）が肉体は魂なくして治癒せずと言っているように、『ティマイオス』でも、魂と肉体の調和を強調している。[51]両者のいずれに欠陥があっても、他の一方に最大の不調和と不均衡を起こす。ここにも将来の医学に対する予見が窺われる。すなわち、将来の医学においては、心とからだとの間に相互依存のあることがより一層深く認識され、両者は、現在では想像できぬほどの影響をお互いに与えあうかもしれないのだ。[52]

プラトンが、これほどまでに反対した下剤療法の効能は、おそらく次の文に示されている。

薬を飲む目的で、みずからすすんで診療所へ出かけるような人は、これを知らずにいると思いますか、つまり、間なしに、しかも何日もつづいて、その後の肉体の状態が、もし生涯そんな有様のままならそれこそ生きていたくもないと思うほどの状態になる、ということをね。[53]

プラトンの『対話篇』にアスクレピオス神殿での治療法についていっさい言及がないのは、いささか驚かざるをえない。医学や医師について論評するときに、プラトンはこういう施設にはいっさい触れなかった。たぶん、ヒポクラテスやアテネの他の医者達はアスクレピオスを信奉する在俗の医者だったのであろう。ダイヤーが述べたところによれば、[54]「断絶にもかかわらず、医者はアスクレピオス信仰を持ち続けたし、神殿にいる僧侶のほうも俗人の医者から得られる一般知識を蔑視することはなかった」。

〔二〕

医術とは

健康・不健康を問わず、身体の構造とその機能に関するプラトンの一般概念について述べるのはこれまでにしよう。これ以上は知る術《すべ》もないが、知性の点で人類史上最も輝かしい時代が生んだ最も偉大な精神の持ち主の一人であるプラトンの、こういった問題についての考え方を知ることは、すこぶる興味深いものと思われる。彼の著作には、折にふれて書きとめたこまごました考え（*obiter dicta*）が数知れぬほど散在しており、そこには身体の調子が狂うとひときわ目立ってくる人間性の側面についての深い洞察がみられる。さらに、われわれを引きつけてやまない比喩の数々が医学から取られているし、辛辣な提言もあって、その中には現代に通じるものもある。

[55]高貴なる船の舵取りと賢明なる医者は、並の人間の何倍もの値打ちがある、と[56]ネストルは言っているが、この例は『対話篇』の中でも最も素晴らしい比喩の一つである。

医術（art of medicine）の定義として最も優れたものの一つで、私の教科書（訳者注：オスラーの内科のテキストのこと）を飾る標題に選んだ文は、[57]「つまり医術のほうは、患者の本性を考察し、また自分が取り行ういろいろな処置の根拠をもよく研究していて、そしてその一つ一つのケースについて理論的な説明を与えることができる技術《アート》である」と書かれた一節である。

あるいは、医術を総合的に見ると次のように述べることができよう。[58]「たとえば、健康のことでは、あらゆる時に関して、ほかでもない医術が、ただ一つあって、現在のことも、過去のことも、また未来のことがどのように生ずるかということも、見はっているのです」と。

日常の生活法と病気

プラトンは近代医学の起源について、アスクレピオス派医学との対比を行いながら巧妙な説明を行っている。

「では他方、医術を必要とするということは」とぼくは言った、「それも、傷をしたとか、何か季節の病気にやられたとかいったことのためなら別だが、そうではなくて、怠惰やわれわれが述べたような生活法のために、ちょうど沼沢のように水（体液）の流れと風（ガス）がからだじゅうに充満し、あの気のきいたアスクレピオス派の医者たちをして、『風膨れ』（鼓腸）だとか、『たれ流し』（カタル）だとかいった名前を、それらの病気につけざるをえないようにさせるということは、恥ずべきことだと思わないかね？」

「思いますとも」と彼は答えた、「ほんとうにそれは、聞きなれない奇妙な病名ですね」

「ぼくの思うに」とぼくは言った、「そんな病名は、アスクレピオスの時代にはなかったものなのだ。その証拠に、彼の息子たちはトロイアで、プラムノス酒にひき割り大麦をたくさんふりかけ、チーズをすりおろして加えてつくった、そんな炎症を促すと思われるような飲み物を、負傷した(59)エウリュピュロスに与えて飲ませた女に対して、べつに咎めもしなかったし、彼を治療した(60)パトロクロスを叱ることもなかった」

「たしかに」と彼は言った、「そんな状態にある人に飲ませるにしては、その飲み物はちょっと変ですね」

「いや、そうではないのだよ、君が次のことに思いをいたすならばね」とぼくは言った、「むかしは、病気に付き添ってお守《も》りをする流儀の今日のような医術は、人々の言うところでは、アスクレピオスの流れをくむ人々の用いるところではなかったのだ。ヘロディコスが現われるまではね。この[61]ヘロディコスは体育の先生だったが、病弱になったので、体育と医術を混ぜ合わせたやり方を編み出して、まず第一に誰よりも最も当人自身を、さらに彼以後の多くの人々を、疲れ果てさせることになったのだ」

「それはいったい、どのようにしてですか？」と彼はたずねた。

「自分のために死を長びかせることによってだ」とぼくは答えた、「というのは、彼は自分の病気につきっきりだったが、それは不治の病いだったので、思うに、自分を全治させることもできなかったし、いっさいの仕事のための時間を諦めて、ひたすら療養のうちに生涯を送った。なにしろ、決められた日常の生活法をちょっとでも踏みはずすと、苦しい目にあわなければならないのでね。こうして死と闘いながら、彼はその知恵のおかげで老年にまでたどり着くことができたのだ」

「その技術は彼のために、立派な褒美をもたらしたわけですね」[62]

さらにプラトンは言葉を続けて次のように言う。アスクレピオスはその子孫に[63]病を気にやむ人を癒すための医術を教えなかったが、それは、秩序ある国家で仕事を持つ人々は病気などしている暇がないことを知っていたからである。大工が病気に罹ると、医者に頼んで、手荒だが手っ取り早い治療をしてもらう。吐剤または下剤をかける、あるいは焼いたり切断をしてもらう、というのがその治療法である。万一医者が食餌療法をとらせたり頭に包帯を巻くなどの治療を命ずるならば、その大工は[64]「病気のことに注意を向けて、課せられた仕事をなおざりにしながら生きていても何の甲斐もない」と言う。そしてその後は、「そのような医者には別れを告げて、いつもの生活へと立ちかえり、健康を回復して、自分の仕事を果しながら生きて行く。またもし彼の身体がそれに堪えるだけの力がなければ、死んで面倒から解放されるのだ」。[65]

他の箇所（『ゴルギアス』）でもソクラテスは医術と体育術の関係を取り上げ、真剣な口調でこう述べている。

対象はいま言われた二つなのだから、それに応じて二つの技術があるわけです。すなわち、一方、魂にかかわる技術のほうは、これを政治術と呼び、他方、身体にかかわる技術のほうには、そうすぐとは一つの名称をあたえることはできませんけれども、身体の世話をするという点では、それは一つのものであって、そのなかには二つの部門があると言っているのです。つまり、その一つは体育術であり、もう一つは医術です。これに対して、政治術のなかで、体育術に相当するものは立法術であり、また医術に相当するものは司法〔の術〕です。そして、それらどちらの組の技術も、それぞれ同じ対象を扱っているのだから、互いに共通する点があるのだが、つまり医術は体育術と、また司法〔の術〕は立法術と共通するところがあるのだが、しかしそれにもかかわらず、ある点では相互に異なっているのです。……

さて、そんなしだいで、医術のもとには料理法がもぐり込んでいて、身体にとっての一番よい食べ物を知っているかのようなふりをしているから、そこで、もし料理人と医者とが、子供たちの前とか、あるいは大人でも、子供同様に思慮の足らない者たちの前で、食べ物のよい悪いについては、どちらがよく知っているか、それは医者か、それとも料理人か、ということを競い合わなければならないとしたら、医者のほうは、飢え死にするよりほかはないことになるでしょう。[66]

同じ対話（『ゴルギアス』）の後半で、ソクラテスは同時代の人々の中で、自分だけが唯一人、本当の政治を行っていると主張している。そして、自分は人々の機嫌をとるためではなく、国家のために話をしているのだ、弁論術を使って気の利いたことを言うつもりはないから、法廷ではどう話してよいか困るだろう、と述べ、さらに次のように言う。

つまりぼくは、ちょうど医者が料理人に訴えられて、小さな子供たちの前で裁かれるのと同じように、裁かれることになるだろう。なぜなら、まあ、考えてもごらん。そのような人間が、そういった子供の裁判官たちの前に引きすえられて、そのとき誰かがこう言って彼を訴えるとすれば、それに対して彼は、何と弁明することができるだろうか。――「子供たちよ、ここにいるこの男は、お前たち自身にもいろいろと悪いことをしてきたのだが、お前たちの中の一番小さい者にさえ、切ったり焼いたりの治療をして、身体を駄目にするのだ。それからまた、とてもにがい薬をのませて息をつまらせたり、無理やりにひもじくしたり、渇かせたりしながら、痩せ衰えさせて、お前たちを困らせるのだよ。わたしがお前さんたちに、ありとあらゆるおいしいものを、たくさんにご馳走してあげたのとは、わけがちがうのだからね」と、こう言ったとすればだよ。そういう苦境に追い込まれたときに、その医者は何と申し開きをすることができるだろうと思うかね。いや、もし彼が事実ありのままを正直に述べて、「ぼくがそういうことをしたのもみんな、子供たちよ、お前たちの健康のためなのだ」と言ったとすれば、そのような裁判官たちは、まあ、どれほどの叫び声をあげるだろうと思うかね。それは、たいへんなものではないかね。(67)

ソクラテスとヒポクラテスの全体的医学

古代物理学に極めて顕著に見られる連続性、均一性の原理は身体にも適用され、世界と同様、身体は全体をなすものと考えられた。

この点をすこぶる巧妙に示す例文をいくつか挙げてみることにしよう。[68]「ところで、魂の本性を理解するのに、それの全体の本性をはなれて満足に理解することができると思うかね」というソクラテスの質問に、パイドロスは「アスクレピオス派の医者、ヒポクラテスは、身体の本性を理解するには全体を考えねばならない、と言っております」と答えたという。

要は、部分を治療するのではなく、全体を治療することが必要であると強調しているのだ。眼病を患って診てもらいにやってきた患者にはこう言うはずだ。[69]「独立に眼だけの治療を試みるわけにはいかないので、もし眼のぐあいもよくなりたければ、とうぜん頭のほうもふくめて手当しなくてはならない、とね。さらにまた、頭のほうにしても、からだ全体ときりはなして、ただ頭だけ別個に手当できると思うのは、愚の骨頂だよ、と」。

[70]カルミデスは頭痛を訴えていた。そこで（従兄弟の）[71]クリティアスは、その頭痛は治せると信じさせてほしい、とソクラテスに頼んだ。ソクラテスは、自分はある呪《まじな》いを知っていて、それをトラケ王の医者の一人で、[72]ザモルクシスの流れをくむ医術師から従軍中に教わった、と言った。この医者がソクラテスに語ったところによると、全体をきりはなして部分だけの治療を試みてはならないし、魂を別にして身体の治療にとりかかってはならない。

したがって、頭にしても、からだのほかの部分にしても、うまく働かしたければ、まずなんといっても、とりわけ、そのたましいの世話をしなければいけないそうだ。……

さて、この薬と唱えごとをぼくに教えながら、かれはこう言った。「この薬で頭の手当をしてくれとだれに頼まれても、まずきみの唱えごと治療にたましいをゆだねないような人間の頼みには、耳をかすな。というのも当今は」とかれは言いたした。「こういう誤りが人びとのあいだに見られるからだ。つまり、克己節制（思慮の健全さ）と健康を別々にきりはなして、どちらか一方だけの専門医であろうとする医者がいるのだから」。[73]

ここでソクラテスの言う呪《まじな》いとは、美しい言葉にほかならない。その言葉によって魂の中に節制が植えつけられるのである。

ヒポクラテスはプラトンと同時代に生きた人であるにもかかわらず、彼の名は『対話篇』にもう一度だけ出てくるにすぎない。アポロドラスの息子である若いヒポクラテスが、人生の学と知識を学ぶために[74]プロタゴラスのところに赴く。このプロタゴラスについては、別の箇所でソクラテスが「当代随一の知者」[75]と呼んだことがある。ところで、その若いヒポクラテスに、ソクラテスはこう尋ねた。

「――たとえば、かりに君が、君と同じ名前のアスクレピオス派の医者、コス島のヒッポクラテスのところへ行って、君自身のために報酬として金を払うつもりでいたとする。その場合、誰かが君に向かって、『君にききたいのだが、ヒッポクラテス、君は、君がこれから報酬を支払おうとしているヒッポクラテスという人を、何者であると考えているのかね』とたずねたとしたら、君は何と答えるだろうか」

「医者だと考えている、と答えるでしょう」
「『自分が何になろうというつもりなのかね』ときかれたら？」
「医者になるつもりなのだ、と答えるでしょう」[76]

当時ヒポクラテスが弟子をとって医術を教えていたことが、この一節からわかる。『エウテュデモス』の中で、ソクラテスは医者の教育に関連して次のように述べた。[77]「われわれが賢明な処置として、彼をそのもとへやってしかるべき人々というのは、自分が問題の技術の専門家であると主張している人々であり、また、誰でもそのもとにおもむいて学びたいと思う者があれば、自分がそういう希望者の教師であることを公表したうえで、まさにその仕事のために報酬を取りたてるような人々のことなのである、と」。

診断法については、確かに実地の観察に基づいて得られたもの、偉大なヒポクラテスが自ら行った可能性がありうるもの、を垣間見ることができる。彼の名前が肺疾患に見られる太鼓ばち指や、肺・胸部の振水音に使われているのを毎日のように見ていると、ヒポクラテスが肺疾患について批判的な知識を持っていたことがわかる。

たとえば人間の健康状態や、そのほか身体の働きぐあいなどを外診する場合、顔や手の先を見たあとで、よくひとは言いますね、「さあ、どうか胸も背中も出して見せてください。もっとはっきり診察できるように」と――。それから、ソクラテスはプロタゴラスにこうも言う。――さあどうか、プロタゴラス、あなたのお考えのこの点も、出して見せてください。すなわち、知識というものに対するあなたの立場は、いかがなのでしょうか。[78]

産婆を母に持つソクラテスの人の精神の産をみとる産婆術

医学に関する著作物の中で最も有名なものの一つに、ソクラテスの産婆術の考えを示す一節がある。すなわち、(79)真の妊娠であると偽のものであるとを問わず、産婆は妊娠中の人間の魂に働きかけ、その症状を診断する。いささか長いが、全文をここに引用する価値があるものと思う。ソクラテスは、例の(80)「少しばかりわからない状態」にあって、(81)若いテアイテトスのことを知りたがっている。ソクラテスの眼にうつるテアイテトスは、学究人の手本のような人物で、これまで着実に支障なく知識を獲得してきた——まるで(82)「それは音もなく流れる香油の流れを見るような」知識を。ところで、知識とは何なのであろうか。やがてテアイテトスは罠にはまり、苛立ちの気持ちから逃れられなくなってこう答える。

テアイテトス　ところが、請合ってそれは、ソクラテス、あなたのところから出ている問題を伝え聞いておりましたものですから、調べてみることはもう何度もやってみたんです。しかしどうもだめなんです。と申しますのは、自分でも、自分の言うことが充分ものになっているという自信はもてませんし、また他の人のも、あなたの御注文どおりに言われているのは聞くことができずにいるような始末なのですから。それでいて、他方これが事実また何とも解き放すことのできない気掛りともなっているのです。

ソクラテス　ほら、それがすなわち君の陣痛というわけなのだ、愛するテアイテトス、君が空《から》でなくって、何か産むものをお腹《なか》にもっているから起こることなのだ。

テアイテトス　さあ、それは私にはわかりません、ソクラテス。ただしかし私は、私の容体《ようだい》を申しあげているのです。

ソクラテス　おや、それでは、おかしいねえ、君は聞いていないのか、僕の母親の(83)パイナレテは大へん由緒のある厳しいあの産婆のひとりだということを。

テアイテトス　いいえ、そのことなら聞いたことがあります。

ソクラテス　では僕がこの同じ技術の専門家だということも果して君の耳に入っているだろうか。

テアイテトス　いいえ、いっこうに聞いておりません。

ソクラテス　でも、よく知っておきたまえ、僕はそれなんだから。もっとも他の連中に向かって僕のそんなことを告げ口してはいかんよ。僕にこの技術の心得があろうとは、ここだけの話なんだが、気づく者はないんだからねえ。それで奴《やっこ》さんたちは、知らんものだから、僕についてはこのことを噂せずに、「じつにへんな奴だ、あいつのすることはといえば、ただ人間を行詰まらせ（困惑させ）るだけのことなんだ」と言っている。どうだね、きっとこういう噂も聞いているだろう？

テアイテトス　はい。

ソクラテス　では、どうして僕がそうなのか、そのわけを君に話そうか、どうだね、君の考えは？

テアイテトス　ええ、ぜひどうぞ。

ソクラテス　それなら、産婆たちを取巻く事情が全体としてどんなふうのものであるかを思い浮かべてみたまえ。そうすれば、僕が言おうと思っていることの理解は君にとって一段とたやすいものになるだろう。すなわち、君も知っていることだろうが、かれら産婆のうちには、誰一人として、まだ自分が妊娠をしたり産をしたりする身でありながら、それで他人の産婆をつとめるというような者はいない。そういうことはもう産のできない者がしているのだ。

テアイテトス　ええ、まったくそれに違いありません。

ソクラテス　うん、ところで、どうしてそれがこういうことになっているのかというと、その起こりは生むことをしないアルテミスの女神が生むことを世話する役に当てられたからだと言われている。事実それだから――人間の性《さが》というものは無力なもので、無経験な事柄については技術の会得《えとく》ができないものなので――産婆の役も石女《うまずめ》には授けられなかったものの、年をとって産のできなくなった者にこれを命じなされたという話なのだ。これはつまりこの者どものもっている生まないという性質がアルテミスの女神御自身のそれに似ているところから、そこを嘉《よみ》せられたものであるということだ。

テアイテトス　それはいかにもそうありそうなことです。

ソクラテス　それなら、また次のようなこともいかにもそうありそうなことではないかね。いや、必ずともそれに違いないんではないか。すなわち妊娠か否かの識別は、他の誰かの仕事であるよりも、まず産婆の仕事なのではないだろうか。

テアイテトス　ええ、まったくそうです。

ソクラテス　そして実際また産婆たちの手でできる仕事には、ちょっとした投薬をしたり、唱えごとをしたりして陣痛を起こすことがあり、またその必要を認める場合には、これを和らげることもあるのではないか。そのほか彼らは産の困難な者に産をさせたり、あるいはまた胎児がまだ少《わか》いから流産させたほうがよいと考えられる場合には、流産させたりするのではないか。

テアイテトス　ええ、その通りです。

ソクラテス　それなら、なおこういうようなのもかれら産婆にはあるんだが、君は果してそれに気づいているだろうか。すなわちかれらは、いかなる女はいかなる男と一緒になって最良のこどもを産むべきかということを識ることにおいて言わば全知なる者であるから、結婚媒介者としても決してばかにできない者だというのがそれなんだがね。

テアイテトス　いいえ、そういうことは少しも存じません。

ソクラテス　でも、よく知っておきたまえ、このほうを臍の緒を切ることよりもいっそう得意にしているんだから。なぜって、考えてみたまえ。土地から出る果実の世話をしたり収穫をしたりすることと、それからまたいかなる土地に対してはいかなる植物を植えいかなる種子を蒔くべきかを識別することとは、同じひとつの技術に属する事柄だと君は思うか、それともそれぞれ異なる技術に属することだと思うか。

テアイテトス　いいえ、それは同じひとつの技術に属することです。

ソクラテス　しかし女というものに対しては、どうだね君、こういうことをするのと、収穫をするのとでは、それぞれ異なる技術があるのだと思うかね。

テアイテトス　いいえ、断じてそれはありそうもないことです。

ソクラテス　うん、それはそのわけだからね。しかし、男女を結合させるのにも正しくない無知なやり方があって、ちょうどそれには「取り持つ」という名前がついているから、産婆は自分の尊厳のために、結婚媒介までも避けているのだ。それはつまり、この結婚媒介によって「取り持ち」の非難におちいることをおそれるためなんだ。しかしそれにもかかわらず、思うに真の産婆である者にのみまた正しい意味における結婚媒介ということも属するものなのである。

テアイテトス　ええ、それはそんなように見えますね。

ソクラテス　だから、産婆の役はこんなふうになかなか大へんなのだ。とはいえ、僕の役に比べると、これでもまだ足りないところがある。というのは、女たちには、このほかに、時によって為似物《にせもの》を産んだりして、しかもその識別が容易でないということはないからね。すなわちもしあったならば、その真偽を判別することが産婆の最大最美の仕事となっていたことであろう。それともどうだね、君はそう思わんかね。

テアイテトス　いいえ、そう思います。

ソクラテス　うん、ところが、僕の心得ている産婆取上げの術には、いま言った産婆たちのもっているほどのものは、むろんみな所属していて、ただ異なるところとしては、男たちのために取上げの役をつとめるのであって、女たちのためでないということ、しかもその精神の産をみとるのであって、肉体のをではないということがあるのではあるが、しかし、このほかに、僕たちの技術には、一番大事なことでこういうのが含まれている。すなわち当の青年が思考を働かして分娩したところのものが為似物や偽物であるか、それとも正物であり真物であるかを百方検査するということが〔この技術を心得ている者には〕できるというのである。なぜこれが一番の大事であって他にこれ以上のことはできないのかというと、それは次のような事情が産婆たちにあると同じように僕にもまたあるからなのだ。すなわち僕は知恵を生めない者なのだ。そしてそれはすでに多くの人たちが僕に非難したことなのだが、僕は他人には問いかけるが、自分は、何の知恵もないものだから、何についても何も自分の判断を示さないというのは、いかにも彼らの非難のとおりである。これにはしかし次のような仔細《しさい》がある。僕は取上げの役の方をしなければならんように神が定め給うているのだ。そして生むことはしないようにこれを封じてしまわれたのだ。だから実際のところ、僕自身ちっとも知恵のある者なんかではないし、また僕には、僕自身の精神から出生したというもので、そんな知恵のある発見は何もない次第《しだい》なんだ。ところが、僕と一緒になる者、僕と交わりを結ぶ者はというと、はじめこそ全然無知であると見える者もないではないが、しかしすべては、この交わりが進むにつれて、その人々に神がそれを許し給うならば、その者自身の見るところによっても、また他人に思われるところによっても、驚くばかりの進歩をすることは疑いないのだ。それがしかも、これは明白のことなんだが、何ひとつ僕のところからいまだかつて学んだことがあったためではなく、自分で自分自身のところから多くの見事なものを発見し出産してのことなのだ。もっともその際の取上げは神の御業《みわざ》であって、僕もまたそれには微力をつくしているのである。このことはしかし次のことで判然するだろう。それはもうすでに多くの者どもが、このことを覚《さと》るにいたらないで、取上げも自力でなしたものと信じ、僕を軽蔑して、自分の独り了見か、あるいは他人のそそのかしによって、時機がなお早いのに僕のところを離れたものであるが、さて離れてみると、まだお腹《なか》にもっていた分は、兇《あ》しき交わりのために流産してしまい、僕が取上げてやったのも、偽物や為似物を真物よりも大事にした結果、栄養が悪くて死なせてしまい、ついにはしかし自分自身が考えてみても、他の人がみても、無知の者であると思われるにいたったものだ。そういうひとりにリュシマコスの子[84]アリステイデスがあり、その他非常に多くの者がある。この連中には、もし彼らがもう一度やって来て、僕に一緒になってくれと願って、あきれるようなことまでして見せる場合、僕にいつも現われる例のダイモーンのしるしが、そのあるものとは一緒になることを妨げ、他のある者とは一緒になることを許す。そして後者はふたたび進歩する。ところがさて、僕と一緒になる者たちだが、彼らはこういうことでも産婦らと同じ目にあうわけだ。すなわち陣痛で、昼夜困惑にみたされる。そしてそれもかの産婦たちよりはずっと多くそうなる。そしてこの陣痛を起こしたり、鎮《しず》めたりする力が僕の技術のうちにあるというわけなのだ。それでさて、これらの者どものことはいま述べたようなものであるが、しかしまたある者たちのためには、テアイテトス、それが何となく産むものをもっているとは僕に思われないような場合、この僕の必要は毫もないのだとわかるから、非常な好意でこれが配偶を求めてやって、誰と一緒になればしあわせかということの見当をつけるのだが、それは神明の御加護によるとはいえ全くの申し分なしなのだ。そしてこういう者どものうちには、[85]プロディコスのところへ出してやったのもむろんずいぶんとあるが、また別にほかの知恵ある者、神妙なる者のところへやったのもたくさんある。さて以上ずいぶん長い話を君にしてしまったが、これは君、こういうわけからなのだ。つまり君は、君自身も考えている通り、何か産み出したいものをお腹《なか》にもっていて、それで陣痛を感じているのではないかとにらんだからなのだ。そういう次第だから、僕に向かっては、僕は産婆のせがれで、自分も産婆の仕事をする者なんだという考えで向かってきてくれたまえ。そして僕の問いには、一生懸命にできるだけ答える努力をしてくれたまえ。ああ、それからまたもし万一君の言うことで、何かよく見てみて、為似物であって真物ではないと考えられるものがあって、その結果それを僕が取り出して投げ棄てようとするようなことがあるかもしれないが、そんな場合、まるで初産の者がその子どもについてするような狂態は演じないでくれたまえ。というのは、もうすでにたくさんの人間が、驚いたことには君！　僕に向かってそんなふうな気持をもち、その結果、一度僕が彼らからその何か愚劣な考えを取除こうとしようものなら、何のことはない嚙みつかんばかりの剣幕《けんまく》を示したものだ。そしてそれを僕が好意でしているのだとは考えてくれないのだ。それは、神というものは、いかなる神も、人間に対して悪意をもつものではなく、僕もまたこういうようなことを一つとして悪意でしているのではないが、しかし偽物をそのままにしておいて、真物をくらますということは、断じて僕に許されてはいないのであるということが、彼等にはなかなかもってわからないからなんだ。もう一度、さあ、それでは、始めっから、テアイテトス、何がそもそも知識であるかを試みに言ってみたまえ。できないなんてことは、しかし断じて言わせないよ。なぜなら、神の御意がそこにあって、そして君にそれだけの男らしさがあるならば、君はできるはずなんだから。(86)

ソクラテスはさらに言葉を続けて、テアイテトスが産んだ知識の赤ん坊が(87)無精卵であるか真に本物であるかを決めようとする。テアイテトスとソクラテスとでやっとのことでこの世に生み出し

たものが、

養育に値しない虚妄虚偽のものであるのに、僕たちがこれに気づかずにいることがありはしないかと、あらゆる角度からよく見てみることをしなければならんのだ。それとも君はどっちだね。自分の子だからには何が何でもぜひ養育しなければならん、捨てるわけにはいかんと、こう思っているかね。それともまた、それが吟味されるのをじっと我慢して見てられるかしらん。いわば初産者である君からこれを取り去る者があっても、ひどく腹を立てたりしないでおられるかしらん。どうだろう。[88]

その結論は、[89]「これはせっかく生み出されたけれども、虚妄なものだから、養育には値しない――」ということになる。そしてこの対話は、最初の産婆に再び話を戻して終わる。

ただ産を助けるという今のべたような仕事を僕と母とが神から授けられたのだ。母は女の人たちの産を助け、僕は若くて上品な、およそ器量のすぐれた男たちの産を助けるというわけなのだ。[90]

〔三〕

プラトンの医師観

プラトンの著作を読むと、当時の医師の社会的地位の詳細が推測できる。医療職は当時かなりの進歩を見せており、ヒポクラテス登場以前にも、長期にわたって漸次発達していたことは明白である。今日われわれはヒポクラテスを医学の父と呼ぶ。そう呼ぶのは誤りかもしれないにしても、的を射ていないわけでもなかろう。ソクラテスと[91]エウテュデモスの間に交わされた話は、いささか本筋から離れてはいるが、当時、医学書がかなり普及していた様子を伝えている。[92]「あなたのように書物をたくさんお持ちの方が医者を志すのは当然でしょう」とソクラテスは言い、さらにつけ加えて、「医学に関する書物がこんなにたくさんあるのですから」と言う。書物の内容の質がどうあれ、その数が膨大であったためにソクラテスがこうからかったのだろう、と[93]ダイヤーは述べている。

当時のアテネには二種類の医者がいたことが、プラトンの著述から推察できる（やぶ医者とアスクレピオス派の医者は除外して）。その二種類の医者とは、個人の開業医と国家に雇われた医者である。数は少ないが、後者の医者は明らかに最も栄誉ある階級を形成していた。『対話篇』の一つ（『ゴルギアス』）から察するに、彼らは公の集会で選出されたもようである。国家が医者を雇おうとして、[94]「その選考の会議を開くような場合には……」と記されている。その任期は一年だったらしく、[95]「任期満了により役職者の座をいまおりたばかりの船の舵取りと患者の医療を行った者は裁判官たちのもとへ出頭し」、彼らに向けられた告発に対し自分を弁護しなければならない、と『政治家』には書いてある。同じ対話に次の言葉が載っている。[96]「たんに私人の立場にある者が、公認の医者として座にある人に助言をあたえる術《アート》を持っている場合、その人を医者と呼んではいけないだろうか」。国家の医者の役職に相応しい人物と認められるためには、かなりの期間診療を行い名声を得ていなければならなかったもようである。

いまもしぼくたちが、国の医者となって公に働こうとしていて、ぼくたちにはその資格が充分あるつもりで、お互いにそうするように勧め合っているのだとしてみよう。むろんその場合には、ぼくは君に対して、君はまたぼくに対して、こんなふうに訊ねながら、お互いをよく調べ合うことだろう。——「さあ、それでは、神々に誓って、そういうソクラテス自身の、身体の健康状態はどうなのか。あるいは、これまでに誰か、奴隷であろうと、自由市民であろうと、ソクラテスのおかげで、病気から解放された者がいるのか」と。[97]

二種類の医者については、『国家』にもその記述がある。

医者の場合でも、薬を必要とせずに養生法だけで治ってしまうような身体を扱う場合なら、それほど大した医者でなくても間に合うとわれわれは考える。けれども、薬を与えなければならない場合になると、もっと勇気のある医者が必要であることをわれわれは知っている。[98]

国家の医者の役職は、プラトンの時代からゆうに二世代も前から存在していた。その証拠に[99]デモセデスは、紀元前六世紀の後半アテネで四〇六ポンドの給与でこの職に就いていたと言われる。彼は[100]サモスの暴君ポリクラテスの給与増額の申し出に誘惑され、その職を辞したのだが、今日の教授と何ら異なるところがないのだ。医者には助手がついた、それも奴隷を助手にすることがよくあった、という事実も『法律』の中で明らかにされている。

アテナイからの客人　——通常医者というものは、ある医者はこのように(訳者注：穏やかに)、他の医者はあのように〔訳者注：手荒く〕と、それぞれ〔二つの〕異なったやり方で、わたしたちに処置を施すものですが――、そのようにわたしたちも、両様の方法を思い出してみてはどうでしょうか。それというのも、ちょうど子供たちが医者に対し、できるだけ穏やかな方法で自分たちに処置を施してくれと頼むように、わたしたちも立法者に、そうした要求をするためなのです。

それにしても、いったいこういう言葉は、なにを意味しているのでしょうね。わたしたちはこういうことを話しているのです。世の中には、医者もいれば、医者の助手もいます。しかしその後者をも、わたしたちはむろん医者と呼ぶでしょう。

クレイニアス　もちろんです。

アテナイからの客人　つまり後者は、自由民であろうと奴隷の身であろうと、医者と呼ばれるわけです。しかし〔奴隷の医者（助手）の方は〕、主人の指示、観察、経験にもとづいて、その技術を身につけているのであっても、自由民がみずから学ぶときや、自分の弟子たちに教えるときのように、ものごとの本来のあり方に則ってするのではありません。いわゆる医者と呼ばれている者に、以上の二種類があることを、あなたは認めますか。

クレイニアス　むろん、認めます。

アテナイからの客人　ところで、あなたはまた、こういうことにも気づいておられるでしょう。国内には奴隷の病人もいれば自由民の病人もいるのですが、そのうち奴隷に対しては、通常ほとんど奴隷〔の医者〕が走りまわったり、あるいは施療所で待機したりしながら、その診療にあたっています。そして、そうした医者は誰も、一人ひとりの奴隷の病気それぞれについて、なにかの説明をあたえもしなければ、うけつけもしない。むしろ、経験からしてよいと思われる処置を、あたかも正確な知識をもっているかのように、僭主さながらの横柄な態度で、一人の病人に指示しておいては、さっさと、病気にかかっている別の奴隷のもとへ立ち去ってゆく。そして、そのようにして彼は、病人を診察する主人の労苦を軽くしてやるのです。

これに対し自由民である医者は、たいていの場合、自由民たちの病気を看護し診察します。それも、病気をその根源から、本来のあり方に則って検査をし、患者自身ともその身内の人びととともよく話合い、自分の方も、病人からなにかを学ぶと共に、その病人自身にも、できるだけのことは教えてやるのです。そして、なんらかの仕かたで相手を同意させるまでは、処置の手を下さず、同意させたときでも、説得の手段によって、たえず病人の気持を穏やかにさせながら、健康回復の仕事を成しとげるべく努力するのです。

よりすぐれた医者なら、これらのどちらの方法で治療を行なうでしょうか。またよりすぐれた体育教師なら、どちらの方法でその訓練を行なうでしょうか。両様の方法を使いながら、一つの医療の効果をあげるのでしょうか。それとも、どちらか一つの方法、しかも二つのうちのより劣った方法で、病人の気持を扱いにくくしながら、行なうのでしょうか。[101]

医者はまず説得という手段によって患者の同意を得るというこの考えは、『ゴルギアス』にも述べられており、当時数多くいた詭弁家たちに職を与えたものと思われる。弁論の美徳を賞讃し、弁論がそれより劣る技術をすべて支配していると主張する[102]ゴルギアスの言い分を次に示そう。

で、そのことの立派な証拠を君に話してあげよう。わたしは、これまでに何度も、[103]わたしの兄弟〔のヘロディコス〕や、その他の医者たちといっしょに、彼らの患者のところへ行ったことがある。それは患者たちのなかでも、薬をのもうとしなかったり、あるいは、医者に身をまかせて切ったり焼いたりされるのをきき入れないでいる病人だったのだが、その病人を、当の医者は説得できないでいるときに、このわたしがかわって説得してやったのだ。ほかでもなく、弁論術を用いてだよ。

しかしまた、こういうことも言っておこう。いまかりに、弁論の心得ある者と医者とが、君の望むどの国へでも出かけて行って、民会でなり、あるいはその他のなんらかの集会において、彼らのうちのどちらが、公務のために働く医者として選ばれるべきかを、言論によって競争しなければならないとしてみよう。その場合には、医者はまったくものの数ではなくて、弁の立つ人のほうが、その気になりさえすれば、選ばれることになるだろう。(104)

『法律』において、プラトンはこの慣例を諷刺している。

というのも、わたしたちは次のようなことを心に留めておかなければなりませんからね。つまり、いまかりに、理論はもたずに、経験だけにたよって医術を用いている医者の誰かが、なにかの折に、自由民の医者が自由民の患者と話し合っているところに行き合ったとしてみましょう。そしてこの自由民の医者はそのとき、哲学者が使うのに近いような言葉を使って、病気をその起源から問題にし、身体の本性一般にまで溯って論じているとします。すると、先の〔奴隷の〕医者の方は、たちまち大声をあげて笑い出すことでしょう。そして彼がそのときに語る言葉は、いわゆる「医者」と呼ばれている者の大多数が、このようなことに関していつでもすぐに口に出しそうな言葉以外のものではないでしょう。つまり彼は、こんなふうに言うわけです。「なんと非常識な人だろうね。君は患者を治療しないで、教育しているのだよ。まるで相手が願っているのは、健康になることではなくて、医者になることであるかのようにね」(105)

医者の個人的資格について言及した文はあまり多くはないが、『国家』（第三巻、四〇八）には、独創的ではあるにしても、われわれとしては賛成しかねる考えが述べられている。

子供のころから、その技術の学習に加えてできるだけ数多くの、できるだけたちの悪い病気の身体と親しく接し、また自分自身も生まれつきあまり健康でなく、ありとあらゆる病気を経験したほうが、それだけ有能な医者になれるだろう。なぜなら、ぼくの思うには、彼らは自分の身体によって身体を治療するわけではないのだから。もしそうだとしたら、およそ医者の身体が悪くあったり悪くなったりするということは、いかなるときにも許されないことになるだろうからね。そうではなくて、医者は魂によって身体を治療するのであって、魂はそれ自身が悪くなったり現に悪くあったりしながら、何かの面倒をよくみてやるということは不可能なのだ。[106]

プラトンが医者に対して下した評価は、天界の霊魂と生命の本質を取り上げた『パイドロス』の神秘的説明から推察することができる。われわれは活気に満ちてはいるが、落伍者にすぎない――すなわち、天界の霊魂の滓《かす》であり、真実界に到達したものの、[107]「忘却と悪徳とにみたされて重圧を負い」、地上に堕ちたのだ。霊魂が通過する人間には、[108]哲学者や芸術家から暴君に至るまで、九等級あり、医者あるいは体育の労苦を愛する者は、その第四番目の等級に属する。

プラトンは医者の職業に中程度の地位を与えているが、社会的地位としてはアテネの上流貴族社会に医者を迎え入れている。『饗宴』に[109]アガトンの家で催された陽気なお祭り騒ぎの叙述がある。そこでは医者でありかつ医者を父に持つ[110]エリュクシマコスが主となって語り、愛を賞讃し次のように言う。[111]「まず、医学から話を始めようと思うが、このことはまたこの学術を崇めようという意図からでもある」と。彼は節酒、禁酒に賛成しているように見受けられる。「これはどうも、ぼくらにとってとんだめっけものらしいぞ」とエリュクシマコスは続けた。

もし君たちいちばん酒のいける連中がいま、酒はもう結構だと言っているのならばね。ぼくでも[112]アリストデモスでも、[113]パイドロスでも、そのほかにここにいる人々でも、ぼくらの方はいつだって酒には弱い連中なのだから。ところでソクラテスだが、彼は論外にする。あの人はどちらでも十二分にやれる人で、だからぼくらがどちらの方をやってもそれで満足、ということになるだろうからね。……すると、ぼくのみるところ、ここにいる人々のうち誰一人として痛飲するのを熱望している者はいないようだから、酩酊するということについて、それがどんなものであるか、本当のことをぼくがいま話しても、おそらくほかの場合ほどには場を白けさせることにはなるまい。実際ぼくには、このことは自分のやっている医学から明らかになった事柄であると思うのだが、酩酊というのは人間の身体《からだ》によくないものなのだ。で、ぼく自身も自分からすすんで深酒しようとは思わないし、他人にもそれを勧めようとは思わない。ことに、相手が前の日からの二日酔いにまだ悩まされているときはなおさらだ。[114]

エリュクシマコスが施したしゃっくりの処法は、『饗宴』の中の対話に迫真性を添えている。[115]アリストファネスがしゃべる番になったとき、彼は満腹のあまりしゃっくりが出てしまった。そこで彼はエリュクシマコスにこう言う。[116]「エリュクシマコス、君は当然ぼくのしゃっくりを止めてくれるか、それとも、それが止まるまでぼくの代りに話をするか、このどちらかをしてくれるべきだよ」と。これに対しエリュクシマコスは、息を止めるように、それでも止まらなければ水でうがいをする、それでもまだ続くようなら、何かで鼻をくすぐってくしゃみをしてみたまえ、と言って、さらにこう付け加えた。[117]「一、二回すれば、よほど頑固なしゃっくりでも止まるだろう」と。

ソクラテスの末期

ソクラテスが牢で毒を飲んだ後の場面は、文学作品には類を見ないほど印象的なものと言えるが、そこで語られる医学的徴候については、今さら述べるまでもないと思う。しかし、偉大な癒しを代表する神アスクレピオスへの崇拝の念を表わす面には触れておきたい。毒は致死量しかないと言う役人の警告によって[118]献酒を捧げたいという願望が拒否されたとき、ソクラテスは次のように述べて息たえたという。[119]「クリトン、アスクレピオスに鶏を一羽おそなえしなければならなかった」。この厳粛ではあるが、晴れやかなソクラテスの別れの言葉は次のことを意味する、とダイヤーは述べた。[120]「ソクラテスの苦痛をすべて取り苦悩を終わらせた有難い妙薬は、常に薬を処方し、その効験あらたかな神、アスクレピオスが与えてくれたものであった――[121]その毒にんじんは、死という現世から彼を救い出し、来世という栄光に輝く真実を授けてくれた。真の世界に目覚めさせてくれるという大恩恵に浴したソクラテスは、アスクレピオス神に感謝の献げ物をする必要があった。鶏を供え物としたのは、『死』から『永遠の生』への覚醒者という意図からであった」。

プラトンとジョウェットの讃辞

ところで、[122]ジョウェット教授の讃辞の言葉を借りて、長くなりすぎたこの講演を終わらせていただきたい。讃辞の言葉は、大哲学者であるプラトンと、その教えをわれわれの世代に伝えてくれた偉大な解説者ジョウェット教授に相応しいものとなろう。

プラトンがアポロやミューズ神のもとに戻ってから、二千二百年以上の歳月が流れた。だが、彼の声は今なお谺《こだま》となって人々の中に響き続けている。それは、どの哲学者と比べてみても彼の声が一番美しい旋律を持つからである。

彼は霊感を持つ不滅の預言者であり、教育者であった。外観と内面の美しい魂が一致する唯一の人であったし、彼に先立つ人々の思想を投影し、後に続く人々の思想を半ば予測しえた唯一の人でもあった。哲学の他《ほか》の師は干からび萎れ——一、二世紀もたつと塵となるが、プラトンは新たに花を開き、人々の心に常に新しい思想を生ましめてくれる。一面的で抽象的な他の哲学者と比べ彼の叡知の幅は広い。とは言え、彼が常に一貫した態度をとっているわけではない。それは、彼が常に前進し、言葉では言い表わしえないことが哲学には多くあることを悟り、一貫性より真理の追求を重視したためにほかならない。うやうやしい気持ちでプラトンから学ぼうとする者は、彼の叡知の果実をたっぷり摘み取ることができるだろう。半面、古代の注釈者の視点から読もうとする者はほとんど理解できぬかもしれない。

われわれの心の眼には、プラトンが[123]アカデミーの森、イリサス河の土手、アテナイの街を一人で、あるいはソクラテスと連れ立って逍遙している姿が浮かんでくる。その時の彼は、その後人類共通の財産となった思考に耽っていたことであろう。あるいは、彼をゼウスやアポロ神の寺院に秘かに安置された立像に譬えることができるかもしれない。その像はこの世にもはや存在せず、まさに神のような姿をしているのだ。あるいは、プラトンは別の存在になって、彼がかつて夢に見た神々の行進に随行しているかもしれぬ（『パイドロス』二四八）。その時、「なかば冗談として、また多少の真面目さをもって」（『饗宴』一九七E）、われわれは過ぎし日々の思い出にしばし浸ることであろう（『パイドロス』二五〇 c）。[124]

訳者注

(1) ケンブリッジ大学の法学教授ヘンリー・メイン（Henry James Sumner Maine, 1822–1888）の『村落共同体』（*Village Communities*, London, John Murray, 1871, p. 238）。

(2) 英国の批評家ウォルター・ペーター（Walter Horatio Pater, 1839–1894）の『プラトンとプラトン主義』（*Plato and Platonism*, London, MacMillan, 1893, p. 16）。

(3) ドイツの哲学者・古典学者ゴンパーズ（Theodor Gomperz, 1832–1912）の『ギリシャの思想家』（"The Age of Enlightenment," *Greek Thinkers, a History of Ancient Philosophy*, New York, Charles Scribner's Sons, 1901, vol. 1, book 3, chap. 1, sect. 5, p. 296）。

(4) ウェルチ（William H. Welch, 1850–1934）：ジョンズ・ホプキンズ大学医学部の病理学教授。細菌学と病理学の第一人者であり、ジョンズ・ホプキンズ大学で医学史を最初に教えた。

(5) アスクレピオス神殿：（ギリシャ神話）アポロの息子で医神のアスクレピオスが祭ってある。そこでは、奇跡的な癒しが記録されている。注(11)参照。

(6) ピタゴラス（Pythagoras, c. 582–c. 500 B. C.）：ギリシャの哲学者・数学者。霊魂の再生説を唱えた。また、地上での生命は浄化された魂にすぎないという教えはピタゴラスによるもの。彼とその弟子（ピタゴラス派）は後の幾何学に多大な貢献を果たした。

エンペドクレス（Empedocles, c. 490–c. 430 B. C.）：ギリシャの哲学者・政治家で、かつ詩人。すべての物質は四大元素、「火、空気、土、水」から成っていることを説いた。

デモクリトス（Democritus, c. 460–c. 370 B. C.）：ギリシャの哲学者で、楽天的なところから「笑う哲学者」として知られている。万物は分別できない原子（アトム）から成るという説を唱えた。

(7) ディオゲネス・ラエルティオス（Diogenes Laërtius, c. 200–c. 250 B. C.）：著名な哲学者達の生涯、学説、発言などを一まとめにした編書（十巻）を著した。内容的にみると正確でないところはあるが、哲学史の上で多大な貢献を果たした。

(8) ダランベール（Charles Victor Daremberg, 1817-1872）：フランスの古典学者で、古代ギリシャ医学の研究家。著書に、*État de la médecine entre Homère & Hippocrate*（1869）と*Histoire des sciences médicales*（1870）。

(9) タウリア（Taureas）：バシレの神殿の真向かいにあるタウレアスのレスリングなど体育を教える学校。

(10) ダイヤー（Louis Dyer, 1851-1908）の『ギリシャの神々』（*Studies of the Gods in Greece at Certain Sanctuaries Recently Excavated*, London, Macmillan and Co., 1891, p. 328）。

(11) アスクレピオス（Æsculapius または Asclepius）：ギリシャの医神。蛇がからまる杖を手にし、髭のある老人として描かれる。

(12) エピダウロス（Epidaurus）：ギリシャ南部にある古代の町で、アスクレピオス神殿の所在地。

(13) ミッカス（Miccus, 5th cent. B. C.）：ソクラテスの信奉者で、有能なソフィスト。

(14) クリスチャンサイエンス（Christian Science）と神癒（faith healing）：ともに聖書に基づく教えと信仰の力で病気を治そうとする。クリスチャンサイエンスは米国のエディ夫人（Mary Baker Eddy）によって提唱され、一八七九年ボストンで組織された。

(15) 〔原注〕：エピダウロスとアテナイのアスクレピオスに関しては、ダイヤーの『ギリシャの神々』：注(10)参照。この章には、一般医学と聖職者の医学の関連についての卓越した議論が載っている。ペーター著の楽しい読み物『享楽主義者マリウス』（*Marius the Epicurean*）の第三章に、ローマ人のアスクレピオス派の一人についての記述があり、アリストファネスの『プルータス』（*Plutus*）にこっけいな〝療法（cure）〟が生き生きと描きだされている。

モリエール（Molière, 1622-1673）：フランスの喜劇作家。『恋こそ名医』（*L'Amour Médecin*）で病気を治すこともできない医師を諷刺している。

(16) リディゲイト（Lydgate）：英国の小説家エリオット（George Eliot, 1819-1880）の『ミドルマーチ』（*Mid-*

dlemarch）に登場する主人公。

(17) ランセット（*Lancet*）：英国の週刊専門医学誌。一八二三年より刊行。

(18) オックスフォード大学のギリシャ語の欽定教授ジョウェット（Benjamin Jowett, 1817-1893）による『ティマイオス』への紹介文。もとになる考え方はプラトンの原文にある（*Timeus* 37-38）。

(19) プラトンの『対話篇』（*The Dialogues of Plato*）の初版は一八七一年、第三版は一八九二年。

(20) エンペドクレス（Empedocles）：注(6)参照。

(21) 『ティマイオス』（73 c-d）。種田恭子訳『プラトン全集』十二巻、岩波書店、一九七五年、一三五～一三六頁。

(22) 同右（78 c-79 d）。一四五～一五〇頁。

(23) 同右（80 c-81 a）。一五二～一五四頁。

(24) 同右（81 b）。一五四頁。

(25) ディオティマ（Diotima）：マンティニアの賢い女性。彼女はソクラテスにまず「愛」を話し、次に「彼の仕事」について話した。『饗宴』（201 d-212 a）。

(26) 『饗宴』（207 d）。鈴木照雄訳『プラトン全集』五巻、岩波書店、一九七四年、九〇頁。

(27) 『ティマイオス』（81 c-d）。種田恭子訳『プラトン全集』十二巻、一五四～一五五頁。

(28) 同右（85 a）。一六二頁。

(29) 同右（85 b）。一六二頁。

(30) 毎日熱、毎日発熱する性質をもつ熱。
三日熱、三日おきに発熱する性質をもつ熱。
四日熱、四日おきに発熱する性質をもつ熱。

(31) 『法律』（book 1, 645 a）。森進一、池田美恵、加来彰俊訳『プラトン全集』十三巻、岩波書店、一九七六年、一〇二頁。

(32) 『ティマイオス』（90 a）。種田恭子訳『プラトン全集』十二巻、一七三頁。

(33) 『国家』(book 4, 439 d)。藤沢令夫訳『プラトン全集』十一巻、岩波書店、一九七六年、三一四頁。
(34) 『ティマイオス』(70 a)。種田恭子訳『プラトン全集』十二巻、一二八頁。
(35) 『パイドロス』(246 b)。藤沢令夫訳『プラトン全集』五巻、岩波書店、一九七四年、一八〇頁。
(36) 『テアイテトス』(191 c)。田中美知太郎訳『プラトン全集』二巻、岩波書店、一九七四年、三三五〜三三六頁。
(37) ムネモシュネ (Mnemosyne)：ギリシャ神話で記憶の女神。さまざまな芸術を司る九人の姉妹神ミューズ達の母親。
(38) 『テアイテトス』(191 d)。田中美知太郎訳『プラトン全集』二巻、三三六頁。
(39) 同右 (197 d-e)。三五六〜三五七頁。
(40) 『ティマイオス』(86 e)。種田恭子訳『プラトン全集』十二巻、一六六頁。
(41) 『アルキビアデスII』(140 c-d)。川田殖訳『プラトン全集』六巻、岩波書店、一九七五年、一一九頁。
(42) 『国家』(book 6, 491 e)。藤沢令夫訳『プラトン全集』十一巻、四三八頁。
(43) 『パイドロス』(244 a)。藤沢令夫訳『プラトン全集』五巻、一七四頁。
(44) 同右 (245 a)。一七六頁。
(45) 『法律』(book 9, 854 b)。森進一、池田美恵、加来彰俊訳『プラトン全集』十三巻、一七四頁。
(46) 同右 (book 11, 934 d)。七〇五頁。
(47) 『ティマイオス』(87 d)。種田恭子訳『プラトン全集』十二巻、一六八〜一六九頁。
(48) 同右 (88 a)。一六九頁。
(49) 同右 (88 b-c)。一六九〜一七〇頁。
(50) 『ティマイオス』への序（*The Dialogues of Plato*, trans. Benjamin Jowett, vol. 3, p. 688)。同右 (89 b) 一七一〜一七二頁参照。
(51) 同右 (87 d)。一六八〜一六九頁。
(52) 『ティマイオス』への序（*The Dialogues of Plato*, trans. Benjamin Jowett, vol. 3, p. 688)。

(53) 『法律』(book 1, 646 c)。森進一、池田美恵、加来彰俊訳『プラトン全集』十三巻、一〇六頁。

(54) ダイヤー(Louis Dyer, 1851-1908)の『ギリシャの神々』(*Studies of the Gods in Greece at Certain Sanctuaries Recently Excavated*, London, Macmillan and Co., 1891, p. 230)。

(55) 『政治家』(297 e)。水野有庸訳『プラトン全集』三巻、岩波書店、一九七六年、三三〇〜三三一頁。

(56) ネストル(Nestor):ホメロスの英雄パイロス(Pylos)の王。トロイア陥落後、無事に故郷に戻ることができたギリシャの指導者の一人で、賢明の誉れ高い人物。引用は、ホメロス(Homer, fl. before 700 B. C.)、『イーリアス』(*Iliad*, book 11, line 514)。

(57) 『ゴルギアス』(501 a)。加来彰俊訳『プラトン全集』九巻、岩波書店、一九七四年、一六七頁。英文は正確な引用ではないが、内容は同じ。オスラーは、ジョウェット訳ではない他の翻訳を用いたか、あるいは自分でギリシャ語から翻訳したものであろう。

(58) 『ラケス』(198 d)。生島幹三訳『プラトン全集』七巻、岩波書店、一九七五年、一六〇頁。

(59) エウリュピュロス(Eurypylus):トロイ戦争で戦ったトロイ側の武将の一人。プラトンはこの物語を『イーリアス』(*Iliad*, book 11, lines 618-654)から不正確に引用している。史実によると、飲み物のカップはエウリュピュロスではなく、マケオン(Machaon)とネストル(Nestor)に与えられることになっている。飲み物はスミルナ(Smyrna)地方産のワイン。負傷したエウリュピュロスのためにミルク酒として与えられた。『国家』(*Republic*, book 3, 405 e)参照。

(60) パトロクロス(Patroclus):トロイ戦争で戦ったギリシャの英雄。プラトンによると、彼はアキレス(Achilles)の愛人で、アキレスは彼のあだ討ちで死んだという。『饗宴』(*Symposium*, 179 e/208 d)参照。

(61) ヘロディコス(Herodicus, 5th cent. B. C.):アテネの医師・ソフィスト、ヒポクラテスの師。「薬に頼ることなく、食事と運動の重要性をヒポクラテスに教えた」という。Will Durant, *The Life of Greece*, New York, Simon & Schuster, 1939, p. 343.

(62) 『国家』(book 3, 405 c-406 b)。藤沢令夫訳『プラトン全集』十一巻、二二九頁。

(63) 病を気に病む人(valetudinarian):健康のことをひどく気に病む人のことで、ここでは特に心気症にかかっている病人の治療を指す。

(64) 『国家』(book 3, 406 d)。藤沢令夫訳『プラトン全集』十一巻、二三一頁。

(65) 同右 (book 3, 406 d–e)。

(66) 『ゴルギアス』(464 b–c)。加来彰俊訳『プラトン全集』九巻、五五～五六頁。

(67) 同右 (521 e–522 a)。二二七～二二八頁。

(68) 『パイドロス』(270 c)。藤沢令夫訳『プラトン全集』五巻、二四三頁。英文は正確な引用ではないが、内容は同じ。オスラーは、ジョウェット訳ではない他の翻訳を用いたか、あるいは自分でギリシャ語から翻訳したものであろう。

(69) 『カルミデス』(156 b–c)。山野耕治訳『プラトン全集』七巻、岩波書店、一九七五年、四六頁。

(70) カルミデス (Charmides, 404 B. C. 没)：アテネの美男子の若者。穏健で節制のある行動をとる人物だったといわれる。

(71) クリティアス (Critias, c. 460–403 B. C.)：ギリシャの政治家・弁論家で、カルミデスのいとこで、プラトンの親戚筋にあたる。

(72) ザモルクシス (Zamolxis)：伝説的な古代トロキア王。『カルミデス』(156 d)。

(73) 『カルミデス』(157 a–b)。山野耕治訳『プラトン全集』七巻、四七～四八頁。英文は正確な引用ではないが、意味は同じ。

(74) プロタゴラス (Protagoras, c. 483–c. 414 B. C.)：ギリシャの哲学者。アブデラのプロタゴラスと呼ばれ、彼の言葉「万物の尺度は人間である」が有名。彼はソフィストの祖を名乗り、人間の教育に力を注いだ。

(75) 『プロタゴラス』(309 d)。藤沢令夫訳『プラトン全集』八巻、岩波書店、一九七五年、一一一頁。

(76) 同右 (311 b–c)。一一五頁。

(77) 引用文は『エウテュデモス』ではなく、『メノン』(90 d)。藤沢令夫訳『プラトン全集』九巻、岩波書店、一九七四年、三〇六頁。『エウテュデモス』(304 c, 279 e–280 a) には医者について同様な記述があるので、おそらくオスラーは自分のメモから引用し、原典に直接当たらなかったものと思われる。

(78) 『プロタゴラス』(352 a-b)。藤沢令夫訳『プラトン全集』八巻、二〇七頁。
(79) 『テアイテトス』(151 c)。田中美知太郎訳『プラトン全集』二巻、二〇四〜二〇五頁。
(80) 「わからない (difficulty)」とは、ソクラテスの問答のやり方を示す言葉。会話を始めるときの切り口で、ソクラテスは「その問題はよく理解できない」「君の助けが必要だ」などと促すことによって、若者が問題を自分自身のこととして考えるように仕向けた。
(81) テアイテトス (Theaetetus, 369 B. C. 没)：ギリシャの数学者で、ソクラテスの弟子。
(82) 『テアイテトス』(144 b)。田中美知太郎訳『プラトン全集』二巻、一八二〜一八三頁。
(83) パイナレテ (Phænarete, 5th cent. B. C.)：ソクラテスの母で、産婆。
(84) アリステイデス (Aristeides, c. 530-c. 468 B. C.)：アテネの民主派の政治家・将軍。「正義の人 (the Just)」と呼ばれた。
(85) プロディコス (Prodicus of Ceos, 5th cent. B. C.)：ギリシャのソフィスト。類似語の厳密な使い方など、言葉を正しく使用することを主張した。
(86) 『テアイテトス』(148 e-151 d)。田中美知太郎訳『プラトン全集』二巻、一九七〜二〇六頁。
(87) 無精卵 (wind-egg)：受精していないため孵化することができない卵。転じて、「不完全な考え」を指す。
(88) 『テアイテトス』(160 e-161 a)。田中美知太郎訳『プラトン全集』二巻、二三五〜二三六頁。
(89) 同右 (210 b)。四〇三頁。
(90) 同右 (210 c)。四〇三頁。
(91) 『エウテュデモス』：注(77)参照。
(92) ダイヤー (Louis Dyer)：注(10)参照。
(93) 同右。
(94) 『ゴルギアス』(455 b)。加来彰俊訳『プラトン全集』九巻、三〇〜三一頁。
(95) 『政治家』(299 a)。水野有庸訳『プラトン全集』三巻、三三三頁。オスラーは原文を多少変更している。
(96) 同右 (259 a)。一九六頁。オスラーは原文を多少変更している。

(97) 『ゴルギアス』(514 d)。加来彰俊訳『プラトン全集』九巻、二〇六頁。

(98) 『国家』(book 5, 459 c)。藤沢令夫訳『プラトン全集』十一巻、三五九頁。

(99) デモセデス (Democedes, c. 550–504 B. C.)：当時の最高の名医と呼ばれた。

(100) ポリクラテス (Polycrates, 6th cent. B. C.)：悪名高いサモスの暴君。ギリシャ時代の暴君の中でもとりわけ横暴・卑劣で、悪行を重ねた人物と言われた。

(101) 『法律』(book 4, 720 a-e)。森進一、池田美恵、加来彰俊訳『プラトン全集』十三巻、二八二〜二八五頁。

(102) ゴルギアス (Gorgias, c. 480–c. 380 B. C.)：ギリシャのソフィストの代表的人物。彼の弁論術に対する考えをプラトンは批判している。

(103) ヘロディコス (Herodicus, 5th cent. B. C.)：注(61)参照。

(104) 『ゴルギアス』(456 b-c)。加来彰俊訳『プラトン全集』九巻、三四頁。

(105) 『法律』(book 9, 857 c-d)。森進一、池田美恵、加来彰俊訳『プラトン全集』十三巻、五一八頁。

(106) 『国家』(book 3, 408 d-e)。藤沢令夫訳『プラトン全集』十一巻、二三六頁。

(107) 『パイドロス』(248 c)。藤沢令夫訳『プラトン全集』五巻、一八五頁。

(108) 同右 (248 d)。一八六頁。

(109) アガトン (Agathon, c. 450–c. 400 B. C.)：ギリシャの詩人でプラトンの友人。『饗宴』は、彼が悲劇の上演で勝利を収めたのを祝って開かれた宴の様子を描いたもの。

(110) エリュクシマコス (Eryximachus, 4th cent. B. C.)：ギリシャの医師。

(111) 『饗宴』(186 b)。鈴木照雄訳『プラトン全集』五巻、三九頁。

(112) アリストデモス (Aristodemus)：プラトンと同時代のアテネ人で、ソクラテスの初期の信奉者。

(113) パイドロス (Phædrus, c. 450–c. 400 B. C.)：アテネの哲学者で、ソクラテスの友人。

(114) 『饗宴』(176 c-d)。鈴木照雄訳『プラトン全集』五巻、十六頁。

(115) アリストファネス (Aristophanes, c. 448–c. 385 B. C.)：アテネの詩人・喜劇作家。ソクラテスを諷刺した『雲』とエウリピデスを諷刺した『蛙』を書いた。

(116) 『饗宴』(185 d)。鈴木照雄訳『プラトン全集』五巻、三八頁。
(117) 同右(185 e)。
(118) 献酒(libation)：神に捧げる酒は、飲む前に器から地面または生贄に注ぐ。
(119) 『パイドン』(118 a)。松永雄二訳『プラトン全集』一巻、岩波書店、一九七五年、三四八頁。ジョウェット教授の翻訳では、「私は鶏一羽をお供えしなければならなかった」となっているが、オスラーは「私達は」としている。
(120) ダイヤー(Louis Dyer, 1851-1908)の『ギリシャの神々』(*Studies of the Gods in Greece*, p. 239)：注(10)参照。
(121) 毒にんじん(hemlock)：毒入りハーブで、当時は強い鎮静薬としても用いられた。ソクラテスはアテネの若者達を惑わした罪によって死刑を宣告され、毒杯を仰いで従容として死に赴いたという。
(122) オックスフォード大学のギリシャ語の欽定教授ジョウェット(Benjamin Jowett, 1817-1893)によるプラトンの『対話篇』(*The Dialogues of Plato*, 1871, 1892)。
(123) アカデミー(the Academy)：プラトンが門弟を教えたアテネ郊外の学園。その名はギリシャ神話の英雄アカデムスからとられた。
イリサス河(the Ilissus)：ギリシャのアティカ(Attica)を流れる小さな川。
(124) 『パイドロス』(*Phædrus*, 250 c)、プラトンの『対話篇』(*The Dialogues of Plato*, trans. Benjamin Jowett, 1892, vol. 4., p. 188)。

科学のパン種（一八九四年）

ジョンズ・ホプキンズ大学の医学部開設（一八九三年）に貢献したオスラーは翌一八九四年五月二十一日に、前任地のフィラデルフィアのペンシルベニア大学に竣工したウィスター解剖・生物学研究所の開所式の講演に招かれた。ペンシルベニア大学医学部の解剖学教室は英国のエジンバラ大学と競う、アメリカ最高の地位を築いていたところで、多数の学者、教育者を教職に迎えて発展してきたのである。

その歴代の解剖学教授の中で、特に光っていたC・ウィスターを記念して、その甥の息子であるI・J・ウィスター元帥が、この研究所の新しい建物を寄贈したのである。この講演の前半では歴代の解剖学教授を称え、後半では医学における基礎的および科学的訓練は医師の生涯教育の中で「パン種」として働くことであると説いている。また、科学的思考の重要性と共に人の心を知ることが医師として大切なことを説き、科学と医術を身につけると同時に、キリスト教的愛の感化が教育の中に必要なことを強調している。

この「パン種」[(1)]とは新約聖書にある句からとられた言葉である。

知識は容易に得られる。
だが叡知を得るには時間がかかる。

テニソン[2]「ロックスリー・ホール」

知識を愛さぬ者がいるだろうか。
その美を罵る者がいるだろうか。
知識よ、人と交わり栄えんことを！
誰がその礎《いしずえ》を据えるのか。それより生まれしものを拡めよ。

テニソン[3]「イン・メモリアム」

〔一〕過去に生きた優れた人々からの断絶を悲しむ

　個人も国家も輝かしい過去を絶えず思い起こすことによって、そこから最も崇高な霊感を得ることができる。霊感はそれ自体価値を持つが、他との関連においてもすこぶる重要なものである。今日、この霊感力が弱まっているとすれば、それは、民主主義の顕著な特徴である個人中心の世の中になったために、われわれが過去のものとの歴史的連続感（the sense of continuity）を失ってしまったからではないだろうか。

　ローマ史の死者を祭る儀式や、[4]アンバーバリアのような個人的色彩の強い祭りのとき、細心の注意を払って死者に呼びかけを行い、死者のために祈ったという記述を読んで、この連続感が子孫の人生に果たした役割を思い、いささかなりとも賞讃の念を覚える。連続感から得られるもの、それは人間を高潔にする感化力である。現在の冷えた日常の繰り返しは、[5]「過去の気高い魂に触れあって」あかあかと燃えるエネルギーを得るのである。われわれの現代生活からは、もはやこれに匹敵する感動は得られない。[6]ヌマの宗教であれほど身近に痛切に感じ、祝福に満ちた快い〝永遠の不滅感〟も、今のわれわれにとってはその存在価値が失われてしまった。われわれの中には、過去の重要性を認識し、それを現在の生活の一要素として認めるべきだ、と強く主張する人々に苛立ちを覚える者さえいる。われわれが将来性のある現在や可能性のある未来だけを考え、それ以外のことに苛立ちを覚えることがあるのと同じである。

この大学を設立した人々の思い出は年ごとに周囲の丘から薄れてゆき、忘却の影がその姿の上に深く覆いかぶさってしまい、[7]死者と生者を結ぶ絆として残るのは、肖像画か、恐らく名前だけになってしまうだろう。忘れられるのは致し方のないことである。しかし、三千人もの学生と教師が、こういう人達の名声を無視して、その令名を顧みない毎日を過ごしているのを見ると、一抹の物悲しさを感じざるをえない。〝賢者達〟は崇高な[8]第二の国から下界に目を向けたとき、自分達が参加しない祭りを見たり、集会の中で行われる祈りや祝福に自分達の名前が口にされないのを見て悲しむに違いない。だが、それはわれわれにとっても損失である。試練と艱難の末、アメリカの植民地時代に初めて大学の礎《いしずえ》を築いた人達の思い出は、長い歳月を隔てようともわれわれが常に大切にしてゆかねばならないものである。

さて、[9]ウィスター元帥（訳者注：C・ウィスターの甥の息子）の御好意により、今日ここに、本学に偉大な貢献をし、今は亡き人々の一人である[10]キャスパー・ウィスターの名に相応しい記念研究所の開所式を行うことになった。C・ウィスターへの実質的な賞讃のしるしはこの立派な建物の姿に示されており、他の人々への賞讃も大学構内を飾る堂々とした校舎を見れば明らかである。そこで私のなすべきことは、言葉によって故人の偉業を称えることであり、その機会が与えられたことを光栄に思うものである。

解剖学者の占めた輝かしい座

ところで、この建物は解剖学研究所であるから、今日の讃辞は、当然、本学で解剖学を教えた人達に限られることになろう。少なくとも詳しい説明をする場合、そうなるのは已むを得まい。思い出は、他の分野の人達よりも、解剖学の教授を中心に広がってゆく。当初七つあった教授席は、解剖学を真ん中にして、左側に生理学、化学、薬物学、そして右側に一般内科（practice)、外科、産科という順序で並んでいた。

学問の復興に伴い、解剖学は癒しの医術（healing art）に生気と自由をもたらした。十六、十七、十八世紀を通じて一、二の例外は別として、偉大な医学者と呼ばれたのは皆優れた解剖学者であった。この重要な教授席に関してペンシルベニア大学は異例の人事を行ってきた。(11)ライディの死で終わりを告げた百二十五年間に、解剖学の教授として六人の名前が教授名簿に載っている。だが、(12)ドーシィは最初の入門講義をしただけで、その夜不治の病に倒れた。翌年、(13)フィジックが外科から移籍し、(14)ホーナーがその助手に選ばれたのである。したがって、創立以来、本学で実際に解剖学を教えたのは四人ということになる。ちなみに、フィジックの名は外科学の教授としてあげられる。当時どういう事情でこの移籍が行われたのかはわからないが、察するに、二十六歳というホーナーの若さ、さらに当時ライバル校だったメリーランド大学医学部から(15)ギブソンのような強力な人材を外科に引き抜く好機と見たこと、この二点を重視したのであろう。

教授の平均在職期間という点から見た場合、本学の解剖学の教授席には特筆すべきものがあるが、それ以上に特筆すべきことは、その職に就いた人達の質をこれほど長期にわたり常に維持しえたことである。確かに仲間うちで仲間を褒めあうことは容易だが、この分野で名声を得た人物をこれほど次々に輩出した大学がこの国のどこにあるだろうか。初代解剖学教授である[16]シッペン、解剖学の最初の教科書を書いたウィスター、この国で最初に人体解剖をやって貢献したホーナー、そして同世代人の中で最も偉大な比較解剖学者の一人ライディ達である。同じ期間中に四人だけで教授職を占めたという点で、ヨーロッパの大学の中では、エジンバラ大学だけがペンシルベニア大学に匹敵しうる。三人の[17]モンロー親子の長寿と粘り強さはあまねく知られた話である。彼らが次々に解剖学教授を務めた期間は、なんと百二十六年にも及んだ。本学創立の直前、モンロー二世が父親の後を継ぎ、五十年間引き続き教鞭をとった。その息子のモンロー三世もほぼ同じ期間教授の地位にあり、その後、[18]ジョン・グッドサーが教授になり、現在は、その後継者である[19]ウィリアム・ターナー卿がその地位にある。

ペンシルベニア大学の解剖学教室とハンターの遺したもの

ここで本学における解剖学史の特徴の一つについて、いささか述べねばなるまい。[20]シッペンは[21]ジョン・ハンターの親友であり、かつ住み込みの弟子でもあった。[22]フィジックも同じ有利な点を持っており、その上、彼は聖ジョージ病院の住み込み外科医になった。ハンターは、自然の観察者としてはアリストテレス以来の最大の人物であり、医学界のほかの誰よりも幅広く、かつ科学的な理念と共感の心を合わせ持った人物で、近年ようやく広く認められるようになった病気についての基本的考え方をその頃すでに持っていた人である。シッペン、フィジックの両人は、このハンターと親しく交わることができた。この二人の青年を鼓舞し支えた霊感がハンターとの出会いから生まれたことは疑うべくもないだろう。両人のうちの一人は、英国から帰国直後、植民地での最初の解剖授業を行ったし、もう一人は名誉ある職に就き、ついにアメリカ外科学の父と呼ばれるまでになった。本学の解剖学をこれほど強力なものにした感化力、またウィスター・ホーナー博物館にある素晴らしい収集物に結実をみた標本採集に対するあの情熱は、ハンターから直接得られたものであることを私は嬉しく思う。

基礎と臨床の医学教育を確立したシッペン

シッペンは[23]ジョン・モーガンと共に当市の医学教育を確立したという栄誉を担っている。英国留学中二人で案を練ったが、理事に耳を傾けさせたのは恐らくモーガンのほうで、彼は一七六五年五月に行った有名な「講演」の中で、明確な教育計画を発表した。その年の秋、シッペンは解剖学と外科学の教授職を快く引き受ける旨を理事会に表明したのであった。すでに述べたように、シッペンはジョン・ハンターと親しく付き合い、彼の有名な兄[24]ウィリアムの下で学んだことがあった。弟子仲間で彼と交友があったのは[25]ウィリアム・ヒューソンで、彼は後に解剖学者・生理学者として、また白血球の発見者として名をなし、その子孫は当市の医学会で名声を得ている。英国でこのような教育を受けたことを考えれば、一七六二年帰国後、直ちに二十六歳のシッペンが解剖学の講義を始めたことは驚くには当たらない。ちなみに、その入門講義は十一月十六日、州議会議事堂で行われたのであった。解剖学の先鞭をつけ、ハンター兄弟から受け継いで紹介した方法や伝統が長期にわたり本学に大きな影響力を与えたという点で、シッペンの功績は極めて大きい。故人への讃辞の中でウィスターは、講義や実験における彼の技量と、四十年以上にわたって教鞭をとったその誠実さを褒め称えた。本学のほかに、彼は一七七七年から一七八一年まで軍病院の病院長を務め、また内科医会（the College of Physicians）の二代目の会長でもあった。

アメリカの解剖学の教育システムを作ったウィスター

この国の医学史上、[26]キャスパー・ウィスターはユニークな存在である。彼はアメリカ医学における[27]アビセンナ、ミード、フォザーギル達に匹敵する人物で、[28]エジンバラ大学の卒業論文中にウィスターが引用した[29]アームストロングの言葉で言い換えると、[30]「人々がたむろする愉快な場所へ出かけていって、賑やかな仲間と付き合う」といったタイプをまさに体現したような人物であった。彼は助手として奉職してから教授で退職するまで二十六年間にわたって本学で解剖学を教えた。教師として異彩を放っていたことは、同時代の人々の記録から窺い知ることができる。彼の讃美者の一人によれば、ウィスターはまさしく[31]「教室のアイドル」であった。解剖学者としては、[32]アメリカにおける最初の解剖学の教科書の著者として有名である。この教科書は大変評判が高く、何回か改訂版が出た。だが、彼の解剖学への関心は、メスを使って切ったり貼ったりという方面にはなかった。彼は哺乳動物の古生物学を若い頃から研究しており、[33]彼の後継者の一人は古生物学を著しく発展させた中心的人物になっている。だが、ウィスターは彼の著作よりも、むしろ今日に残っている解剖学の教育方法で名声が高い。この点について助手で親しい同僚であったホーナーは、一八一八年二月一日付の手紙でこう述べている。

彼の教え方の特徴をいくつか検討してみても、その真価がどの部分にあるかは言い難い。彼は非常な情熱を持ち、教えを乞う者達に恩恵を与えようという良心的な望みを抱いてあらゆる物事に取り組んだので、必ずと言ってよいほど皆に最高の満足感を与えたものである。とは言え、その教え方には彼独自のものもあった。人体の細部を説明するために拡大モデルを追加したり、クラスをいくつかの小グループに分けて、各グループに骨を一箱ずつ与え、学生が人間の骨格についての知識を十分に習得できるように取り計らったりもした。人間の骨格は、解剖学的な知識のまさに基礎とも言える教材であることは、今日、誰もが認めるところである。すでに述べた拡大モデルを使った教授法のアイデアが初めて実行に移されたのは、およそ十五年前のことであった。

シッペンが集めた標本についてわれわれはまったく知らない。もっともジョン・ハンターの家に住み込んでいながら、師ハンターの特徴とも言える標本への飽くことなき収集欲の影響を受けなかったとは考えられない。しかし、医学部の主要な付属施設として博物館が設立できたのはウィスターの貢献によるもので、彼の収集標本が、今日見られる素晴らしい陳列品の核をなしている。ウィスターの死後その遺贈を受けた理事会は、これをウィスター博物館と称することに決めた。七十六年を経た現在、彼の収集物はその栄誉ある名にちなむ解剖学研究所に安住の地を見出したのである。

人々に愛されたウィスター

ウィスターについての思い出はそれだけにとどまらない。親切で愛想のよい彼は、心・頭脳共に並はずれて優れていたので社交界に君臨し、[34]チャールズ・コールドウェルの言葉によれば「広範囲にわたる友人仲間の知覚中枢コミューン（the sensorium commune）」になった。交友精神と快活さの思い出を医者仲間にこれほど多く残してくれた者はいないだろう。今日なお彼の名は、当市では〝エスプリ〟と社交の同義語として通用している。彼の顔は[35]「ウィスター・パーティー」（フィラデルフィアでは、今もって冬の重要な行事である）への招待状に毎年のように印刷されるが、それは[36]「人々がたむろする愉快な場所を探し求めよ」という彼の人生のメッセージを不滅なものにしている。

研究者であり、祈りの信仰人であったホーナー

解剖学を次に受け持った若い解剖学助手はまったく異なるタイプの人物だった！[37]ホーナーは生まれつき無口かつ控えめな人で、疑いや苦しみにあるとき人の心を掻きむしるあの執拗な探求心が、一生を通じ終始彼につきまとって離れなかった。[38]内なる葛藤と外なる恐怖が彼の優しい繊細な魂を苦しめ、死という運命《さだめ》はそういう彼の心に重くのしかかり、当面の仕事より[39]死・審判・天国・地獄のほうが彼の魂を占める現実問題であった。彼は『心の日記』を残したが、[40]アミエルのように

――彼はまさしく医学におけるアミエル的人物だったが――その日記の中に[41]「運命や未来についての問い、悲しみ、自省、告白の声、内なる平和を求める魂の叫び、などを自由に口にできる避難場所」を見出したのであった。彼の言葉に耳を傾けていただきたい。

私は、未明に夜警が不寝番の最後の時を告げる前に起きた。邪魔も入らず、ただ一人、われらの造り主に心と叡知のすべてを捧げて熱心に祈った。この重大問題の真の意味を悟ることができますように、興奮に駆られて想像上の過ちを犯すことがありませんように、私的友情という誘惑や偏見を免れることができますように、さらに、神の摂理のもとに、問題の真の解決を図ることができますように、と。[42]

こういう叫び、すなわち、強い魂の持ち主が罠に落ち、あるいは勝利を疑うときにあげる偉大かつ悲痛な叫びを、われわれはよく耳にするではないか！　だがホーナーは、両方の祝福が与えられた者の一人であった。精神の妖怪に出会うとそれを打ちのめし、安全な避難場所に逃れた。健康には恵まれず、時に抑鬱《うつ》気分の発作に見舞われることはあったが、彼は解剖の研究を熱心に続け、独創的な研究と著作によってペンシルベニア大学の名を大いに高めた。特に、貴重な標本を沢山増やして博物館の整備を行った。彼の名はウィスターの名と共に、二人にちなんで名づけられた解剖収集物として永遠に記憶に留められることであろう。

ライディの人間性と平静の心

ところで、科学というパン種の発酵によって長い歳月をかけて艱難辛苦の末産み出された人物、ライディ[43]について何を語ったらよいのだろうか。彼の記録[44]は、種類・量とも、他の博物学者のものに比べられないほど多く残されているが、その人物像は友人達にもほとんど知られていない。彼の人生をかくも価値あるものとした気質――忍耐心、親切心、持続する情熱などを持つ、これほど立派な人物が再びこの世に現われるとは思われない。今、彼のこうした気質だけが思い出されてならない。ライディの人生を讃美する声の谺《こだま》が余韻となって残っているこの席で、皆さん方に彼の研究法や業績について繰り返し述べる必要はないと思う。ただし、彼の性格のある一面だけには触れさせていただきたい。それは大いに注目を引き論議を呼び起こした、科学の感化力というものを実証してくれるからである。良識という点から見ると、彼の気質には懐疑主義的なところは微塵も見られなかったが、超合理主義者と見なされる人達の中で、彼ほど大懐疑主義者[45]ピュロンの説を終始一貫信奉した者はなかった。あの素晴らしい〝平静〟さ、真の意味で、ピュロン学派の懐疑論者の一大特徴である沈着さが彼には備わっていた。

ライディとダーウィンの対比

この点でライディとダーウィン[46]には驚くほどの類似点が見られる。自然と密接な関係を持ちながら今世紀に生きた二人の人物が、自分の研究と家庭における愛情に十分満足していたという事実は誠に興味深い。息子のフランシスが編集したチャールズ・ダーウィンの自伝の一章には、この偉大な博物学者の内面の思考が魅力的な筆致で赤裸々に語られているが、それを読むと、ダーウィンも超感覚に訴える事柄の中に精神の平静を得ていた、すなわち、トマス・ブラウン卿の絶妙な言いまわしを借りると、[47]「脳軟膜（pia mater）を無理に伸ばさずにすんだ」あの平静の境地に達していたことがわかる。科学に懐疑心を持つことは望ましいと認めはするものの、自分自身はさほど懐疑的ではなかったとダーウィンは言う。こういう類似点を持ち、明らかにアリストテレス型の精神の持ち主であったこの二人を比べると、ダーウィンのほうが圧倒的な量の事実の集積を行い続けた――ここに彼の抜きん出て優れた面が見られる――すなわち、事実から原理を導き出す非凡な才能を持ち合わせていた。ライディはこういう特質に欠けるところはあったが、半面、ダーウィンが嘆いた[48]「より高尚な審美眼のいとも奇妙な、嘆かわしい損失」を経験せずにすんだ。ダーウィンの場合、その損失の原因は長患いのためだったかもしれないし、彼の大理論を支えるために事実の収集に全精力を注ぎ込まねばならなかったためかもしれない。

ライディの素朴な生活、自然研究への献身、積年にわたる自然との親密な交わりを思うとき、次の詩の一節が思い出されてならない。

彼の人は自然と一体になった。
　その声は自然の奏でる音楽に和す、
雷のうめき声から、夜の甘美な鳥の囀《さえず》りにまで、彼の存在は至る所に感じられる。
暗い夜、明るい昼、草木から石ころにまで、
彼を引きつけし自然の力の赴くままに、
彼は全存在をいっぱいに広げる。[49]

〔二〕

解剖学を収穫時の畑に譬えると

ここで人物からその仕事内容、過去から現在に目を移して、人体解剖学と生物学の発達について簡単に触れてみることにしよう。

[50]真理は「時の娘」であるとはよく言ったもので、事実を扱う科学である解剖学ですら、物の見方は時代と共に変わってゆく。

今世紀初頭の卓越した解剖学者の一人である[51]バークレイについて[52]ロバート・クリスティソン卿が書き留めた次の話は、解剖学を実際に教える一般の教師に今なお見られる、昔ながらの心の姿勢を物語っている。バークレイはクラスの学生にこう語ったという。

学生諸君、解剖教室で研究を行うときに、解剖学上の発見ができるなどと思ってはならない。とりわけ、発見したものを慌てて印刷しないよう気をつけたまえ。先覚者達はわれわれに発見すべき物をほとんど残してはくれな

かった。諸君は余分な筋肉や腱、動脈の走行のわずかなずれ、余分な枝分かれ、あるいは神経の微細な異常分枝をたまたま見つけるかもしれないが、それが精一杯のところだ。だが、用心していただきたい。新事実を発表すると十中八九、ずっと以前にすでに発見されていた事実であることを思い知らされるであろう。

解剖学は収穫時の畑に譬えることができるかもしれない。まず刈り手がやってきて、誰も足を踏み入れなかった畑に入り、まわりの小麦を大量に刈り取る。[53]ヴェサリウス、ファロピオ、マルピーギ、ハーヴェイなど近代ヨーロッパ初期の解剖学者はこのタイプに当たる。次にやってくるのは落ち穂拾いで、刈り取った後の畝から穂を拾い集めるが、その量は二、三個のパンが焼けるだけにすぎない。前世紀の解剖学者——[54]ヴァルサルヴァ、コツニウス、ハレル、ウインズロー、ヴィック・ダジール、カンペル、ハンター、それにモンロー親子——などがこれに当たる。最後にやってくるのは鵞鳥達で、切り株の間のここかしこに落ちている穀粒を一つ二つと拾い集め、哀れにも、拾ったぞと喜びの声をガーガーあげながら、夕方ヨチヨチ家路に戻ってゆく。学生諸君、われわれはまさしくこの鵞鳥なのである。[55]

確かに彼らは鵞鳥だった。生物学という広い畑地が目の前に開けているというのに、限られた畑の切り株の間から刈り残りを集めていたのだ。当時は、解剖学は人体に関する知識で事足れりとした時代であった。しかしその時すでに、ジョン・ハンターの業績によって、はるかに広い視野を持った道が拓かれていた。正常・異常を問わず、生命現象の解明は解剖学者に相応しい研究テーマであることを、ハンターの包容力に富む精神はすでに見抜いていたのであった。

機能を知るために構造を確認することが進歩を促す基礎となった。[56]「走りながら読む者」にとって、その意味は必ずしも明らかではなかったかもしれない。当時は往々にして意味がはっきりするどころではなかった。だが、形態とそれに関連するものについて詳細な知識がまず獲得されてこそ、引き続き正確な生理学の研究が行われる。身体に関する科学全領域にわたる目覚ましい発達とそれに伴う研究方法の改善は、バークレイの警句に出てくる〝鷲鳥達〟の啓蒙に多大の貢献を果たしたのであった。臨床と関連を持つ部門のどれか、たとえば神経系の解剖学と生理学の発達の例を考えてみていただきたい。

脳生理研究の曙

たとえば一八二五年ホーナーが編集したウィスターの『解剖学』の第三版を開いて、脳回に関する記述を読んでみる。脳回については、今日、内科、外科、人類学を問わず無数の専門家が研究中であり、その機能の解明は生理学・心理学の一大研究目標となっている。そのテーマすべてをウィスターの書はこう簡単に片づけている。[57]「脳の表面は小腸、あるいは回転状、円柱状の管の形をしている。したがって、脳は回転状のものと思われる。脳回と脳回の間にある脳溝は脳実質の奥深くまで達することはない」。このお粗末な脳の構造図に対応する脳機能の知識をシェイクスピア流に言えば、こういったうがった表現になるだろう。[58]「脳天を割られて生きていたためしはない」と。

今世紀初頭から約六十年間にわたり苦労を重ねて慎重に人体の構造を確立していった結果、神経系の機能に目覚ましい発見がもたらされた。そのため医学が大変革を起こしたばかりか、心理学者は形而上学なしでやってゆけるほどになった。特に興味深いのは、他の分野の科学が正確な解剖学的知識に大幅に依存するようになった点である。新しい脳解剖学、特にウィスターがかつて二、三行で片づけた脳表面の研究は、[59]ヒツィグやフリッチに対して彼らの進むべき道をはっきり示したし、脳疾患症例の慎重な解剖の成果は[60]ジャクソンの研究の道標となった。科学的基盤に立った骨相学が、次第に[61]ガルやシュプルツハイムの未熟な概念に取って代わった。したがって徐々にではあるが、われわれの世代になって、解剖学という確固たる基盤の上に立って、種々の脳機能が営まれる部位を突き止めることができるようになった。たとえば、私の脳の場合を考えてみよう。神秘的な脳の表面の小さな部分を、内側あるいは外側から手荒く触れて見る。そうすると唇は動くかもしれないが、思考を明確に表現することはできない。また目は見えるかもしれないが、目の前にある本の頁は読めない。ここを触れれば視力がなくなり、そっちを触れれば聴力がなくなる。筋肉を司る中枢神経を一つずつ触れると、対応する筋肉は単独に、または幾つかの筋肉が一緒に筋力を失うことであろう。こういった機能はすべて、意識喪失を伴わずに起こりうる。ゆっくり経過する「時間」という指先で、あの薄い脳の表層の栄養を軽く圧迫すると、知的能力がじわじわ後退し、子供の単純さ、幼児の愚かさを経て、ついには胎内にいたときの忘却状態にまで退化してゆく。

このような新しい脳の生理学は脳の構造に関する知識の増加に伴い次第に発達したが、疾患の症例研究はこの学問の発達に多大の貢献を果たしている。今日、神経系疾患の診断は驚くほどの正確さを持つに至った。数ある学問分野の中でこの解剖学ほど他分野の知識に依存し、それとの因果関係がはっきりしている学問はない。精密な解剖学的研究から得られた事実、実験室での動物実験から得られたもの、さらには人間が病気に罹るという自然の人体実験から得られたものなど、多くの国々の多くの優れた頭脳の持ち主により時間をかけ労を惜しまずに得られた事実は、五十年前の混迷状態に秩序をもたらした。実用主義の時代に入ると、いわゆる病気と呼ぶ心身の異常に対し何ができ、何ができないかについて、われわれの考え方にこのような大きな変化に対応した修正がもたらされた。今では、何をなすべきかばかりでなく、何をしないで置くかについても大分わかっている。脳の表面にある中枢神経の部位の局在性が立証されたので、かなり正確に病巣（focal disease）診断が可能になったし、[62]メースウェンやホースレイは、新しい脳脊髄手術によって、この新しい脳生理学と脳病理学を補足することができた。この手術はほとんど信じ難いほどの成果を収めたのである。

神経生理学の発達は落穂拾いの成果

だが、これにとどまらず、視覚中枢・聴覚中枢・言語中枢・運動中枢の確認に加えて、徐々にではあるが、精神現象について身体面に基づく知識が得られるようになってきている。知能と脳重量との相関、すなわち精神的資質と表面の脳回の増加との相関関係は、バークレイの話に出てくる〝落穂拾い〟によって確認されたのであった。ところが、最近二十五年間に、脳器官の微細解剖の研究主体はさらに一層精密な方法を用いた広範な研究に代わってきており、脳の複雑な機構が解明されるようになった。脳灰白質の錐体細胞は、解剖学的に見て思考の基盤であって、精神機能は〝精神細胞（psychical cells）〟という用語で呼ばれるこれらの細胞の発達、結合、そして複雑な絡み合いと相関関係にある。こういった機械的概念がどの程度に進んでいるかは、王立協会で最近行われた[63]クルーン講演から推察できるだろう。その席で[64]ラモン・イ・カハルは、知能の作用、程度、そして発達は細胞機構の複雑さとその相関に基づく、との説を述べた。その上、むっつり型の狂気

(moody madness) は身体の面から見てどこに原因があるかについても実証された。大脳灰白質の超微細構造に関する研究成果により、低能、精神錯乱、その他各種の狂気は錐体細胞の病的徴候を示すに過ぎず、精神という摑み所のない実体が別々に冒されたわけではないことが判明した。さらに、道徳的錯乱を身体の異常、特に脳の異常との関連において捉え、犯罪精神病の存在を信じさせようとする人類学者の一派がある。その考え方によれば、人間は[65]「まるで悪党になるのも必然の理に基づき、阿呆になるのも天体の強制によるかのごとしだ、ごろつき、泥棒、裏切者も己れを支配する星のお蔭……」ということになりかねない。脳機能に関する知識にこのような目覚ましい変革をもたらしたのは、まさにバークレイの言う〝鵞鳥達〟が慎重かつ正確に神経系統の解剖学的研究を行ったからであった。実際、[66]摘み残しを集めたエフライムのぶどうのほうが、アビエゼルの熟したぶどうより美味だったのである。

だが、生命現象の基礎となる構造を研究する解剖学という厳しい学問分野は、多様な生命現象を扱う学問、すなわち生命あるものの成長、発達、作用を支配する法則の解明に努める生物学という広い学問のほんの一部分を占めるにすぎない。

[67]シッペンやフィジックの師であったジョン・ハンターは近代における最初の偉大な生物学者であったが、それは彼の驚異的な観察力と包括的な知的能力もさることながら、彼がまず生命の全体像を見て、それから正常か異常か、健康か病気かという個々の生命徴候を研究する方法をとったからであった。

[68]バックルが述べたところによると、「自然は、異なる時に異なる様相を示しはするが、あらゆる変化のさ中に一定不変で連続した秩序の法則を維持し、分割を許さず、妨害を受けず、さらに普通

人の眼に変則的に見えることは多くあっても、真の変則性を示すことはない――ハンターは自然をそういう巨大で一つにまとまった総合体として観察することに決めていたのである」と言う。

この偉人の足跡を踏む者が常にわれわれ仲間にいたことを思うと、医学に携わる者は少なからず誇りを覚えることであろう。[69]オーエン、ハックスレー、そしてライディのような非凡な人物ばかりでなく、もっと謙虚に見ても、生物学を勤勉に学んだのは大部分が医師であった。ハンターからダーウィンに至るまでに動物学と植物学の各部門に飛躍的進歩が見られたが、その進歩は構造に関連した事実の蓄積にとどまらず、機能に関する知識にも及んだ。その結果、生命あるものの現象に関する概念は漸進的にその幅を広げていった。その後、『種の起源』の出版を契機に目覚めの時がやってきて、進化論は生物学の全貌を変えたばかりでなく、人間の思考を扱うあらゆる分野に一大変革をもたらしたのである。

もっとも進化論ですら、自然法則の許容範囲内にある。十年前に生物学を学んだわれわれのごとき者は、新しい概念にいささかの戸惑いを覚えるかもしれない。だが、最近の文献は、量・質ともに目覚ましいものを見せている。細胞組織の本質をめぐる論戦は熾烈を極め、ここでもまた生命現象を説明するための基礎として構造に関する知識が真剣に求められる。この方面での変化はすこぶる急激であるため、新しい難解な用語が次々に生まれた。原形質という単純で未分化の小さな物質には、細胞質体、硝子様形質、核質体、染色体、はてはミセル（訳者注：微胞ともいい、原形質中の微細単位）やバイオフォア（訳者注：仮説的な生体単位）に至るまでの用語がある。生命単位についてのこういった正確な研究は遺伝理論に重要な修正を加えることになった。[70]ワイスマンの説、特に単細胞生物と高等生物の生殖細胞の不滅性と、後天的な特性の伝播あるいは非伝播に関する彼の見解は、細胞構造と細胞分裂の研究成果に直接負うところが大きかったのである。

生物関連科学の進歩がもたらす計り知れない影響

生物関連科学が社会問題に応用されるようになって、人間の思考の幅は今までに例を見ないほどの広がりを持つようになった。大昔から現代に至るまで、生命がゆっくり進化してゆく中に一つの目的が絶えることなく流れていること、進歩は絶えざる競争と絶えざる淘汰から産み出されること、一言でいえば、進化は全生物を支配する唯一の大法則であり、[71]「全創造物が従う唯一の摂理」であること、この概念は生物学が十九世紀に与えた偉大な贈り物であった。[72]キッドは『社会の進化』という彼の著書の中で、この問題に触れ明快な言葉で次のように述べている。

現在、生物学者達は、親が生存期間中に獲得した特質が子孫に伝わるか否かについて論争中であるが、この専門的議論が、子孫に伝わらないという形で決着がつくとすれば、社会・政治理念の全領域に大変革をもたらすにちがいない。この事実ほど、社会現象に関する今後の研究がいかに生物学関係の諸科学に基礎を置いて行われねばならないかを顕著に物語るものはない。昔の説が正しくて、反復による習慣と教育効果こそ遺伝によって子孫に伝播されるものであるとすれば、過去におけるユートピア的夢の理想は確かに実現しうる可能性がある。もしわれわれが教育と精神・道徳文化における過去の成果を自分自身の中に受け継ぐものとするならば、未来社会は退化を起こすことなく、たとえ生存競争が一時中断され、人口が生存手段に応じた厳重な規制を受け、個人と社会組織の対立が皆無となるにせよ、その未来社会は進歩を続けてゆく、という大胆な予想図を思い描くことができるかもしれない。しかし、ワイスマン派の考え方が大筋においても正しいものとすれば、すなわち、先天的変種のうち平均以上のものを蓄積し、平均以下のものを取り除く以外に進歩はありえないとするならば、かつ、進化に伴い絶えず淘汰を行わないとより高等な生物はすべて〝実際上退化を示す〟傾向があるとするならば、全人類は有史以来続いている生存競争の網から抜け出せないことになる。たとえ条件は人間的になってゆくにせよ、生存競争は果てしなく続き、最後の時まで変わることも避けることもできないのだ。人間生活の諸現象は、それが個人的なもの、政治的なもの、社会的なもの、宗教的なもののいずれであれ、すべてこの宇宙の進行の側面として捉えられねばならず、まさに科学によってその相互関係が研究・解明されうるのである。(73)

生物学はあらゆる面にわたる生命問題に触れ、他のどの科学よりも、見解の完璧さと独自の包括性を持つ学問である、と言ってよいだろう。生物学の解明に日々を過ごす人々にとって、生物学に関連した諸事実を深く洞察する価値はいくら過大に評価しても評価しきれるものではない。生物学の研究は、正確な観察方法と正しい推論方法で頭脳を訓練し、より明確な物の見方を授け、その上このあくせくした世の中にあって、他の諸科学や人文科学から受けるものよりはるかに役立つ心構えを身につけさせてくれる。年々、若い人々が生命法則の基礎知識をこの研究所で修得されんことを望むものである。

科学的思考の訓練は医師の生涯を左右する

特に医師にとって、科学的訓練は計り知れないほどの貴重な贈り物であって、それは正確な思考習慣を身につけさせてくれ、精神を鍛えて物を疑いの眼で見るという識別・判断力を養う。その能力が身について初めて医師は診療の不確かさの中にあって賢くなり救われる。科学的訓練はまさにパン種のように医師の全生涯に影響を及ぼすものである。このパン種という予防接種を一度も受けなかった者、科学と医術の関係をはっきり把握しなかった者、その両方の限界を知らなかったり、あるいは知ろうともしない者、そういう医師は精神の破滅を免れないからである。

さて、ここで大学における高度な学問の研究という理由で、ペンシルベニア大学がこの研究所を得たことに対して、高いところからお喜びの言葉を申し上げたい。この国の大学には、実際に仕事をする人ばかりでなく物を考える人、すなわちアイディアを持つ人、(74)霊感の星酒《ワイン》を飲んで、しかも教室で行われる単調な授業でその霊気が吸い取られない人、こういった人材が大いに必要とされている。こういう研究施設では高度な学問研究の機会が与えられることであろう。われわれを取り巻く状況は急激な変化を見せている。歴史の古い州では有用性は適格さを測る基準と見なされなくなっており、知的生活の価値があらゆる分野で大いに認められるようになった。この点ではドイツがわれわれの手本になるかもしれない。ドイツが優れているのは、たゆまぬ勤勉さ、滅私的熱意、さらに高い理想を持って純粋科学を追求する人が多数いるからである。二義的な動機が彼らの精神を動揺させることはないし、(75)「あなたの研究は何の役に立つのか」という叫び声が彼らの研究室の奥まで聞こえてくることもない。世の中のあるいは神学上の偏見に妨げられることなく、彼らは「一度も欺かれたことのない真理――生半可な知識から生まれる毒物や危険を防ぐ解毒剤をも合わせ持つ完全な真理」(76)（ヘルムホルツ）を抱き続けることができた。

科学のパン種は人に物を正確に考えるという精神の習慣を植えつけてくれる。また、精神の視野を広げてくれ、[77]エピカルマスの言葉を借りると、「理解の筋肉」の強化に役立つ思考様式を授けてくれる。だが、それ以上のものが得られないのだろうか。

神々の最後の贈り物である科学は、人類全体に贈る希望のメッセージを持たないのだろうか。個々の人間に、人生の嵐のさ中にあっては平静さを、途方に暮れているときには判断力を与えること以外、科学にできることはないのだろうか。[78]「恵み深い大地が万物の掟にうっとり微睡《まどろ》む」ような時代がやってくるという明るい望みはどこにあるのか。こういう望みは、プラトンから[79]コントまで法を求め、秩序を求め、この人間の世（regnum hominis）に[80]神の都（civitas Dei）を求める夢想家達の無益な望みであったり、むなしい空想にすぎないのだろうか。

現在何百万人の同胞が置かれている不幸な状況を緩和するために、とりわけ病気という恐怖を幾分なりとも和らげるために、科学はこれまで大いに貢献してきたし、今後もなお一層貢献することであろう。半面、科学とは別に、その領域を越えた向こうに不可抗力の存在があって、それこそ人間の心を揺り動かすという事実をわれわれはとかく忘れがちである。科学は理性と袂を分かつことはないが、感情、情動、情熱との関係はどうなのか。それらは科学に属さず、科学に忠誠を負ってはいない。科学的方法で研究し、分析し、定義づけることは可能かもしれないが、科学によってコントロールはできないし、それら特有のやり方を科学で正当化することはほとんど不可能である。本学の創設に深い関心を示した偉大な哲学者（訳者注：[81]ベンジャミン・フランクリン）は稲妻を鎖で捉えたが、いったい誰が人間の気まぐれな魂を鎖で捉えることができるだろうか。時に至福の幻に狂喜し、時には邪悪の泥沼にのたうちまわる奇妙な個体である人間に、この世のもの、神のものを問わず、どのパン種も永遠の変化をもたらしたものはない。

情動と知性の相克はあるが

人間の心を研究した人、つまり人間の情動を描き出した人物の言葉に耳を傾けていただきたい。

いつの時代にも、この世の理性は荒々しい力に弄《もてあそ》ばされてきた。これまで法の支配は一時的に効力を持つにすぎなかったし、人間が人間である限り、それは今後も同じことであろう。個人の知性ならびに国家や民族全体の知性は両方とも人類の生存競争にいったん滅びはしたが、必ずや甦《よみが》える。だが、その時には、再び剣を突きつけられることになろう。五千年前あるいは五百年前の全世界を詳細に検討してみていただきたい。至るところで情熱が思考を、信念が理性を一掃していた。情熱が世界を支配し、世界に君臨する。しかも情熱は頭や手からではなく、心から生まれる。愛、憎悪、野心、怒り、貪欲などは、いずれも知性を奴隷に従えて自らの衝動に侍らせるか、あるいは、反駁の余地のない言葉という暴力で無力な相手を打ちのめし、冷酷な手で相手を引き裂く。[82]（クローフォード）

理性が人間社会という動物園に警告として掲げた巻き軸の[83]「鎖につながれても、飼い慣らされてはいない」という言葉を、[84]人は走りながら読みとるかもしれない。しかも、個人の中で発酵しつつある科学のパン種が、多少なりとも社会全体の組織をも徐々にふくらませている点は疑う余地がない。理性は、少なくとも自由であり、ほぼ自由の状態に近い。信条という足枷は取りはずされ、信仰自体も[85]一方的な姻戚関係から脱して、その解放から大いなる恩恵《めぐみ》を受けている。

[86]〝笑う哲学者〟の豊かな空想の一つに、とりわけ現代思想を言い当てているものがあるが、それは、外界の事物、すなわち、われわれを取り巻く崇拝物、表象物、感化物などが善かれ悪しかれわれわれに与える影響について空想したものである――その外界の事物によって、われわれの幸福、いや、性格すらも大いに左右されるのである。原子理論の場合のように、この点に関する科学的思考は[87]アブデラの哲人の時代に逆戻り傾向を示した。もし環境がそれほど重要であるならば、教育が取り扱う必要があるのは、まさしくわれわれを取り囲む感化物の本質を追求することである。

この立派な研究所は、実りある創造的刺激を近代思想にもたらした科学の追求に合わせて造られた見事な建物で、本学に従来から見られた活気ある環境を一層完璧なものにしている。ここに遂に、とりわけ学寮長の不屈の精神のお蔭で、[88]大学の主科目（Scholæ major）をこの偉大な国に相応しいものにする外界の事物すべてが一同に集められた。

教育とは外からの働きかけによる変化

ところで、教育とは何だろうか。それは外界の事物がわれわれに及ぼす働きかけによって起こる微妙な、かつ緩慢な変化にほかならない。つまり、あらゆる時代の偉大な精神の持ち主が書き残した記録、自然と人為的なものとが美しく調和した環境、仲間である人間の人生の善し悪しがわれわれに及ぼす影響――まさにこういうものがわれわれを教育し、発達過程にある精神を形成する。

これらの感化物は医術《アート》、科学《サイエンス》、さらにキリスト教的愛《チャリティ》など複雑多岐にわたり、それらのものによって若者達はこの大学構内で何世代にもわたり入学時から専門学部の卒業に至るまでずっと教え導かれてゆくのである。医術、それを最大限自分のものとするには、終始一貫、理想を追求しなければならない。すなわち、理想の追求とは[89]「すべての者が熱望する医術の火を鏡に写したものであり、(訳者注：理想の強さにより)その焔は明るくも暗くもなる」。科学、その冷厳な論理は、精神を独立させ、自己欺瞞や中途半端な知識の罠に落ち込むのを防いでくれる。キリスト教的愛、その感化を受けて、われわれ医療に携わる者は、それに相応しい歩み方をするために、その愛に生き、行動し、存在を保ち続けてゆかなければならない。

訳者注

(1) パン種(leaven)：パン生地を膨らませるもので、普通イーストが使われる。その意味から、徐々に変化あるいは変更をもたらす因子を意味する。新約聖書、マタイによる福音書、十三章三三節には「天国はパン種のようなものである」「あなたがたは、少しのパン種が粉のかたまり全体をふくらませることを、知らないのか」とある。

(2) 英国の詩人テニソン（Alfred Tennyson, 1809-1892）の「ロックスリー・ホール」（"Locksley Hall," line 141）。

(3) 英国の詩人テニソン（Alfred Tennyson, 1809-1892）の「イン・メモリアム」（"In Memoriam A. H. H.," part 114, stanza 1, lines 1-4）。

(4) アンバーバリア（the Ambarvalia）：ローマ時代、毎年五月に行われた儀式で、農業の女神セレス（Ceres）を記念して収穫を願って祝われた。農民達は畑地の穢れを払うために動物の生贄を捧げたという。

(5) 米国の詩人ローエル（James Russell Lowell, 1819-1891）の「メモリ・ポシタム」（"Memoriæ Positum," part 1, stanza 2, lines 9-10）。

(6) ヌマ（*Numa* Pompilius, 715-673 B. C.）：伝説的なローマ王で、ロムルス（Romulusローマ帝国の建国者）

の継承者。彼の治世はローマの黄金時代と呼ばれる。多くの儀式を制定、また、ローマ帝国のさまざまな聖職者の役職を設置した。

(7) 生者（the quick）：『祈祷書』（*The Book of Common Prayer*）の「ニケヤ信教（the Apostles' Creed）」と「使徒信教（Nicene Creed）」にある言葉。「生ける人と死ねる人」と唱える。

(8) 崇高な第二の国（the second state sublime）：イタリアの詩人ダンテ（Dante Alighieri, 1265-1321）の『神曲』（*La Divina Commedia*, 1307-1321）に描かれた天国（Paradiso＝Paradise）を指すものと思われる。

(9) ウィスター元帥（Isaac Jones Wistar, 1827-1905）：刑罰学者で、キャスパー・ウィスターの甥の息子にあたる。彼は大叔父を記念して、解剖学と生物学のウィスター研究所を創設。彼の『自伝』（*Autobiography*, 1914）には肖像画や地図が載っており、その付録にウィスター研究所についての記載がある。

(10) キャスパー・ウィスター（Caspar Wistar, 1761-1818）：ペンシルベニア大学の解剖学教授。米国で最初の解剖学教科書『解剖学体系』（*A System of Anatomy for the Use of Students of Medicine*, 1811-1814）を著した。死後、家族は彼が集めた膨大な解剖のコレクションを大学に寄付して博物館を創設した。米国哲学協会（American Philosophical Society）と奴隷解放協会（the Abolition of Slavery）の会長を務めるなど、多彩な活躍をした。

(11) ライディ（Joseph Leidy, 1823-1891）：ペンシルベニア大学の解剖学教授。植物学、古生物学、動物学、鉱物学の分野においても貢献した。彼は当時の米国解剖学の第一人者で、五五三の論文・著作がある。

(12) ドーシィ（John Syng Dorsey, 1783-1818）：ペンシルベニア大学の外科医で、薬物学教授。

(13) フィジック（Philip Syng Physick, 1768-1837）：ペンシルベニア大学の外科学教授。外科治療や手術道具の考案・改良などで多大な貢献をした。

(14) ホーナー（William Edmonds Horner, 1793-1853）：ペンシルベニア大学の解剖学教授。*Treatise on Pathological Anatomy*（1829）を著した。

(15) ギブソン（William Gibson, 1788-1868）：米国の外科医。一八一九年までメリーランド大学で外科学教授を務め、その後ペンシルベニア大学へ移籍。外科についての知識および経験が豊富で、同一患者に帝王切開を二度行ったことで知られる。その女性は第一回めの手術から五十年も生きた。

(16) シッペン（William Shippen, 1736–1808）：ペンシルベニア大学の解剖学・外科学・産科学教授。スコットランドのジョン・ハンター（John Hunter）およびマッケンジー（Colin McKenzie）のもとで学び、さらに有名なクエーカー教徒の医師フォザーギル（John Fothergill）との友好を暖めた。一七六二年にフィラデルフィア大学に解剖学と産科学の講座を開いた。その後、フィラデルフィア大学はペンシルベニア州立大学と合併して、現在のペンシルベニア大学になった。

キャスパー・ウィスター（Caspar Wistar, 1761–1818）：注⑽参照。

ホーナー（William Edmonds Horner, 1793–1853）：注⒁参照。

ライディ（Joseph Leidy, 1823–1891）：注⑾参照。

(17) モンロー一世（Alexander Monro, primus, 1697–1767）：エジンバラ大学の解剖学教授。*Osteology, A Treatise on the Anatomy of the Human Bones*（1726）の著者で、当時、教科書として人気があった。

モンロー二世（Alexander Monro, secundus, 1733–1817）：父の跡を継いでエジンバラ大学の解剖学教授。*Treatises on Brain, the Eye, and the Ear*（1797）の著者。

モンロー三世（Alexander Monro, tertius, 1773–1859）：祖父や父の跡を継いでエジンバラ大学の解剖学教授。*Observations on Crural Hernia*（1803）の著者。

(18) グッドサー（John Goodsir, 1814–1867）：スコットランドの解剖学者。一八四六年にモンロー三世の後を受けて、エジンバラ大学の解剖学教授になった。*Anatomical and Pathological Observations*（1845）の著者。

(19) ターナー（William Turner, 1832–1916）：スコットランドの解剖学者。後に、エジンバラ大学の学長になった。*An Introduction to Human Anatomy*（1875）の著者で、人類学と比較解剖学についての論文多数。

(20) シッペン（William Shippen, 1736–1808）：注⒃参照。

(21) ジョン・ハンター（John Hunter, 1728–1793）：スコットランド生まれの英国の外科医・解剖学者。彼の解剖学・生理学へのアプローチは理論より観察や実験に重点を置く経験的なものだった。例えば、症状と主原因を相互に関連させるために剖検を行ったり、また人間を病理学の観点から研究するなど、医学の研究法を画期的に変えた。種痘法を発明した弟子のジェンナー（Edward Jenner, 1749-1823）をはじめ多くの若い医学者に大きな影響を与えている。

(22) フィジック（Philip Syng Physick, 1768-1837）：注(13)参照。

(23) モーガン（John Morgan, 1735-1789）：米国の外科医で、解剖学者。ペンシルベニア大学医学部を創設。一七六〇年にロンドンに留学、エジンバラ、パリ、ローマを経て、一七六五年フィラデルフィアに戻り、大学に医学部を創設する案を提示し、その承認を得た。

(24) ウィリアム・ハンター（William Hunter, 1739-1783）：スコットランドの生理学者で、解剖学者。ジョン・ハンターの兄。一七六八年に王立アカデミーの解剖学教授になった。

(25) ヒューソン（William Hewson, 1739-1774）：米国の外科医で、解剖学者。ロンドンのウィリアム・ハンター解剖学校で学び、助手を経て、一七七二年に自分で学校を設立。血液学の分野で多くの論文を書いた。

(26) キャスパー・ウィスター（Caspar Wistar, 1761-1818）：注(10)参照。

(27) アビセンナ（Avicenna, 980-1037）：アラブの医師・哲学者。彼の哲学（アビセニズム）はアリストテレスの教えを基にして新プラトン主義の概念を加えたものである。医学関連の主な著作には、ギリシャ時代の医学書を基にまとめた『医の規範』（*Canon of Medicine*）および『癒しの本』（*Kitab Ash-shifa, the Book of Healing*）がある。

(28) ミード（Richard Mead, 1673-1754）：英国の内科医。学識とホスピタリティで知られた人物で、予防医学の研究に多大な貢献をした。毒蛇の行動を観察して、*Mechanical Account of Poisons*（1702）を著した。
フォザーギル（John Fothergill, 1712-1780）：英国の内科医。彼は友人のシッペンにフィラデルフィア大学に解剖学と産科学のコースを作るように勧めて、解剖図や人体模型をシッペンに送った。

ウィスターは、一七八六年エジンバラ大学から医学博士の称号を受けた。学位論文*De Animo Demisso*は、ベンジャミン・フランクリン（Benjamin Franklin）とエジンバラ大学の医学論の教授カレン（Dr. William Cullen）に献呈された。

(29) アームストロング（John Armstrong, 1709-1779）：スコットランドの医師で、詩人・随筆家。*Edinburgh*

(30) *Medical Essays*（1734）の著者。この語句は英国の詩人クーパー（William Cowper）かミルトン（John Milton）の引用のようだが、正確ではない。あるいはウィスターの姿勢を物語った言葉かもしれない。クーパーによると「人が出入りする愉快な場所」（"The Task," book 5, line 42）。ミルトンによると「人の世の快楽」（*Paradise Lost*, book 3, line 46）。

(31) 教室のアイドル（the idol of his class）：三人の賞賛者のうち誰もこの表現を用いた者はいないが、コールドウェル（Charles Caldwell, 1772-1853）は「キャスパー・ウィスターへの賞賛のことば」（"An Eulogium on Caspar Wistar"）の中で、教師としてのウィスターの力量について激賞している。

(32) *A System of Anatomy for the Use of Students of Medicine*（1811-1814）.

(33) ウィスターの後継者はライディ（Joseph Leidy, 1823-1891）を指す。注⑾参照。

(34) コールドウェル（Charles Caldwell, 1772-1853）：米国の外科医。『自叙伝』（*Autobiography*, 1855）を出版して、当時の米国医学界の内幕を暴いたという。放射線の診断で新しい改革を試みた。

(35) 週に一度、ウィスターは自分の家を開放して、米国哲学協会のメンバー、大学を訪れた科学者、学生、それに一般市民をも交えた集いをもっていた。彼の死後、仲間達がその伝統を守ってウィスターの会合を続けたという。

(36) 注⑶⓪参照。

(37) ホーナー（William Edmonds Horner, 1793-1853）：注⒁参照。

(38) "Just as I am, without one plea"で始まる讃美歌六〇六の第三節。同様の語句は、新約聖書、コリント人への第二の手紙（七：五）にもあるが、オスラーは表現を変えている。

(39) 英国の医師・文人トマス・ブラウン（Thomas Browne, 1605-1682）の『医師の信仰』（*Religio Medici*, part 1, sect. 45）。オスラーはこの一節をブラウンからとったが、元のことばはラテン語。

(40) アミエル（Henri Frederic Amiel, 1821-1881）：スイスの哲学者・評論家・随筆家。『アミエルの日記』（*Journal Intime*, 1883-1884）の著者。内省的な心の日記であるこの書は彼の名声を不動のものとした。

(41) 翻訳者ハンフリー・ワード（Humphrey Ward）が『アミエルの日記』につけた序文より引用（“Introduction,” *Amiel’s Journal*, 2nd ed., trans. Humphrey Ward, New York, Macmillan, 1906, p. xiv）。

(42) ホーナーの日記より。ホーナーは、生涯を通して断続的に日記を書いていた。その一部は現在もペンシルベニア大学古文書館に保存されている。オスラーは現在消失してしまった日記も読んだもようで、アミエルの日記に似ていることから、ホーナーの日記を「心の日記」（journal intime）と呼んだ。

(43) ライディ（Joseph Leidy, 1823-1891）：注(11)。

(44) 彼の著書や論文は数多くあるが、その中のいくつかをあげる。

Elementary Treatise on Human Anatomy（1861）

“On the Fossil Horse of America”（1847）

“On the Extinct Mammalia of Dakota and Nebraska”（1869）

Fresh Water Rhizopods of North America（1879）

(45) ギリシャの哲学者ピュロン（Pyrrho, c.365-c.275 B. C.）によって命名された絶対懐疑論。ピュロン学派の説によれば、「真理を証明する尺度はない。疑わしいことについては判断せずに、心の平静さを求めるべきだ」という。

ライディは懐疑論の立場から研究を行ったが、それは健全なもので、ホーナーのように自己疑惑に悩んで余生を送ることはしなかった。

(46) チャールズ・ダーウィン（Charles Robert Darwin, 1809-1882）：英国の博物学者。彼の著書『種の起源』（*On the Origin of Species by Means of Natural Selection*, 1859）は進化論の画期的な書で、各方面に論議の嵐を巻き起こした。

植物学者の息子フランシス・ダーウィン（Francis Darwin, 1848-1925）が『チャールズ・ダーウィンの生涯と書簡』（*Life and Letters of Charles Darwin*, 1887）の編集を行った。

(47) 英国の医師・文人ブラウン（Thomas Browne, 1605-1682）の『医師の信仰』（*Religio Medici*, part 1, sect. 9）。オスラーのいう「脳軟膜を無理に伸ばさずに」とは「内部の機能を過度に出さずに」を意味する。

(48) ダーウィン（Charles Robert Darwin, 1809-1882）の伝記『チャールズ・ダーウィンの生涯と書簡』（*Life and Letters of Charles Darwin*, New York, Basic Books, 1959, p. 81）。

(49) 英国の詩人シェリー（Percy Bysshe Shelley, 1792-1822）の「アドネイス」（"Adonais," stanza 42, lines 370-376）。

(50) 英国の諺で、元はラテン語。"Veritas temporis filia dicitur."

(51) バークレイ（John Barclay, 1758-1826）：スコットランドの解剖学者。エジンバラ大学の「学外」講師、いわば個人教師のような形で教えていた名物教師だった。解剖学の命名法を簡素化しようと試みたことで、その名が知られている。

(52) クリスティソン（Robert Christison, 1797-1882）：スコットランドの医師で毒物学者。エジンバラ大学の教授で、主として腎臓の病理を専門としていた。

(53) すべて初期の解剖学者。
ヴェサリウス（Andreas Vesalius, 1514-1564）：ベルギーの医学者。近代解剖学の祖。『人体解剖学』（*De Humani Corporis* Fabrica , 1543）を著し、それまでのガレン派の誤りを指摘した。彼の業績により解剖学が科学的な学問であることが認められた。

ファロピオ（Gabriele Fallopio, 1523-1562）：イタリアの解剖学者。卵管（Fallopian tube）の発見者。胎児の血管や骨を正確に記述した最初の解剖学者である。

マルピーギ（Marcello Malpighi, 1628-1694）：イタリアの解剖学者。顕微鏡を用いて数多くの生物構造を発見。

ハーヴェイ（William Harvey, 1578-1657）：英国の医師・解剖学者で、血液循環の発見者。「教師と学生」注(22)参照。

(54) ヴァルサルヴァ（Antonio Maria Valsalva, 1666-1723）：イタリアの解剖学者。耳管通気検査法を確立。
コツニウス（Domenico Cotunnius, 1736-1822）：イタリアの解剖学者。コツニウス水道、コツノー病などで有名。

ハレル（Albrecht von Haller, 1708–1777）：スイスの解剖学者・生理学者。ハレル係蹄で有名。外科・植物学も教えるかたわら、詩の著作もある。

ウィンズロー（Jakob Benignus Winslow, 1669–1760）：デンマークの解剖学者。ウィンズロー孔などで有名。

ヴィック・ダジール（Félix Vicq d'Azyr, 1748–1794）：フランスの解剖学者。神経解剖学を専門とし、ヴィック・ダジール束などで有名。

カンペル（Pieter Camper, 1722–1789）：オランダの医学者。カンペル角、筋膜などで有名。解剖ばかりでなく、外科・産科・法医学の分野でも活躍した。

ハンター（John Hunter, 1728–1793）：注(21)参照。

モンロー親子（the two Monros）：(17)参照。

(55) スコットランドの医師クリスティソン（Robert Christison, 1797–1882）の伝記『クリスティソン卿伝』（*The Life of Sir Robert Christison*, ed. by His Sons. Edinburgh, William Blackwood and Sons, vol. 1, pp. 71–72）。

(56) 旧約聖書、ハバク書、二：二。聖書の意味するところは、「神は預言者にお告げを素早く書くように命じて、走りながらでもそれが読めるようにせよ」というものだが、オスラーの意図は全く反対で、そそっかしい読者はその意味を取り違える恐れがあるという。

(57) キャスパー・ウィスター（Caspar Wistar, 1761–1818）の教科書『解剖学体系』（*A System of Anatomy for the Use of Students of Medicine*, 9th ed. Philadelphia, Thomas, Cowperthwait, 1846, vol. 1, sect. 2, p. 322）。

(58) 英国の劇作家シェイクスピア（William Shakespeare, 1564–1616）の『マクベス』（*Macbeth*, III, iv, 79）。福田恆存訳、新潮社、一九六九年、六六頁。

(59) ヒッツィグ（Eduard Hitzig, 1838–1907）：ドイツの精神科医で、神経生理学者。ヒッツィグ帯、ヒッツィグ試験などで有名。

(60) フリッチ（Gustav Theodor Fritsch, 1838-1927）：ドイツの解剖学者で、脳の電気生理学的研究で有名。

ジャクソン（John Hughlings Jackson, 1835-1911）：英国の神経学者。左大脳半球に病気があると会話に関連があり、また痙攣は脳の一部の刺激によって起こるという事実を発見した。

(61) ガル（Franz Joseph Gall, 1758-1828）：ドイツの解剖学者。人間と動物の大脳と頭骸骨を研究し、精神機能と大脳および頭骸骨の形態との間の関係を明らかにした。

シュプルツハイム（Johann Kaspar Spurzheim, 1776-1832）：ドイツの医師。ガルの弟子で、神経生理学の分野で貢献した。大脳と神経システムの生理学と解剖学についての著作がある。

(62) メースウェン（William Macewen, 1848-1924）：スコットランドの外科医。骨外科の先覚者。

ホースレイ（Victor Alexander Haden Horsley, 1857-1916）：英国の外科医・生理学者。狂犬病に対する予防治療、甲状腺の働き、大脳機能の位置確認などを研究。

(63) クルーン講演（Croonian Lecture）：英国王立協会の創設者の一人で、生理学者クルーン（William Croone, 1633-1684）にちなんで行われる講演のことを指す。

(64) ラモン・イ・カハル（Santiago Ramón y Cajal, 1852-1934）：スペインの解剖学者・組織学者。一九〇六年にノーベル医学生理学賞を受賞した。

(65) 英国の劇作家シェイクスピア（William Shakespeare, 1564-1616）の『リア王』（*King Lear*, I, ii, 132-134）。福田恆存訳、新潮社、一九六七年、二八頁。

(66) 旧約聖書、士師記、八：二。「ギデオンは彼らに言った。『今わたしのしたことは、あなた方のしたことと比べものになりましょうか。エフライムの拾い集めた取り残りのぶどうはアビエゼルの収穫したぶどうにも勝るではありませんか。…』」。

オスラーは一三六～一三七頁に引用したバークレイのスピーチに言及している。その真意は、偉大な発見の後に続く研究者は、時には、先人よりはるかに興味深い発見をすることがある、という点にある。

(67) シッペン（William Shippen, 1736-1808）：注(16)参照。

フィジック（Philip Syng Physick, 1768-1837）：注(13)参照。

(68) ハンター（John Hunter, 1728-1793）：注(21)参照。

バックル（Henry Thomas Buckle, 1822-1862）：英国の歴史家。『英国文明史』（*The History of Civilization in England*, 1858-1861）を著した。引用は、同書 *The History of Civilization in England*, 2nd ed. New York, Hearst's International Library, 1913, vol. 2, part 2, p. 446.

(69) オーエン（Richard Owen, 1804-1892）：英国の比較解剖学者で、古生物学者。ダーウィンの進化論を支持した。

ハックスレー（Thomas Henry Huxley, 1825-1895）：英国の生物学者で、ダーウィンの進化論の唱導者。

ライディ（Joseph Leidy, 1823-1891）：注(11)。

(70) ワイスマン（August Weismann, 1834-1914）：ドイツの生物学者で、遺伝学の基礎を築いた。自然選択を唯一進化の根拠とする説を提唱。後天形質の非遺伝性と生殖質の連続性の理論を発表した。

(71) 英国の詩人テニソン（Alfred Tennyson, 1809-1892）の「イン・メモリアム」（"In Memoriam A. H. H.," Epilogue, lines 143-144）。

(72) キッド（Benjamin Kidd, 1858-1916）：英国の社会学者。著書『社会の進化』（*Social Evolution*, 1894）はオスラーの時代に広く読まれていた。

(73) 同右、『社会の進化』（*Social Evolution*, London, Macmillan, 1894, pp. 203-204）。

(74) ギリシャの詩人ヘシオドス（Hesiod, 700 B. C. 頃活躍）の時代にさかのぼるが、「知識や霊感を求めてthe Astral wineを飲む」という隠喩は、ヨーロッパ文学にごく普通にみられる。

(75) 「あなたの研究は何の役に立つのか」はキケロのラテン語句からの引用。原文（Cui bono）は「(その仕事は)誰のために役立つのか」という意味で、「実際何に役立つか」ということではない。しかし、オスラー同様、一般には後者の意味にとることが多い。キケロ（Marcus Tullius Cicero, 106-43 B. C., *Pro Milone*, book 12, sect. 32)。「ミロー弁護」『キケロー選集』二、岩波書店、二〇〇〇年、四〇七頁。

(76) ヘルムホルツ（Herman Ludwig Ferdinand von Helmholtz, 1821-1894）：ドイツの物理学者・解剖学者・生理学者。聴覚・視覚、神経などの研究を行い、音響生理学などにおける業績をあげた。ドイツの科学研究の実情についての著作もある。"On Academic Freedom in German Universities," in *Popular Lectures on Scientific Subjects*, trans. E. Atkinson, 2nd series, New York, D. Appleton, 1881. 引用文の出典は不詳。

(77) エピカルマス（Epicharmus, c.540–c.450 B.C.）：シシリーに住んだギリシャの喜劇作家。作品は断片の形でしか現存していない。彼は劇作に手を染める前、自然科学および形而上哲学を学んだ。「冷静さを保ち、疑惑に気をつけよ。この二つは心の支えである」という警句を残した。引用は古代ギリシャの歴史家ポリビウス（Polybius）の著書『歴史』（*Histories*, book 18, chap. 40, sect. 4）より。

(78) 英国の詩人テニソン（Alfred Tennyson, 1809-1892）の「ロックスリー・ホール」（"Locksley Hall," line 130）。

(79) コント（Auguste Comte, 1798-1857）：フランスの哲学者で、実証主義を広めた。社会学の創始者。『実証哲学講義』（*Cours de Philosophie Positive*, 1830-1842）を著した。

(80) ラテン語（civitas Dei）は「地上の国」に対して、神と永遠の善を求める「天上の国」という意味で、アウグスティヌス（St. Augustine, 354-430）が『神の都』（*The City of God*）の中で論じたもの。

(81) ベンジャミン・フランクリン（Benjamin Franklin, 1706-1790）：アメリカの政治家。科学者・哲学者としても活躍した。彼はペンシルベニア大学の前身であるthe Academy of the Education of Youthを創設した。フランクリンは雷が電気で起こることをタコを揚げて研究し、避雷針を発明した。

(82) クローフォード（Francis Marion Crawford, 1854-1909）：米国の小説家。多彩なテーマで数多くの作品を書いた。引用は不詳。

(83) 注(81)参照。フランクリンが行った避雷針の実験を比喩として用いている。

(84) 注(56)参照。

(85) 一方的な姻戚関係（morganatic alliance）：貴賤結婚を指す。『オックスフォード英語辞典』によれば「高い家柄に生まれた男性が身分の低い女性を妻に娶るとき、女性の身分はそのままに据え置くという但し書きつきの結婚。生まれた子供は父親の財産や地位の継承権をもてない。また、男女の身分が逆の場合も同様である」。

(86) デモクリトス（Democritus, c.460–c.370 B. C.）：ギリシャの哲学者。「プラトンが描いた医術と医師」注(6)参照。

(87) 同右、デモクリトスはギリシャの都市アブデラ生まれだった。

(88) 主科目（Scholæ majores）：中世の大学のカリキュラムでは、七教養科目のうちの上位に「算術」「音楽」「幾何学」「天文学」を置いた。詳しくは「教師と学生」注(7)を参照。

(89) 英国の詩人シェリー（Percy Bysshe Shelley, 1792-1822）の「アドネイス」（"Adonais," stanza 54, lines 484-485）。訳文では、"fire"を「医術の火」と意訳した。また、引用句はマルクス・アウレリウス（Marcus Aurelius, 121-180 A. D., *The Meditations*, book 9, sect. 9）の一節を思い起こさせる。

教えることと考えること（一八九五年）

――医学校の二つの機能

ジョンズ・ホプキンズ大学医学部の内科教授で、当時四十五歳のオスラーは、一八九五年一月に、母校のカナダのマギル大学医学部の増築落成式に招かれて講演した。それがこの「教えることと考えること」である。

オスラーはジョンズ・ホプキンズ大学医学部創設の経験をもとに、大学として大切な「教えることと考えること」について述べ、マギル大学の医学生、教授、そして少数の一般人をも混えた聴衆に深い感銘を与えた。そして新しい教育施設を整えたマギル大学医学部が、古い歴史のうえに、北米大陸におけるエジンバラ大学のような優れたメディカルセンターとして、将来、なお一層発展することを願った。

恥じて顔を赤らめもしよう、
かくも豊かな素晴らしい自然界で、
(成果が期待を上まわっているこの自然の中で)、
他から伝えられしもののみを信ずるだけなら。
他を信ずるところに不確かな問題が生じ、
厄介な揚げ足とりの疑問が空回りする。
我々が助言を仰ぐのは〝自然〟そのもの、
我々は自然が描いた道を歩まねばならない。
自らの眼で確かめながら、低きより高きところへ登り、
ついには自然の懐《ふところ》に抱かれるであろう。

(1) ウィリアム・ハーヴェイ

〔一〕　はじめに

十九世紀の終わりに臨んで

近頃、十九世紀文明を批判する声が盛んにあがっている。すなわち、選挙権の賦与によりかえって無政府状態をきたす、精神面での不安が漲《みなぎ》って人々が懐疑的になる、武装したヨーロッパおよび啀《いが》み合う各国の姿はわれわれが誇る文明開化の限界をすこぶる雄弁に物語っている、などといった嘆きである。(2) しかし、現実的に一つの方向を目指して進歩していることは疑問の余地がなく、誰しも個人生活が快適になったという点で異論はないだろう。人類の歴史を振り返ってみると、人類全体が、少なくとも大多数の人々が、心安まる平穏な生活を営むことができ、長期にわたって争いや苦悩のない生活を享受した時代があったかもしれない。だが、現代ほど個々の人間が独立した存在としての価値を持った時代はなかった。人間が、否、人間のみが、物を測る尺度とされ、生ある有機体である人間が神聖視され、人権擁護の責務が重視される——こういう時代はこれまでの人類の歴史にはなかったことである。しかし、こういった精神面での変化も、物質面における目覚ましい繁栄とは比べものにならない。(3) 国民《くにたみ》は増したが喜びは増さないというイザヤの悲痛な叫びは、今なおわれわれの耳に谺《こだま》している。確かに、人間の悲しみと苦しみが著しく減ったわけではない。しかし、たとえ完全になくなったわけではないにせよ、肉体的な苦痛は以前に比べればかなり緩和され、一人ひとりの人間が「担う悲しみ（Weltschmerz）」は大幅に軽減されたと言えよう。

肉体の苦痛を和らげた医学

人間は誰しも、遅かれ早かれ、悲嘆や苦悩を道連れに人生行路を歩んで行かねばならない。現代に生きるわれわれは、昔の人間よりもこのような悲嘆や苦悩にはるかに敏感に反応する。しかも、魂の医者[4]（physicians of the soul）が施す昔風の「癒し」には信頼が置けなくなってきている。一方、われわれ医師が扱う身体の苦痛は目覚ましいほどまでに軽減されており、将来にはかなり希望的観測が持てそうに思われる。

ニューマンは、その著書『承認の原理』の苦痛に関する有名な一節の中で、次のような問いかけをした。[5]「現代の人間がこれまでに耐えてき、また耐えてゆかねばならぬ苦痛の総量は、生まれてから死ぬまで全体でどれくらいになるか、一体誰がその大きさや重さを測ることができようか。さらに、過去何世紀にもわたって人類の頭上に振りかかり、また、今後何世紀にもわたり振りかかるものと思われる苦痛の量を加算してみるがよい」。だが、視点を変えて、この五十年間に苦痛の上に下された[6]ネメシスの天罰について考えていただきたい！　麻酔術や無菌消毒による外科学の発達によって、今や苦痛という悪魔は手かせ足かせをはめられてしまった。麻酔・無菌消毒が広く用いられるようになってから、苦痛防止策が事前に行われるため、この文明社会に住む人が実際に受ける苦痛ははるかに軽減されることになった。陣痛の苦しみすらが、女性の魂から解き放たれたのである。

[7]最高の術《アート》は、その術を隠すことにある。この点なら医療職に携わるわれわれのお手のものだ、と

言えるかもしれない。この講演を聴いておられる諸君は、日常業務に追われ、私が今述べた事実にまったく無関心でおられることと思う。かつては胡座《あぐら》をかいて威張った態度で座り、諸君の祖父母の誕生を司った[8]ユノに代わって、今は脚をまっすぐにして腰をおろした慈悲深い女神がいる。諸君はこのことに気づかず、ほとんどの人達は気に留めもしまい。肩の関節がはずれれば、クロロフォルムと苦痛を癒してくれる甘美な薬[9]ネペンテスがあり、五十年前のように、滑車などの装置を用いた苦痛を伴う治療を受けずにすむ。今や[10]破滅の矢が降り注ぐ回数は大幅に減り、悪疫が闇の中を闊歩することも稀になったなどと、まるで自分達のおかげだと言わんばかりに、諸君は自分勝手に解釈し自己満足しておられる。だが、諸君が現代科学の恩恵に浴したのはここ数年間のことにすぎない。実感されてはいまいと思うが、諸君は今こそ、[11]ヒゼキヤ王のように成就を祈願し、諸君自らの祈りを捧げねばならない。

いま申し上げたことは、諸君におわかりいただけないと思う。もちろん耳にすることはあるだろうし、諸君の中には賢明にも心の中でじっくり考えてみる方がおられるかもしれない。しかし、現代科学の恩恵の数々はあまりにも当たり前の現象に思われ、日の光、咲きほこる花、晴れ渡った大空と同じように考えてしまう。

医師の理想

医師は病を癒すだけではなく、世の人々に健康の法則を教え、伝染病や疫病の予防に努めるという点で、われわれが担う使命は極めて大きく崇高である、こういう主張を掲げてわれわれ医師が世間に挑戦することは、決して無意味なものとは言えまい。さらに他領域の専門職の方々に比べると、われわれ医師は全体として、実質面における成果を大いに挙げている。この点についても反駁の余地はないものと思う。とは言っても、われわれ医師すべてが崇高な理想どおりに生きているわけではない。否、むしろ医師と言えどもただの人間にすぎない。しかし、われわれには理想がある。理想を持つこと自体大きな意味があるが、それにもまして、その理想は実現可能なものである。もちろん医師の中には、金目当ての[12]ゲハジのような者がいて、牛の啼き声とギニー金貨のジャラジャラ鳴る音にしか耳を貸さない愚か者もいるが、こういう人達は例外であろう。一般の医師は、世の人々のために熱心に働く。この自己犠牲を伴う献身的な態度が、ひいては立派な仕事の刺激となるのである。

われわれが今日携わっている大学での学習は、広く一般に行われているこの有益な仕事の一端を担うものと言えよう。そこで、人類の健康増進を図る一要素として大学が果たすべき側面についていささか考察してみたい。

〔二〕 教えること

基礎医学の重要性

優れた大学には二つの機能がある。教えること (to teach)、そして考えること (to think) である。大学創立当初は教育的側面の充実に力を注がねばならず、また学部の整備、俸給の支払いなどに追われ、大学本来の「教える」という任務すら果たせない状態に陥ることがある。本学医学部の沿革を見れば、教育施設として一流にするために払われた努力、その努力につきものの幾多の闘争と困難、懸念と焦燥などを窺い知ることができるであろう。私自身、十年にわたって（訳者注：マギル大学在職中）この苦闘の真っただ中にいたので、その間の事情をつぶさに知っている。そして今日ここに、私が見た白日夢の数々が実現をみたのである。私は自由奔放に大学の未来図を描いていたが、いま視察してきたばかりの何棟もの素晴らしい建物が建つとは、まったく思いもよらなかった。われわれのいた頃の大学は小規模なものであった。[13]ハワード教授が総長の手紙を極秘に私に見せてくれたときの感激を、今でも忘れることはできない。その手紙には、総長が多額の資金を医学部のために寄付する旨が記されてあったのである。その額は予想外に多く、私は喜びのあまり[14]「シメオンの頌《しょう》」を唱えんばかりであった。

このモントリオール総合病院やロイヤル・ビクトリア病院（両病院とも当市の大学における医学教育に重要な役割を担っているのだが）、この二つの施設の飛躍的な発展により、教育施設が拡充し、よりよい教育を受けた学生が巣立ち、ひいては、よりよい教育を受けた医師が誕生することになった。すべての眼目はここにある。われわれが大規模な研究施設・病院の建設に必要な資金援助を求めるのは、まさにこのためなのである。そこで学生は医学の科学《サイエンス》と技術《アート》を学ぶことができるであろう。化学、解剖学ならびに生理学は、人生の営みの中で人間と病気をどう位置づけるかについての視野を学生に与えてくれる。さらには、信頼に値する経験を積み上げてゆくために必要な土台を作ってくれる。ここにあげた分野はどれ一つをとってみても、複雑かつ難解な学問で、修得には多くの時間と労力を要する。ほんの数年間学んだだけでは、原理と基礎知識を多少習得しただけで終わってしまう。だが、病気の現象を正しく理解するのに役立つという意味合いで、これらの学問は医学教育カリキュラムに含まれていなければならないものである。すなわち、これらの学問分野は、われわれが目的を達成するための手段、しかも必須の手段となるものである。有能な外科医になるためには、人体解剖学と生理学に関する十分な知識が絶対に必要である。内科医で生理学や化学の知識を持たないものは暗中模索の状態に陥り、病気に関する正確な概念を把握することもできないだろう。まるで、でたらめな薬屋が[15]玩具《おもちゃ》の豆鉄砲を打っているようなもので、病気や病人に向けて相手かまわず弾を撃ち、自分でもどっちに当たったかわからない、というようなことになりかねないのである。

病気を教える難しさと変貌する病気

医学部の主要な機能は、病気とは何か、病気の症状、予防法、そしてその治療法を学生に教えることにある。このことを学ばんがために、ここに列席しておられる四百人の若い諸君は各地からはるばるやって来られたのである。この点で教師が担う責任は決して軽いものではない。教えるという任務には、多くの困難が伴う。科目そのものから生ずる困難もあり、医学生自身に問題があることもある。さらに、われわれ医師が働く場所にいる一般の人達に医学的な常識がないために、少なからず困難が生ずることもある。

病気は非常に複雑な経過を辿り、その法則を見出すのは至難のわざである。医学の理念に一大革新がもたらされたとはいえ、新しい医学の学派があげた成果は、将来の医学があげうる成果の先駆けをなしたにすぎない。今世紀における三つの偉大な進歩は、疫病対策の知識、麻酔学の導入、外科の消毒法の採用である。ほかの進歩は影が薄くなってしまうほど、これら三つの進歩が個人の身体的な苦痛の緩和に果たした貢献度は大きい。伝染病の原因を究明することが、まさにその防止法の発見につながった。たとえば、神の祟《たた》りと恐れられた腸チフスは、下水道の完備と汚染のない水を供給することによってほとんど消滅したのである。こういう伝染病治療の見通しも非常に明るい。世の人々は、多少の失敗、いや数多くの失敗にも落胆してはならない。真剣に考え研究に取り組んでいる人達は、正しい方向を目指して進んでいる。二十世紀後半になる前に、多くの伝染病に効く予防ワクチンができるのも夢ではあるまい。

先日、慧眼《けいがん》の持ち主である年配の友人が私にこんなことを漏らした。「確かに、病気の数は減り、この世から姿を消した病気もある。だが、新しい病気が次々に現われてくる。そんなこんなで、医者の数は減るどころか、かえって著しく増えているのだ」と。

伝染病がすべてこの世から消え去るとは思われないし、予防可能なものを含めて、病気は、今後も数多く存在し、われわれの労力を要することであろう。ところで、ある種の病気の数が著しく減少したにもかかわらず、それに比べて、医療職に携わる人の数が増えたのには二つの理由がある。一つは、医学が専門化したために、かつては家庭医がやっていた仕事の多くを引き受ける別の人々の職場が増えたことと、さらに昔に比べ、人々が医師にかかる回数が増え、そのために医師の働き口が増したことである。

薬物療法への警告

これまでは病気を治す方法よりも、病気を予防する方法を学ぶテンポのほうが早かったことは否めない事実である。だが、自らの無知をはっきりと悟った今、もはや[16]愚者の楽園に安住はできない。どんな症例でも、薬を一服与えただけで生死に関わる問題が解決する、などという愚かな考えを持つことはできない。熱は自然の成り行きにまかせるべきで、薬を与えてもほとんど効果がないとわかるまでには、非常に長い歳月がかかった。ごくありふれた病気の熱を下げるため六十ポンドも薬代を支払うのはけしからん、と前世紀の中頃、[17]老ドーバー医師は文句をつけたと言う。現代ならば、その額で熟練した看護婦を雇ったほうがはるかにましで、ずっと危険も少なく、患者も安楽に過ごせることだろう。

医術に困難はつきものだが、とりわけ薬に纏《まつ》わる治療ほど由々しい問題はないと言える。薬については不明の点が多く、権威ある医学の大家の間ですら、意見の一致が見られない。（さほど重要ではない薬についても同じことが言える。）大家ですら不確かなのだから、私ごとき者は「法教師ベン・エズラ」の詩にある有名な一節が深く胸に響くのである。

さあ、いったい誰に決めさせようか。
十人は私の憎むものを愛し、
私の求めるものを避け、私の受けるものを軽んじる。

十人は、眼も耳も私に劣らぬ人達だ。
われわれは皆、憶測を下す——彼らはこう言い、私はああ言う。
私の魂は、いったい誰を信じたらよいのだろうか。[18]

このような不確かさが生ずる主な理由の一つに、病気は何であれ、病状の発現が多様化してきたことが挙げられる。同じ顔を持つ人は二人といないように、すべての点でまったく同じ症例はありえない。あいにく、このことは多種多様の徴候を持つ病気について言えるばかりでなく、患者自身も皆それぞれ特性を持ち、それによって病状が変化する。

薬への信頼が薄れるに伴い、昔風の食事や運動や入浴や摩擦といった治療法、すなわち紀元一世紀ビサニア国の医師[19]アスクレピアデスがローマ人に用いて非常に効を奏した治療法といった、昔ながらの治療法に戻る傾向が見られる。こういった治療法はかなり効き目があるだろう。一方、薬は昔ほど頻繁には使われなくなったけれども、その使用にははるかに熟練した技術を要するようになった。薬の適用、さらには禁忌がはっきりしてきた。今や薬服用による治療効果は、失敗一に対し成功一〇〇（五十年前とは逆の比率だが）と言って差し支えないであろう。

二つの違ったタイプの医師

専門に纏《まつ》わる数多くの困難が生ずるのは、医術を施す者の側に原因がある。医師という職業を誤解することに端を発した過ちがよく起こる。誠に嘆かわしいことではあるが、この過ちを犯す者は多く、しかも自らは気づかない者もいる。医学の基礎である科学の基本原理を把握するために必要な基礎教育を受けなかった者、良い教師に恵まれず、教育に欠かすことのできない心構えを修得しなかった者、また、自分が何でも知っているという錯覚に早々に取り付かれた者、そういう医師は、たとえ失敗したにせよ、成功したにせよ、そこからは何も得ることなく、経験の中に隠された真髄を取り逃してしまい、やがて前より愚かになってこの世を去ってゆく。

医師を大別すると二つのタイプに分かれる。頭を使って診療する医師と口先だけで診療する医師である。頭を使う医師は、自己の職業のすべてを知ろうと欲し、病院や診療所を自らの住処《すみか》とし、病気およびその経過について幅広い、かつ深い哲学的概念といったものを把握しようと努める。こういう熱心で勤勉な医師は、往々にして厳しい道を歩み、成功するためには長い歳月がかかる。だが、こういう人達こそ、われわれ一般の医師を守る砦であり、口先だけで医者になり、あげくの果てに医者をやってゆけなくなるような[20]「お喋りキャシオ」的な医師が多い中で、まさしく貴重な存在なのである。

一般人への薬に関する教育の必要性

さて、われわれ医師は一般人を相手に働いているわけであるが、一般の人達に関わる困難が生ずる場合もある。聴衆の中には医師だけでなく一般の方々もおられるので、いささか気がひけるが、この点についても述べてみたい。医学上のことに関して常識を持っている人は非常に数が少なく、しかも教育程度に反比例することが多い。概して、牧師は教育程度が高いと言えると思うが、彼らは、日刊紙や宗教新聞に満載してある詐欺まがいの医薬品の擁護者としての悪名が高い。牧師達が[21]トレント会議で決められた教令から足を踏み外せば外すほど、魔術的あるいは[22]ガレン式の迷信に取り付かれやすくなる。

その上、人間にはもともと薬を飲みたいという欲望がある。過去数世代にわたり思い切った投薬を続けた結果、人間の細胞組織は薬への渇きを覚えるようになった。以前にも述べたことがあるが、薬への渇望は、人間とそれ以外の動物を区別する一つの特徴である。これこそ、われわれが克服してゆかねばならない最大の難関の一つであろう。食餌療法や簡単な家庭療法で十分治る軽い病気の場合でも、医者に診てもらうからには薬を処方してもらわねば気がすまない病人が多い。近頃の薬剤師は吐き気を催すようなまずい薬も口当たりの良いものにしてくれるので、人々は事あるごとに薬を飲みたいという誘惑に駆られる。となると、人類はかつての薬漬けの状態に戻るのではないだろうか。[23]ハネマンやその後継者のおかげで人類は薬漬けの状態から解放されたのだが、今や以前の状態に逆戻りするのではないかと私は恐れるのである。一般人の意識が高まり、医師にもっと分別がつくようになれば、投薬が医療の中で占める役割は、[24]アスクレピアデス式の昔ながらの治療法に比べて、はるかに少ないものとなるだろう。

要するに、医学という専門分野、われわれ医師、ならびに一般の人々に関わる問題について今まで述べてきたわけであるが、障害となる問題点は徐々に少なくなり、不必要な苦痛は全体量としては年を追って急激に減少してきた。その点は有難いことと言わねばなるまい。

患者のためになる医師づくりという大学の機能

ところで、病気とは何か、それをどのように予防し、どのように治療すべきかを学生に教えるという意味で、大学は崇高な機能の一つを果たしている。[25]ホームズ、サザーランド、キャンベル、ハワード、ロス、マクドネルなどの諸先輩方が有意義な教育を行い、自ら素晴らしい手本を示してくれたことによって、国中の多くの家庭に慰めが与えられた。ここ数年間に、大学ならびに病院で大変革が行われ、それに伴い医学教育施設が大幅に増加したが、それから得られる恩恵は、この市の市民に限らず、本学を卒業する医師が行く先々に、広く、深く及ぶことであろう。医学教育が向上し、全国の医科大学から優れた医師が輩出されるようになれば、誤診は少なくなり、熟練した技術による応急処置が可能となり、多くの苦しみ病める者と、その身内の人々の苦痛と不安が取り除かれることになるであろう。

医師には明晰な頭脳と温かい心が必要である。その仕事は骨の折れる複雑なものであるから、最高度の頭脳の働きを必要とし、それと同時に、絶えず感情や繊細な感覚に訴えてゆかねばならない。今ほど医師が大いなる影響力を持ち、世のために重要な役割を果たしている時代はなかったと言える。この使命に適うような人づくりをすることが、優れた大学の果たす最高任務の一つである。医学の徒である諸君の最大の使命は、病気と死に対してたゆまぬ闘いを挑むことである。諸君は諸君の先輩よりも、より良い教育を授けられ、より優れた知識・技術を得た。だが、その先輩達の精神によって励まされ、彼らの希望を支えとして、不断の闘いを続けてゆかねばならない。[26]「生きとし生けるもののすべての希望は、われわれが掲げる旗印なのであるから」。

〔三〕 考えること

大学における考える機能とは

大学が担うもう一つの機能は、考えることである。あらゆる領域にわたる最新の知識を教えること、現在の学問の状態（status præsens）へと発展してきた歴史的過程を教えること、教育のやり方を授けること、以上は大学教師ならほとんど誰でも平素やっている任務である。ところで、自らが教える教科を深く究めたこともなく、学問についての深い考えなど必要とも重要とも思わないような教師ですら、この教えるという務めのほうは、たぶん片手間にやることができるだろう。だが、大学における考える機能とは、人間の知識の領域を広げるという大学人に課せられた責務である。この務めを果たしてこそ、大学は優れた大学であると言え、人間の精神に広範な影響を及ぼすことができるのである。

われわれは、いまや医学部発展の岐路に立たされている。何年にもわたる苦闘の日々を経て整備してきた教育施設もほぼ完成し、モントリオール総合病院とロイヤル・ビクトリア病院の協力を得て、学生はあらゆる分野において徹底的な研修を受けることができる。いまや大学のより重大な任務は何なのかを論議する時期にきており、その展望に立って大学は発展してゆかねばならない。いままでの労苦の数々、ならびに惜しみなく与えられた援助を思うとき、こんなことを言っては落胆されるかもしれないが、大学には極めて重要なもう一つの機能がまだ果たされずに残っており、われわれはそれを育て維持してゆかねばならない。それは、大学がある発展段階まで達したときには、どうしても避けて通れない問題である。発展の途上にある大学はゆっくりした変化を辿り、今日のように大学発展上、画期的な時期は別として、その歩みは当事者の眼には見えないかもしれない。かつて(27)コテ通りの校舎で教えていた教師および彼らの教え方は、学部創立当時よりは優れていた。大学通りの新校舎で教えたわれわれおよびわれわれの教え方は、コテ通りのときより勝っていた。そして現在、医学部にいる諸君は、十年前に比べ、はるかに優れた授業と研究を行っている。(28)古い体制はすべて変わり、その変化についてゆける者は幸いである。キーツの詩「ハイペリオン」に出てくる敗北を重ねる神々のように、真実という慰めが得られない多くの人達は、(29)オケアノスの賢明な言葉にさえ憤る。（実は十八年ほど前、ある講演のときに、まったく別の印象を抱いてこの詩を引用したことがある。）

われわれの後を、若く溌剌《はつらつ》とした完成がついてくる。
……われわれから生まれ、
われわれを凌ぐ運命をもって……。(30)

ここで、その任務の及ぶ範囲や目的についていささか述べてみたい。

われわれのすぐ後に続く新たな「完成」は、大学がより重大な任務を果たして初めて実現される。

教える教師と研究する教師

最新の知識を教える教師は必ずしも研究者であるとは限らない。教師の中には、研究に必要な訓練を受けていない者も多く、あるいは研究をする時間的余裕のない者もいる。学生にとっては非常に優れた教師であっても、自分の領域の高度に専門的な研究が皆目理解できていないような人もいる。半面、頭の切れる優秀な研究者が、教師としては惨めな姿を示した例も数多くあったのではないだろうか。

一定の発展段階に達し、教えることと同様、考える機能を果たしたいと望む大学は、慎重に教師を選ばなければならない。望ましい教師とは、自分の専門分野の世界的に優れた研究に精通（au courant）しているのはもちろんのこと、自らの理念を持ち、それを実行に移す覇気と活力の持ち主でなければならない。同時に、各自の専門領域から世界の知識の宝庫に多少なりとも寄与できる人でなければならない。こういう種類の教師のみが、大学を偉大にすることができる。人材は遠く広く求めるべきである。[31]ストラボのマントの中に安住し、学外から教師を求めないような大学では、教えることが上手な教師は得られても、考えることに優れた人材を得るのは難しい。

研究の進捗を阻む主な障害の一つは、教師に課せられた日常的な授業と実験義務という重圧である。この二つの義務があるために、優れた研究能力を持っている教師も、その精力を吸い取られてしまう。この障害を克服する必須条件としては、まず教師に十分な助手をつけてやることである。そうすれば、教えることで精力を使い果たすという事態は起こらないだろう。次に必要なのは、卒業生などに研究を奨励し，教師の指導のもとで研究を進めさせることである。大学特別奨学金や研究奨学金などの制度によって，大学には多くの若い有能な人材が集まる。彼らは，第一線に立って，学問の究明，検証，定義，修正といった仕事を行う。これら若い研究者の仕事によって，大学は考える機能を果たしているという事実を外部に明示できるのである。高度な学問的訓練を十分に積んだ若い優秀な頭脳に取り囲まれていると，教師自身も刺激を受け，より優れた研究を行うようになる。そのためには，広い視野に立って，自分の学問領域で何が問題になっているかを知らねばならない。

大学と病院関係者の協力が適切に行われるならば，モントリオールは，北米大陸における(32)エジンバラのような一大メディカルセンターになるであろう。人々は健全な学問を求めてこの地に集まり，研究施設は有能な学生を引きつけ，ここで教えたことは世界各地に広まる。その時，ここは最も高度で最も優れたメディカルセンターとして広く認められるようになるだろう。

当マギル大学ほど将来に希望の持てる大学はない。最近十年の発展は，これからの大学の姿を約束してくれたのだ！ さらに，この北米大陸で，高等教育にこれほど力を注いだ市はないと言ってもよい。今後われわれがなすべきことは，適切な言葉が見つからないのでうまく表現できないが，大学精神（the university spirit）と呼ぶようなものを育んでゆくことである。大学精神は，豊かな大学にあるとは限らず，かえって貧乏大学に溢れているかもしれない。それは，人間との関わりから生まれ，金とは無縁である。店で買ったり，注文に応じて作るものでもない。任務と崇高な理想に対する忠誠心があれば，それはおのずと得られるものであり，それがないと，どんな有名大学であろうとも，偶像崇拝の青銅の蛇である(33)Nehushtan《ネホシタン》という文字が正門に刻み込まれてしまう。そういった大学精神を育んでゆく仕事が、われわれの手に残されているのである。

訳者注

(1) ハーヴェイ(William Harvey, 1578-1657)：英国の医師・解剖学者で、血液循環の発見者。引用は、*Anatomical Exercitations Concerning the Generation of Living Creatures*（1653）の序文。

(2)「噛み合う」(gnarring）という語は、英国の詩人テニソン（Alfred Tennyson, 1809-1892）の「イン・メモリアム」(“In Memoriam A. H. H.,” part 98, stanza 5, lines 16-17）を踏まえている。

(3) 旧約聖書、イザヤ書、九：三。

(4)「魂の医者」(physicians of the soul）はもともとは聖職者という意味だったが、オスラーの時代から精神科医も自分達を指す言葉として使うようになった。

(5) ニューマン(John Henry Newman, 1801-1890)：英国の神学者・哲学者。オックスフォード運動（一八三三〜一八四五年、教会改革の運動）の指導者だったが、後にローマカトリックの枢機卿になる。引用は、『承認の原理』〔*An Essay in Aid of a Grammar of Assent*（1870), Oxford, Clarendon Press, 1985, chap. 10, sect. 1, pp. 256-257〕。

(6) ネメシス（Nemesis)：ギリシャ神話に登場する応報天罰の女神。

(7) ラテン語の格言（“Ars est celare artem”)。

(8) ユノ(Juno)：ローマ最高の女神で、ギリシャ神話のヘラにあたる。ジュピターの正妻で、結婚および産褥中の女性の守護神として崇拝されたが、嫉妬深く、その上執念深い妻だった。アルクメネーがヘラクレス（夫ジュピターの子）を産んだとき、ユノは胡座をかいて座っていて、なかなか産ませなかったという。ユノが胡座をかいて座っている限り、赤ん坊は産まれない。ホメロス（Homer）の『イーリアス』(*Iliad*, book 19, lines 114 ff)、またローマの詩人オヴィド（Ovid）の『変身譚』(*Metamorphoses*, book 9, lines 290 ff)。オスラーはユノの例を引用して、現在、お産の苦しみは昔に比べてはるかに軽減されたと述べている。

(9) ネペンテス（nepenthes）：悲嘆や苦痛を忘れさせる古代の飲み薬。

(10) 旧約聖書、詩篇、九一：五〜六。

(11) ヒゼキヤ王（Hezekiah）：旧約聖書、列王紀下、十八：二〇、イザヤ書、三八などに登場するイスラエルの王。信仰が厚く、その祈りは神に聞き入れられて、イスラエルのために大いに功をなした。

(12) ゲハジ（Gehazis）：旧約聖書、列王紀下、五：二〇〜二七。預言者エリシヤの僕。癩患者ナアマンはエリシヤに癒された。その礼をエリシヤが受け取らなかったので、ゲハジはだましてそれを奪い私腹を肥やしたという。

(13) ハワード教授（Robert Palmer Howard, 1823-1889）：マギル大学の医学部の内科学教授で、オスラーの三恩人の一人。

(14) シメオン賛歌（Nunc dimittis）：シメオンの頌。「主よ、今こそ、御言葉にしたがいてしもべを安らかにゆかしめたもうなれ」に始まる頌歌。英国国教会の『祈祷書』（*The Book of Common Prayer*）では晩祷の式で歌いまたは唱えられる。

(15) 原文の“popgun pharmacy”は、現行の非能率的な医薬の投与を意味している。おそらくオスラー自身の造語であろう。*OED*（*Oxford English Dictionary*）には初出としてこの例文がでている。

(16) 愚者の楽園（“a fool's Paradise”）は、一種の諺で、「実態のない幸福、幸福の幻想」を意味する。

(17) ドーバー医師（Thomas Dover, 1662-1742）：英国の医師で、医学分野での著作がある。引用文は、*The Ancient Physician's Legacy to his Country*, London, Printed by the author, 1732, p. 140.

(18) 英国の詩人・思想家ブラウニング（Robert Browning, 1812-1889）の「法教師ベン・エズラ」（“Rabbi Ben Ezra,” stanza 22, lines 127-132）。

(19) アスクレピアデス（Asclepiades, 124-c. 40 B. C.）：紀元前一世紀のギリシャの医師。反ヒポクラテス派で、病気は体の微小体血球の不調和な動きから起こると主張。簡単な治療―食事療法、入浴、運動を勧めた。

(20) キャシオ（Cassio）：『オセロ』に登場する新任の副官。引用は、腹黒いイアゴがキャシオはお喋りだと言って誹謗する台詞。英国の劇作家シェイクスピア（William Shakespeare, 1564-1616）の『オセロ』（*Othello,*

I, i, 18-27)。

(21) トレント会議（the Council of Trent）：ローマカトリック教会の公会議（一五四五～一五六三）で、教理を明確にした。オスラーの言わんとするところは、クリスチャンがトレント会議で決められた教理から逸脱すればするほど、宗教ばかりでなく医学でも迷信を信じやすくなるということである。

(22) ガレン（Claudius Galen, c. 130-c. 200）：ギリシャの医師。解剖学と生理学を修めて四大体液論を完成した。医学を学問として高め、近代医学がガレンの考え方に対する批判として始まるまで千年以上にわたって医学界の権威とみなされていた。薬剤による治療医学の知識もあったという。

(23) ハネマン（Samuel Christian Hahnemann, 1755-1843）：ドイツの同種療法の創始者。ある薬を少量健康体に与えるとその病気に類似した症状を起こすことから、その薬を病人に与えて治療する方法を始めた。

(24) アスクレピアデス（Asclepiades）：注⒆参照。

(25) いずれもマギル大学医学部の教授。
ホームズ（Andrew Fernando Holmes, 1797-1860）：医学部創設に尽力した教授の一人。化学と薬物学を教えるかたわら、生理学と病理学の研究の推進に力を注いだ。

サザーランド（William Sutherland, 1816-1875）：化学の教授で、モントリオール市立医学校（the Montreal School of Medicine and Surgery）の創設に尽力した。

キャンベル（George W. Campbell, 1810-1882）：外科学と産科学の教授で、オスラーが在任していたころの医学部学部長。「言葉ではなく、行為で」が彼のモットーであった。

ハワード（Howard）：注⒀参照。

ロス（George Ross, 1845-1892）：外科学教授。「二十五年後に」注⒁参照。

マクドネル（Richard Lee MacDonnell, 1853-1891）：内科学教授で、オスラーの友人の一人。オスラー達が仲間と始めた医学の文献を読み合うジャーナルクラブの常連だった。

(26) "for the hope of every creature is the banner that we bear"：出典不詳。

(27) マギル大学の医学部は当初コテ通りにあった。一八七〇年代初期に現在の地に移り、オスラーはそこで二年間を過ごした。

(28) 英国の詩人テニソン（Alfred Tennyson, 1809-1892）の「アーサー王の死」（"Morte d'Arthur," line 240）。旧きものよりの解放と新しきものの創造は、当時の英米における思想的特色であった。

(29) オケアノス（Oceanus）：ギリシャ神話の水を象徴する神。

(30) 英国の詩人キーツ（John Keats, 1795-1821）の「ハイペリオン」（"Hyperion," book 2, lines 212-214）。

(31) ストラボのマント（Strabo's cloak）：ギリシャの地理学者ストラボ（Strabo, c.63 B. C.-c.24 A. D.）の提唱した世界を示す。オスラーが言わんとしていることは「医学を地理的に狭い範囲に限定してはならない」ということ。出典は、英国の医師・文人ブラウン（Thomas Browne, 1605-1682）の『医師の信仰』（*Religio Medici*, part 1, sect. 56）。

(32) エジンバラ大学は世界の一大メディカルセンターで、十九世紀にはアメリカやカナダから多数の医師が留学した。スコットランド人が創設したマギル大学は創立当初よりエジンバラ方式を取り入れ、その教育を行っていた。

(33) Nehushtan：旧約聖書、列王紀下、十八：四。モーセのたてた青銅の蛇で、イスラエルの人々の偶像崇拝の的の一つだった。名君ヒゼキヤ王はこれを打ち砕いた。

看護婦と患者（一八九七年）

オスラーはジョンズ・ホプキンズ大学の内科教授として、一八八九年から一九〇五年までの間、研究と教育と診療とに極めて充実した生活を過ごし、ジョンズ・ホプキンズ病院では、医学部の学生同様、看護学校の学生の教育にも当たった。彼は看護婦のよき指導者でもあったが、同時にまた、看護婦を極めて厳しく批判もした。彼は看護業務の特殊性というものをよく識別し、特に看護婦が行うケアは極めてレベルの高いものであることを強張した。

この講演は一八九七年六月のジョンズ・ホプキンズ病院看護学校の卒業式に行われたものである。オスラーはこの講演の席で、今日は看護学生のおめでたい卒業式なので、ここで看護婦の欠点を取り上げることは差し控えるとは言いながら、すぐその後で看護婦を痛烈に批判している。看護婦を愛し、医師以上に患者のケアの中心的担い手の役を務めるのは看護婦であることを信じた彼であってこそ、卒業式にこのような厳しい発言ができたのであろう。

わたしは言った、「舌をもって罪を犯さないために、
わたしの道を慎《つつし》み、
悪しき者のわたしの前にある間は
わたしの口にくつわをかけよう」と。

(1)詩篇、三九：一、二

なんじ何ごとをか聞きし、それをなんじと共に葬れ。
心を強くせよ、そはなんじを張り裂かざるべし。

(2)ベン・シラの知恵、十九：十

見よ、過ぎ去った歳月の谷間《あい》を
灰色の一隊が通り過ぎてゆく、
その女王より忌わしい姿をした
死の痛ましい一族を。
その光景を見て関節はガクガクし、血管に
火がつき、あらゆる筋肉が筋違いを起こす。
生命の中枢にある器官のすべてが猛り狂う。

(3)トマス・グレイ

看護婦に関する若干の問題点

あなた方看護婦は一人の人間として、さまざまな観点から評価を受けるであろう。人類愛を持つ者として、社会の一員として、一個人として、職業人として、あるいは家庭人として、などといった観点から評価される。その美点に対しては、われわれは極めて好意的であった――事実、看護婦について語る言葉は、(4)神から恵まれた食物マナのように甘かったのである。看護婦には欠点もある。だが、この際、欠点には目をつぶることにしよう。なぜなら、今日のこの席は、非難の言葉を口にするのに相応《ふさわ》しい時と場所ではないからである。われわれは、いつなん時、看護婦の世話にならないとも限らない。そこで、人間すべてに、いや一人ひとりの人間にとっても関心の深い看護婦に関する若干の問題点をあげて、あなた方の注意を喚起したいと思う。

文明化の道を歩む今日にあって、看護婦は世の人々に恩恵を与える存在であろうか、それとも恐怖を与える存在であろうか。病む者の立場から言えば、私は後者の見解をとらざるをえない。それには幾つかの理由が考えられる。まず、自尊心のある人間ならば誰しも、無防備の、いわば普段着のわが身を他人の眼に晒《さら》したいとは思わないだろう。病気になれば、眼は霞み、頰は青白くこけ、あごには無精ひげが生え、まるで案山子《かかし》のように貧相になる。そんな姿は自分の妻にさえ見せたくないのに、まして白・青・グレーのユニフォームに身を包んだ見ず知らずの女性に見せたくないと思うのは当然である。

さらに、その女性は、同じ人間に対して許しがたいほど横柄な態度をとる。とりわけ、発熱した病人に接するときの態度を見れば、フェミニストと呼ばれる[5]レムエル王は別として、誰しも看護婦の美徳を褒《ほ》め讃《たた》えなくなるであろう。看護婦にとって、人間は[6]産着にくるまれた赤子のようなもので、しょせん彼女の手の上に置かれた、体の自由の利かない[7]土くれに過ぎない。看護婦は、やるべき職務を逡巡《しゅんじゅん》せずに遂行する。全身清拭、スポンジ清拭、食事、検温と続くと、病人はヨブのような叫び声をあげたくなるのだ。[8]「どうぞ、しばしわたしを離れてください」と。

壁に顔を向けじっと静かに病気に耐え、そして本人が望むなら、そのまま誰にも邪魔されることなく死んでゆくというのは、太古の昔から、動物の本能として人間に与えられた特権ではなかったのか。それなのに、訓練を受けた看護婦はこの特権さえも病人から奪ってしまったのだ！ その上、病人を見守る優しい母親、愛する妻、献身的な姉や妹、忠実な友人、病人に仕え、医師の指示を守りながら、できるだけ病人の意に沿ってくれる年老いた召し使い――みんな病人の周りから姿を消した。[9]見覚えのあるあの顔はもう見られない。そして、今や、あなた方看護婦が君臨しているのだ。そのため、真の病気のほかに、昔の病人は罹らなかったような、家庭から隔離されたために起こる余病が併発している。あなた方は、他人には譲渡できない病人の権利を奪い、病人にとって大切な人達を追い払ってしまった。いわば、侵入者であり、変革者であり、強奪者でもある。そして母、妻、姉、妹達は、あの優しい愛の務めが果たせなくなってしまったのである。冗談はさておいて、あなた方の出現で生じた病人の心の痛みを軽視してはならない。

かけがえのない大切な命の世話《ケア》を赤の他人に委ねることは、この世の最大の試練の一つだと言えるかもしれない。病人は、神聖冒すべからざるものを犠牲にして、あなた方の技能や手順に身を委ねる。現代の複雑な社会のもとでは、看護と慈善行為は、余り正面きって行わないほうがよいであろう。もちろんその時には、[10]山上の垂訓の至福は幾つか犠牲となり、詩に詠まれた[11]「黄金の鎖の輪」が天から地へと落ちてゆくかもしれないのだが。

心の中のありのままの姿を行動に出してはいけない

病む者は時として歪んだ判断を下す――私はそれに心からの同情を覚えても敬意を払うわけにはゆかないが――あなた方看護婦は、時に批判の声を浴びることがあるにせよ、多かれ少なかれ、世の人々に恩恵を与える存在と考えられている。確かに、あなた方は医師を援助し、医療の実践を容易にしてきた。熱のある患者にとっては、かつての二時間ごとの服薬にも勝る存在である。一般大衆の知的レベルが上がるにつれ、看護婦のおかげで薬代を支払わなくてもすむ場合が増えてほしいものである。

『種の起源』の〝本能〟の章で、ダーウィンは、小さな黒蟻《あり》（奴隷蟻）が素晴らしい看護《ケア》能力を発揮している様子を生き生きと描き出している。主人達は無力で飢え死にしてしまうところだったが、一匹の奴隷蟻をそこへ入れてやると、[12]「この奴隷アリはすぐにはたらきはじめ、生きのこっていたものたちに餌をあたえ、生命をすくった。さらにいくつかの房室をつくり、幼虫の世話をし、万事をうまくととのえた」。そう、万事をうまくととのえてやったのだ！　病室で、いや家庭においても、あなた方の一言で、無秩序と混乱に替わって秩序と静けさが生ずるのを目の当たりにしたとき、私は何度となく、この「万事をうまくととのえた」という語句と、この蟻の話を思い浮かべたものである。

概して看護婦は喜びと幸せのメッセンジャーであるが、時として悲劇の権化になることもある。長患《わずら》いの病、魅力的で誘惑に陥りやすい看護婦の[13]エブスミス夫人、そして意志薄弱な夫――世の夫はみな性格の弱さを持っているものだが――これだけで、家庭の悲劇が生まれる十分な道具立てが揃ったことになる。あなた方に確固たる節操がない場合には、このような悲劇は至る所で起こる可能性があるのだ。

あなた方は世の妻の脅威の的となり、夫にも忍び難いほどの精神的苦痛を与えるかもしれない。今日のような慌ただしい世の中では、神経の細かい女性の悩みは深刻である。人間は誰しも心の奥深くに未知の感情が流れている。それは音も立てずに流れており、ヒステリーや神経衰弱という急流、渦を巻く水流に出会うと水しぶきを上げる。そういう時こそ、あなた方がきめ細かく控えめな共感の気持ちを示し、愛情と毅然さを合わせもった賢明な態度をとるならば、こういう気の毒な女性の信頼を得ることができる。あなた方は、いわば防御の岩であり、その岩にすがりついていた女性が岩から離れると、彼女は波に呑まれそうな気持ちになる。あなた方は、彼女の人生になくてはならない人、家族の一員となる。そして、時には夫婦間にさす暗い影になることもある。気の毒にも犠牲者となった夫がこう述べている。

[14]「あの人は、私の妻の身も心も奪ってしまった。私から見ると、彼女は妻の病気と一体になってしまったようだ」と。

確かに、女同士の神秘的《オカルト》な愛情、[15]アリストファネスが人類の起源論で述べたような愛情が女性間に生まれる可能性はある。しかし、普通の場合、女性間の愛情は、弱者が強者に依存することから生ずるもので、妻は、夫に求めても得られない[16]「厳格な強さと事態をうまく処理してくれるという期待感」を看護婦に抱くかもしれない。

このような場合、控えめで慎重な態度で共感の気持ちを表わすには、細心の注意が必要となる。事態の処理法は個人個人の気質によって異なるし、感情の激しい人は感情を抑えねばならず、それを学ぶのは難しいかもしれない。だが、誰にでも言えることは、心の中のありのままの姿をそのまま行動に出してはならない、ということである。感情のおもむくままに、(17)「同情の涙の聖なる源の堰《せき》を切る」ならば、取り返しのつかないことになる。自分の心の弱さを十分自覚した上で職務に就いてほしい。

(18)女性は異性である男性を欺き、時としては、同性であるほかの女性を欺くこともありうる。私は数週間前、ある堕落した看護婦の話を耳にしたが、あなた方も、いつ、その看護婦のような運命に見舞われないとも限らないのだ。患者は、誰もが愛さずにはいられない(19)プレシータイプの女性で、(20)放縦でバラ色の生活を送ったあと、厳しい安静療養を申し渡されていた。彼女は退屈な療養生活を三か月送ったあと、静かな山地に転地することになり、それまで付き添っていた看護婦二人のうち、落ち着きのあるほうの看護婦がついて行ったのである。この某看護婦は十分な訓練を受け、多年にわたる豊富な経験を積んでいた。よい意味での典型的な(21)ニューイングランドタイプの女性であった。ところが、悲しいかな、彼女の堕落のほうが大きかったのである。実は先ほど述べた美人の患者には、過度の喫煙という悪癖があり、そのため病状が悪化して、医師から禁煙を厳重に申し渡されていた。三週間後、私の知り合いがたまたま療養先を訪れたところ、患者と看護婦がベランダでくつろぎ、上等のエジプトタバコを美味しそうに吸っていたと言うではないか！　私の知り合いは愕然としたそうである。

わたしの口にくつわをかけよう

あなた方看護婦は、牧師や医師とは異なり、人生の悲惨な秘密すべてを受け取るわけではない。しかし、家庭に出入りして、そこで知られまいとしても隠しおおせない悲惨さを目撃する。家庭内の秘密の扉は開いていて、あなた方はいつでも覗《のぞ》き込むことができる。そして、ほかの誰も知らない、最も神聖な秘密を心ならずも所有することになる。今日なお、[22]ヒポクラテスの誓いの一部、病人に関して見聞きしたことの秘密を守る、という一節を、卒業時に、あなた方も宣誓すべきであろう。

あなた方のベルトにつけたかぎ鎖に覚え書きとして彫り込み、心に留めていただきたい格言が二つある。一つは[23]「わたしの口にくつわをかけよう」であり、もう一つは[24]「なんじ何ごとかを聞きし、それをなんじと共に葬れ」である。寡黙、すなわち慎重さを表わす沈黙は美徳である。だが最近の騒々しい時代、[25]「お喋り連中」の話し声が至る所で聞かれ、誰かが言ったように「話し言葉が思考に取って代わった」ような近頃では、沈黙の美徳を身につけることは難しい。生まれつきの無口は弱点と言えるかもしれないが、私がここで言っている無口とは、計り知れないほど価値のある修得された能力のことである。トマス・ブラウン卿は、二つのタイプの無口の差異を明確にし、次のように述べた。[26]「沈黙は愚か者の知恵であると思うなかれ。時宜を得た沈黙は弱点ではなく、寡黙の美徳を持つ賢者の名誉となる」。寡黙の美徳とは、すなわちカーライルの言う[27]「沈黙を守る偉大な天分」である。

医学に関連した事柄や身の毛もよだつような恐ろしい話には、不思議に誰もが興味をそそられる。そのため、口の軽い看護婦は、回復期にある患者のうまい誘導尋問に乗って、病棟や手術室で起こった「感動的な出来事」を話してしまうことがある。いったん看護婦の口を開かせたからには、患者は始末に負えなくなり、ありのままの単純な話では満足しなくなって、ますます詳しい話をせがむようになる。病気に関するお喋りは(28)『千夜一夜物語』のようなもので、思慮深い看護婦ならそのような話に才能を発揮することなどありえないはずである。

最近、忌わしい慣行が蔓延《はびこ》り始めている。看護婦の名前もあがっているようだが、ここにおられる皆さんはどうなのであろうか。私が問題にしているのは、口に出すのを憚《はばか》るような病気について、あけっぴろげに話し合う傾向のことである。これは、何ごとも公表するという現代の不快きわまる風潮からきているのかもしれないし、また新聞に載っているような社会の汚物で、われわれの毎日の生活が汚染されるがままになっているからかもしれない。個人の病気について人前を憚らずに喋るのは、たいそう礼儀に反することと言えよう。

一か月ほど前のことだが、誂《あつら》えの上等なスーツを身につけた女性が二人、電車の中で私の真向かいの席に座って、周りの者に聞こえるくらいのキンキンした(29)フルヴィア口調で、自分達の病気について意見を述べ合っていた。つい先日、母親でも顔を赤らめながらホームドクターに話すような体験談を、若い娘が食事中に恥ずかしげもなく披露しているのを耳にしたばかりである。今日、個人の身体的苦痛、不安までを含め、何もかも世の人々に公表する風潮がある。悲しいかな、祖父母達が行ってきた古き良き風習は廃《すた》れてしまった。ジョルジュ・サンドは当時の人々について次のように述べている。

昔の人々には生き方、死に方の心得があった。自分達の病気を人の眼に触れないように隠していた。たとえ痛風があっても、苦痛で顔を歪めることなどせず、何ごともないように歩く。苦痛を隠すことは、躾《しつけ》の基本であった。[30]

われわれ医師は、この点では、極めて罪深い者と言える。医師仲間同士で、あるいは一般の素人の人達と、好んで[31]「自分の商売の話」をしたがるからである。

さて、今までかなり大胆にものを言ってきたので、この際もう一言、さらに別の危険について申し上げておきたい。どんなに十分な教育を受けたにしても、あなた方は中途半端な知識、似非《えせ》科学の危険から逃れることはできない。それは、極めて致命的で、しかも誰もが陥りやすい精神の落し穴である。日々の仕事の中で、あなた方はそれとは意識せずに科学用語を耳にし、意味をはっきり理解しないのに、その言葉を習得したと思い込む。

私はある日偶然に、そういう学のある看護婦の典型とも言える人物に出くわしたことがある。その日、担当の外科医に会えなかったので、患者について彼がどう考えているかを聞きたいと思って、遠慮がちにその看護婦に訊ねてみた。すると、彼女は即座にこう答えた。「先生のお考えでは、患者には管内粘液腫（intracanalicular myxoma）と思われる徴候が見られるとのことです」。そこで私は気がかりになって「あなたは、彼が内胚葉性か、または中胚葉性のものと考えるといった言葉を耳にしたのですか」と訊ねると、この好奇心の強い看護婦は、少しもたじろがずに、「確かに、中胚葉性のものだと思います」と答えたのである。彼女は、[32]ワーテルローの戦いのような危機的場面においても、この時と同じように落ち着き払って、スポンジ（訳者注：内容のうつろな答え）――外科用消毒ガーゼのことだが——を外科医の手に渡したことであろう。

自分の見聞きするものをもっと深く、もっと詳しく知りたいという誘惑に抵抗するのは非常に難しいことであろう。しかも、無知でいると焦燥の念に駆られる。だが、薄っぺらな、見せかけだけの知識に基づいた確信よりも、無知のほうがはるかに健全なのである。

結婚を看護婦の堕落にしないために

著名な外科医の友人が、[33]プリーストリー夫人の口調で「看護婦の堕落」という題の随筆を書いた。彼は賢明にも公表を差し控えているようだが、許しを得て、あなた方のためにその一節を引用させてもらうことにしよう。

> 看護婦によく見られる第五の堕落は結婚である。今日[34]女神ベスタに仕えた処女達がかくも安易に平凡な結婚に踏み切るのは、女性特有の矛盾を例証しているとまでは言わないが、矛盾の一端を表わしているとは言えよう。看護婦長協会はこの問題に関して目下調査中であると思われるので、近日中に、総婦長、病棟主任、卒業生、在学生のうち、何パーセントの人達が、[35]金の指輪を手に入れるために看護婦として受け継いだ遺産を売り渡したかについて、その正確な集計が得られることであろう。

このような無礼な引用文を読むのは気が引けるのであるが、あえて引用したのは、こういう意見に断固として異議を申し立てたいためにほかならない。結婚は看護婦の当然の最終ゴールである。

(36)男性はあまりに若くして結婚すると不利をこうむると言ってもよいが、一方、未婚の女性も未完成の存在であると言えよう。理想、一生を捧げる職業、大望などは、たとえ(37)聖テレサの熱狂に匹敵するものであったにせよ、(38)男の子が気まぐれに放つ矢の前には、跡形もなく消え去ってしまう。だからと言って、あなた方は非難、嘲笑されねばならないのか。とんでもない。あなた方は褒められてしかるべきである。ただし、これには注意してほしい点がある。こう申し上げるのは(39)ナッティング先生の特別な頼みがあったからでもあるが、訓練期間中には恋愛を差し控えること、さらにあなた方と共同作業をするスタッフの医師との交際をできるだけ控えること、この点に留意していただきたいと思う。

現代社会における看護婦は、ローマ神話の(40)ベスタというより、むしろプラトンのいう(41)女性の守護者達に匹敵する存在である。すなわち、最高の女性の中から選び抜かれた女性で、健康についての法則に知識を持ち、あらゆる階層の人間に接し、共感の力を深めてきた人達である。病院や開業医のもとでの経験は看護婦を(42)マルタのような女性にはしないけれども、その代わり人生の伴侶としての価値を高めてくれる。シャロンのバラが哀調を帯びた調子で歌った、あの昔からある病、(43)「酒をもってしても、林檎《りんご》をもってしても癒《いや》されない」その病に対して看護婦が免疫を持たないとしても、祝福を受けこそすれ、非難されるには当たらない。

貴重な一生を看護職のために

個人的な能力という点から見れば、看護婦は一種の贅沢品《ぜいたくひん》であると言えよう。だが、公的観点からすれば、看護婦は人類の大いなる恵みであり、医師や牧師と肩を並べ、その使命から言っても、決して劣らぬ存在である。看護婦という職は決して新しいものではなく、看護は太古の昔から(44)三つの天職の一つとして存在していた。看護婦の思いやりある頭脳は、患者の苦痛を和らげる方法を考えるためにあり、優しい心は、たとえ(45)「この荒れはてた隊商宿」の不幸の重みに喘《あえ》いでいても、苦しむ者に一時《ひととき》の平和を語りかけ、そして愛の手は、悲しみ、困窮、病にある者のために差し伸べられた。

看護を技術《アート》として修得し、専門職にするという概念は近代になって発達したもので、実際に看護が行われたのは遠い昔に遡《さかのぼ》る。穴居時代の母親が病気のわが子の額を小川の水で冷やしてやったとき、敵から逃れる途中、急《せ》き立てられながらも、傷つき倒れた仲間の傍らに一片の肉、一握りの食べ物を置いていったときに、看護はすでに行われていたと言えよう。

一方、わが国では、看護は一生を捧げる専門職として高度の発達をみてきた。すでに卒業生が数多く輩出し、看護婦登録人名簿は埋まり、地域によっては看護婦が多すぎるため、真に有能な看護婦が職に就けない、という深刻な事態が起こりつつあるとのことである。需要と供給の調整がつくならば、事態は自然に是正されることであろう。

現在、看護学校への志願者の大半は、女性として生計を立てうる職業を看護に求めている人達である。だがここに、わが国で真剣に取り上げるべき別の側面がある。というのは、自然が女性に課した最大の務めを全うしようとしない、いや、全うすることのできない女性が増えてきたことである。女性は何歳になると、婚期を過ぎたと言うのであろうか。軽率の誹《そし》りは免れないかもしれないが、仮に二十五歳とする。この重要な時期にさしかかった女性で、生活の糧のために働かなくてもすむ人、または家庭内に緊急を要する仕事がない人は、エネルギーと感情を適当な方向に逸《そ》らさない限り、危険人物になる可能性がある。人の心を見抜くのがうまい人は、そういう女性の顔を見て例の(46)よくある話を読み取ることであろう。あるいはサッフォーの、あの感傷的な詩句を心に思い浮かべるであろう。

あまい林檎《りんご》が唯一つ高く
梢の枝に赤く熟れている
とり収《い》れる人が忘れていったか
いいえ、その梢はあまり高くて
人々の手には及び得ないため(47)

しかし、このまま放って置かれると、彼女はその素晴らしい才能を持て余してしまう。社交生活に浮き身をやつし、時おり教会で奉仕活動をするだけで、その貴重な一生を無為に過ごすことになるであろう。こういう女性には職業が必要である。彼女の心を満たしてくれる天職が必要なのである。正規の学校に入らなくても、教会の仕事に就かなくても、その仕事を看護職の中に見出すことができるであろう。

いわゆる看護学校と呼ばれるような施設がなくても、ドイツの(48)デアコネスに類似の看護婦の団体組織があれば、大小の施設のケアを賄《まかな》うことができると思う。そのような組織は宗教とは無関係で、ただ実践宗教の使徒である(49)聖ヤコブを守護聖人としてもよいかもしれない。このような看護婦の団体があれば、小規模な病院、特に医学部・医学校に付属していない病院は大きな利益を受けることになろう。さらに今日、数多くの養成所は、学生に看護という専門職の重要性に適した教育を行っていないが、そこでの変則的な教育も、デアコネスのような組織があればおそらく改善されるであろう。看護婦組合に所属する看護婦は、訓練期間中、ある施設から他の施設へと移動し訓練を終了する。このような組織があれば、地域看護を行う上にも大いに役立つものと思われる。わが国でも[50]テオドール・フリードナが果たしたような偉業が早急に望まれている。デアコネスは世にその手本を示してくれたのだ。だが、果たして宗教的な要素を抜きに看護を考えるという進んだ視点に立って、教会色抜きの組織をわが国に設立することが可能であろうか。[51]「人道教」では女性を説得する力に乏しい。女性の魂は、もっと実質的な糧を求めているのである。

己れの欲せざる所、人に施すこと勿《な》かれ

この世の使命で、神のいう[52]「心の貧しい人たち」を看護することに勝るものはない。だが、看護に携わっても、魂の理想に到達できない女性もいる。自ら思い描いた理想からほど遠い自分を見出すかもしれない。しかし、少なくとも女性誰もが抱く心の渇望を十分に満たすことはできるであろう。盲目の父親を助けながら学び、学問に誇りを持っていた[53]ロモラ、そのロモラをわれわれは褒め称える。敬虔な信者であったが、生気を失った心に女性としての耐え難い絶望感を秘めていたロモラ、そのロモラをわれわれは哀れむ。悪疫のさ中、崇高な行為によって死にゆく者達を救ったロモラ、看護婦として働くそのロモラをわれわれは愛する。

自我を捨て、[54]それを踏み台にして、われわれははるかに高いものを手に入れんとする。精神生活において静謐《せいひつ》の境地に達するためには、現在どっぷり漬かっている自己中心的な性癖と感情に左右されるようであってはならない。人間は誰しもこの世の絆を断ち切って、心に抱く理想追求への衝動に駆られたことがあると思う。確かに、その衝動は青春の一瞬の閃光にすぎず、年を経るに従い薄れてゆくかもしれない。たとえ夢の実現は叶わないまでも、ほかの人達の努力の成果に共感を抱くことができるならば、その衝動は無駄に終わったとは言えないであろう。施設において、日常業務による心の侵蝕作用を食い止めるためには、職務に高い理想を持ち続けることが必要である。だが、時とすると、その高い理想は、[55]「やかましい鐘や騒がしい鐃鉢《にょうはち》」などの不協和音にすぎなくなる。

われわれの中には、次々に展開する苦しみを目の当たりにして、当初抱いていた共感の鋭い刃を徐々に鈍らせてしまう者もいる。大企業は善行に熱意を示すわけにはゆかない。なぜならば、企業の存在条件そのものが善行の実施に制限を加えるからである。人間社会の直接の代行者とも言うべきわれわれ医師と看護婦は、自らの感覚を鈍らせないために、永続的な矯正措置を一つだけとることができる。それは、孔子の言う人類の黄金律を患者に実践することである。子曰く[56]「己れの欲せざる所、人に施すこと勿かれ」と。この言葉は[57]完徳の勧めとしてキリスト教でも用いられているので、われわれにも馴染み深い言葉である。律法も預言者の言葉も、この語句の中にすべて言い尽くされていると言えよう。

訳者注

(1) 旧約聖書、詩篇、三九：一、二。

(2) アポクリファ『ベン・シラの知恵』十九：十、聖公会出版、一九六八年、二二七頁。

(3) 英国の詩人トマス・グレイ（Thomas Gray, 1716-1771）の「イートン校の前途への頌」（"Ode on a Distant Prospect of Eton College," stanza 9)。

(4) マナ(manna)：イスラエルの民がエジプト脱出のとき、神が彼らに与えた恵みの食べ物。英国の詩人ミルトン（John Milton, 1608-1674）の『失楽園』（*Paradise Lost*, book 2, lines 112-113)。参照：旧約聖書、出エジプト記、十六：十四～三六。

(5) レムエル王(King Lemuel)：旧約聖書、箴言、三一章に出てくる王。理想的な女性や妻について語り、フェミニストと呼ばれた。「だれが賢い妻を見つけることができるか。彼女は宝石よりもすぐれて尊い…」。

(6) 産着(swathing bands)：かつて乳児をくるむために使った細長い布。天使は次のように羊飼いにイエスの誕生を告げる。「あなたがたは、布にくるまって飼い葉桶の中に寝ている乳飲み子を見つけるであろう。これがあなたがたへのしるしである」。新約聖書、ルカによる福音書、二：十二。

(7) 旧約聖書、ヨブ記、十：九。「人間は粘土のように造られた」。

(8) 旧約聖書、ヨブ記、十：二〇。「どうぞしばしわたしを離れて、少しく慰めを得させられるように」。

(9) 見覚えのある顔（familiar faces)：英国の詩人・随筆家チャールズ・ラム（Charles Lamb, 1775-1834）の「懐かしい人達の顔」（"Old Familiar Faces"）のリフレイン。

(10) 新約聖書、マタイによる福音書、五：三～十一。「こころの貧しい人たちは、さいわいである。天国は彼らのものである」で始まる幸福になるための八条件。

(11) ギリシャ神話の神ゼウスが天と地の間にかけた黄金の鎖は、神々の世界支配の象徴。英国の詩人ミルトン（John Milton, 1608-1674）の『失楽園』（*Paradise Lost*, book 2, lines 1051-1052)。

(12) ダーウィン（Charles Robert Darwin, 1809-1882)：矢杉竜一訳『種の起源（中)』岩波書店、一九六八年、六七頁。

(13) エブスミス夫人（Mrs. Agnes Ebbsmith）：英国の劇作家ピネロ（Arthur Wing Pinero, 1855–1934）の『悪名高きエブスミス夫人』（*The Notorious Mrs. Ebbsmith*）に登場する人物。

(14) オスラーの患者の夫がおそらくこのような不満をもらしたのであろう。

(15) 同性愛の起源については、プラトンの『饗宴』の中で、ギリシャの喜劇作家アリストファネス（Aristophanes, c.448–c.385 B. C.）が人間には元々三つの性があったと述べている。男と女ともう一つ両性具有者（男性であり、女性である者、hermaphrodites）で、それぞれは一つの頭に二つの顔、四本の手と足を持っていた。ところが、神々を攻撃した罰として、ゼウスは彼らを真中から二つに切り裂いた。相手と一体になることを求めて、かつて両性具有であった者は異性愛者になった。一方、男であったり女であったりした者は同性愛者になったのである。元来、人間性は一つであり、人間は全きものである。「統一体への願望と追求」が愛と呼ばれる。鈴木照雄訳『饗宴』（*Symposium*, 189–193）『プラトン全集』五巻、岩波書店、一九七四年、十四〜十六、四六〜五五頁。

(16) 英国の詩人・文芸批評家マシュー・アーノルド（Matthew Arnold, 1822–1888）の「別れ」（"A Farewell," lines 21–24）。

(17) 英国の詩人トマス・グレイ（Thomas Gray, 1716–1771）の「詩作の進歩」（"Progress of Poesy," III, 1, 94）。

(18) この一節は、リンカーン（Abraham Lincoln, 1809–1865）の演説あるいはサーカスの芸人バーナム（P. T. Barnum, 1819–1891）の言葉から。「しばらくの間は皆を欺くことができる、一部の人は常に欺くことができる。しかし常に皆を欺くことはできない」という引用句を踏まえたものであろう。

(19) プレシー（Alphonsine Plessis）タイプの女性：フランスの劇作家デュマ（Alexandre Dumas, fils, 1824–1895）の『椿姫』（*La Dame aux Camelias*）に登場する女主人公のモデルになった女性。

(20) 英国の劇作家シェイクスピア（William Shakespeare, 1564–1616）の『ハムレット』（*Hamlet*, I, iii, 50）。

(21) 米国北東部ニューイングランド地方に見られる。道徳的・宗教的に非常に厳格である。

(22) ヒポクラテス（Hippocrates, c.460–c.375 B. C.）：ギリシャの医師。医師の義務・責任を具体的に述べる「ヒポクラテスの誓い」を残した。「治療の機会に見聞きしたことや、治療と関係なくても他人の私生活についての洩らすべきでないことは、他言してはならないとの信念をもって、沈黙を守ります…。」小川政恭訳『古い医術について』岩波書店、一九六三年、一九二頁。

(23) 注(1)参照。

(24) 注(2)参照。

(25) お喋り連中（the bander-log）：自分達の言葉をもたずに、人の口真似をする猿族のことを指す。英国の小説家キップリング（Rudyard Kipling, 1865-1936）の『ジャングル物語』（*The Jungle Book*, New York, Doubleday, Doran, 1894, pp. 52-54）に登場。

(26) 英国の医師・文人トマス・ブラウン（Thomas Browne, 1605-1682）の『キリスト教徒の道徳』（*Christian Morals*, part 3, sect. 18）。

(27) カーライル（Thomas Carlyle, 1795-1881）：英国の批評家・歴史家。「わたくしは、わたくしども英国人があの沈黙を守る偉大な天分をいつまでも失わないよう祈る」。入江勇起訳『英雄と英雄崇拝』（*Heroes and Hero Worship*）、日本教文社、一九六二年、三二二頁。

(28) 『千夜一夜物語』（*The Thousand and One Nights, or The Arabian Nights' Entertainments*）：十世紀ごろにペルシャ方面やアラビアなどから伝わった話をまとめたもの。トルコの皇帝サルタンは妻と一夜を共にすると、翌日首を切らせて新しい妻を娶った。サルタンに嫁いだシャラザド（Shahrazad, Shaharazade）は、一連の長々と続くお話をすることによってこの運命を逃れたという。

(29) フルヴィア（Fulvia, 40 B.C. 没）：マーク・アントニーの正妻で、夫を操作する口うるさい女性。キンキン声をしていたといわれている。シェイクスピア（William Shakespeare, 1564-1616）の『アントニーとクレオパトラ』（*Antony and Cleopatra*, I, i, 20）。

(30) フランスの小説家ジョルジュ・サンド（George Sand, 1804-1876）の自伝『私の一生』（*Histoire de Ma Vie*, vol. 1, pp. 43-44）。「祖母からの手紙」の中で。

(31) 商売の話（talking shop）：時と場所をわきまえず、自分の商売（専門）の話をぺらぺら喋ること。

(32) ワーテルロー（Waterloo）は、一八一五年、ナポレオンが連合軍に大敗した戦場。オスラーがここで言わんとしていることは、血みどろな戦いで負傷者のケアに当たった者は、ひるまず震え上がるような作業に直面したことを指す。

(33) プリーストリー夫人（Eliza Chambers Priestley, 1837年頃出生）：夫は医師で、その親戚には酸素の発見者ジョセフ・プリーストリー（Joseph Priestley）がいた。彼女は夫と共に訪米したさいフィラデルフィアでオスラーに会っている。闘病中の夫の介護体験を読むと、看護婦（士）に対して批判的だったことがわかる。私達の時代には訓練を受けた看護婦はいませんでした。夫の長い闘病生活の間、一回だけ看護婦を頼んで数日来てもらったことがあるのですが、その看護婦はブランデーを全部飲んでしまい、その上、役に立ちませんでした。…男の看護人が夜勤に来たこともありましたが、これも助けにはなりませんでした。というのは、私は隣の部屋で横になっていたのですが、病室から鼾の音が聞こえてきたんですよ。『生涯の記録』（*The Story of a Lifetime*, K. Paul, Trench, Trubner, 1908, p. 125&131）。

(34) ベスタに仕えた処女達(Vestals)：ローマ神話の炉の女神ベスタに仕えた処女達のことで、転じて純潔な未婚女性を指す。

(35) 金の指輪(a hoop of gold)：婚約指輪。オスラーの脳裏には、シェイクスピア(William Shakespeare, 1564-1616)の『ヴェニスの商人』(*The Merchant of Venice*, V, i, 146-148)の中で、ポーシャがグラシアノをからかって言った台詞があったのだろう。

(36) シェイクスピア(William Shakespeare, 1564-1616)の『終わりよければすべてよし』(*All's Well that Ends Well*, II, iii, 291)。

(37) 聖テレサ（St. Theresa, 1515-1582）：スペインのカルメル会の修道女で神秘思想家・著述家。

(38) キューピッドの矢（the blind bow-boy's butt shaft）：この矢に当たれば恋に落ちるといわれる。

(39) ナッティング（Mary Adelaide Nutting, R. N., 1858-1948）：ジョンズ・ホプキンズ看護学校の校長で、全米看護連盟の会長。著書に『看護の歴史』（*A History of Nursing*, 1907）がある。

(40) 注(34)参照。

(41) プラトン（Plato, c.427-c.347 B. C.）の『国家』（*Republic*, book 5, 456a-e）よりの引用。「われわれの国の

男の守護者たちも女の守護者たちも、あらゆる仕事を共通に引き受けなければならない…」藤沢令夫訳『国家』『プラトン全集』十一巻、岩波書店、一九七六年、三六一頁。

(42) マルタ（Martha）：ラザロとマリヤの姉。イエスが彼女の家を訪れたとき接待にのみ心を奪われていて、イエスの言葉に耳を傾けている妹マリヤを非難した。そのためイエスから諭されたという。新約聖書、ルカによる福音書、十：三八～四二。

(43) 旧約聖書、雅歌、二：四、五。「わたしは愛のために病みわずらっているのです」。

(44) 医師、牧師、それに看護婦。

(45) 英国の詩人フィッツジェラルド（Edward FitzGerald, 1809-1883）が十一世紀のペルシャの詩人オマール・カイヤーム（Omar Khayyám）を翻訳したものの一節。「この荒れはてた隊商宿」は、この世のことを指す。安齋七之助訳『ルバイヤート』（*Rubáiyát*, quatrain 19, line 1）大玄書房、一九六一年、二〇頁。

(46) オスラーの意味する「よくある話」とは、結婚相手に恵まれないため家を出られず、年取って家族のお荷物になる未婚の女性達のケースを指している。

(47) サッフォー（Sappho）：紀元前六百年頃のギリシャの詩人。上田敏訳「あまい林檎が唯一つ高く」、呉茂一編『ギリシア・ラテン抒情詩集』、河出書房、一九五二年、五〇～五一頁。この詩のなかで、未婚女性は摘まれずに残った林檎に喩えられている。おそらくオスラーは処女性を意味したのであろう。

(48) デアコネス（Deaconesses）：一八三六年、ドイツのカイゼルスヴェルトに、フリードナ（Theodore Fliedner, 1800-1864）により創始され、キリスト教の愛の精神で奉仕活動を行う女性を指す。公・私立の施設や病院で患者の世話をする。ドイツを中心に全世界に存在している。

(49) 新約聖書、ヤコブの手紙、二：二四～二六。

(50) フリードナ（Theodore Fliedner, 1800-1864）：ドイツのプロテスタント神学者で、デアコネス（Deaconesses）（前述）制度の創始者。

(51) 人道教（the Religion of Humanity）：フランスの実証哲学者コント（Auguste Comte, 1798-1857）が唱え

た宗教。宗教も理性によって把握できる実証的なものであるべきだという観点から、神の代わりに、人類、あるいは人道を重視した。

(52) 新約聖書、マタイによる福音書、五：三。

(53) 英国の小説家ジョージ・エリオット（George Eliot, 1819-1880）の『ロモラ』（*Romola*）の女主人公。盲目の老学者の娘で、夫に裏切られ、ドミニコ派の名僧サヴィオローラにも絶望したが、人類奉仕の一端に心の平和を見出し、病人や不幸な人々のために身を捧げた。

(54) 英国の詩人テニソン（Alfred Tennyson, 1809-1892）の「イン・メモリアム」（"In Memoriam A. H. H.," part 1, stanza 1, lines 3-4)。

(55) 新約聖書、コリント人への第一の手紙、十三：一。「たといわたしが、人々の言葉や御使たちの言葉を語っても、もし愛がなければ、わたしはやかましい鐘や騒がしい鐃鉢《にようはち》と同じである」。

(56) 「子貢問うて曰《い》わく、一言にして以て終身これを行うべき者ありや。子曰《のたま》わく、其れ恕《じょ》か。己れの欲せざる所、人に施すこと勿《な》かれ」。金谷治訳注「衛霊公篇」『論語』岩波書店、一九六三年、二一七〜二一八頁。

(57) 新約聖書、マタイによる福音書、七：十二。「だから、何事でも人々からしてほしいと望むことは、人々にもそのとおりにせよ。これが律法であり預言者である」。

二十五年後に（一八九九年）

オスラーはジョンズ・ホプキンズ大学の教授として新しい医学教育を行っていた五十歳のとき、一八九九年九月にカナダの母校マギル大学の医学生、教職員のために特別講演を依頼された。母校の講師に任命されてから二十五年たってのことである。

この講演でオスラーは母校の発展を喜ぶとともに、さらに効果的な教育方法の刷新、教育理念、望ましい医師像、教師であり学徒であるための生き方について具体的に語っている。この言葉の中に、オスラーの二十五年の歩みによって得られた経験と知恵の厚い層が示されている。

その内容は八十有余年後の今日の世界の医学校への手厳しい批判でもあり、また本当の医師づくりとは何かがここに示されている。これはまた教養の香り高いオスラーの名講演の一つでもある。

わが愛する友はみな去っていった。
時が仕込んだ最もうまい酒で酒盛りをしていたが、
いつのまにやら一人二人と
死の床へ這って行ってしまった。

オマール・カイヤーム[(1)]

〔一〕

人生を見る二つの視点

幅広く、かつ満足すべき人生観を持つことができるのは、二つの視点から物事が眺められるときである。一つは、(2)「うら若き青春が露と消えぬまに、まばゆいばかりに輝く暁光を浴びて」丘の麓に立ち、これからの旅立ちを心待ちにしているときである。もう一つは、丘の頂上に立って沈む夕日の投げかける長い影を眺めるときである。しかし、この時の視界はより広いかもしれないが、その満足の度合は低いものと思われる。険しく起伏の多い山道には眺望のひらけた休息所などほとんどないので、登攀《とうはん》途中の地点では、麓や頂上で見られるような広い視界は望めない。

諸君は(3)煉獄の山を登るダンテのことを覚えておいでであろう。苦労して山道を登り、その山を囲む台地に辿り着いたダンテは、腰を下ろして東方を向き、道案内の者にこう言ったという。(4)「人は誰しも喜んで後ろを振り返る」と。

そこで私もこの機会を借りて、四半世紀を経て辿り着いた台地から後ろを振り返り、将来の見通しについて諸君にお話し申し上げたいと思う。

二十五歳で初めて母校の医学生に講義をした時の思い出

二十五年前、本学の教授会は未経験な若者をあえて起用し、[5]医学原論（the Institutes of Medicine）の講義を受け持たせてくれた。大学への貢献という点から見た場合、当然その講義を担当しうる人達は別にいたのだが、彼らは時代の変化を認め、講義内容について大学院で教育を受けた者にその道を譲る寛大さを示してくれたのである。教授会起用のこの試みは、私の情熱、体力、毎日の仕事に対する熱意とも相まって、ある程度の成功を収めたと言える。

若く幸せだった当時をもう一度思い出そうとしてみるのだが、どんなに努力しても、思い出したいと願うことの多くを心に呼び起こすことができない。過ぎゆく歳月の塵が小さな思い出ばかりか、思い出という像の輪郭すらをも半ばぼかしてしまった。忘却という有難い能力は、人によりさまざまな形をとる。著名な同郷人[6]クロージャーの場合のように、忘れる能力など微塵もなく、楽しい思い出の数々や、体験したり心に思ったことなどを描写してその書を埋め尽くすことのできる者もいる。われわれは年齢がほぼ同じなので同時代を過ごしたわけだが、私の記憶のほうは[7]ユリシーズが黄泉《よみ》の国で描いた魔法の輪のまわりの影法師のように揺らめいていて、[8]盲目の預言者ティレシアスを捜し出し過去を覆った忘却のヴェールを取ることができない。まさに影のようなものではあるが、

思い出はそれでいい、

だが、それはわれわれの人生を照らす光の源。
だが、それは見るものすべてを司る光。[9]

その思い出は、私を教授会の一員として迎え入れてくれた人々との交わりによって、一層貴重なものとなった。ただ悲しいかな、当時の教授の方々は今や残り少なくなってしまった。彼らの感化力、彼らが示してくれた模範、直接与えてくれた温かい励まし——その好意に対し何とお礼を言ってよいかわからないほどである。毎日のこまごまとした務めを果たしてゆく誠実な態度は、当時の教授達の仕事ぶりを顕著に示す特徴であったと言えるかもしれない。年配教授の生活は、われわれ若い者に教師としての責任を教えてくれた。その上、学部全体が刺激と活気に満ちたものであった。[10]キャンベル博士やハワード博士のような学部長の指導を仰ぐことができたことは、それ自体まさに教育であり、特に教職にある者として、かつ専門に携わる者として快適な生活ができたという点で得るところが多かった。二人が立派に務め上げた教授職が、彼らを記念してその名にちなんで呼ばれているのを見て、誠に喜びに耐えない。

ところで、ぼやけるどころかはっきりしている思い出が一つだけある。私の脳裡に浮かんでくる明暗のコントラストが、かえってその思い出の輪郭をより一層鮮明にしている。初めて授業に出たとき、私は不安感におののき、狼狽し、どぎまぎしていた。それまで講義をしたこともなかったし、初めて学会で論文を発表したときには、私の血圧は上がりっぱなしであった。同僚の教師は、私を緊張させないようにとの配慮から、私の講義には出席しなかった。だが、いったん教室に足を踏み入れたとき、学生の親しみの込もった挨拶が私の波打つ心臓を静めてくれ、よくあることだが、試練は講義の始まる前が一番辛いものであった。その講義で永久に忘れえない印象は、約百回にも及ぶ講義の準備が非常に大変だったことである。最初の十〜十二回の講義をどうにかやり終えた後、残りの講義はあてどもなく足踏み車を踏み続けているようなものであった。前任者の[11]ドレイク博士は親切にも彼の素晴らしい講義録を提供してくれたが、それを読むのは私の誤ったプライドが許さなかった。一月に入ったとき私は疲れ切っていたが、ちょうどその頃、ほっとすることが起こった。ある日、著名なドイツ人教授による最新の生理学研究の文献が郵送されてきたのである。おかげで後半の講義の重荷はまたたくまに軽減された。講義が格段と良くなったことは誰の眼にも明らかで、学生はその恩恵を受けたし、私もドイツ語の文献を翻訳する力が急速についたのであった。

自前で買った学生実習用の顕微鏡

学期終了のかなり以前から私は自分に任された地位の重要性を認識し、教授法を改善するための手段・方法を探し求めた。幸いなことに、私はかつて、ロンドンのユニバーシティ・カレッジが初めて系統的に行った実用生理学（practical physiology）コースの一つを受講したことがあった。[12]そのコースの大半は、組織学の講義と実習からなっていたのである。

最初の学期は顕微鏡が一台しかなかったため、学生に見せてやれたのは血液循環や繊毛作用などごく普通のものだけであった。だが幸い、モントリオール総合病院の天然痘科の担当医に任命されたため、その給料でハートナック顕微鏡十二台と、その他のこまごました器具を注文することができた。私が旧天然痘科の病棟から受けた恩恵はこれにとどまらず、その病棟にいたおかげで私は[13]最初の臨床論文を書くことができたことを、今なお感謝している。

次の学期中、私は土曜日に一連の実習授業を行い、実用組織学（practical histology）の個人指導を行った。今なお有難く思うのは、学生がこういった自由選択の臨時コースの真価を認めてくれたことである。数年にわたって私は極めて貧弱な設備のもとで教え、組織学の授業を行うために冬には化学実験室に侵入し、夏には階下の準備室を使わねばならなかった。

一八八〇年、医学部が講義室の一室を生理学実験室に改造し、その設備のための基金集めをしてくれたとき、私は大変光栄に思ったものである。その間、私は自分の立場を振り返ってみる余裕ができた。当時は医学原論の教授が、生理学と病理学の両方を教えることになっていた。従来の慣習によりそのコースの二十回分を病理学に当てることになっており、さらにモントリオール総合病院の同僚が死体解剖室を自由に使わせてくれたので、やがて私は自分の主な関心が病理解剖学の分野にあることに気づいた。実を言えば、私は実用生理学の技術がうまく使いこなせなかった。私が器具を扱うとどうもうまくいかなかったし、最も初歩的な実験準備を手伝ってくれる助手すらいなかった。情けないことに、どうしても組み立てられない実験器具に金を使ったこともあった——幸いその金はほとんど自分の懐から出たが、私はあきれるほどの一文なしだったので、時には友人から借りた金を使ったこともあった。実験器具の組み立てに四苦八苦していたとは知らずに、一年生の学生諸君は私が精密な研究に眠れぬ夜を過ごしていたと勘違いしていたようである。とは言っても、血液を循環させる、繊毛をヒラヒラ動かす、フィブリンを分解させる、などといった実験を何とかしてやって見せることができた。だが、学生が十回にわたる私の講義に出席したとしても、リンパ腺、脾臓、胎盤循環の組織構造を理解できるまでには至らなかったと思う。私は今でもこういう組織構造に根強い反感を持っているので、新しい研究によって構造形成についての従来の見解にひどい誤りがあったことが実証されるたびに、決まって愉快な気分になる。自分の無知を隠すために、これほど一生懸命に勉強した科目はなかった。それ以来、私はその科目について多くのことを学び、今では同僚の研究者に「知らない」とすんなり言えるようになった。

病理学から臨床医学に

大学に職を得てから四年後、モントリオール総合病院の理事会により私は外部からの指導スタッフ（訳者注：visiting staff：今の attending staff）に選出された。若者にとってこれ以上の幸運が望めようか！　その同じ日に、私は親しい友人の[14]ジョージ・ロスとロンドンに向けて出発した。彼と一緒に臨床医学を学んだ楽しい日々は、私に[15]初恋を諦めさせるのに大いに役立ったのである。そのとき以来、私は病理学と実地医学（practical medicine）にますます関心を深め、自分の担当するコースに病理解剖学と病理組織学、そして夏には臨床医学（clinical medicine）を加えることにした。その結果、私は破廉恥なよろず屋になってしまい、十年目の終わりには自分の専門がいったい何なのかの判断に苦しむほどであった。『アルキビアデスII』に出てくる男のように感じたものである。詩人の言葉によると、

多事を知識したり、されど、
すべて悪しく知識したり[16]

このように、自分の専門がはっきりしなくなっていたので、新鮮で範囲の限られた分野の臨床医学という新しい牧場への誘いがかかったとき、私はそれを退けることができなかった。

多くの人々から賜わった宝

十年間にわたり懸命に働いて、私は富める者となって当市を後にした。富むとは言っても世俗的な富という意味ではなく――不運にも、いな幸運と言ってよいかもしれないが、私はそういう富は尊重しなかったので――私の言う富とは、[17]虫も食わずさびもつかないもの、すなわち友情や人との親交という宝であり、幅広い経験という宝、医療職に携わる優れた頭脳の持ち主との接触から得られる人間とその行動に関する十分な知識という宝を指すのだ。この宝を授けてくれた人々の姿は、決して、いやほとんど、私の脳裡を離れたことはない。私の心はこのモントリオールに飛び、私が後にした愛する友人達、大学の同僚、恩師、旧友、共に生活して親しく交わり、心臓が強く痛むほどに別れ難かった人達に、何日も思いを馳せたものであった。

〔二〕

講義から体験学習法への転換と教育費の増大

二十五年前、この医学部には伝統的に[18]七人の教授と、それに一人の実習解剖助手（demonstrator）がいた。今日、教員名簿には五十二人の名前が載っている。医学部で行われた大変革をこれほど如実に示すものはないと言える。その変革とは、理論教育に代わって実地教育が、すなわち階段教室でのよそよそしい、冷たい講義に代わって、実験室での膝を交えた個人的接触による教育法が、徐々に静かにではあるが、大幅に取り入れられたことである。組織体としての学部、教師、そして学生はこの変革から多大な恩恵を受けたのであった。

私が医学部に加わったとき、嬉しいことにその財政はすこぶる単純な状態にあり、二、三年後私の手に任されるほどであった。経常費は、入学時と卒業時の納付金と政府の助成金でまかなわれ、教授はそれぞれ授業料を徴収し自分の学科の経費をまかなった。今日、実験室を維持してゆくには、一八七四年の学部全体の収入をはるかに超えた額が必要である。実習教育用設備の必要度が大幅に増すに従い、寄付金がすこぶる重要なものとなってきた。自発的な寄付という形で、あるいはわれわれの要請に気前よく応えて、一般市民の方々がどんなに寛大にわれわれの努力に援助の手を差し伸べてくれたかについては、今さら申し上げるまでもない。その寄付金がなかったなら、マギル大学は時代が要請する近代教授法に後れを取ったことであろう。

専門分野の拡大、教師への給与と研究費の増額を

一流校としての組織体の特徴の一つについて、いささか述べさせていただきたい。今日における専門化は、学問の諸分野に、高度の訓練を受け全エネルギーを唯一の専門分野に注ぐ専門家集団を作り出す。この種の熟練を得るには、多くの時間と金がかかる。その上、そういう人間は、通常、

平均以上の頭脳を持った最も優れた学生の中から得られる。大半の者達にとって学問（science）に捧げる人生は犠牲である。もちろん、彼らが犠牲になったと感じているわけではない。というのは、仕事の中に幸せを感じることによって初めて真の成功が得られるからである。この状況を、医療に携わる者全員に、全国の評議員、理事、そして教授の方々に正しく認識してもらいたいと思う。われわれは[19]この人達が蒔いた種を刈り、彼らが育てた果実を手に入れるという意味で、彼らに多額の負債があるのだが、代償として何を与えているだろうか。わずかばかりの給料と、進取の精神すべてを吸い取ってしまう骨の折れる毎日の授業がほとんどではないのか。アメリカ、カナダ両国において、教授職にある者、すなわち、大学で教鞭を執って生活している者の給料は、みじめなほどの低賃金である。

医科大学で、設備の完備した実験室を確保してやれる財政状態にある所は二、三校にすぎず、教授の仕事量に見合う給料が支払える大学の数はそれ以上に少ない。財布に蜘蛛の巣がはるほどの金欠病であれば、払いたくても払えない実情はよくわかる。しかし、確かな情報があって言うのだが、大学に多額の収入がありながら、最近、ウォール街の法則にならって給料を下げ、空席を埋めようとする傾向が見られる。

私が訴えたいのは、経済面の安定のためだけではない。カナダの研究・実習施設の責任を任されている人々は、実習の指導に多くの時間を取られ酷使されすぎている。組織化された助手スタッフの確保は極めて難しく、有給にしてもらうのは、なお一層困難である。多くの場合、第一助手には教師と同じ額の給料を支払うべきであろう。研究・実習施設の実習指導に全精力を注げば、教育実習と同じくらい重要な大学のもう一つの機能、つまり研究のほうが痛手をこうむる。科学の研究に従事するスタッフ確保への要請は前々から叫ばれており、緊急を要するものなので、その需要を満たすためには特別寄付金が必要である。最近、医学部への遺贈の中にこの種のものがあるのは有難いことであるが、どの学科も資金的にはまだ十分ではない、と言っても差し支えあるまい。

進学課程の充実と教育病院の整備

進学課程の状態が不備であるため、医学部はある種の不当な出費を余儀なくされている。化学の訓練を十分に受けていない者を医学生として入学させるべきではない。医学部で一般化学を継続して教えることなどは変則的な事態である。医化学こそカリキュラムに入ってしかるべきなのだが、進学課程の穴埋めのためにそれが大きな被害をこうむっている。植物学についても同じことが言える。

だが、医学部の「研究・実習施設」は直接学部の管轄下にあるものではない。まだ科学研究・実習施設を持っていなかった時代、すなわちモントリオール総合病院と大学附属の産院が唯一の実習教育の場であった時代にも、マギル大学は立派な医師を世に送り出していた。十分な臨床材料と優れた指導法とで、マギル大学は五十年以上も前から名声を博していた。大学の科学研究という面での成長には目覚ましいものがあったとしても、他の極めて重要な半面、臨床面でもそれに勝る成長ぶりを示した。[20]寛大なカナダ貴族の方々がロイヤル・ビクトリア病院を寄贈してくれたおかげで、本学の臨床施設は倍加した。健全なライバル意識という刺激によって、モントリオール総合病院も素晴らしく能率のよい病院に改善された。この二十五年の間に起きた多くの変化の中で私がまず最初に挙げたいものは、これら二つの病院が改善されたことである。それによって臨床医学を教える医科大学として、マギル大学の将来の発展がゆるぎないものになったからである。

教育内容の選択

組織体である医学部と同様、教師も医学教育の変化を痛切に感じている。さらに大半の教師は、何をどう教えるかで大いに戸惑っている。過渡期にあっては自分の道を見出すのは容易ではない。幸い科目によっては、障害は唯一つ――何を教えるかである。ある現象が基礎医学の各分野で大いに幅をきかせているが、それは、細かい内容を盛り込みすぎるという傾向である。籾殻《もみがら》から小麦を篩《ふる》い分け、一、二年次の学生の柔らかい胃でも楽に消化できるように料理するには、有能な教師の才覚をも酷使しすぎることになる。ある科目に専念し、そして、その進歩に歩調を合わせるために必要な熱意とエネルギーは、その性質上、往々にして鼻持ちならない教師をつくりだしかねない。この点に関する判断は容易につかないが、結局、[21]ウォールトンが魚釣り術について言った同じことが教育にも言えるであろう。「釣師は生まれながら釣が好きなんだ」と。

四つのタイプの医師・教師

多くの教師にとって、レベルを下げて初心者向きに教えるのはすこぶる難しい。シェイクスピア時代のすぐ後でストラットフォード・オン・エイボンの牧師となった[22]ジョン・ワード師は医者を次のように手厳しく分類し、その分類は以来有名になった。

第一に、口はきくが何もしない者、
第二に、やることはやるが口をきかぬ者、
第三に、やることもやり、口もきく者、
第四に、やることもやらず口もきかぬ者――そして最後の医者が一番金をもうける。

大学の教師も同じように四つの型に分類できるだろう。

第一の型は、考えることはできるが、口をきかず技術を持たない者である。普通の学生の役には立たないが、この型の教師は他の教師達の[23]パン種になり、大学に名誉をもたらすかもしれない。

第二の型は、レコードプレーヤー型の教師で、しゃべるばかりで、考えもせず研究もできない人達である。この型の教師は、旧体制下では年々同じ講義を繰り返したものである。

第三の型は、技術は持っているが、しゃべったり考えたりできない人達である。

第四の型は、これら三つの――考える、話す、研究する――ことのできる大層稀な教師である。

この四つの型の教師が教授陣を適度に構成し、各人の異なった資質が教師の自由な精神を証明するのに役立っているとすれば、学部長は少なくともそれで良しとせねばなるまい。

「何を教えるか」よりも「いかに教えるか」に悩む

今日、教師を悩ませている問題は、〝何を教えるか〟よりも、むしろ〝いかに教えるか〟であり、特に講義一本やりの教育に代わって、実地にどの程度まで教えるか、どの科目を実習教育科目にするか、などといった点である。大部分の医学生の教育は実習室と病院で行うべきだという点で誰もが意見を同じくしている。争点となるのは旧式の講義についてで、それについてはかなりあからさまに非難する者がいるし、全面廃止を願う人達も多い。

一定の規則を設けることは不可能だと思う。教師には広範囲の自由裁量を認めてやらねばならない。多人数のクラス編成を行っている多くの医科大学で講義一本やりの授業を廃止するならば、カリキュラム、さらには教授陣を完全に再編成することが必要になるであろう。徐々に、しかも着実に、各地で実地教育が理論教育に代わりつつあるが、講義を主とした授業の余地は必ず残されるものと思う。今後十年も経たないうちに、講義式の授業は大幅に削減される運命にある。例によって極端に走りすぎるかもしれないが、書物よりはるかに明快かつ魅力的なやり方で教科内容を教えることのできる教師が必ずや出ることであろう。

よき教師は教えるテーマを絞る

[24]ガードナー卿はかつてこう述べたことがある。教師の顔と声は書物に勝る大きな影響力を持つ

が、その理由は、人は書物より教師のほうに強い信頼を寄せるからである。

何年か前[25]マーチスン（大英帝国に彼ほどの成功を収めた医学者はいない）は、内科の講義を制限して、珍しい症例の所見、一群の症例に顕著に見られる特徴、さらにベッドサイドでは話し合うことのできない予後の問題などにその内容を絞ったという。[26]過去四年間、私はある決まったテーマについて毎週試験を行い、病棟・外来・臨床検査室で臨床実習をさせ、さらに毎週階段教室で季節の急性疾患についての考察を行わせるなど、的を絞った教育法の実験を試みてきた。小人数のクラスでは満足しうる結果が得られたが、学生数が多い場合、その計画を実行に移すのは困難であろう。

三十年前のわれわれの学生時代に比べると、今の学生は恵まれた生活を送っている。私は共鳴というより羨望の念を禁じえない。その[27]メニューはわれわれの時と比べはるかに魅力的であるばかりか、品数も多く、以前よりずっと上手に調理された食物が食卓に出される。現在、詰め込み教育をする風潮があるが、それは、医学校の普通の食事メニューに、一般化学や植物学のようなミルクを混入するのを止めれば幾分緩和されることであろう。確かに今の学生はあまりに多くを学ぼうとするし、教師の側もあまりに多くを教えようとしすぎる——そのいずれも、よい結果をもたらさないであろう。

現存する諸悪の根源は、[28]プラトンの言う「教育とは一生にわたる過程であり、学生は大学時代にその第一歩を踏み出すにすぎない」という大原則を、教師、学生、そして試験官が無視していることから生じている。

われわれの行っている教育制度では、限られた時間に学生に多くのものを求めすぎる。四年間で医学という広大な分野を網羅するのは不可能である。

われわれに為しうることは学生に諸原理一つひとつを教え込み、学生を正しい道に導き、方法を授け、勉強のやり方を教え、本質的なものとそうでないものを早くから識別しうる方法を教えることである。

学生に対する知識の試験廃止を

学生および教師に完全な幸福がもたらされるのは、試験廃止のときであろう。試験は真の学生が歩む道にころがる[29]「さまたげの石であり、つまずきの岩」だからである。試験廃止は、一見して思うほど実現不可能な[30]理想郷《ユートピア》ではない。試験施行の十日前に解剖学の実習助手に訊ねてみれば、彼は合格に値する学生の一覧表をくれるはずである。有能な実習助手がこうして個人的に直接得た情報を他の分野にも広げてみれば、学位は確実に能力の証明として授与されるだろう。学生の適性を見るには、このほうが現行の試験制度よりはるかに完璧な情報を与えてくれるものと思う。

そうは言っても、地方委員会や州委員会が行う医師開業資格試験を廃止することは不可能であろう。だが、その試験内容は、学生に臨床の適性があるか否かを見るにとどめるべきであって、現在行われている試験のような、医学系の学問全体の知識を試すようなものであってはならない。

〔三〕

よき開業医を目指すこと

さて、本日の講演で話さねばならないすこぶる重要な点がまだ残っている。カリキュラムの問題だけを取り上げて、人生の第一歩を真剣に踏み出そうとしている若い諸君にそれ以外何も言わないとしたら、私は現代における真の時代精神をもはや感じなくなっていると言えるだろう。確か[31]アバーネシィはクラスで多人数の医学生を見て思わずこう叫んだという。「やれやれ諸君！　将来、君達は一体どうなるだろうか」と――この表現は再三再四繰り返されるが、私は今までそれに共感を覚えたことは一度もなかった。

諸君が今から就こうとしている職業は、[32]諸君一人ひとりに幸せで、満足でき、そして有用な人生を約束してくれる。医療職以外に、これ以上の確信を持ってそう言える職業を私は知らない。

大半の諸君が医師という職業を選んだ理由は、諸君の家庭医という手本や友情から感化を受けたためかもしれないし、身近の開業医で諸君が人間として最高の人物として認め、そのユニークな社会的地位を見て自分もそうなりたいと熱望するようになった、そういう人達からの影響があったためかもしれない。

そういう医師を諸君の手本にしていただきたい。

ここで私が諸君に勧めたいのは、スタートを切るにあたって一般開業医という崇高な一団に加わること以上の高望みをしてはならないことである。一般開業医こそ、医療職の要《かなめ》とも言える存在で、寛大な心と調和のとれた冷静な頭脳を持ち、必ずしも学問的に優れているとは限らないが、研究施設ではなく病室で働く叡知にたけた人達である。本学が誇りとするのは、現在ある立派な設備より、むしろ全国津々浦々に散った卒業生であって、彼らこそがこの大学の真の力を大いに立証してくれるのだ。

知識のうま味を知る喜び

先日、(33)ジョン・ロックがピーターバロー伯爵宛に出した手紙を読んで、私は非常な感銘を覚えた。伯爵は息子の教育についてロックの意見を求めたのである。ロックは、教育の主眼点は(34)知識の〝うま味〟を知ることだと力説した。すなわち、教育は「生徒に生命《いのち》を吹き込むのだ」と言う。早い時期にこのうま味を、つまり勉学に純粋で熱烈な喜びを味わっていただきたい。これがあれば、無気力は消え失せ、苛立ちの影は逃げ出すことであろう。半面、勉学に没頭するあまり他の関心事を排除するようなことがあってはならない。

友と交わり、スポーツと娯楽を

人生の成功は、医者としての成功はもちろんのこと、同時にその人物いかんにもかかっている。仲間の学生に交わってスポーツや娯楽を共にしていただきたい。

娯楽というといかにも軽率な忠告だと諸君は思うかもしれないが、今日の医学生の娯楽は上品になった。かつて(35)コテ通りに校舎があった頃、飲めや歌えの乱痴気騒ぎだった〝新入生歓迎夕食会〟は、今や学長や学部長が出席してもよいような懇親会になっている。

諸君は進歩的であると同時に礼儀正しい職業団の一員となられるわけで、専門という狭い枠以外の生活を見れば見るほど、闘いに必要なよりよい身仕度ができるであろう。

この大教育センターに住む市民の方々がもう少し学生の社会生活に関心を抱いてくれないだろうか、と私はよく思う。大半の学生は、勉学中、家庭生活を垣間見ることすらほとんどないからである。

「明日のことを思いわずらうな」

勉学方法に関して、私にはいささか忠告したいことがある。私が努力に見合った成功を得たものとすれば、その成功を得るのに最も重要な影響を及ぼしたのは、この忠告であると固く信じている。それは(36)「明日のことを思いわずらうな」である。過去や未来に生きることをやめ、日々の勉学に全力を投入し、諸君の大望を叶えていただきたい。

「どの方向に進んでいるかを知らぬ者ほど高く登る」と(37)クロムウェルがベルヴィユに与えた答は、奇異に思われるかもしれないが、誠に賢明なものであり、この言葉には真理がある。

将来のことで悩み、試験のことで気をもみ、医者という職業への適性を疑っている学生は、手元の問題以外のことで心を煩わさず、〝どの方向に進んでいるかを知らぬ〟学生に比べて、あまりよい成果を望めないことは確実ではないだろうか！

余技を持て、科目一つごとに一作家の作品を読め

医学は諸君の職業、あるいは天職であるが、それと同時に何か余技となるものを持つよう心がけていただきたい――すなわち、芸術、科学、文学の世界との接触を持つのに役立つ知的な気晴らしを持っていただきたい。今すぐにでも、医学という専門とは別の関心事を持つよう努めていただきたいと思う。

その選択は難しく、諸君の好みや素養によって選ぶものは異なるだろう。何を選んでもよいが、医学以外の趣味を一つ持っていただきたい。

勤勉な医学生は、文学への関心を持ち続けるのが一番容易であるかもしれない。年次カリキュラムの科目一つごとに、それに相当する専門外の作家を一人読むことにする。たとえば、解剖学に飽きたら、[38]オリバー・W・ホームズを読んで気分をさわやかにする。また、厄介な生理学の問題に取り組んだ後は、優れた理想家や[39]シェリーやキーツを開いて心の憩いを得る。化学が諸君の心に重くのしかかるときには、人の心を和らげるのが得意な[40]シェイクスピアを読んで心を安らかにする。薬学の複雑さに耐えられなくなったら、[41]モンテーニュを十分間読んでその荷を軽くする。

トマス・ブラウン卿の名著『医師の信仰』を勧める

とりわけ、ある老医師の著書に眼を向けていただきたい。過去にも、そして幸い現在でも、われわれ医者仲間には医学と文学の密なる関係を示す著名な人物がいるが、こういう文学的な医者の中で特に抜きんでて優れているのは[42]トマス・ブラウン卿である。英国古典文学の名著の一つである『医師の信仰』はあらゆる医学生が手元に、いや心の中に持つべき書物である。今日の私は告白席にいるようなものなのであえて申し上げるのだが、これほど長く私の人生に感化を及ぼした書はなかったと言える。

私にこの書を紹介してくれたのは、[43]トリニティ・カレッジの創立者で校長をしていた[44]ジョンソン師であった。初めてその味のある魅惑的な頁を開いて読んだときの喜びを、今なお忘れることができない。この書は医学という職業に私の心を向かわせるのに大いに影響を及ぼしたものの一つである。至宝とも言えるこの一冊は――私が買い求めた二冊目の本だが――三十一年間にわたり私の好伴侶であり――私の人生街道の道連れである。

次のセネカの言葉は平凡であるが、真実をついている。[45]「書物の好きな人間は、この世の退屈さを逃れることができるだろう。その日一日の仕事にうんざりして、夕方を心待ちにして溜息をつくこともなく、自分に不満を抱いたり、他人に不満を抱かせるような生活を送らなくてもすむ」。

使える知識を持て

最後に、諸君すべてに覚えておいていただきたいことは、医学生の目的は化学者や生理学者や解剖学者になることではなく、病気を見分けてその治療法を学ぶこと、すなわち、どのようにして臨床医になるかを学ぶことである。私が二十年前の夏学期に、モントリオールの総合病院で初めて臨床医学の授業を持ったとき、学生のために印刷した小冊子の扉《とびら》に次の文を載せた。教育全領域を網羅してはいないが、学生諸君はこの文章に臨床医学の真髄を見出すことであろう。

「人間が使うことのできる知識こそ真の知識であり、その知識は内に生命と成長を含み、実践力に転化するものである。それ以外の知識は、脳のまわりに埃のようにつき、あるいは石の上に落ちる雨の雫のように干からびる。」(46)（フルード）

訳者注

(1) ペルシャの詩人オマール・カイヤーム（Omar Khayyám, c.1025–c.1123）の『ルバイヤート』（*The Rubáiyát of Omar Khayyám*, trans. Edward FitzGerald, 1872, quatrain no.22)。

(2) 英国の詩人ブラウニング（Robert Browning, 1812–1889）の『ピパが行く』（*Pippa Passes*, part 1, "Morning," lines 326, 339)。

(3) 「煉獄」はダンテの『神曲』の第二部（地獄、煉獄、天国の三部のうち）で、悔い改めた罪人達がその罪を清められる場所。ダンテ（Dante Alighieri, 1265–1321）の『神曲』("Purgatorio," *La Divina Commedia*, canto 4)。

(4) 同右、line 54.

(5) 医学原論の中には生理学、病理学、組織学が入っていた。

(6) クロージャー（John Beattie Crozier, 1849-1921）：カナダの作家で、オスラーの学友。彼は自伝の中で当時の学生生活の様子を生き生きと描き出している。*My Inner Life : Being a Chapter in Personal Evolution and Autobiography*（1898）。

(7) ユリシーズ（Ulysses）：トロイ戦争の英雄の一人であるオデッセイのラテン名。ホメロス（Homer, c.800 B.C.）の『オデッセイ』（*The Odyssey*, books 1-4）に十年にわたる彼の遍歴の様子が描かれている。黄泉の国（Hades）：ギリシャ神話で、死者の霊がいる下界。

(8) ティレシアス（Tiresias）：ギリシャ神話の盲目の預言者。女神ヘラによって盲目にされたが、その償いとして預言する能力を与えられたという。オデッセイに忠告し下界から戻る方法を教えた。

(9) 英国の詩人ワーズワース（William Wordsworth, 1770-1850）の「不滅のオード」（"Ode : Intimations of Immortality from Recollections of Early Childhood," stanza 9, line 151）。

(10) キャンベル（George W. Campbell, 1810-1882）：マギル大学の外科学教授で、学部長を務めた。ハワード（Robert Palmer Howard, 1823-1889）：マギル大学の内科学教授で、学部長を務めた。オスラーの教育の恩人。

(11) ドレイク（Joseph Morely Drake, 1828-1887）：マギル大学の臨床医学教授で、オスラーの前任者。

(12) 一八七二年から七三年にかけて、オスラーはロンドンにあるユニバーシティ・カレッジのサンダーソン（John Burdon Sanderson）の研究室で生理学を学んだ。そこで過ごした歳月はオスラーにとって幸せで有益な十七か月であった（Cushing, vol. 1, p. 91）。

(13) オスラーはモントリオール総合病院のマッカラム博士（D. C. MacCallum）の指導のもとで、三報の論文を発表した。表題は、"Fissure of Anus," *Canada M. J.*, 1872 ; "Angina Ludovici," *Canada M. J.*, 1872 ; and "Suppurative Nephritis," *Canada M. & S. J.*, 1872.

(14) ジョージ・ロス（George Ross, 1845-1892）：マギル大学医学部のオスラーの同僚の外科医で、非常に頭が鋭く、卓越した診断力を持っていた。オスラーの親友の一人で、医学文献を読み合う月例のジャーナルクラブの常連でもあった。

(15) オスラーの職業の上での「初恋」とは、おそらく病理学。彼は、病理解剖学よりむしろ、臨床医学（内科学）に関心が移ったことを述べている。

(16) プラトン（Plato, c.427–c.347 B. C.）の『アルキビアデスII』（*Alcibiades* 2, 147c）。

(17) 新約聖書、マタイによる福音書、六：二〇。

(18) 初期の七人の教授陣：すなわち、解剖学、生理学、化学、薬物学、臨床実習、外科学、産科学を指す。

(19) 聖書からの連想。主なものは「ミカ書」六：十五で、「お前は種を蒔いても、刈り入れることなく」、および「ヨハネによる福音書」四：三六〜三八で、「刈り入れる人は報酬を受け、永遠の命に至る実を集めている。こうして、種を蒔く人も刈る人も、共に喜ぶのである。そこで、『一人が種を蒔き、別の人が刈り入れる』という諺のとおりになる。あなたがたが自分では労苦しなかったものを刈り入れるために、わたしはあなたがたを遣わした。他の人々が労苦し、あなたがたはその労苦の実りにあずかっている」。さらに、オスラーの念頭には、イエスが最後の審判で善人と悪人とを分ける天使を、よい種を雑草の種から分けて一方を主人の穀物庫に入れ他を焼き捨てる収穫人に比べる毒麦の譬え（「マタイによる福音書」、十四：二四〜三〇、三六〜四三）もあったかもしれない。

(20) カナダの貴族とは爵位を授けられたカナダ人のことで、オスラーは、ストラッコーマ卿（Lord Donald A. S. Strathcoma, 1820–1914）とスティーヴン卿（Lord Mount Stephen, 1829–1921）を念頭に置いていたであろう。二人ともモントリオールに住み、カナディアン・パシフィック鉄道を建設して巨万の富を築いた。

(21) ウォールトン（Izaak Walton, 1593–1683）：英国の伝記作家・博物学者で、『釣魚大全』（*The Compleat Angler*）を著した。生まれつきの「釣好き」と同じことが、教師にも言える。

(22) ワード（John Ward, 1629–1681）：英国ストラットフォード・オン・エイボンの牧師で、彼の日記には一六四八年〜一六七九年までのさまざまなことが記されている。引用は、*Diary of the Rev. John Ward*, ed. Charles Severn, London, H. Colburn, 1839, p. 265.

(23) 「パン種」（leaven）：オスラーが好んで使う言葉で、活性化するもの、影響を与えるものの比喩である。「科学のパン種」注(1)参照。

(24) ガードナー（William Tennant Gairdner, 1824-1907）：スコットランドの医師で、甲状腺腫や痛風の治療で著名。彼の講義ぶりについてジョージ・ギブソン（George A. Gibson, 1854-1913）は次のように述べている。「彼は学生が意見を述べるときには、それがどんな意見にせよ、一人ひとりに最大の敬意を払ったし、講義を聴く学生すべてに質問や批判をするようにと心から奨励したのである」。George A. Gibson, *Life of Sir William Tennant Gairdner*, Glasgow, James Maclehose and Sons, 1912, p. 195.

(25) マーチスン（Charles Murchison, 1830-1879）：英国の外科医で、医学教育者。*A Treatise on the Continued Fevers of Great Britain*（1862）を著した。

(26) 後の講演でオスラーは次のように述べた。「一八七〇年に臨床の仕事を始めたときには、モントリオール総合病院は球菌やねずみがはびこっているような古い建物だったが、学生にとっては二つの大きなメリットがあった。それは、多くの急性疾患と熱心な教授陣に恵まれていたことである。その当時、肺炎、結核、敗血症、赤痢が蔓延していた」。"The Medical Clinic," *British Medical Journal*, Jan. 3, 1914.

(27) メニュー（menu）は医学部のカリキュラム、履修課程を指す。

(28) プラトン（Plato, c.427-c.347 B. C.）の『国家』（*Republic*, book 6, 498b-c）。および『プロタゴラス』（*Protagoras*, 325c）。

(29) さまたげの石、つまずきの岩（stumbling blocks and rocks of offence）：旧約聖書、イザヤ書、八：十四および新約聖書、ローマ人への手紙、九：三三。

(30) オスラーは多分英国の人文学者トーマス・モア（Thomas More, 1478-1535）の『ユートピア』（*Utopia*, 1516）を読んでいたであろう。そして翌年行われたアルバニーでの講演では、ユーモアを交えて『ユートピア』からの引用で話を始めている。

(31) アバーネシィ（John Abernethy, 1764-1831）：英国の外科医・解剖学者・生理学者。エクセントリックな性格だったが、名講義でも知られている。外腸骨動脈の結紮を行った。引用は、James Paget, *Selected Essays and Addresses*, New York, Longmans, Green, 1902, chap. 4, p. 27.

(32) オスラーはジョンズ・ホプキンズ病院の看護学校の卒業生十七人を前に行った講演で「あなたがたの人生は、多忙で、有用で、幸せなものになろう」と預言した。「医師と看護婦」二九頁参照。

(33) ロック（John Locke, 1632-1704）：英国の哲学者。経験哲学の父と呼ばれており、オスラーが信奉した哲学者の一人。

ピーターバロー伯爵（the earl of Peterborough, Henry Mordaunt, c.1624-1697）：連合王国の王オレンジ公ウィリアム三世に仕えて、英国問題の相談役を務めた。ロックはオランダのロッテルダムで彼に出会ったという。

(34) オスラーは「知識のうま味」（a relish of knowledge）という言葉を好んで使っている。ピーターバロー伯爵が息子の家庭教師《チューター》を推薦してほしいとロックに手紙で頼んだところ、その返事にロックは教師の適性や資格などにふれた後で、この言葉を用いた。すなわち、教師の責務として何よりも重要なことは、生徒の精神を形成し、美徳、知識、そして勤勉さを修得させる—それが生徒に生命（life）を吹き込むことになる。この若い紳士（伯爵の息子）がひとたび「知識のうま味」を獲得すれば、物事を立派になしとげることへの愛と自信が彼を駆り立てて、独り立ちできるようになるのだと。原文の手紙は一六九〇年の二月か三月に書かれたもの。John Locke, *The Correspondence of John Locke*, ed. E. S. Debeer, Oxford, Clarendon Press, 1979, vol. 4, letter no.1252, pp. 15-16.

(35) マギル大学はスコットランド人のジェイムズ・マギル（James McGill, 1744-1813）によって創設された。当初の校舎はコテ通り（Coté street）にあったが、一八七〇年代の初め現在の敷地に移され、オスラーは二年間をそこで過ごした。

(36) 新約聖書、マタイによる福音書、六：三四。「だから、あすのことを思いわずらうな。あすのことは、あす自身が思いわずらうであろう。一日の苦労は、その日一日だけで十分である」。これはオスラーの生き方の持論である。「生き方」四九四～四九五頁参照。

(37) クロムウェル（Oliver Cromwell, 1599-1658）：英国の将軍で、政治家。清教徒革命を起こして共和制をしいたが、後に独裁政治を行った。

ベルヴィユ（Pierre de Belleville, 1611-1683）：フランスの英国使節。引用は、Thomas Carlyle, *Oliver Cromwell's Letters and Speeches*, New York, Wiley & Putnam, 1845, p. 278.

(38) ホームズ（Oliver Wendell Holmes, 1809-1894）：米国の詩人・随筆家で、また解剖・生理学者でもあった。彼の随筆集は『朝の食卓』シリーズ（*Breakfast-Table* Series）として広く読まれた。オスラーが勧めた「医学生のためのベッドサイド・ライブラリー」にも入っている。五八四頁参照。

(39) 二人とも英国のロマン派を代表する詩人で、オスラーはその詩を講演でたびたび口にしている。

シェリー（Percy Bysshe Shelley, 1792-1822）：英国の詩人。

キーツ（John Keats, 1795-1821）：英国の詩人。医学を学んだが、実際には医の道には進まなかった。

(40) シェイクスピア（William Shakespeare, 1564-1616）：英国の劇作家。彼の作品をオスラーは「医学生のためのベッドサイド・ライブラリー」に聖書について第二番目に勧めた。五八四頁参照。

(41) モンテーニュ（Michel Eyquem de Montaigne, 1533-1592）：フランスの随筆家。彼の作品はオスラーが勧めた「医学生のためのベッドサイド・ライブラリー」の第三番目に入っている。五八四頁参照。

(42) トマス・ブラウン（Thomas Browne, 1605-1682）：英国の医師・文人。オスラーは彼の代表的な著書『医師の信仰』を座右の書として読んでいた。「トマス・ブラウン卿」四四九〜四五五頁参照。また、「医学生のためのベッドサイド・ライブラリー」にも第七番目に入れてある。五八四頁参照。

(43) トリニティ・カレッジ（Trinity College School）：オスラーが学んだ私立の高等学校。

(44) ジョンソン（Rev. William Arthur Johnson, 1816-1880）：オスラーの高校時代の恩師で、動植物を観察・研究する博物学者でもあった。オスラーの関心を神学から医学へ向けるのに大きな感化を及ぼした。

(45) セネカ（Lucius Annaeus Seneca, c.4 B. C.-65 A. D.）：ローマの政治家・哲学者。引用は、"On Tranquillity of Mind," part 3, sect. 6, *Moral Essays*, book 9, trans. John W. Basore, London, Loeb Classical Library, 1932, vol. 2, p. 225.

(46) フルード（James Anthony Froude, 1818-1894）：英国の歴史家・文筆家。引用は、"On Progress," *Short Studies on Great Subjects*, London, Longmans, Green, 1886, vol. 2, p. 373.

本と人（一九〇一年）

オスラーは一八八九年からジョンズ・ホプキンズ大学医学部の創設に尽力し、一九〇四年まで同医学部の内科教授としての役を果たしながら、学外においても多彩な活動を行った。

五十一歳を過ぎた一九〇一年の一月には、ボストン医学図書館の落成記念講演会に招かれた。オスラーが二十六歳のときに、マギル大学では得られなかった文献を探しにこの図書館を訪れたことがあるが、それから二十五年たって立派な図書館が新築され、昔の司書が館長としてオスラーを招いたのである。この図書館の初代館長は医師であり、かつ作家として有名なオリバー・ウェンデル・ホームズであったことも彼を引きつけた。

われわれ人間は何と安易に、密《ひそか》に、安心しきって、しかも恥知らずに、書物の中に貧困な無知を曝け出すことであろうか。書物は教師とも言えるが、書物という師は、鞭《むち》を手にせず、叱責の言葉を口にせず、授業料をとらず、衣服を身にまといもしない。いつ会いに行っても、眠っていることはなく、質問にも逃げ隠れはしない。誤りを犯しても、叱ることをせず、無知をみせても嘲《あざけ》る術《すべ》を知らない。おお、書物よ！　自由で寛容なのは汝のみ。汝、求める者すべてに与え、熱烈に仕える者すべてを自由の身に解き放つ。

(1)リチャード・ド・ベリー『愛書』グロリアクラブ版

繁栄が甘美な笑みを浮かべるとき、書物はわれわれを楽しませてくれ、不運が眉をしかめるとき、書物は傍らにいてわれわれを慰めてくれる。それは人間の取り決めに説得力を持たせてくれ、それなしには、重大な決断を下すことはできないだろう。

(2)リチャード・ド・ベリー『愛書』グロリアクラブ版

何となれば、書物というものは絶対的に死んだ物ではなく、その生みの親たる魂と同様に溌剌《はつらつ》たる生命力を自己の裸に持っているからである。否、それどころか、書物はそれを生み出した生きた知性の最も純粋な効力と精髄とを、薬瓶に蓄える如く、保存しているからである。

(3)ミルトン『言論の自由』

急《せ》かず、弛《たゆ》まずの努力が実り……

今夕、他市より祝福に駆けつけたわれわれ一同は、書物の宝庫であるこの素晴らしい[4]図書館を眼の前にして、羨望の念を禁じえない。だが、私自身としては垂涎と羨望を抱きながらも、それにもまして別の二つの感情が急流のように押し寄せ、胸が一杯になるのである。

まず初めに、この図書館に対する私の深い感謝の気持ちを申し上げておきたい。一八七六年、私がまだ若い研究者だった頃、私の症例に添える参考文献の中で、母校マギル大学の図書館では手に入らなかったものを求めて、私はこのボストンの地にやってきたことがある。そしてこの図書館で必要とする文献を得たが、それだけではなく、私は皆から温かい歓迎を受け、多くの友人にも出会うことができた。当時、私が手がけていた問題はさほど重要なものではなかったが、自分としてはできうる限り完璧を期したいと考えた。この図書館のおかげで私は幸先の良いスタートを切ることができたと当時を顧み、感謝に耐えない。その後、何度かこの図書館を訪れた際、館長の[5]ブリガム博士にお会いする機会を得た。博士が二十五年前と変わらず、来館者を温かく迎えておられるのを見て、大変嬉しく思ったものである。しかし何にもまして、友人の[6]チャドウィック博士が長年にわたる望みを果たし、この図書館を建設されたことに対して心からの喜びを覚える。長年抱いた目的を二十五年にもわたって追求しうる強固な意志は、ごく一部の者にのみ授けられるものである。彼が愛誦したドイツ語の句は、[7]「急《せ》かず、弛《たゆ》まず」であった。ところで、その努力が実り、自らの手でその実を摘み取ることのできる人の数は極めて少ない。[8]種を蒔く者が必ずしもその実を刈り取るとは限らないからである。業半ばにして仕事を他人の手に委ねることを余儀なくされ、自らが始めその完成を可能にした事業の成果を、他の人間に攫《さら》われてしまう――これは、公の目的のために努力する者の宿命かもしれない。しかし、われわれの友人チャドウィック博士は、そのような不運に見舞われずにすんだ。博士に贈られる讃辞は、彼の業績に真に相応しく、この席に参列したわれわれ一同は無上の喜びを感ずるものである。

ある人の今持っている最も優れたものは、先人に負っている

さて、多少大げさにならざるをえないが、図書館が担う価値についてこれから述べたいと思う。書物は過去三十年間の生涯にわたり私の喜びであったし、書物から受けた恩恵は測り知れないものがある。患者を診《み》ずに本だけで勉強するのは、まったく航海に出ないに等しいと言えるが、半面、本を読まずに疾病の現象を学ぶのは、海図を持たずに航海するに等しい。自分が書物を著わしてみて初めて他の著者の苦労を真に理解し、それに感謝することができる。われわれを含め分厚い書物を世に送り出した者は、(9)医学の女神ミネルヴァの社《やしろ》に(10)生贄《いけにえ》を供えねばなるまい。図書館という胎盤循環によって心の糧が得られなかったとしたら、生まれ出る子孫の血液は稀薄になり、干からびてしまうことであろう。(11)「ある人の今持っている最も優れたものは、先人に負っている」。このドイツ語の句はいくたび繰り返そうとも、真に的を射た言葉である。

このような立派な図書館は、教師や研究者にとって必要欠くべからざるものである。彼らはこの世で得られる最高の産物を知らなければならない。それも直ちにである。さらに、雑誌、会報、学

術論文などに広く散在している文献という鉱石から通貨を鋳造する。現在、わが国の五、六か所の都市には、素晴らしい図書コレクションがあり、さらに、われわれは[12]医学専門図書館の恩恵にも浴している。これらの施設は、アメリカ医学に、広い視野を持たせ、偏《かたよ》らない幅の広い特徴を与えることに大いに貢献したのである。

だが、絶え間なく出版される膨大な書物を前に、この上もなく幸福な生涯を送った[13]ウィリアム・ブラウン卿のあの恵まれた時代を振り返り、嘆息せざるをえまい。当時ブラウン卿はポケットに入るほどの数少ない蔵書で一生の用が足りたという。彼はギリシャ語の聖書で信仰を深め、[14]ヒポクラテスの箴言集から医学を学び、[15]エルゼヴィルが編纂・出版した[16]ホラティウスの書物から良識と活力を得たのであった。

ちなみに、どこの図書館にせよ、読書技術を指導してくれる親切な人達が必ずいて、若者に読書法を授けてくれる。[17]昔の作家によると、読書家には四種の型があるという。まず、無差別にすべてを吸い込む「海綿型（sponges）」、取り入れるそばから零《こぼ》してゆく「砂時計型（howre-glasses）」、葡萄《ぶどう》酒の滓《かす》だけが残って、肝心のアルコール分がとんでしまった葡萄酒を入れる「皮袋型（bagges）」、最上のものだけを選り分け保存しておく「篩《ふるい》型（sives）」である。ところで、この「篩《ふるい》型」まで到達するには長い年月を費やさなければならない。

老化を食い止める数少ない矯正手段

活用の仕方によって、図書館は、一般開業医が罹りやすい時期尚早の老化を食い止める数少ない矯正手段の一つとして役立つ。自己中心志向が強く、独力で学ぶ開業医の生活は孤独である。書物を丹念に読んだり、学会に出席して刺激を受けることによって毎日の診療を規制しなければ、診療の質は低下し、彼の知識は脈絡のない単なる寄せ集めにすぎなくなる。開業医の読書量は呆れるほど少ないが、こういう医者の診療の質が劣っているからと言って、別に驚くには当たらないだろう。

三か月ほど前のことになるが、医学図書館から車で一時間ほどの所に住む医師が、十二歳になる自分の小さな娘を連れてきた。一目見るまでもなく、私には、小児粘液水腫との診断がついた。この医師は二十年もの長きにわたって、[18]「眠りの谷」で診療を続けながら惰眠をむさぼり、自分の分身ともいえる娘の重大事にさえ、[19]リップ・バン・ウィンクルの眠りにも匹敵し、無感動ともいえる深い眠りから目覚めることができなかった。いろいろ訊ねてみたところ、「いいえ、雑誌で甲状腺についての文献など見かけたことはありません。クレチン病や粘液水腫の写真を見たこともありません」とのことであった。要するに、彼の頭の中は、この症例に関してはまったく白紙状態だったのである。彼が言うには、自分は読書家ではないし、開業しているため書物を読む時間がほとんど持てないのだということである。彼の弁解を聴いているときに、だしぬけに私の心に浮かんだ一節がある。開業を成功させる秘訣を説いた[20]ジョン・バニヤンの言葉である。曰く、「みみず脹れをつぶしたり、とげを抜いたり、ひっかき傷に膏薬を塗ったりするくらいで、医者の名声が得られるはずがない。そんなことは並の婆さんにでもできる。だが、名声を博したかったら、それも今すぐものにしたいなら、何かあっとたまげるような治療を死に物狂いでやってごらん。死人を生き返らせる、気の狂った者を正気に戻す、生まれつきの盲者を目明きにする、馬鹿を利口にする――これこそ、注目に値する治療なのだ。こういう治療のできる医者、それも初めにやってのける者だけが名声を得る資格あり、あとはゆうゆう昼まで寝て暮らすのさ」。先ほど述べた私の友人の医師が本を読む人間であったなら、バニヤン流の注目に値する素晴らしい治療を行ったかもしれず、馬鹿を利口にできたかもしれないではないか！　名声を早く得たいと願う若い医師は、雑誌に載る最新の知識を活用すべきである。

過去を無意味な現在に沈めるな……

医学界には、教師、開業医よりもはるかに書物を珍重する別人種の人間が存在する。数は少なく派手な発言はしないが、彼らは実質的に医師全体に多大の感化を及ぼすパン種である。世間ではこの人達のことを「書痴」と呼ぶ。確かに、時には彼らは無責任で[21]「私のもの」と「君のもの」の区別がつかないこともある。[22]ビリングズ博士と[23]チャドウィック博士が列席しておられるので、これ以上の「書痴」評は差し控えることにしよう。書物を愛する理由が内容のためであれ、著者のためであれ、この人達は、医学は過去から現代に至るまで継続しているのだ、という認識をわれわれに持たせ続けてくれる。と同時に、この人達のおかげで、今夕ここで見られるような蔵書収集が可能となったのである。今日、こういう人材はますます必要とされ、誰もがポケットに実益の有無を測る物差しを忍ばせているようなわが国においては、特にその必要性が痛感される。

彼らが果たす役割は二つの面で価値を持つ。まず、医学の中の多くの問題に取り組むには歴史的方法のみが役立つものと思われる。例を挙げてみよう。結核に関する知識を[24]コッホから得ている研究者は、その結核というテーマについての正しい理解はできているかもしれないが、それだけでは極めて不十分である。四半世紀を経ないうちに、わが国の図書館には、重要な疾患を歴史的に考察する書籍専用の特別コーナーが設けられ、研究者はそこで、これからの人生に役立つ精神的背景を得ることであろう。[25]ローエルによると、檻《おり》に入れられた小羊達を乳離れさせるには、過去が恰好の乳母となる。

人間のなす最低の行為とは、
既にあるものをいたずらに廃し、
過去を無意味な現在に沈めることだ。[26]

ある人格から他の人格への無言の感化……

さらに[27]「過ぎし時を称えることによって」、愛書家が果たした役割は極めて大きいと言わねばなるまい。[28]プラトンの時代と同様、今日の教育レベルは各人まちまちである。医師は職業への情熱に燃えることなく、毎日の愚劣な些事以外のことに関心を持とうとしない、心の貧しい、品性の卑しい輩《やから》であってはならないが、そのためには書物の中味と分厚さだけでは不十分なのだ。今まで述べた愛書家達のおかげで、われわれは過去の偉大な人物に対して関心を失わずにいられる。それも、彼らが賞讃する作品だけではなく、手本とすべき偉人の生涯そのものに関心を持たずにはいられないのである。他の職業に比して、これほど多数の人材が卓越した知性と崇高な人格を持ち合わせている例はないが、彼らの記録はその事実を絶えず思い出させてくれる。今日こういった面における高度の教育が大いに必要とされているが、それは学校の授業では与えられないし、店で買うわけにもゆかない。各人が独力で身につけてゆかねばならない。それには、ある人格から他の人格へ及ぼす無言の感化が必要とされ、過去の傑出した偉人の生涯を熟視するに勝るものはない。すなわち[29]「過去の崇高な人格との神聖な触れ合い」こそ、切に望まれるのである。

各図書館では、名声不朽の偉大な人物の業績を精選し、われわれが崇拝できるようにそのための特別コーナーを設けていただきたいと思う。どこの国でも、名声の殿堂とも言うべき特別コーナーにその国を代表する作品が収めてあり、その中には偉大な古典医学書も含まれている。さらに書籍に限らず、泡沫雑誌などに載った画期的な論文も含める。ここでアメリカ医学の古典を精選するのは時期尚早と言えようが、名士・名書録に載せる業績としてどれを採るべきか、選んでおく価値はあるかもしれない。

数年前のことになるが、私は、一八五〇年までの業績のうち最も価値あると思われるもののリストを作成したことがある。ここにお集まりの方々も、そのリストに多少関心を持たれることと思う。ボストンの医師がこの土地固有の謙虚さを持っているのは周知のことだが、分野によっては奇妙な精神現象がこの謙虚さと結びついていることがある。彼らは、他地域の状況に比べ、ニューイングランドの現症（status præsens）にはまったく価値が見られないという確信を持っているようである。今日なお、ボストンの上流地域[30]バック・ベイに住むインテリには変わり種がいて、医学に関しては、どの地もボストンよりはましだと信じて疑わず、[31]コットン・マザーの言葉を借りるなら、「燭台を異教徒に奪われる」などと進んで預言する者もいる。医療職のように柔軟性のある職業が、ニューイングランド地方を米国の知的中心地にしたあの感化力の恩恵に浴さなかったなどとはとても考えられない。事実、これほど教養人・人格者と言える人材が輩出した地域はないであろう。もっとも、単なる多作の人、他人の頭脳の所産を借用しただけの人は除外しての話であるが、いずれにせよ、これらの傑出した医師は、前述の名士録に載る資格は十分にあると言えよう。

一八五〇年までの業績の中から、何らかの点でアメリカ医学の古典と呼ばれるのに相応しく、一流と見なされるものを二十挙げてみた。その中で、ニューイングランド産のものは十を数える。

ところで医学の分野では、書物よりむしろニューイングランドから他の地に渡った人々の貢献のほうがはるかに大きいと言える。(32)ネイザン・R・スミス、オースティン・フリント、ウィラード・パーカー、アロンゾー・クラーク、エライシャ・バートレット、ジョン・C・ダルトン、その他多くの医師が、生まれ故郷のニューイングランドから、真理への愛、学問への愛、とりわけ医師の人間的資質に相応しい評価を他の諸地域に広めてくれた。

(33)ジョンソン博士によれば、「大望は通常、能力に比例する」と言う。この的を射た言葉は、人間についてと同様、職業についても当てはまる。今夕われわれ一同がこの図書館で見たものは、あなた方の大望のみならず、あなた方の優れた能力を証明している。図書館は、専門職に栄養を補給し、発育を促す偉大な触媒的な役割を担う。あなた方は犠牲を払って書物を蔵する館、会員諸氏のための研究の場を確保されたのであり、皆さんの今後のご発展を確信してやまない。

訳者注

(1) 英国の聖職者リチャード・ド・ベリー（Richard de Bury, 1287–1345）の『愛書』（*Philobiblon*, 1473), Grolier

Club Edition, vol. ii, p. 22.

(2) 同右、p. 113.

(3) 英国の詩人ミルトン（John Milton, 1608-1674）の『言論の自由』（*Areopagitica*, 1644）、石田憲次、上野精一、吉田新吾訳、岩波書店、一九六九年、十頁。

(4) Boston Medical Library：一八七五年に創設。この講演は、一九〇一年一月十二日ボストン医学図書館の記念講演会で行われた。

(5) ブリガム（Edwin Howard Brigham, 1840-1926）：三十四年間にわたってボストン医学図書館の館長を務めた。ハーバード大学医学部出身の医師だが、実際には診療はせず、医学図書の収集整備に生涯を捧げた。

(6) チャドウィック（James Read Chadwick, 1844-1905）：医師で、ボストン医学図書館の図書館員。婦人科の専門医で、米婦人科学会の創設者でもある。

(7) “Ohne Hast, aber ohne Rast”（ドイツ語）：ゲーテ（Johann Wolfgang von Goethe, 1749-1832）の「穏和なクセーニエ」（“Zahme Xenien,” part 2, stanza 6, lines 2-3）。Benhamの*Book of Quotations*（1907）によれば、この言葉は、ゲーテのモットーであったという。

(8) 旧約聖書、ミカ書、六：十五、および新約聖書、ヨハネによる福音書、四：三六〜三八。「二十五年後に」注(19)参照。

(9) ミネルヴァ（Minerva）：ローマ神話の知恵・芸術・戦術の女神。ここでオスラーはこの女神をMinerva Medicaと呼んでいる。

(10) 生け贄(hecatombs)とは、古代ギリシャで神々に雄牛百頭を捧げたことに由来する。後には、大虐殺や犠牲を象徴する。

(11) “Das beste was er ist verdankt er Andern”：出典不詳。

(12) the Surgeon General's Library：ワシントンにあった軍医総監付属の図書館で、現在のthe National Library of Medicine.

(13) ウィリアム・ブラウン（William Browne, 1692-1774）：英国の医師。エルゼヴィルが出版した『ホラティウス』が彼の愛読書で、常に手元に置いていた。

〔原注〕：Royal College of Physiciansで毎年行われる式辞の際、彼は次のように述べた。「見よ、人間の野望の例を！　国家の富、大学の名誉、医学の泉に浸る喜び、これら三世界を征服せずには、満足が得られないとは」。

(14) ヒポクラテス（Hippocrates, c. 460-c. 375 B. C.）：ギリシャ医学の祖。「ヒポクラテスの誓い」で有名である。『箴言集』（*Aphorisms*）には彼の実践医学と倫理綱領が盛られている。

(15) エルゼヴィル（Louis Elzevir, c. 1546-1617）：彼の一族はライデンとアムステルダムで有名な書店・出版会社を経営しており、一五八一年〜一七一二年にかけて美しい古典書を数多く出版した。

(16) ホラティウス（Horace, 65-8 B. C.）：ローマの抒情詩人、諷刺作家。ここでオスラーは、エルゼヴィルが出版したホラティウスの作品を指している。

(17) 英国の詩人ジョン・ダン（John Donne, 1573-1631）の『暴力による死』（*Biathanatos*）の「序」よりの引用。

(18) 眠りの谷（Sleepy Hollow）は、米国の短編作家アーヴィング（Washington Irving, 1783-1859）の『スケッチブック』（*The Sketch Book of Geoffrey Crayon, Gent.*）に描かれている谷間。なかに“The Legend of Sleepy Hollow”と“Rip Van Winkle”が入っている。

(19) リップ・バン・ウィンクル（Rip Van Winkle）：同右の『スケッチブック』に登場するなまけ者の主人公。二〇年間を眠って過ごし、山を降りて見た世の中の変化に驚いたという。

(20) ジョン・バニヤン(John Bunyan, 1628-1688)：英国の説教師・寓意作家。『天路歴程』(*The Pilgrim's Progress*)の作者。引用は『エルサレムの罪びとの救い』（*The Jerusalem Sinner Saved ; or Good News for the Vilest of Men*（1688), *The Complete Works of John Bunyan*, ed. Henry Stebbing, New York, Johnson Reprint Corp, 1970, vol. 2, p. 462）。

(21) meum and tuum(ラテン語)：「私のものと君のもの」。オスラーは、借りた本を返さない悪習のことを述べている。

(22) ビリングズ（John Shaw Billings, 1838-1913）：医師で，図書館員。ワシントンのthe Surgeon General's Library（現在のthe National Library of Medicine）とニューヨークの公立図書館を育てた。また，フレッチャー（Robert Fletcher）と共に*Index Medicus*（1879-1895）の編集にあたり，毎月最新の文献を紹介した。彼はジョンズ・ホプキンズ病院の構想をたて，医学的立場からアドバイスを行ってもいる。

(23) チャドウィック：注(6)参照。

(24) コッホ（Heinrich Hermann Robert Koch, 1843-1910）：ドイツの細菌学者。細菌が病気の原因になりうることを実験的に証明。結核菌・コレラ菌を発見した。

(25) ローエル（James Russell Lowell, 1819-1891）：米国の詩人・随筆家。引用は，"The Debate in the Sennit; Sot to a Nursery Rhyme," *The Biglow Papers*, preface to no. 5.

(26) 英国の随筆家・詩人チャールズ・ラム（Charles Lamb, 1775-1834）の「ソネット」（"Sonnet," 9）。

(27) "laudatores temporis acti"（ラテン語）：ホラティウス（Horace, 65-8 B. C.）の『詩学』（*Ars Poetica*, line 173）。

(28) プラトン（Plato, c. 427-c.347 B. C.）の『国家』（*Republic*, book 7, 537 ff），藤沢令夫訳『プラトン全集』十一巻，岩波書店，一九七六年，五四九〜五五〇頁。

(29) 米国の詩人ローエル（James Russell Lowell, 1819-1891）の "Memoriæ Positum," part 1, stanza 2, lines 9-10.

(30) ボストンのバック・ベイ住人（チャールズ川の三角州の近辺に住んでいた人達）は，バック・ベイ・バラモン（the Back Bay Brahmin—カーストの中で最高階級）と呼ばれた。由緒ある上流階級の人達で，文化的程度の高さを誇って気取っていたことからこのような揶揄した表現が生まれた。

(31) コットン・マザー（Cotton Mather, 1663-1728）：米国の清教徒牧師。引用は，"General Introduction," *Magnalia Christi Americana*, New York, Russell & Russell, 1967, sect. 3, p. 27. オスラーは "Asiatic" という表現を用いたが，実は，マザーは，新約聖書のヨハネの黙示録（Revelation 2：5）を念頭に置いて "Atlantick (sic)" と言っている。同じヨハネの黙示録で，七つの教会がアジアにあったという記述からオスラーが勘違いしたのであろう。

ネイザン・R・スミス（Nathan Ryno Smith, 1797-1877）：米国の外科医。解剖学・外科学教授。フィラデルフィアのJefferson Medical College創設から医学教育に携わった教授の一人で、the University of Marylandでも教え、さらにDartmouth Medical School, Yale Medical Schoolの創設に携わった。

オースティン・フリント（Austin Flint, 1812-1886）：米国の内科医。Buffalo Medical Collegeの創設者の一人。その後、ケンタッキーにあるthe University of Louisville, New Orleans Medical College, Long Island College Hospitalの教授職を歴任した。一八六一年、Bellevue Hospital Medical Collegeを創設し、亡くなるまでそこで教えた。彼は偏見なしに革新的な考えを受け入れ、疾病の細菌理論を唱導した。

ウィラード・パーカー（Willard Parker, 1800-1884）：米国の外科医。一八六七年、膿瘍のできた盲腸の初の手術に成功したことで有名。ニューヨークのthe College of Physicians and Surgeonsの教授。禁酒運動に携わり、公衆衛生の分野でも活躍した。

アロンゾー・クラーク（Alonzo Clark, 1807-1887）：ニューヨークのthe College of Physicians and Surgeonsの病理学教授。顕微鏡を用いたこと、また診断専門家としても有名。聴診的打診法、発疹チフス熱の管理、アヘンを用いた腹膜炎の治療などで医学に貢献した。また、各地へ出かけて行って、米国の医学教育の発展に寄与した。

エライシャ・バートレット(Elisha Bartlett, 1804-1855)：米国の解剖学者。医学教育に熱心で、the Berkshire Medical Institution（Mass), Transylvania University（Ky), the University of Maryland, the University of Louisville（Ky), New York University, the College of Physicians and Surgeonsなどの教授を歴任した。オスラーは、バートレットの小伝を書いている。"Elisha Bartlett, a Rhode Island Philosopher"(1900)。

ジョン・C・ダルトン（John Call Dalton, 1825-1889）：米国の生理学者。the University of Buffalo, the University of Vermontで教え、一八八四年〜一八八九年にはthe College of Physicians and Surgeonsの学長を務めた。

彼の著書『人体生理学論』（*Treatise on Human Physiology*第一版、一八五九年、第七版、一八八二年）は、基本的な医学教科書として使われた。

(33) ジョンソン（Samuel Johnson, 1709-1784）：英国の批評家・詩人。辞書編纂で有名。引用は、オランダの医師の「ブールハーフェ」（"Boerhaave," *The Works of Samuel Johnson*, London, J. Nichols and Son, 1810, vol. 12, p. 17）。

病院は大学である（一九〇三年）

この講演はジョンズ・ホプキンズ大学医学部内科教授であったオスラーが五十四歳のとき、ニューヨークの医学協会に招かれて行ったものである。

この内容はオスラーが、一八八九年に同大学に医学部を新設してから、この講演を行った一九〇三年までの十四年間にわたって実行した、病院を主体とする医学生の臨床教育の紹介である。

オスラーは、医学部三、四年次の臨床教育を講堂ではなく、病院の外来や病棟のベッドサイドで行うように改め、学生を病棟のクラークとして、医師の助手的役割を果たさせ、学生を看護婦や病院のインターンやレジデントと共に、病院機能の滑車の一つとして働かせることにより、臨床医学を学習させたのである。

アメリカでは十九世紀から二十世紀にかけて、医学校は付属病院を持たない所が大部分であったが、その後完備した大学病院を大学自らが持ち、その病院で学生の臨床教育を行うという傾向が増してきたのである。

オスラーの「病院もまた大学である」という考え方は、十九世紀の末以来、今日までアメリカ医学教育の本流となっている。

病院は医神アスクレピオスの真の弟子を育てるに相応しい唯一の大学である。

(1)アバーネシィ

学生指導の最も重要な場は、講義室にはなく、ベッドサイドにあると信ずる。学生はそこで見るものすべてを見落とすことなく、何度も繰り返しながら病気のリズムを学んでゆく。ベッドサイドで起こる予想外の出来事が、学生の心に忘れられぬ印象を残す。それと気づかぬうちに、学生は教師と共に見た病気の様態、原因、予想される経過などを学び、さらには、教師の知る限りの病気の適切な処置法を習得してゆく。

(2)オリバー・ウェンデル・ホームズ「入門講義」

〔一〕

医学教育の改革

十九世紀後半の二十五年間に、数多くの目覚ましい改良や改革が行われた。とりわけ、その影響がすこぶる大で広く一般にも及んだという点では、科学《サイエンス》であり技術《アート》である医学の教授法の改革に匹敵するものはほかになかった。それは改革というより、むしろ革命であったとも言える。この変化を見て、医学を教えてきた教授連の良心が目覚めて彼らが悔恨の念に駆られたかどうか、あるいは、その変化は、今日われわれを包みこんでいる、より重大な事象に向かう大きな流れの一部でしかなかったように思われるが、事実そうだったのかどうかをここで論じる必要はあるまい。

さて、この改革は三つの方向を目指して進められた。

第一に、よりよい一般教育を与えよ、という学生からの要望

第二に、専門教育期間の延長

第三に、講義室に代わる実験室の充実

すなわち、理論教育よりむしろ実地教育重視の方向であった。

われわれ教師が直面する問題を端的に言うと、学生が良識ある実地医家になれるような——全学生の八分の七はそうなるものと予想されるので——そういう医師になるための教育を学生に授けることである。われわれに賦与された能力、実験施設の増設、きめ細かいカリキュラム、立派な校舎

など、大学の投資はすべてこの目的に沿ってなされるものである。

大学の四年間の課程は、予備教育あるいは基礎科学部門と臨床部門に二分されており、前者は医学校あるいは医科大学で、後者は病院でそれぞれの教育が行われているが、これは極めて適切な方法であると言えよう。両者の間に本質的な相違があるわけではなく、基礎の発生学コースにおけると同様、外科の臨床コースにおいても科学が教えられる。

医学生の後半期における臨床教育

[3]とりわけ最近二十五年間にわたる医学校の発展の動向を見ると、実地に沿って学問を教えるという方向に進んできた。各大学では、講義を補足し、またはそれに代わるものとして、臨床実習コースを延長する傾向がみられる。かつて実験実習室は解剖用に限られていたが、今や生理学、生化学、病理学、薬理学、衛生学といった部門にもそれぞれ実験室が設けられている。教育はかつてより魅力的な方法で行われ、このようにして得られた知識は実際に役立つ性格を持つことはもちろんのこと、学生は精密器械の扱い方を覚え、計り知れないほど貴重な知的訓練を受ける。その上、多少なりとも科学的精神を身につけることができるであろう。要するに、学生は教室の講義で理論的知識を得るばかりでなく、直接実物に触れてすぐに役立つ実地能力を身につけることができる。たとえば、交感神経系の解剖を行うと同時に、カイモグラフを据えつけて血圧の測定ができる。ジギタリス、クロロフォルム、エーテルの作用を調べ、自家製の培養基を作り、そこに有機物を自分で植えつけたりもする。三年次になって、われわれの許に送られてくる今日の若い学生は、すでにかなり

の訓練を受けており、公立、私立を問わず、自然の犯す過ちや自然の行う実験などが充満した、病院というより大きい実験室で彼の一生の仕事を始める準備ができているものと思われる。

ところで、三、四年次の学生の訓練を、一、二年次の学生が具体的に受けているような、実際に役立つものにするためにはどうしたらよいのだろうか。事実、われわれは皆、三、四年次の学生の訓練は実際に即したものでなければならないと感じている。「学生を教室あるいは階段教室から連れ出し、病院の外来に入れよ、病棟に入れよ」――これがその答である。そこは、体系だった講義が行われる場ではないし、階段教室での臨床授業でもなく、病棟での単なる実習クラスでもない――もちろんこういった授業形態にはそれなりの価値があるのだが――改革が必要なのは、上級学年の学生をどう病院に全面的に直結させるかという点にある。

ベッドサイドの研修を重視

最初の二年間、学生は実験室で居心地よく勉学に励む。いわば、各自が専用の場所を持って、そこに居ついて、教師の指導監督のもとに落ち着いて学ぶことができる。三、四年次の学生をこれに匹敵する環境に置いてやるには改革を必要とする。まず、内科・外科の医術（art of medicine）の教え方の概念を変えねばなるまい。私は、臨床技術を三年次から教え始めるべきだ、と固く信ずるものである。二十年間のキャリアを持つ医師に、専門技術をどうやって磨いたかを訊ねてみるがよい。「病気に絶えず接したこと」という答が返ってくるであろう。さらに、その医師はこう付け加えるであろう。「学校で学んだ医学はベッドサイドで学んだ医学とはまったく異なっていた」と。

四半世紀前の卒業生は、臨床の知識をほとんど持たずに巣立ってゆき、臨床経験を積みながら、その知識を増やしていったものである。

いわゆる自然教授法というやり方の場合、学生は患者と共に学習を始め、患者と共に学習を続け、患者と共に学習を終える。その間、書物や講義は道具として用いられる。つまり、目的を達成する手段にすぎない。

学生は初めから「実地医家（practitioner）」として、また人体の構造や正常な機能に知悉したうえで、病人という調子の狂った病める機械の観察者として、その学習を始めるのである。

学生にはまず観察を

われわれは学生に観察の方法を教え、観察材料を豊富に提供してやる。そうすれば、学ぶべき事柄はおのずと事実から産み出されるであろう。三年次の学生に内科・外科を教えるときには、原則として必ず患者をテキストにするが、その理由は、最高の教育は患者自身が与えてくれるからである。(4)昔の金言にもあるように、「医学の技術《アート》はすべからく観察にある」と言って差し支えあるまいが、眼には見方を、耳には聞き方を、指には触れ方を教え込むには時間がかかる。そこでわれわれがなしうることは、学生にスタートを切らせてやる、それも正しい方向に出発させてやるという点に尽きるだろう。とかくわれわれは学生に期待をかけすぎるし、あまりに多くを教えすぎる。要は、学生に方法論と適切な物の見方を教えてやることである。そうすれば、本人が経験を積むにつれて、その他のことは自然に補足されてゆくであろう。

病院施設の拡充を

第二の改革は病院自体におけるもので、これは最も重要な改革である。医学生のためにも、医学全体のためにも、そして一般の人々のためにも、現在あるものよりはるかに大きい病院施設──少なくともわが国で医学を学ぶ大多数の学生が利用できる施設の拡充を、病院当局の方々にお願いしたい。三、四年次の医学生の勉学の場を、大学から病院に完全に移さねばならない。[5]アバーネシィが述べているように、病院は医学生、とりわけ最終学年の医学生に相応しい教育の場である。だが、ここに大問題が生ずる。病院にもさまざまあって、学生に望みどおりの特権をすべて与えてくれる病院もあるし、半面、病院内にある階段教室へ行く学生には、横門からのみ出入りを許す病院もある。あるいは、患者のためにならないという理由で、学生を締め出す病院も多い。

教育をしない病院は一流ではない

ところで、教育をいっさい行わない病院は一流の仕事をしているとは言えまい。そういう病院は、症例に対してあまり強い関心を払おうとせず、徹底的な症例研究も行わない。病院専属の指導医は、助手や学生に教え、そのことによってかえって教えられるという機会がなければ、日常の緊急事態に忙殺され、杜撰《ずさん》な診療をしかねなくなる。病棟に学生を置いている病院では、患者は慎重な診療を受けることができる。病気は徹底的に究明され、医療過誤もはるかに少なくなる、と言っても差し支えあるまい。病院の機能をさらに拡大して、内科および外科の知識を広めるために病院が果たす効用といった、より大きな問題については、ここではあえて触れないことにしよう。

医学生は看護婦と同様、病棟に欠かせない

医学生に代わって私が羨ましく思うのは、看護婦が有利な立場にいることである。看護婦は毎日病人と接しているので、少なくともこの国では、[6]医学生より看護婦のほうが病院の理事諸氏から厚い信頼を受けている。

患者は病棟に学生がいるのを好まないとよく言われるが、そのような意見はまったく馬鹿げている。私の経験から言えば、その逆である。私は二十五年以上にわたって病院の医師として勤務し、主として病棟で教育を行ってきた者であるから、この点に関しては確信をもって申し上げることができる。普通の分別心を働かせて、思いやりのある気持ちを持って患者に接するのであれば、学生が病棟にいてもほとんど支障はない。医療の現状から見て、学生達の援助なくして一流の病院業務をこなすことは極めて難しい。われわれは病院のレジデントにあまりに多くを期待しすぎる。レジデントの数はその仕事量が大幅に増えているにもかかわらず、それに比例して増えているわけではないし、日常業務の大半は、上級学年の医学生でも十分にやれる仕事である。

〔二〕

臨床教育のカリキュラム――三年次の学生用

さて、学生を病棟で教育するという案を実行に移すにはどうしたらよいのだろうか。まず、三年次の学生の場合を考えてみよう。百人の学生を十組に分けて臨床ユニットとし、各ユニットに指導教師を一人つける。このようにして分けたユニットの日程を追ってみることにしよう。月、水、金の午前九時は診断学（physical diagnosis）の入門的教育、十～十二時は外来での実地教育。ここで行われる指導としては、定められた手順どおりに患者を診察すること、病歴聴取の指導を受けること、さらに病院外の内科診療所で見られるような、ごく普通の病態に慣れることである。十二時になったら先輩格の教師が四～五ユニットの学生を一同に集めて、特殊な症例をさらに系統的に教える。午前中ずっと、あるいは病院の慣例で病院実習が午後になるとすれば午後の大半、少なくとも二～三時間は、学生を外来に置く。各臨床ユニットの学生は、六週間の短期コースではなく一学期間継続して、熟練した指導のもとに日課として外来診療に立ち会うべきである。こうすれば、すぐにも学生は病歴がとれるようになり、患者の診察のやり方を覚えて、学生のとった外来カルテがしだいに価値あるものになってくる。もちろん、このためには豊富な臨床材料、教育用の適当な外来スペースの確保、十分な機械器具、さらには、その仕事を喜んでやる若い有能な人材などが必要なことは言うまでもない。

火、木、土には、この臨床ユニットは外科外来で実習を行う。小手術を見学し、包帯の巻き方、エーテルの与え方を覚え、さらに、外科治療室で行われる興味深い仕事すべてにわたり手伝う。三〜四ユニットがペアになって、剖検助手の指導のもとで学生一人ひとりが病理解剖を行い、週一回、全ユニットが一堂に会して病理学教授の手による死体解剖の供覧にあずかる。もちろん学生は二年次ですでに病理組織学を終了しているはずであり、特に程度の高い医学校ではそれは完全に終了しているだろう。

さて、今まであげた以外に、空いている時間は、産科学、薬物学、治療学、衛生学、臨床顕微鏡検査などの指導に当てる。指導体制の整った医学部の三年次の学生は、学期末にはかなりの臨床知識を持つことができる。ポット病とポット骨折の区別はもちろんのこと、脾腫の触診は容易にできるし、シャルコー結晶とシャルコー関節の区別もつく。

四年次の学生用のカリキュラム

四年次になっても、十人一ユニット制はそのままにしておき、指導内容を外来から病棟へと移す。各学生を内科病棟はもちろんのこと、できうるなら同じ日数、外科病棟にも詰めさせる。各学生に四〜五ベッドを受け持たせる。三年次のときすでに十分な経験を積んでいるので、四年次の学生は新患の病歴聴取ができるはずである。その際、上級のレジデントや指導医 (attending physician) の監督を受け、誤りがあれば正してもらう必要があることは言うまでもない。インターン、レジデントの監督・指導のもとで、学生は自分が担当する患者に関わりのあるあらゆる仕事をする。たとえば検尿その他の検査を行い、指導医の口述に従って毎日記録をつける。一週三〜四回、指導教師の一人が臨床ユニットのうち一〜二グループの学生を連れて二〜三時間回診をする。そこで、症例の説明が行われ、担当の学生は指導教師からいろいろ質問を受けるので、グループの学生全員がその症例の経過を知ることができる。このようにすれば、学生は病気について詳しい知識が持て、臨床でのやり方はもとより、治療についての実際の知識を得ることができる。これと同じ実習計画を外科病棟、産科、婦人科で実施するならば、同様に得るところが多いものと思われる。

こういう方法は旧式かもしれないが、これこそ内科学・外科学を教える唯一の方法であって、医師が開業するときには同様の方法で訓練を受けるのである。現在必要な抜本的な改革は、学生に対して病棟内科助手《クラーク》（clinical clerks）と外科手術助手《ドレッサー》（surgical dressers）制度をこの国に採り入れることである。彼らは看護婦や院内医師（訳者注：インターン、レジデント）と同様に、病棟機構の一端を担わねばならない。

実習用の臨床教材に不足することはない。それどころか、十分すぎるほどの症例がある。この市の多血症の患者のことを考えていただきたい。その大半の者は医学生に一度も診てもらったことはなく、ましてや体に触れてもらったことすらないのだ！　何百人といる腸チフス患者の場合もしかり。病気が日々いかなる経過を辿るかについて医学生は見たこともなければ、勉強したこともないのだ！　これから三か月間に入院する何百という肺炎患者のうち、四年次の学生が毎日、毎時間、病棟で診る患者の数がいかに少ないかを考えてみていただきたい！　しかも、学生が医学校にいるのはこれを学ばんがためなのであって、肝臓の生理機能や腰部関節の解剖を学ぶのと同様、いやそれ以上に必要とされることなのである。

ジョンズ・ホプキンズ病院における臨床教育の実例——三年次の学生

だが諸君はこのような計画が実際うまくゆくかどうかとお訊ねになるかもしれない。長年の経験から、「大変うまくゆく」と私ははっきり申し上げることができる。この計画はジョンズ・ホプキンズ大学医学部ですでに実施ずみであり、ジョンズ・ホプキンズ病院は、[7]創立者の遺志に基づき大学の重要な一翼を担ってきたのである。この病院で用いる教材（訳者注：症例）に特別なものはないし、病棟も他の一流病院と比べて特に優れているというわけではない。ただ、この病院の大きな特徴の一つは、学生の教育を重視し、さらに疾患の研究を優遇していることであろう。ここで学生の教育をいかに行っているかについて、ごく簡単に述べてみたいと思う。三年次の学生には次のように内科を教える。

第一に、外来に隣接した部屋で、内科準教授の[8]セイヤーとフッチャー両博士から診断学(physical diagnosis) の系統コースの指導を受ける。その年の後半期に、病歴作成の指導を受けてから、学生は病歴をとり、外来患者を診察する。

第二に、週三日、外来診療終了後、クラス全体の学生は診察室の隣にいる教師の所へ行って、患者をどう診察し、患者の問題をどう解決してゆくかの方法を習う。こういうやり方で教育を進めると、一年間にかなりの数量の興味ある症例を学生に提示することができる。学生は各自担当した症例について報告を行い、その後も絶えずその症例を「追いかける」のはもちろんのこと、その経過に関して質問を受ける。こういった機会を利用して、学生がこれまでに見てきた他の症例にも関連させながら、教師はレポートの課題を学生に与え、問題点を文献で当たるにはどうすべきかを教える。このような方法をとれば、一クラス五十人の学生の指導もうまくやってゆけることであろう。

第三は、臨床顕微鏡の授業である。臨床病理検査室は病院施設の一部であり、病院内に常勤している上級助手（senior assistant）がその任に当たる。この検査室は二つの階を合わせて約百名の学生を収容することができ、各人に専用の作業台、ロッカー、自分用の標本を入れたり授業以外の変則的な時間にも勉強できるような場所が与えられる。このコースは系統的に教えられるもので、一学期間にわたり週二回、二時間ないし二時間半ほどの時間を決めて、血液、分泌物、胃液内容物、尿などの検査法の手順を教える。もし学生が一年・二年次で履修した顕微鏡の学習を続けることができるならば、このコースはすこぶる有益なものになりうる。また、学生は高価な器具の扱い方にも慣れるので、顕微鏡は単なる玩具《おもちゃ》ではなく、臨床必需品の一つになる。医学部の臨床検査室は病院の重要な一翼を担っており、病院と直結していなければならない。今日、病棟で顕微鏡検査、細菌検査、化学検査を行うには熟練技術を必要としており、学生はもちろんのこと、院内医師も臨床化学・臨床細菌学の専門家の援助と監督を必要としている。この種の専門家は病院常勤のスタッフとして働くべきである。

第四は、一般内科臨床講義である。週一回、三、四年次の学生のために階段教室で開かれるもので、病棟の興味ある症例を観察させる機会を与える。そのためには、できるだけその季節に多い症例を提示する。秋にはマラリアや腸チフスを特に選び、その後、冬になったら肺炎を取り上げるようにする。各種の研究グループを設けて、そのメンバーに肺炎や腸チフス合併症例すべてについて報告させる。系統的な講義は行わないが、診断学のクラスを定期的に持ち、そこで重要な問題点を取り上げる。週三回は外来でいわゆる観察授業と呼ばれるクラスを持つが、そこでは、目下問題となっている病気に関して、総合所見の発表を頻繁に行う。

四年次の学生のカリキュラム

四年次の学生の病棟実習　クラスを三グループ（内科、外科、そして産科・婦人科）に分けて、病棟内科助手《クラーク》と外科手術助手《ドレッサー》として実習させる。内科では各学生に五ないし六の病床を受け持たせる。学生は、新患が入院してくるとその病歴をとり、尿・血液検査をして、院内の担当医の手伝いをして患者の総合ケアに当たる。九時から十一時に内科助手を務める学生を連れて回診を行い、そこで、系統的な指導を行う。学生は興味深い症例を見せてもらい、新しい症例について学び、病気の徴候や性質および治療法などに関連した質問を受ける。ここで強調しておきたいのだが、この教育法は、学生をグループで病棟に連れてゆき、そこで症例を一、二見せるといった病棟授業ではないことである。私のいう実習とは、病棟における実際の実習（ward-work）であり、学生は、指導医、インターン、看護婦と同様、自ら病院業務の責任の一端を担うのである。しかも、実習は単発的なものではない。学生は三か月にわたり主として内科実習を行い、病棟内科助手を務める学生は九時から十二時まで病棟で働き、午後の一時間は古参の助手や院内医師と共に特別に問題のある症例を検討する。

教室における授業　正規の講義がないので、学生に内科に関する科目すべてを系統的に学習させる目的で、週一回、あらかじめ決められた課題について教室で復習のための授業を行う。

階段教室における週一回の臨床検討会　この臨床検討会では病棟内科助手として働く学生がイニシアチブを取り、自分が受け持った症例の報告を行い、ノートを読みあげてクラス全員に検討してもらう。医学の中の重要な問題点を絶えず学生に提示する。毎週のように腸チフスの症例について討議を重ね、より興味深い症例を示し、合併症を系統的に整理して黒板に掲示する。肺炎研究グループは日常よく見かけるこの病気の臨床上の問題点すべてを扱い、症例のリストを黒板に貼り出しておく。一学期の間に各学生は五十〜六十症例について報告を行う。担当した学生は毎日病棟でその症例を学ぶ機会を持つわけだが、クラス全員もその大半をこの症例検討会で学ぶことができる。

カリキュラムの評価

今までのところ、この制度はうまくいっているというのが、学生や若い教師の大方の感想である。この制度には欠陥がないわけではなく、それもわれわれの予想以上にあるかもしれないが、少なくとも欠陥は制度そのものにはないと確信する。科目によっては、学生がそれについての理論的知識を十分持っていない場合もありうるが、それは、試験で学生を教育するというあの卑劣ですこぶる有害な制度に私が絶えず反対してきたからである。だが、この実習制度のもとでは、どんなに頭の悪い学生でも患者の診察法を覚え、重要な急性疾患の病状変化に詳しくなる。学生は十分な症例数を扱うので、技術面でもある程度熟練する。病院で実習するのは、医学知識のすべてを得るためではなく、病気とその治療法を学ぶ、いやむしろ病気を持つ患者の治療法を学ぶためだ、という考え方がその根本にあると言えるのではあるまいか。

〔三〕

医学校の再編成

第三の改革は医学校の再編成である。この点に関しては、最初の二か年間に実験室での実習を大幅に増やし、それに伴い教授陣を強化し、生理学、薬理学、病理学などの科目の教授法の概念を刷新したが、三、四年次の学年にもこれに匹敵する改革が行われなければならない。十分な臨床施設を管轄下に持つことは、規模の大きい設備の整った実験室と同様、欠かすことのできないものである。そういう施設がないと、臨床教育は理論教育に遅れをとることになる。内科講座について言えば、最大学生数八百人に対して、ベッド数各五十〜七十五床の設備の整った内科講座《クリニック》で科長の管理下に外来診療部門を持つ——そういう施設が三、四か所必要である。今後四半世紀のうちにこの国の規模の大きい大学は各自の付属病院を持ち、そこで病気という自然作用の諸問題が、地学やサンスクリットの問題と同様に、徹底的に研究されることであろう。だが現状でも、かなりの成果を収めることはできる。現在、何百人という真面目な学生がいて、何千人という患者がいて、さらに何十人という有能な若い人材が実地教育をしようと意気込んでいるからである。諸君も知ってのとおり、(9)「飢えた羊は顔をあげるが、食べ物は与えられない」という事態が往々にして起こる。それは病棟という(10)パンの代わりに、飢えた羊である学生に講義室や階段教室という石が与えられるからである。一、二年次の学生は理論偏重の教育を免れたのだが、三、四年次の学生を患者から切り離してしまうということは、まさにそのような有害な教育制度が産み出した遺産である。

病院内業務への参与により学生は学ぶ

三、四年次の学生にとって病院はまさに大学である。三年次の学生にとっては外来やクリニックが、四年次の学生にとっては病棟が教育の場である。学生は病院にいて、その機構の一部となり、なくてはならない役割を果たす。学生の働きなくして病院は最高の業務を行うことはできないであろう。病院は、学生が将来開業して独り立ちしたとき役立つ技術《アート》の基礎や教訓を修得する唯一の場所である。外来診療部や病棟に学生を置くことによって、病院の地域社会への貢献度は倍加する。病棟医だけを伴って孤独な回診を行っている医師は、遅かれ早かれ、臨床の無感動状態《クリニカル・アパシイ》に必ず陥るものだが、学生がいれば、それが刺激となって、無感動状態を免れることができる。医療全般からみても一般の人々にとっても、学生の存在は益するところが大きい。若い学生に実地教育を授けるならば、彼らは良い方法を携えて全国各地に散って行き、病院の業績を大いに広めてくれよう。医療職の補充は、自分で考え、観察する術を教えられた人達によって行われる。彼らは、科学に基づいた医学という新しい学派に属する独立した開業医で、科学の限界を知ったために、かえって自分の技術《アート》の可能性をますます信ずるようになった人達である。ここで私が提唱している方法は何も目新しいものではなく、(11)ブールハーフェ、エジンバラ学派のラザフォードの兄のほう、当市ニューヨーク、ボストン、フィラデルフィアのかつての医師、つまりハンター、ラザフォードやソーンダーズの弟子だった医師達が昔からやっていた方法である。すなわち、病院を大学として、そこで病棟内科助手《クラーク》や外科手術助手《ドレッサー》として働く学生は、行き届いた指導のもとに自ら病気の現象をゆっくり学んでゆく。これこそ真の教育方法である。なぜなら、それは自然な教え方であり、医師が開業して独り立ちした後、賢明な臨床能力をつけてゆくのに役立つ唯一の方法である。それ以外の方法はすべて、本物に代わる擬物《まがいもの》にすぎない。

訳者注

(1) アバーネシィ（John Abernethy, 1764-1831）：英国の著名な外科医で、解剖学・生理学者。ハンター（John Hunter）が行った動脈瘤の手術をさらに改良した。引用は不詳だが、名講義で知られているので、オスラーはロンドン留学のさい出会ったアバーネシィの弟子達の一人からこの言葉を聞いた可能性もある。

(2) ホームズ（Oliver Wendell Holmes, 1809-1894）：米国の詩人・随筆家で、解剖学・生理学者で、オスラーは医学生の必読書として彼の『朝の食卓』シリーズ（*Breakfast-Table* Series）をあげている。引用は、『医学評論』（*Medical Essays*, Boston, Houghton, Mifflin, c.1892）より。

(3) 当時の医学教育の状況については次のような記述がある。「医学教育の革新はジョンズ・ホプキンズ大学で始まった。そこでは医学生の教育は理論より、むしろ実地教育（practical instruction）が重視され、実験室、解剖室、臨床の場が不可欠であることが強調された」。Henry E. Sigerist（1891-1957）, *American Medicine*, New York, W. W. Norton, 1934, p. 138.

(4) 例えば、無名の著者は「古代の医学」（"Ancient Medicine"）の中で観察を重視し「完全な医術は、個々の事例の部分を観察し、それを一つに統合することから始まる」と述べた。"Precepts," *Hippocratic Corpus*, Cambridge, Harvard University Press, Loeb Classical Library, 1957, pp. 12-63, p. 315.

(5) 注(1)参照。

(6) オスラーの念頭にあったのは、ジョンズ・ホプキンズ病院の看護婦の待遇だったものと思われる。当時、看護学校の校長をしていたメアリー・ナッティング（Mary Adelaide Nutting, 1858–1948）は、病院の管理者達を始め、オスラーを含む医療教育者達とも緊密に協力して仕事をしていた。

(7) 米国ボルティモアの実業家ジョンズ・ホプキンズ（Johns Hopkins, 1795–1873）は、後世に残る二つのもの―若者を教育する大学と病人を苦しみから救う病院―に彼の莫大な遺産を半分ずつ残した。

(8) 二人は病院でオスラーの同僚。学生達の指導にあたった。
セイヤー（William S. Thayer, 1864–1932）：ジョンズ・ホプキンズ大学の内科学教授。アメリカ医学会の会長も務めた。

フッチャー（Thomas Barnes Futcher, 1871–1938）：ジョンズ・ホプキンズ大学の内科学教授。

(9) 英国の詩人ミルトン（John Milton, 1608–1674）の「リシダス」（"Lycidas," line 125）。

(10) パンと石（bread and stones）：新約聖書、マタイによる福音書、七：九。「あなたがたのだれが、パンを欲しがる自分の子供に、石を与えるだろうか」。また、ルカによる福音書、十一：十一参照。

(11) ブールハーフェ（Hermann Boerhaave, 1668–1738）：オランダのライデン大学の教授で優れた内科医。ブールハーフェ症候群で有名である。
ラザフォード（John Rutherford, 1695–1779）：スコットランドの内科医。エジンバラ大学で初めて臨床指導の教育を行った。

ハンター（John Hunter, 1728–1793）：スコットランド生まれの英国の外科医・解剖学者・生理学者。「科学のパン種」二二八～二二九頁、注(21)参照。

ソーンダーズ（Richard Huck Saunders, 1720–1785）：スコットランドの内科医。

医学の座右銘（一九〇三年）

ジョンズ・ホプキンズ大学内科教授の職を十四年間務めた一九〇三年の秋に、オスラーは母校トロント大学に招かれて講演した。オスラーは一八七〇年に医学生としてマギル大学医学部に移る前の二年間、このトロント大学で基礎医学を学んだ。その母校トロント大学医学部に生理学の実験研究室を備えた新館が落成し、その祝賀式に特別講演を依頼されたときの医学生へのメッセージが、この「医学の座右銘」である。

医学部の学生達は、功成り名を遂げた先輩であるオスラーの講演を聴くために、新しく建てられた円型講堂に集まった。この講演は医学に進む学生に対して学習の指針を説いたもので、学習する習慣を体得するにはどうすればよいかを語っている。

オスラーは何事に対しても習慣化という態度を重要視し、目標を持ちながらも今日の生活行動を能率化し、活かすこと、さらにその繰り返しが成功への道であることを強調している。これは今日の時代においても、医学の道を歩む学生への力強い提言である。

もしプラトンの来世についての教えを厳密に実行に移してみたいと思われる人がいるなら、その人には次のような助言が与えられるであろう。彼の選ぶ知識の領域は、明らかに傾倒しうるもの、あるいは最大の喜びをそこに見出すものであること。その場合、毎日の仕事に関係しているもの、あるいはまったく相反するものいずれをも問わない。彼は自らが従事している専門的職業や商売を思索的側面から考察することもあろう。ホメロス、ダンテ、シェイクスピア、プラトン、ベーコンらを生涯の友、あるいは伴侶とすることもあろう。また、偉大なる師の生《なま》の声を聞く機会を得ることもあろう。歴史上のある事項、あるいは不可解な自然現象に探索の眼を向けることもあろう。毎日一時間を、そういう科学的・文学的探索に費やすならば、多くの事実が記憶に残り、「悔やむことなき楽しみ」（プラトンの『ティマイオス』、五九・D）が得られるであろう。ただしこれだけは気をつけていただきたい——気まぐれな考えの奴隷にならぬよう、無知なるが故に幻影を追わぬよう、虚栄心がある故に詩人の天分があると錯覚したり、哲学者ぶったりしてはならない。自らの能力の限界を知らねばならない。実現不可能な遠大な計画を立てるよりは、少しずつ知識を加えることによって精神を強化し、じわじわと知識の枠を拡げてゆき、無意識のうちに新たな知力と、知識への新たな関心を持つほうがより望ましいといえよう。

(1)ジョウェット「プラトン『国家』入門」

わが魂よ、一秒を一時《ひととき》を争え。
一刻一刻は、有用性をはらみ、
再生された一刻は、征服され、かつ支配権を持った王国のごときもの。

スティーブンソン[(2)]

習慣に関して言えば、われわれは初めのうちは意識的に行っている。だが、
習慣は徐々に形成され、病気が拡がるのと同じように知覚できなくなる。

アリストテレス『倫理学』[(3)]

〔一〕

最高水準の医学教育を可能にした大学の画期的な変革

学生諸君に話をするという楽しい務めを果たさねばならないが、その前に、このオンタリオ州出身であり、また当校で学んだ者として、この学期中に行われた画期的な大学の変革、たぶんオンタリオ医学史上最大とも言うべき一大変革についていささか申し上げたいと思う。今日開設をみた素晴らしい研究施設は、当局が医学における科学《サイエンス》の必要性を認識してくれたものであり、これにより医術《アート》の基礎となる科学の分野で最高水準の教育が可能となった。いや、それ以上のものが期待できるかもしれない。学校の偉大さは建物の煉瓦《れんが》ではなく頭脳にあるという真理は自明のことであるが、

その点を踏まえて、一大科学センターを建設するためには、金を惜しまぬ政策を採るべきである。それがこの市とこの国に名声をもたらすことになるであろう。

各学部は、当を得た責任者に任されている。その人達に専門上の援助を十分に与え、世のために尽くしている人達が毎日の授業という重荷により、その精力を削がれることがないように力を貸してあげていただきたい。実は私の話を聴いている若い諸君の中には、解剖・生理学部門が大学の生物学研究施設から切り離されることで、いささか遺憾に思っている人もおられるものと思う。その結果、当市の医学に極めて深い影響を与え続けてきた両者の絆が断ち切られることになる。ところで、この素晴らしい新研究施設ができたのはそもそも(4)ライト教授の心意気に負うところが大きい。教授は何年にもわたって、医学における科学分野の充実に力を注ぎ、医学部発展のために私欲を棄てて多くの時間を費やしてこられた。この席で、(5)マカラム博士にも一言讃辞を述べさせていただきたい。博士は、その才能と熱意で緻密きわまる研究を行い、世界的な名声を博され、その上、生理学の研究が行われている地であれば世界の隅々《すみずみ》に至るまで、この大学の名を広めてくれた。当研究施設の新設に際しては、どれほど多くの恩恵を彼から受けたか、その点については今さら申し上げるほどのこともないと思う。

大学が十分な数の臨床の付属施設を持つには、市中病院との提携を

しかし、それにもまして重要なことがあり、私はそれに対して祝意を表したいと思う。寄付金が集まってくれば、石を一つずつ積み上げて堂々たる建物を造り上げるのは簡単かもしれない。だが、

同じ市にある(6)二つのライバル校の教師を、調和のとれた一つの組織にするためにはセメントが必要であり、その貴重なセメントを購入する市場を見つけるのは困難である。ところで、これほどうまく事が運んだことについては、両大学の指導的立場にある方々の良識に負うところが大きく、彼らがこの地方の医学教育の必要性を認識したことを物語っている。この上、キングストンとロンドンの両校をプロビンシャル大学に吸収・合併するのを望むのは、あまりに期待し過ぎであろうか。十分な基金のない小規模の学校が、学生、医学、あるいは社会に貢献できる時代は終わった。こういった学校の教師が惜しみなく払った経済上・時間上の犠牲については、今さら申し上げるまでもないことである。そこで、彼らの学校組織を中央大学付属の臨床校という形に変え、この地方一帯にある病院の提携施設の一部にするという、いわば一種の自殺行為を勧めたからといって、彼らが私の真意を誤解することはあるまいと思う。世界で一流と称される大学は（本校も一流を目指さねばならないが）十分な数の臨床の場をその付属施設に持つべきであろう。今日、皆が一堂に会したこの研究施設は、病理学や生理学の教授にとって必要な施設であるが、それと同様、内科・外科の教授は年間を通じて利用できる大きな病院を付属施設として持たねばならない。現在の体制は多くの小施設からなっているが、そのような古い体制をやめ、最初は内科用施設三つ、外科用施設三つから始め、近代的設備の完備した臨床施設に替えてゆく、そのための取り決めを地方当局とトロント総合病院の理事会の間で結ぶのはさして難しいことではあるまい。病院業務が効率よく行われるようになれば、実質的な改善はできるが、それには担当医師の骨身を惜しまぬ尽力を仰がねばならない。合併した大学から学生が大量に出た場合、一つの病院で内科、外科、その他の専門の臨床領域の訓練を、新しい研究施設での基礎科学の実習に匹敵する程度に行うのはほとんど不可能である。

それには、市や州の他の病院で、ベッド数五十床以上の施設との提携を求めねばならない。提携先の病院で、それぞれ二〜三人の学外講師を認定し、ベッド数に応じ三か月ないしそれ以上にわたって学生を預ってもらう。ここで各病院名を列挙する必要はあるまい。オタワ、キングストン、ロンドン、ハミルトン、ゲルフ、チャタムの各市の病院には、小グループの上級生を引き受け、優秀な臨床医になるための訓練をしてくれる人達がいる。私はこの案を参考までに申し上げたまでであるが、その実現にはさまざまな障害が伴うことであろう。しかし、闘い抜く価値のあるもので、障害のないものがこの世にありうるだろうか。

三十五年前の入学当時の思い出

医学生諸君、三十五年前にこの大学に入学した私の場合と同様、今日のこの日が、諸君一人ひとりにとって、素晴らしい天職を全うするための、人生における祝福すべき第一歩たらんことを！　諸君のうち誰一人として、私が経験したような安堵感を抱いて、つまり円錐曲線・対数、また(7)フッカー、ピアソンなどから逃れてここへやって来た者はいまいと思う。当時の私は、干からびて骨ばかりにやつれた体に興味の衣をまとい、やっとここで勉学に身を入れることができると喜んだものである。これから人生のスタートを切らんとしている諸君は、われわれの時代よりはるかに有利な立場にあると言えるが、その点については触れないでおこう。諸君が理解に苦しむようなことを述べて、言葉を浪費するまでもないからである。ただ、以前この近くに立っていた煤けた旧校舎で教え、かつ学んだ者達だけが、歳月がもたらした一大変化を感じることができる。この変化は、ここにご列席のかつての教師の方々、[8]リチャードソン博士、オグデン博士、ソーバーン博士、そして、オールドライト博士らには信じ難いほどのものかもしれない。あたりを見回し昔の俤《おもかげ》を追っても無駄である。[9]あらゆるものは消え失せた、何もかも。昔通った場所は今はなく、まわりの風景すら変わってしまった。こういう時には、寂寥感、哀惜の情、さらには一種の郷愁にも似た感情を抱かざるをえないが、それにしても、懐しい方々が何人か列席され、今日のこの日を迎えることができたのは誠に感激に耐えない。少なくとも私にとって、あの良き時代の思い出は永遠の祝福であったとも言え、この大学で過ごした二年間を振り返るのはこの上もない喜びである。当時、改良すべき点は多々あった――それは当時のどの医学校にも言える――だが、私は著名な哲学者である友人[10]クロージャーよりはるかに多くのものを当時の学校から得ることができたように思う。と言うのは、クロージャーが当時の真の姿を描き出していないように思われるからである。よく言われることだが、指導は往々にして教育の一端にすぎない。今にして思えば、われわれを教えてくれた教師は活気と自らの信条を持った人達で、[11]真実の生きた言葉をかけて、われわれの住む暗い無知の世界に大いなる啓蒙の光を投げかけてくれた。彼らは、極めて有益な感化力と模範を示してくれた一群の先達として、私の記憶に鮮明に残っている。[12]ボーモントとホッダー、この二人は、洗練された英国人外科医として最高の模範を示してくれた。さらには、[13]ライト教授の姿に、授業に専念する者の権化を見る思いがした――もっとも当時は、あまりにも熱心過ぎるとぼやきながら、われわれ学生は朝八時の講義に間に合うよう重い足を引きずっていったものである。[14]エイキンズは、卓越した技術を持つ臨床外科医であったばかりか、一般開業医としても理想的な教師であった。われわれはリチャードソン博士の解剖実習をどれほどの歓喜と驚嘆の念を持って見守ったことであろうか。博士の熱意はわれわれ学生にも伝わり、解剖は学生の間で大いにもてたものである。薬物学と治療学については、私はオグデン博士の最後の講義とソーバーン博士の最初の講義に出るという二重の恩典に浴することができた。当時すでに、オールドライト博士は衛生学に自らの人生を捧げるために、その第一歩を踏み出しておられたのであった。

師ボヴェル博士の思い出

さて、私が父とも慕う師の一人に、ここで讃辞を述べさせていただきたい。今日ここにおられる皆さんの中にも、(15)ボヴェル博士に対し、私と同じ気持ちをお持ちの方がおられるであろう。博士は、並はずれて優れていたとまでは言わないが、立派な精神の持ち主であり、彼に適した場所が与えられれば深遠な問題に心を動かされる人であった。

この大学の理事会が一八五一年に(16)ハックスレーという若い生物学者を教授として選んでいたならば、ハックスレーは進化論を世に広めるために伝導者聖パウロになれたであろうか。ある種の気迫を持った者のみが周囲の状況から抜きん出ることができる。この点でボヴェル博士は飽くことのない野望に加え、精力と勤勉さなど必要欠くべからざる気質を兼ね備えてはいたが、惜しむらくは、散漫という致命的な欠陥を持っていた。それでは天才と言えどもその才能は発揮されない。いわば彼の頭には四つの面があり、それを独楽《こま》のようにぐるぐる回転し、ある一面だけを一度に長く見せ続けておくようなことはなかった。(17)『種の起源』の出版で科学界を揺り動かした嵐に見舞われた彼は、たとえ帆がなくなっても、追風に乗って船を走らせることはしなかった。むしろ針路を変えて、自然神学に関する著作を書くことで嵐から船を避難させたのであった。その書は、少なくとも[18]ペーリィが名声を広めた他の書物に混じって、今は古本屋に棚ざらしになっている。

博士は非常な読書家で、学んだ知識を我が物にする才に長《た》けていたので、当時話題になった科学のことであれば何でも、原形質から進化論に至るまで、愉快に、また時には深遠な調子で論ずることができた。ただし博士は、集中力と長期間にわたる研鑽を経て初めて生まれる科学的正確さ（どんなに研鑽を積んでも得られないこともあるが）、つまり船で言えばバラストともいうべきものが欠けていたのである。熱烈な信仰心の持ち主であった博士は、若くして[19]トラクト運動に心を奪われ、進歩的な国教徒、つまり熱心なアングロカトリック教徒になった。彼はかつて友人の[20]ダーリング牧師に、自分はいわば[21]『天路歴程』に出てくる船頭のようなもので、ローマに向かって漕いでいながら、顔は反対方向の[22]ランベスを見据えていると、冗談半分に語ったことがある。その著書[23]『祭壇への歩み』と『降臨節についての講義』は彼の信仰の熱烈さを物語っている。晩年になり、[24]リナカーの例にならって聖職についたボヴェル博士は、[25]コットン・マザー称する医学と神学の神聖なる結合を例証したのである。博士がどれほどひたむきに形而上的な問題について論じたか、どれほど情熱を燃やして[26]カント、ハミルトン、リード、ミルなどを研究したか、私は今なおはっきりと思い出すことができる。ところで、当時のプロビンシァル大学では、思索する若者の精神に適切な方向を与えてやるという特権は、教授である[27]ベーヴァン師に委ねられていた。しかし、噂によると、[28]「飢えた羊のような学生達は物欲し気に上を見あげたものの、心の糧は与えられなかった」という。実は、私もそう考えた者の一人であった。当時、ボヴェル博士の四時の講義が終わると、[29]ミルズを先頭に毎日何人かの学生が彼のもとを訪れ、われわれは長時間にわたって博士と激論を交わしたものであった。その内容は、(30)「摂理や予知や意志や運命について、――すなわち、定められた運命や自由意志や絶対的予知」などについてであった。

しかしながら、ボヴェル博士の本分は医師としての職にあったことは言うまでもなく、彼の診断技術は大いに買われ、また優しい心の持ち主であったため皆から敬愛された。彼は当時最高の実践的な学校で教育を受けた。(31)ブライトとアジソンの教え子であり、ストークスやグレーヴズの個人的親友でもあった。ボヴェル博士は(32)ガイ病院の伝統を忠実に守り、偉大な先人達を敬う術《すべ》をわれわれに教えてくれた。教師である彼は(33)ジョン・ハンターが発表した生理現象と病理現象とが連続性を持っているという根本原理を把握しており、医学原論の担当教授になってからは、生理学の講義の際に病理について述べ、腫瘍病理に関する講義の際に原形質の生理についての説明を行ったりなどして、学生を困惑させたものである。一八七〇年九月、西インド諸島から戻る意思がないという趣旨の手紙を受け取ったときは、私は一度に父親と友人を失ったかのように感じた。しかし、その後モントリオールの(34)ハワード博士を尊敬する義父と仰ぐことができた。今日の私があるのは、これら二人の恩師と、私の最初の師であるウェストンの(35)ジョンソン牧師のおかげである。成功とは、望むものを手に入れ、それで満足することである、という意味で私が成功したとすれば、それはこの三人の師に負うところが大きいと言わねばなるまい。

〔二〕

医学の座右銘

ところで、本日の特別講演の前にこういった前置きの講演をするのは意味あることなのだろうか。私はこれまで数多くの講演を聴き、自分自身も少なからず講演をしてきた者だが、その経験から言ってこの種の講演から半永久的なものを得たためしがあったとは思われない。私としては、このような席で講演するという古い習慣はやめたほうがよいと思う。しかし、今日は本学にとって特別な日で、このあと特別講演が予定されていることでもあり、私は今日の式典の一端を担うことができるのを大変光栄に思っている次第である。ご列席の一般の方々にとって、これから申し上げることは陳腐で、ごく常識的なことに思われるかもしれないが、しばらくの間ご辛抱をお願いしたい。これから話す言葉がどんなに有益なものであれ、皆さん方を啓発するためにその言葉を用いる時期はとうに過ぎてしまったからである。

壇上から学生諸君の顔を一人ひとり見ていったとき、私の眼を引く最も著しい特色は、諸君には驚くほどの多様性が存在することである。男性で白人であるという点は同じだが、容貌は異なり、精神と頭脳の訓練に至っては大きな差がある。先生方は、能力の差があまりにも大きいことを嘆いておられる。残念ではあるが、諸君のこれからの一生についてもそのことが言える。成功する者も、失敗する者もいる。[36]「歓楽の花咲く道を通って永劫の地獄の火のなかに」行く者もあり、真っすぐな細い道を通って名声を得る者もあり、また諸君のうちで最も優秀な者の中から人生の途中で早々と挫折し、生きる喜びを持たずに死んでいった若き殉教者の高貴な一団に加わる者も出るかもしれない。半面、最も優秀な者が、私の旧友で同僚だった[37]ツィンマーマンのように(彼が今日の日を迎えたらどんなに喜んだことであろう)、成功を目前にして運命の手にかかり、破滅に落ち込む者もあるだろう。非道な忘却がわれわれの頭上に[38]芥子粒《けし》をやみくもに撒き散らすとき、諸君の中から、この社会の信頼に応えうる指導者や、本学に残って諸学部の長になる者も出るかもしれない。だが、大多数の諸君には人間が持ちうる最も幸せで、最も有用な運命が授けられんことを望みたい。すなわち、精力的で、誠意と知性溢れる一般開業医になっていただきたい。

こういう機会には、正直かつ率直に申し上げるのが私の務めであると思われるので、私が今まで実際に目撃し、自分もその中で演じてきた人生ゲームの秘訣をお話ししたいと思う。[39]『ジャングル物語』の一つにあったのだが、狼少年モーグリーが村人に仕返しをしたいと思ったとき、象のハーティとその仔象達に合言葉を送って助けを求めた話を覚えておられるだろう。そういう合言葉を諸君に贈りたいと思う。諸君の中にはこの言葉を座右銘とし、その利益にあずかる者が出ることを期待したい。否、必ず出るものと確信している。言葉そのものは短いものだが、その意味するところは実際よりはるかに大きい。この言葉は、いかなる門戸をも開けさせることのできる[40]「開け、ゴマ」の呪文であり、この世の平衡を保つ装置であり、この世の卑しい金属を金に変える真の[41]「賢者の石」とも言える。それがあれば、諸君の中で頭の鈍い者は頭が良くなり、頭の良い者は頭が切れるようになり、頭の切れる者はさらにその切れ味が冴える。心の中にこの合言葉を持つなら、あらゆることが可能となり、この言葉を持たないと、あらゆる勉学は意味を失って苛立ちの種になる。この言葉を唱えると、奇跡が起こる。眼の見えない者が手を触れれば心の眼が開き、耳の聴こえない者は眼で物を聴きとり、言葉の出ない者は指で語ることができる。若者には希望が、中年の者には自信が、老人には安息が与えられる。傷ついた心には真の慰めが与えられ、悲しみの心はその言葉によって和らぎ慰められる。過去二千五百年にわたって医学が進歩したのは、直接この合言葉に負うところが大きい。この合言葉を把握したがゆえに、(42)ヒポクラテスは観察と科学的思考を医術《アート》の縦糸と横糸にした。その後、(43)ガレン流の解釈が受け継がれ、千五百年にもわたって思考に歯止めがかかり、その間、(44)ヴェサリウス著の『人体の構造』によって目覚めの時がくるまで、思考の眠りは続いたのであった。ヴェサリウスの著作は、まさにこの合言葉そのものを表わした書と言えよう。この言葉から霊感を得た(45)ハーヴェイは、当時の知識と比べはるかに流れの大きい大循環理論を打ち出すきっかけを摑んだが、彼が与えた衝撃は今日なおわれわれの中に脈打っている。(46)ハンターは合言葉の価値を口を極めて賞讃し、この美徳の模範を垂れた偉大な人物の一人としてその名を医学史にとどめている。(47)ウィルヒョーはこの合言葉を振りかざして岩に一撃を加えたところ、進歩の水が(48)迸り出てきた。一方、(49)パスツールの手中にあっては、内科学と外科学に新天地を切り開く呪文の役割を果たした。それは進歩の試金石であったばかりか、日常生活における成功の鍵を握るものでもある。今までこの壇上に立った者でこの言葉の恩恵をこうむらなかった者は皆無と言ってもよく、私が諸君に話をする名誉を得たのも、もとはと言えば、諸君の年頃にこの言葉を心に刻み込んだからにほかならない。

さて、その合言葉とは、(50)「勉学（work）」である。先ほど述べたように、この言葉は小さなものにすぎないが、諸君の心に銘記し額に刻みつけるだけで、将来重大な結果をもたらすであろう。勉学の習慣を体の一部として身につけることがいかに大切であるか、それを諸君に理解してもらうのはすこぶる難しい。と言うのは、諸君はいまだに[51]「勉学（仕事）とは体を使わねばならぬもの、遊びとは体を使わずにすむもの」というトム・ソーヤ的発想から脱していないと思われるからである。

勉学の習慣については、さまざま酷な言い方ができるだろう。大半の人にとって勉学は辛い闘いに当たる。生まれながらにしてこの習慣が身についている者も少しはいるが、大多数の者は怠惰を好み、労苦を愛するようにはなれない。次に引用する[52]スティーブンソンの言葉に耳を傾けていただきたい。「よく学ぶ仲間の一人に、しばし、目を留めてみたまえ。彼は慌てて種を蒔き、不消化という収獲物を得る。利益を得んがために莫大な活動力を投入し、ひどい精神錯乱というお返しを受ける。この種の人間は、仲間との交際を一切断って屋根裏部屋にこもり、室内用スリッパを履き、鉛製のインク壺を前にした生活を送る。あるいは、全神経を収縮させて、苦々しげに人々の間を足早に通り過ぎ、誰彼となく当たり散らしては仕事に戻るのが落ちである。どれほど多くの、どれほど素晴らしい成果をあげるかは知らないが、こういう人は他の人々の生活にとって有害な存在である」。

今述べた言葉は、勉強のし過ぎで意気阻喪した男の感想である。ところで、はるかに精神状態がよい時の彼のモットーも引用してみよう。スティーブンソン曰く、[53]「希望に胸ふくらませて旅をするのは、目的地に到着するに勝る。真の成功は労苦にあり」と。学者の悲惨さについて知り、それを避けたいと思われる方は、[54]『恋愛解剖学』という不朽の名著の第一部、第二節、第三条十五項をお読みになられるとよい。私がこう申し上げるのは、諸君がこのような悪徳を持たぬよう警告を発するためであり、学生時代によい習慣を身につけていただきたいからにほかならない。

外からと、内からの知識の釣り合いを！

まず初めに、諸君一人ひとりの目指す究極の目的は何であるかをはっきり見極めることである。そのためには、疾病や治療の知識はもちろんのこと、自らについての知識を持たねばならない。専門の教育から医学知識を得て、諸君は一人前の医師となる。他方、内なる教育のほうは、諸君を率直で非の打ちどころのない、真に優れた人間にしてくれるであろう。専門の教育は外から与えられるもので、主として教師が教室で教えたり、個人指導したものから、あるいは教科書から、さらにはいろいろな会話の中から修得することができる。精神の教育は内在的なもので、各自が自分で鍛えねばならない心の救いである。後者なくしても前者は得られる。諸君の中にも臨床医として大いに活躍し、しかも愚か者という自覚さえ持たずにその生涯を閉じる者がいるかもしれない。半面、後者のみで前者の知識を持たないとどうなるだろうか。医学知識は十分ではないが知と心の才に恵まれているので、手持ちのわずかばかりの知識を社会に役立てんと、かえってやり過ぎてしまうことになりかねない。要は、諸君に両者の釣り合いをうまくとっていただきたいものである。

教育法の改革の成果

専門教育に関して私がこれから言わんとすることは、各人の生涯を安楽で一層過ごしやすいものにするであろう。教科内容が増えたことで、確かに学習は難しくなり、教師・学生共に、どういう割合で学習すべきか、その配分感覚が持ちにくくなっている。教授法の点で今は過渡的な時代にあり、われわれは試験こそ[55]「窮極の目的なり」といった発想から脱し切ってはいない。そのため、目指す学位という魔法の文字が絶えず学生の眼の前にぶらさがっている状態である。もっとも、昔風の表現で「医学士号を授与されたり」というのは、生涯にわたる教育の出発点に立ったのだということに思いを馳せるならば、それも結構なことかもしれない。

このテーマから生ずる問題はあまりに多岐にわたるので、ここでは重要であると思われる二、三の点に絞って述べることにしたい。職業はなんであれ、成功への第一歩は自分の職業に関心を持つことである。ロックは大変うまい言い回しで、生徒に[56]「知識のうま味」を与えよ、それが勉学に生気を持たせる、と述べたことがある。職業に関心を抱かずにその勉強をしても実りは少ない。これほど確かなことはない。この席におられるということは、諸君が医学についての勉学になにがしかの愛着を覚えている証拠かもしれないが、とかく当初抱いた将来の可能性に対する情熱は、教室での厳しい現実に触れるに従い冷めてゆくものである。大半の諸君は、人を引きつけずにはおかない科学の魅力というものを経験しておられるだろうし、今日の実際的な教授法は理論のみに基づいた、かつての教授法からは得られなかった刺激を与えてくれる。その結果、学生生活は今までよりはるかに真面目なものになり、その昔、医学生が悪名を馳せた子供っぽい悪ふざけとはほとんど無縁になった。最近出版された[57]アクランド卿の伝記に出ている一八四二年当時の[58]「骨を鋸で切るような外科医」の姿と、今日の典型的な外科医とを比べていただきたい。大変革がもたらされたこと、しかも主として、教育法の改善に伴う影響がすこぶる大であったことは明白である。今日、実地の学習をして一日を過ごすことは可能である。単調さを避けるために変化を持たせてやる。学生は、否応なしに押しつけられた舌先からの知識を学ぶのではなく、自分自身で知識を選び取ることができるようにとの配慮をする。学生は自らの才知を働かせねばならず、固く縛られ腹一杯に物を詰め込まれた(59)ストラスブールの鵞鳥《がちょう》のような受け身の存在ではなくなる。

システム開発——規律ある生活習慣を身につけよ

さて、できるだけ無理な負担をかけないようにして、しかも諸君の能力を最大限に活かすにはどうしたらよいのだろうか。それにはシステムを開発することである。私が「開発」という言葉をあえて用いたのは、諸君の中に、規律ある生活習慣を身につけるのは難しいと考える人がおられるからである。生まれながらにして物事を系統立てて考えることのできる精神の持ち主もいるし、一生かかって、生来の散漫で軽卒な性質と闘わねばならない者もいる。確かに、系統立ててやらなくても立派に任を果たす優秀な人がごく少数いるが、そういう人は、仲間の人間にとって重荷であり、親しい友人にとってはむしろ厄介な存在である。(60)「秩序は凡才階級の記章《バッジ》なり」、という言葉を耳にしたことがあるが、確かにそのとおりかもしれない。だが、医学を業とするわれわれは、その有用な凡才階級に仲間入りできるのをむしろ喜ばねばなるまい。

この席におられる方で、システムに関し私の言わんとすることを初めて耳にし、深く心に刻み込もうとする諸君にお願いしたいことがある。他《ほか》の事はすべて忘れてもよいが、これだけは心に留めていただきたい。それは、規律正しい生活をほんのわずかしか送れなかったため、必ずしも成功したとは言えないが、厳しい人生を闘ってきた一人の男からの助言である。すなわち、システムは勉学にとっていかに価値のあるものかを強く確信していただきたい。特に新入生の諸君にこのことを申し上げておきたい。諸君は今日を出発の日とするのであり、諸君の将来は在学中にどのような習慣を身につけるかによって大いに左右されるからである。毎日の授業にただ出席するだけの生活は楽であろうが、日課を生活の一部として組み入れるのは難しい。諸君の中には[61]『天路歴程』に登場するクリスチャン氏や有望《ホープ》氏のように喜々として旅立ち、災いが身にふりかかるなど夢想だにせず、数日間、愉快が岳を目指して無事に旅を続けたものの、疑惑《ダウト》の虜になり、絶望《ディスペア》の残虐な仕打ちを受けるはめになる者も出ることであろう。

時間を適切に配分し、集中力を養うこと

諸君は自信がありすぎたのだ。今度はもっと慎重にやり直していただきたい。学生の身でこのような危険や試練を逃れる術《すべ》はないのだから、意気阻喪することなく、覚悟を決めておくとよい。時間ごとに何をなすべきかを決め、集中力を養う。集中力は訓練によって増すもので、これさえつけば注意力がだれたり弛《ゆる》んだりすることなく、目前にある課題に粘り強く取り組んでゆくことができる。良い習慣は絶えず繰り返すことによって楽に身につくものであり、学期の終わりまでには、あらゆる知識の中でとりわけ貴重なもの、つまり学ぶ力がつく。諸君は気が進まなくとも最後の数分までスケジュールどおりにやるという堅い決意を持たねばならないが、それに伴う困難を過小評価してはならない。一つの科目に熱中するあまり他の科目をないがしろにするようなことがあってはならず、各科に適当な時間が配分されるように一日の計画を立てる。このようにして初めて、平均

的学生は自分の能力を最大限に活かせるのである。最終的に勝利を収めるためには、できうる限り骨を折り、労を惜しまないことである。仮に、博士課程まで進んだ学生で、システムが自分の存在の一部になるほど身についたとすれば、骨を折った甲斐《かい》があったことになる。さらに、勉学に完璧さを期する美意識も、ぜひ開発していただきたい特質である。手がけている内容が取るに足らないものであったにせよ、全精力を傾ける意気込みでやり、やり遂げたあとは批判的な眼でその成果を点検し、容赦せず自分自身に厳しい審判を下すとよい。これこそ解剖学が学生の試金石となる所以《ゆえん》である。たとえば、割り当てられた「器官」の中味をすべて取り出し、結合組織の種類を丹念に調べ、(62)メッケルの神経節があるのを証明してみせる。すなわち剖検が完璧にできる学生がいたとする。こういう人物こそが、後になって、緊急時に適切な行動をとり、列車事故でめちゃめちゃに骨折した足を救い、あるいは腸チフスの患者を治療して、自分が罹ったのも知らずに、自分が倒れるまでその病気と闘い抜ける人である。

学生生活の自由と喜び

ところで、学生生活はまたたくまに過ぎてゆくものであるから、学生生活の自由を亨受していただきたい。学生時代は、後になって味わうつまらぬ心配事で心を煩わすこともなく、友情に喜びを見出し、新たな勉学の楽しさを味わい、自分が進歩しているのだという幸福感に浸ることのできる唯一の時である。一生に一度だけ諸君はこういう喜びを持つことができる。学生生活を勉学のみに費やすのは、必ずしも身のためにはならない。開業して成功するか否かは人付き合いの良さ如何によるので、開業医を目指す諸君にとっては特に人付き合いが大切である。半面、隠遁生活は、自分の能力に応じた大望を抱く者にとっては不可欠なものである。[63]聖クリソストムはこの点に関し、次のごとき有名な勧告を残してくれた。「公道から身を引き、奥まった土地に自らを植え替えよ。路傍の木は、熟し切るまでその実を木につけておくことが難しいからである」と。

ところで、勉学には何ら危険が伴わないのだろうか。過労という恐ろしい言葉をよく耳にするが、その点はどうなのだろうか。確かに勉学に危険が伴わないとは言わないが、ちょっと気をつけさえすれば避けるのは容易である。ここでは数ある危険のうち、身体に関するものと精神に関するものを一つずつ取り上げてみることにしよう。学力の優れた学生が肉体的に強健であるとは限らない。プラトンは身体を犠牲にして頭脳を盛んに働かせた友人の一人テアゲスを例にとって、不健康を[64]テアゲスの馬銜《はみ》と呼んだことがあるが、確かに健康が優れないがゆえに、気持ちが書物や職業に向いてしまうこともあるだろう。私と共に勉学した優れた友人のうち、覚えているだけでも、生活習慣に意を払わず、衛生上のごく普通の法則を無視したがために、「全盛期を迎える前に倒れた」若い[65]リシダスが何人もいた。医学生にはありとあらゆるものに感染する危険がある。そのため、自らの身体を最高の状態に保たねばならない。リンカン寺院の大司教[66]グロステストによると、現世の救済に必要なものは三つあり、それは、食物、睡眠、快活さであるという。さらに適度の運動を加えれば、健康を保つ手だてが揃ったことになる。永久に健康であれかしと願うわけにはゆかないが、[67]「健全な体（corpus sanum）」に役立つ習慣は「健全な心（mens sana）」を育み、そこに生きる喜びと働く喜びが融け合い、ハーモニーを造りあげる。ここで学問をする人が罹る病気（morbi eruditorum）に関する大権威者、[68]老バートンの一節を引用させていただきたい。

とりわけ学問をする者がたるむ理由は数多《あまた》ある。まず怠慢を挙げねばなるまい。他の職を業とする者は自分が使う道具に気を配る。ペンキ屋は自ら刷毛を洗い、鍛治屋は鉄槌、鉄床、炉に気を配る。農夫は鋤の鉄具を修理し、切れなくなった手斧を研ぐ。鷹匠や狩人は鷹、猟犬、馬、犬などの世話を入念に行う。楽士はリュートの弦を張ったり緩めたりして調整する。学問をする者だけが、毎日使う(使っているはずの)道具、すなわち頭脳と精神の手入れを怠っているのだ。[69]

明日のことを思い煩うな、今日を精一杯生きること

[70]勉学のし過ぎは、身体の疲労を呼ぶばかりでなく、多種多様な心の不健康を招く要因でもあると言われる。私としては、勉学は、それも過度のものでなければ、そういう不健康な状態とは無縁であると思う。多くの場合、その原因となるのは、容赦せずに追い立てる[71]「気苦労《ウオリー》」君という嫌な奴である。学生が神経衰弱に陥る原因を入念に調べれば調べるほど、勉学それ自体はさほど重要な要因でないことが判明する。過労によるものも多少はあるが、そういう例は稀である。学生生活における気苦労のうち、すこぶる重要と思われるものを三つ取り上げ、ここで簡単に触れてみることにしよう。

心の持ち方として、取り越し苦労をして絶えず先ゆきのことを思い煩っていれば、平穏な学生生活が乱れ、その人は不幸になる。だいぶ前のことだが、カーライルのエッセイの中の一文が、私の心に忘れ難い印象を残した。[72]「われわれの務めは、遠くにかすんでいるものを見ることではなく、目の前にはっきり見えるものを実行に移すことである」。[73]「だから、あすのことを思いわずらう

な」、これは学生にとって最善のモットーであると、私は長らく主張し続けてきた。その日の仕事に充足感を持ち、今後起こることで心を煩わせず、明日には明日の風が吹くと信じてその日の仕事を精一杯やっていただきたい。将来について病的なほど心配したり、試験を恐れたり、最終的な成功を危惧するといった気苦労を防ぐ安全な予防策はないが、さりとて、そういう態度が不注意を生むという危険もない。半面、その時々のやるべき務めに没頭することは、究極的な成功を確実に保証してくれる。(74)「風を警戒する者は種を蒔かない。雲を観測する者は刈取りをしない」という意味は、未来のことに心を向けていては現在の勉学から得るものが少ない、ということを示している。

恋愛におぼれず勉学を恋人にせよ

さらに気苦労の大きな要因の一つに、盲目的な恋愛がある。このような恋に陥ると大半の諸君は、(75)いたく苦しみ前に進めなくなる。ウラノスの母なき娘、(76)ギリシャ神話のアフロディテを諸君の勉学の恋人にするがよい。この女神に心のすべてを捧げるならば、彼女は諸君の守護神とも友ともなってくれるであろう。この女神は嫉妬深い性質《たち》なので、若い地上のライバル、ゼウスとディオネの間に生まれた方の娘アフロディテに諸君が不真面目に手を出したりするならば、彼女は一瞬たりとも容赦せず、ひと吹きのもとに諸君を突き放す。そうなると、諸君は試験官の餌食となり、後悔のほぞを嚙むことになるであろう。もっとわかりやすく言うならば、諸君の恋心を数年間冷やしておき給え。後日それを取り出した時には、十分に熟《う》れて少し甘くなっていることだろう。その上、多くの若者をたびたび襲う心変わりにさほど悩まされることもあるまい。生まれつき恋の火遊びが大好きな男、シリアとドロシアを弄《もてあそ》び、ロザモンドという目箒《めぼうき》に似た細君の手に落ちた浮気男、[77]リドゲイトのような人でも、大いなる情熱、ひたむきで献身的な愛情を[78]年上の女神に捧げることによって救われるであろう。

学問する心と信仰心とを

気苦労の第三の要因は、諸君を含め現代に生きる学生誰しもがいずれ立ち向かわねばならない試練、すなわち学問の水と信仰の油を混ぜようと努力することにある。各々を切り離しておけば、両方を共有できるのだが、この二つを混ぜようとするところに気苦労が生まれる。一般開業医であれば、できうる限りの信仰を持つことが望ましい。口先だけでなく生活そのものの中に信仰があれば、たとえ既存の宗教ではないにしても、[79]ヤコブの言うとおり、信仰の形は何であっても一向に差し支えない。かつて、牧師兼医師でゴシップ好きの[80]老ジョン・ワード師は、当時の医師に頻繁にみられた不面目な事態に触れて、かの有名な日記にこう記した。「宗教に関する問題を一番うまく裁けるのは医師かもしれない、とある人がグロースター区の司教に語ったそうだ。その理由は、医師には宗教心がまったくないから、とのことであった」。こういう不面目な事態を阻止するためにも、いろいろな信仰が役に立つことであろう。

〔三〕 医学以外のことにも関心を持ち、教養を高めよ

専門職はとかく度量を狭くし視野狭窄に陥りやすくするだけでなく、他人に対して独断的な判断を下す傾向を生む。ある者は激しく熱しやすい性格になり、学問に熱中するあまり専門以外のことすべてに興味を失い、自分の持っている別の能力や関心事には(81)「黴《かび》をはやしたままに」放置する。その反対に、単調な足踏み車と穀物のことだけしか頭にない鈍重な仲間もいる。一人は没頭し過ぎ、もう一人は無関心からとまったく相反する理由からではあるが、両者とも、共感の輪を広げかつこの世で最上のものを得やすくしてくれる学問以外のものをないがしろにする傾向がある。芸術と同様、医学にも厳しさが要求されるので、医学の基礎を学んでいるとき、あるいは臨床の場において、他《ほか》の気晴らしが心に入り込む余地がないかもしれない。だが、めったにそういう事態は起こるまい。医学という仕事に携わる者は、その仕事の性質上、人との接触を持つ機会が多い。そのため他の職業に就いている人よりも高度の教養が必要とされる。プラトンはこの点について、(82)「徳の教育とは、青年期ないしは青年期を過ぎた人々に与えられるものであり、これにより理想的完全さを真剣に追求することができる」と述べた。すべての者が完全さを求めはしないし、すべての者がその域に達するわけではない。だが、たとえ目的は遂げずとも、完全さを追求する過程には慰めと救いがある。日々の生活と決まりきった仕事は、大多数の者に心の欲するものを十二分に与えてくれるた

め、他の事に心を向ける余裕がなくなるのであろう。『言論の自由』の中で[83]ミルトンは、善良だが不精な男の宗教を商売に譬《たと》えて、こうこきおろしている。その男は、「取引きがあまりに紛糾してしまい、在庫を残したまま商売を続けることができなくなり」、錠をかけたままその在庫を「著名な聖職者」に手渡してしまった、と言う。同じことが教養を積む場合にも言える。教養は、もはや、われわれの内部で鍛えられ体の一部となった内在的なものではなくなり、ミルトン風に言えば、「分割された動産」に成り果ててしまった。今日では、さしずめ新聞や説教壇・教壇・雑誌などのとりとめもない教えに委ねられてしまっている。だが、教養はあまり意識的に求めさえしなければ、他の物と同様、より優れたやり方で、半永久的に身についてゆくものである。

心から慕える偉人を選び、その書を系統的に読め

要は、古今の偉大な魂に日々触れることによって、史上の優れた人物との交わりを通して[84]知識のうま味を味わうことである。今、人生の春を迎えているときに、偉大な人物の中から自分が心から慕える人を何人か選んで、その人達の著書を系統的に読み始めていただきたい。生パンを膨らますために、大半の諸君は強力な[85]パン種を必要とする。その生パンの状態で、諸君は一生格闘し続けることになるかもしれない。適切とは言えない環境、内なる願望と外なる現実の間に絶えず起こる不協和音、重苦しく耳障りな人間社会の騒音、[86]人生の辛酸（lacrymae rerum）――その隠れた泉の傍らでわれわれは悲しみに打ちひしがれながら座っているのだが――こういったものはすべて、ある種の気質の人間にわれわれの職業には見られない異質の皮肉癖をつけかねないが、それに対する最

上の解毒剤は内なる心の教育である。

寝る前の三十分を読書に——ベッドサイド・ライブラリー

意志と人格を備えた優れた人物との触れ合いは、人生のスタートを切る際に役立つ。いや、少なくともその望みを持たせてくれる。教養（culture）——この言葉はまさにその意を表わしているが——を十分身につけるためには、各人が自らを磨かねばならない。直ちにベッドサイドに蔵書を置き、寝る前の三十分を聖者と呼ばれる偉大な人物との心の交わりに費やしていただきたい。[87]ヨブ、ダビデ、イザヤ、そしてパウロから偉大な教訓を学びとることができる。[88]シェイクスピアは、知と徳の両面から、人間に対する正しい判断力をわれわれにつけてくれる。ストア哲学者の[89]エピクテトスやマルクス・アウレリウスに敬愛の念を持っていただきたい。幸い、諸君が生まれながらのプラトン主義者であるならば、[90]ジョウェットの入門書から偉大な先人プラトンを知ることができる。プラトンを通してのみ、われわれはある程度のレベルに思考を高めることができ、同時に、プラトンの持つ不滅の近代性はわれわれに驚嘆と喜びを与えてくれる。[91]モンテーニュは、すべてのものに対する中庸を教えてくれ、モンテーニュ派であるとの[92]刻印を押されることは、大いなる名誉であると言えよう。医学の分野で一流と目される文豪は数人を数えるにすぎないが、そのうち友情と助言を真剣に求めていただきたい先人が二人いる。[93]トマス・ブラウン卿の『医師の信仰』は常時ポケットに忍ばせておき、[94]ホームズの『朝の食卓』シリーズの中から、医者に適した人生哲学を拾い集めていただきたい。そのほか、人生の叡知を得るのに役立つ書は少なくとも一ダースないしはそれ以上を数えるが、叡知は真剣に求める者のみに与えられるのである。[95]

三つの人生訓——自分で自分の始末をせよ

[96]プラトンの言う理想的完全さを追求すれば、諸君は三つの偉大な人生訓を学べるであろう。まず、[97]「自分が出した煙は自分で完全に燃焼させる」。男女を問わず、人間は毎日の決まりきった仕事をバタバタ片付ける上で避けられない些事に不平を鳴らし、不満を漏らす。すなわち、本質的に重要とは思われないことに文句を並べたてるものだが、そのため周囲の空気はどんより澱んでしまう。物事は常に思いどおりにゆくとは限らないのだ。些細な癪の種は胸におさめて、寡黙という資質に磨きをかけ、自ら出した煙は、勤勉という風を余分に送りこんで完全燃焼させてやる。そうすれば、周りの人々が諸君の不満から出る塵埃で迷惑をこうむらなくてすむであろう。

自分のためでなく、他の人々のためを思うこと

第二の教訓は、誰にもまして開業医に当てはまるものである。[98]「われわれがここにあるのは自分のためではなく、他の人々の人生をより幸せにするためである」。

この文は、キリストが絶えず繰り返した戒め、[99]「自分の命を得ている者は、それを失い、わたしのために自分の命を失っている者はそれを得るであろう」という言葉の本質をついている。もし現代に生きる人々が、この厳しい教えを理解しさえすれば、この世の不幸と不満は減少するであろう。

諸君達ほど、この教訓を活かす機会に恵まれている者はいないのだ。医療とは、ただの手仕事ではなく技術《アート》である。商売ではなく天職である。すなわち、頭と心を等しく働かさなければならない天職である。諸君の本来の仕事のうちで最も重要なのは水薬・粉薬を与えることではなく、強者より弱者へ、正しい者より悪しき者へ、賢い者より愚かな者へ感化を及ぼすことにある。信頼のおける相談相手、家庭医である諸君のもとへ、父親はその心配ごとを、母親はその秘めた悲しみを、娘はその悩みを、息子はその愚行を携えてやってくるであろう。諸君の仕事のゆうに三分の一は、専門書以外の範疇に入るものである。勇気と快活さがあれば、人生の荒波を乗り越えるのが容易になるばかりでなく、諸君は心の弱った者に慰めと助けを与えることができる。その上、(100)アンクル・トビイが「口笛を吹いて泣くのをこらえた」ほどの悲しみにあるときには、勇気と快活さは諸君の慰めともなるであろう。

何より愛の心

第三の教訓は今までの中で最も得難いものである。それは、(101)「優れた人生は、愛（love）、すなわち人間愛（charity）によってのみ全うすることができる」という教えである。医者の仕事とは、日々善を行うことであるため、とかく同僚に対して厳しいことを言ったり考えたりしがちである。仲間の開業医に隣人愛を持たないことほど、諸君の陥りやすい罪はないといえる。医学の実践には人間的要素が極めて強く働く。さらにどこの地域にも口うるさい連中がいるので、この職業に避けられない過失・誤りは、悪口・嘘・中傷などの絶好の餌食となる。

揉《も》め事を避ける方法

不和であったり、仲違いしてよいという理由はない。揉め事を避ける唯一の方法は二つのはっきりした原則を設けることである。まず診療を始めたその日から、事情はどうあれ、同僚の医師を傷つけるような噂話に耳を貸すようなことがあってはならない。そして、争いや揉め事が起こってしまったら、その日のうちに率直な気持ちで相手に会って、その件について十分話し合う。そうすれば、彼は諸君の兄とも友ともなってくれるかもしれない。こんなことは簡単に実行できると思われるかもしれないが、とんでもない！　これほど困難な闘いはないのだ。机上論としては何ら難しくないように見えるが、現実に心の傷が疼いているときに、しかも、諸君があきれるような不手際を犯し、それについて同僚のジョーンズ医師が内々噂をしているという話を彼の細君から聞き及び、諸君の痛む傷口に唐辛子を擦《す》り込まれたあとでは、和解の道をとるよりむしろジョーンズ医師が煉獄に落ちればよいのに、と不貞腐《ふてくさ》れた心境になるだろう。試練の時が来たならば、今の私の言葉を思い出していただきたい。

黙々と働く医師たれ

終わりに臨んで、聴衆の中の若い開業医の方々にいささか申し上げたいと思う。今世紀になって、この大学、この市、この国は幸先よいスタートを切っており、諸君は今後ますます活躍され、その勢いが衰えることはあるまいと思われる。諸君は医学という伝統ある職業に就かれた。それは諸君自らの努力によってというよりも、むしろ苦しむ人類のために私欲を捨て、努力を惜しまなかった先人達のおかげである。すでに多くの問題が解決されはしたが、なすべきことはまだ多く残されている。道は拓かれ、医学における科学の進歩の可能性には限界がないように思われる。一般開業医である諸君は、応用は別として、科学の進歩とは直接の関係を持たないかもしれない。だが諸君の果たすべき務めは、はるかに優れた神聖なものである。自分の立派な仕事を見せんがために、[102]世の人々の前で明かりを点けようなどと考えてはならない。見方を変えれば、諸君は、世界中に散らばって黙々と働いている者達、医師・僧侶あるいは修道女・看護婦などといった人達の大集団に属している。この集団のメンバーは[103]争ったり、大声を張り上げたりすることもなく、街中でその声が聞かれることもないが、悲しみ、窮乏、病気にある者を慰める役目は彼らのものである。[104]プルタークが述べた理想の妻と同様、最も優れた医者とは、往々にして世間にその名があまり知られていない医者であることが多い。しかし、[105]どぎつい光が炉辺を照らしつけるような今日にあっては、隠遁生活を送り、そこで最高の仕事を行うのはますます困難になってきている。

諸君の仕事は、村や地方で、大都会のスラム街で、鉱山の仮小屋や工場町で、金持ちの家で、そして貧乏人の小屋といったあらゆる場所で、いわば下士官や兵卒として黙々と働くことであり、一生をかけて[106]ヒポクラテスの言う知識、賢明さ、人間性、誠実さなどの模範を示すことにある。知識に関して言えば、現代医学ですでに解明された最高のものを臨床の場に応用していただきたい。知識の量が増してゆくに従い、極めて得難い資質である賢明さのほうも身についてきて、場所、人を問わず、いざという場面で熟練した援助を与えることができるようになる。人間性があれば、毎日の生活の中で、弱い者に対する優しさと思いやり、苦しむ者に対する限りない同情、すべての人間に対する広い愛などを発揮することができるであろう。誠実さがあれば、いかなる場合にあっても、諸君は本分を尽くし、諸君の天職を全うし、仲間である人間への愛を持ち続けることができるであろう。

訳者注

(1) 英国のギリシャ語の欽定教授ジョウェット（Benjamin Jowett, 1817–1893）の「『国家』入門」〔"Introduction to *Republic*," Plato, *Dialogues*（1892）, Oxford, Clarendon Press, 1953, vol. 2, p. 162〕。

(2) 英国の小説家・詩人スティーブンソン（Robert Louis Stevenson, 1850–1894）の『下生え』（"Canto 24," *Underwoods*, lines 28–30）。

(3) 古代ギリシャの哲学者アリストテレス（Aristotle, 384–322 B. C.）の『倫理学』（*Ethics*, book 3, chap. 5）よりの引用。高田三郎訳『ニコマコス倫理学』三巻、五章、河出書房新社、一九七〇年、六六頁参照。

(4) ライト教授（Ramsay Wright, 1852–1933）：トロント大学の最初の生物学教授。現在でも、彼の名前はトロント大学の動物学実験研究室に残されている。

(5) マカラム博士（Archibald B. Macallum, 1858–1934）：この講演が行われた当時のトロント大学の生理学教授。

(6) オスラーがマギル大学へ行く前に学んでいたトリニティ・カレッジは、後にトロント大学医学部に合併された。

(7) オスラーは、トリニティ・カレッジで牧師になるため英国国教会の教理を学んだ。そこで過ごした最初の頃の学生生活を思い出している。左記の二人は、古典的な英国国教会の神学者なので、おそらくオスラーはその著作を読まされたのであろう。

フッカー（Richard Hooker, c.1554-1600）の著書は、*The Laws of Ecclesiastical Polity*（1594-1597）。

ピアソン（John Pearson, 1613-1686）はチェスター教区の主教で、*An Exposition of the Creed*（1659）の著者。

(8) ジャーヴィス（Canon Arthur Jarvis：オスラーの高校時代とトリニティ・カレッジの同級生）によると、「オスラーは、トリニティ・カレッジの学長（Dr. George Whitaker）と言い争いをしたことがあり、その後牧師になるより医師になることを決意したのだ」という。"The Reminiscences of Canon Arthur Jarvis, UE," *Trinity College Historical Society* 1, 1992, p. 19.

リチャードソン（James Henry Richardson, 1823-1910）：トロント大学医学部第一期生。英国で医学を学び、一八四七年、Royal College of Surgeonsの会員証を得た最初のカナダ人。

オグデン（Uzziel Ogden, 1828-1910）：生理学・薬物学・婦人科・産科学教授。ビクトリア大学（Victoria College）の学部長を務めた。

ソーバーン（James Thorburn, 1830-1905）：トロント大学の薬理学と治療学教授。カナダ医学会の会長を務めた。

オールドライト（William Oldright, 1842-1917）：トロント大学の公衆衛生学教授。オンタリオ州健康省の初代所長。

(9) オスラーは、英国の随筆家・詩人ラム（Charles Lamb, 1775-1834）の詩"Old Familiar Faces"の繰り返しの語句を思い出している。ただし"old familiar faces"を"old familiar places"に変更している。

(10) クロージャー（John Beattie Crozier, 1849-1921）：カナダの作家。オスラーのトロント時代の同級生で、彼は周りの人々に対して少なからず違和感を覚えていたのではないだろうか。医学よりむしろ文学や哲学の方面に夢中になっていたからである。クロージャーの回想録に描かれた当時の教授達は「尊大で小うるさくて…学生たちが良い意見を出すとそれをけなし、…ちょっとしたことですぐ腹を立て、…冷淡で、しかも無関心である」。講義のほうはと言えば「テキストをそのまま教えて、教え方は散漫で講義内容をひたすらしゃべり散らすだけ、適切な指導も助言もしない。学生達は知識の大海原に投げ出されて困惑し、餓死しそうになって手も足も出なかった」。『大学―私の内面生活』（*The University, My Inner Life : Being a Chapter in Personal Evolution and Autobiography*, London, Longmans, Green, 1898, part 1, book 2, chap. 12, pp. 225-226)。

(11) true and lively word：これは、『祈祷書』（*The Book of Common Prayer*）の中の聖餐式で教会のための祈りの応答を連想させる言葉。

(12) ボーモント（William R. Beaumont, 1803-1875）：英国の外科医であるが、カナダに移住し、トロント大学で外科学教授となり、眼科学を教えた。

ホッダー（Edward Mulberry Hodder, 1810-1878）：英国の外科医で、トロント大学の助産科と婦人科教授になり、学部長も務めた。オンタリオ地方の医学の礎を築いた。

(13) ライト（Henry Hover Wright, 1816-1899）：トロント大学の内科学教授として長く教鞭をとり、その教え方と誠実さで皆から慕われた。

(14) エイキンズ（William T. Aikins, 1827-1895）：外科医として活躍するかたわら、トロント大学の医学教育に携わった。リスター消毒法を初めてカナダに紹介した。

(15) ボヴェル（James Bovell, 1817-1880）：トロントにあるトリニティ大学の教授。オスラーは一八六九年から一年間教授の家に寄寓していたことがある。オスラーの私淑した三人の教師の一人である。次の文章から、オスラーが彼に対して「尊敬」と「子としての愛情」をもっていたことが窺える。

「ボヴェル博士と一緒に過ごした三年間は、最も有益な歳月だったと思う「本と人」。人間の精神が与えうる最高のものが彼の書棚に並んでいた。そして、教師としての博士には、頭脳明晰さと心の暖かさといった人が望む物全てが備わっていた。アイスキュラス的な精神に影響を受けていた博士は、ヒポクラテスの誓いのあの忘れることのできない言葉の真実を私に気づかせてくれた。『私に医術《アート》を教えてくれた人を私の父としてあがめる』」。*Bibliotheca Osleriana*（1929）の序文, Kingston and Montreal, McGill-Queen's University Press, 1969, p.xxiii.

(16) ハックスレー（Thomas Henry Huxley, 1825-1895）：英国の生物学者。当時のダーウィン説に大いに影響され、その普及のために貢献した。

パウロ（Paul, 67 A. D. 没）：新約聖書時代の使徒。パウロがキリスト教を広く述べ伝えた役割を果たしたように、ハックスレーは、いわばダーウィン理論を広めるパウロ的な存在であった。ここでオスラーは、大学でのボヴェルの無関心・無責任な教えぶりを責めている。つまり、授業内容や態度は散漫で、識別力に欠けていたという。ボヴェルは、ホッダー博士と共に一八五〇年にトリニティ大学に医学部を創設し、後にトロント大学医学部の教授になった。

(17) 英国の博物学者ダーウィン（Charles Robert Darwin, 1809-1882）の『種の起源』（*On the Origin of Species by Means of Natural Selection*, 1859）が出版されると、彼が提唱した進化論はたちまち論争の的となった。

(18) ペーリィ（William Paley, 1743-1805）：英国の神学者・哲学者・聖職者。*Natural Theology ; or Evidences of the Existence and Attributes of the Deity Collected from the Appearances of Nature*（1802）を著した。この本で、ペーリィは、自然界で観察されるすべての秩序は神によって創造されたことを証明するものだという説を唱えた。この本は、ダーウィンの進化理論が出る前には広く読まれていた。オスラーはペーリィの本に一考の価値を認めているが、その後出版された類書については否定的な見解を述べている。オスラーはボヴェル博士の著書（*Outlines of Natural Theology*, 1819）について厳しい言葉を述べたが、ボヴェルが書いたのはダーウィンの『種の起源』が出版される前だったことを考えれば、オスラーの批判はいくぶん不公平であるかもしれないという意見もある。A. B. McKillop, *Disciplined Intelligence*, Monreal, McGill-Queen's University Press, 1979, pp. 75-76.

(19) トラクト運動（The Tractarian movement）：英国国教会内の聖職者が母体となったカトリック復興を提唱する運動。別名「オックスフォード運動」ともいう。正統な教義に固守すべきであることを強調し、また祈祷書による礼拝を重視した。一八三三年から一八四一年まで一連の小論文（*Tracts for the Times*）をオックスフォードで出版し、宗教上の問題を論じた。

(20) ダーリング（William Stewart Darling, 1818-1886）：トロントの聖三一教会（the Church of the Holy Trinity）の牧師。

(21) 『天路歴程』（*The Pilgrim's Progress*, 1678）：ジョン・バニヤン（John Bunyan, 1628-1688）著の寓意物語。

(22) ランベス（Lambeth）：全世界の英国国教会の主教大会が、ロンドンの南にあるランベス宮殿（Lambeth Palace）で開かれた。

(23) 原題は、*Steps to the Altar and Lectures on the Advent.*

(24) リナカー（Thomas Linacre, c.1460-1524）：英国の偉大な臨床医・人文学者。ヘンリー八世の侍医となり、ロンドンにRoyal College of Physiciansを創設して初代会長を務めた。オスラーが慕った医師三人のひとりで、リナカーの肖像画を手に入れた経緯については、注(57)アクランド卿の項目参照。

(25) コットン・マザー（Cotton Mather, 1663-1728）：米国の清教徒牧師。*Essays to God*（1710, 1808, pp. 84f）。医学的問題について、牧師は医師に「助言を求めよ」と主張した。

(26) カント（Immanuel Kant, 1724-1804）：ドイツの代表的哲学者。
ハミルトン（William Hamilton, 1788-1856）：スコットランド生まれの英国の哲学者。意識と知覚との関連性について研究した。

リード（Sampson Reed, 1800-1880）：米国の哲学者。*Observations on the Growth of the Mind*（1826）の著者で、広く影響を及ぼしたが、特にエマーソンに与えた影響は大きい。

スチアート・ミル（John Stuart Mill, 1806-1873）：英国の哲学者・経済学者。*On Liberty*（1859）の著者。

(27) ベーヴァン（James BevanまたはBeaven, 1801-1875）：カナダの牧師で、トロント大学の哲学教授。ベーヴァン師の同時代の人々は、彼について、さまざまな意見を持っていた。学問の面では聖職界で高く評価されていたものの、彼の「のろま、愚鈍、無味乾燥な態度」は、しばしば学生をイライラさせるものがあった。トロント大学のウイルソン学長（Daniel Wilson）は、そのイライラ感が昂じた時、同僚にこう語ったという。「ベーヴァンは間が抜けていて干からびた古い杖だね。我々が厄介払いをしたいような代物さ」。T. R. Millman, *Dictionary of Canadian Biography*, vol. 10, 1871-1880, p. 40.

(28) 英国の詩人ミルトン（John Milton, 1608-1674）の「リシダス」（"Lycidas," line 125）。

(29) ミルズ（T. Wesley Mills, 1847-1915）：オスラーの学友で、後にオスラーと共にマギル大学で病理学を教えた。

(30) 英国の詩人ミルトン（John Milton, 1608-1674）の『失楽園』（*Paradise Lost*, 1667, II, lines 559-560）。『失楽園』（上）平井正穂訳、岩波書店、一九八一年、八六頁。

(31) ブライト(Richard Bright, 1789-1858)：英国の内科医。ロンドンのガイ病院の医者であった。ブライト病(急性腎炎）で有名。

アジソン（Thomas Addison, 1793-1860）：英国の内科医。ブライトの同僚で、ガイ病院で研究を行った。

ストークス（William Stokes, 1804-1878）：アイルランドの内科医。内科診断のために理学的診断法を工夫した。アダムズ・ストークス症候群を記載。

グレーヴズ（Robert James Graves, 1796-1853）：英国の内科医。バセドウ病（グレーヴズ病とも呼ぶ）を初めて記載。

ボヴェル（James Bovell）は、ダブリンで、ストークスとグレーヴズの下で二〜三年過ごしている。彼は、そこで発疹チフスにかかり、その病から回復してからカナダに帰国した。

(32) ガイ病院（Guy's Hospital）：ロンドン市内にある有名な医学校。当時、多くの研究業績があった。

(33) ハンター（John Hunter, 1728-1793）：スコットランド生まれの英国の外科医・解剖学者。彼の解剖学・生理学へのアプローチは観察に重点を置く経験的なものだった。「科学のパン種」一二八〜一二九頁、注(21)参照。

(34) ハワード（Robert Palmer Howard, 1823-1889）：マギル大学の内科学教授で、オスラーの教育の恩人である。「学究生活」三八〇頁十七行〜三八一頁十八行を参照。

(35) ジョンソン牧師（William Arthur Johnson, 1816-1880）：ウェストンの私立高校（Trinity College School）の教師。オスラーは、その学校に十八か月在籍した。ジョンソン牧師の影響下で、オスラーは自然科学への関心が増し、ついには、神学ではなく医学という職業を選ぶに至った。進路の方向転換をしたという意味で、彼がジョンソン牧師から受けた感化は大きかった。この辺の説明は「生き方」四九三頁、「トマス・ブラウン卿」四三四頁参照。

(36) 英国の劇作家シェイクスピア（William Shakespeare, 1564-1616）の『マクベス』（*Macbeth*, II, iii, 20-21）。

酔っぱらった門番が次のような台詞を言う。「歓楽の花咲く道を通って永劫の地獄の火のなかに」（小田島雄志訳、白水社、一九八三年、五八頁）。「歓楽の花咲く道」は喜びの道だが、それは地獄（つまり「永劫の焚火」）へと続く道でもあるという意味。

(37) ツィンマーマン（Richard Zimmerman, 1851–1888）：トロント大学医学部を首席で卒業し、組織学、病理学、外科学などの分野で活躍したが、惜しくも三七歳の若さで病没した。

(38) 芥子《けし》には催眠作用があるので、「忘れる」または「眠る」という象徴として用いられる。「芥子粒をやみくもに撒き散らすとき」という意味は、芥子粒を撒き散らせば、忘れ去られる学生もいれば、記憶に残る学生もいることを指し、必ずしも彼らの価値に対応しているわけではない。英国の医師・文人トマス・ブラウン（Thomas Browne, 1605–1682）の『壺葬論』（*Hydriotaphia—Urne-Buriall*, 1628）, *The Works of Sir Thomas Browne*, ed. Geoffrey Keynes, Chicago, The University of Chicago Press, 1964, vol. 1, p. 167.

(39) 英国の小説家キップリング（Rudyard Kipling, 1865–1936）の『ジャングル物語（下）』*The Second Jungle Book* (1895), New York, Doubleday, Doran, 1929, p. 96.
オスラーは、ここで「医学の座右銘」を暗に示している。キップリングは、オスラーの好きな作家の一人であった。死の床にあったとき本を読んでもらうことを楽しみにしていたオスラーが、とりわけ所望したのはキップリングの『ジャングル物語』であったという。（Cushing, vol. 2, p. 684）。

(40) 「開け、ゴマ」（open sesame）：『アラビアン・ナイト』（*The Arabian Nights*）の中の「アリババと四〇人の盗賊」（"Ali Baba and the Forty Thieves"）の話の中で、盗賊の宝物を開ける時の呪文。

(41) 賢者の石（philosopher's stone）：中世の時代、錬金術師が非金属を金に変える力があると考えて必死に追い求めた物質。

(42) ヒポクラテス（Hippocrates, c.460–c.375 B. C.）：ギリシャの医師。医学の祖と呼ばれ、「ヒポクラテスの誓い」を後世に残した。オスラーはこの講演の終わりで「ヒポクラテスの誓い」の言葉は、医学生にとっての指針であると述べている。

(43) ガレン（Claudius Galen, c.130–c.200）：ギリシャの医師。解剖学の祖と呼ばれる。彼が行った動物解剖の観察には多くの誤りがあった。しかし、彼が解剖学の権威者であることから誤りは正されずに残った。

(44) ヴェサリウス（Andreas Vesalius, 1514-1564）：「科学のパン種」注(53)参照。

(45) ハーヴェイ（William Harvey, 1578-1657）：「教師と学生」注(22)参照。

(46) ハンター（John Hunter, 1728-1793）：注(33)参照。

(47) ウィルヒョー（Rudolf Ludwig Karl Virchow, 1821-1902）：ドイツの病理学者で、ドイツ病理学の父と呼ばれる。血液（白血病など）、静脈炎、結核などの研究を行い、またベルリンに下水道を敷設するなど公衆衛生の分野でも貢献した。政治的なリーダーとしても活躍して、国会議員になってビスマルクの政策に反対したという経歴の持ち主である。

(48) 旧訳聖書、詩篇七八：二〇。この一節は、「出エジプト記」（十七：六）「モーセは杖で岩を打てば水がでてくる」という記述から出ている。

(49) パスツール（Louis Pasteur, 1822-1895）：フランスの医学者。腐敗、発酵の原理を明らかにし、狂犬病の予防ワクチンを完成した。細菌学、免疫学上の貢献が絶大である。

(50) ここでは便宜上「勉学」という訳語を当てたが、英語の“work”という語の意味するところは非常に広く、何かを成し遂げるために、身体および精神を積極的に使うこと、労することを意味する。

(51) 米国の小説家マーク・トウェイン（Mark Twain, 1835-1910）著の冒険小説『トム・ソーヤの冒険』（*The Adventures of Tom Sawyer* (1876), chap. 2, London, the Penguin Group, 1986, p. 17). “whitewashed fence”（水しっくいで塗った垣根）の有名なエピソードの中に出てくる一節。

(52) スティーブンソン（Robert Louis Stevenson, 1850-1894）：英国の小説家で、『宝島』（*Treasure Island*, 1883）をはじめ有名な小説多数。幼児より病気がちであったという。引用は、「怠け者のための弁解」（“An Apology for Idlers,” *Viginibus Puerisque* (1881), New York, Charles Scribner's Sons, 1924, vol. 13, p. 77）。

(53) 同右のスティーブンソン。「エル・ドラド」（“El Dorado,” p. 109）の最後の文章。

(54) 英国の聖職者・作家ロバート・バートン（Robert Burton, 1577-1640）による哲学的な著書『恋愛解剖学』（*Anatomy of Melancholy*, 1621）中の“Marsilius Ficinus”より主として引用。

(55) 英国の劇作家シェイクスピア（William Shakespeare, 1564-1616）の『マクベス』（*Macbeth*, I, vii, 5）。

(56) ロック（John Locke, 1632-1704）：「二十五年後に」注(33)参照。

知識のうま味（a relish of knowledge）：「二十五年後に」注(34)参照。

(57) アクランド（Henry Wentworth Acland, 1815-1900）：オックスフォード大学の公衆衛生学と内科学教授。臨床医学と自然科学との関係について研究し、オックスフォード大学のカリキュラムに生物学と化学を導入しようと努力した。オスラーが医学の先人三人の肖像画（リナカー、ハーヴェイ、シデナム）を初めて見たのは、アクランド卿の書斎であった。オスラーは三人の肖像画に感銘し強い関心を示したので、後にオスラー夫人は、誕生日プレゼントにするためコピーさせてもらえないかとアクランド卿に頼んだそうである。願いがかなえられ、三人の肖像画はオスラーの書斎のマントルピースの上に飾られたという（Cushing, vol. 1, p. 401）。日野原重明著『医の道を求めて』、医学書院、一九九三年、二四八〜二四九頁参照。

(58) 骨を鋸で切るような外科医（sawbones）：外科医（特に船医）を揶揄または非難する言葉。その昔、船医はしばしば最低の技術しか持ち合わせていない医師と思われていた。オスラーは、牧師になる前海軍にいたことがあるという父親からこの言葉を聞かされていたかもしれない。ここでは、ロンドンの聖ジョージ病院におけるアクランド卿時代の外科学の実情を指し、六十年前に医学が置かれていた状況とオスラーの時代の医学を比較している。詳しくは、James Beresford Atlay著の『アクランド卿』（*Sir Henry Wentworth Acland*, London, Smith Elder, 1903, pp. 81-82）。

(59) ストラスブールの鵞鳥（Strasbourg goose）：フランスにあり、その特産品としてフォアグラ（特別に太らせた鵞鳥などの肝臓の珍味）で有名。

(60) オスラーの念頭には、米国の詩人・評論家エマーソン（Ralph Waldo Emerson, 1803-1882）の格言があったものと思われる。"Self-Reliance," *Essays*：*First Series*, no. 2, *The Collected Works of Ralph Waldo Emerson*, Cambridge, Mass, Harvard University Press, 1979, vol. 2, p. 33.

(61) 英国の寓意物語作家ジョン・バニヤン（John Bunyan, 1628-1688）の『天路歴程』（*The Pilgrim's Progress*, 1678, London, George Routledge and Sons, n.d.）第一巻で、巨人の絶望《ディスペア》氏は、クリスチャン氏と有望《ホープ》氏が

自分の領地で眠っているのを見て疑惑城《ダウト》の土牢に二人を閉じ込めてしまう。そこで二人をムチで打ったり、自殺させようとしたり、八つ裂きにしようと脅すなどの残酷な仕打ちをした。クリスチャン氏達は、約束氏《プロミス》からもらった鍵を使って無事に土牢より逃げ出し、愉快が岳に到着するという話。

(62) メッケル神経節 (Meckel's ganglion)：翼口蓋神経節 (pterygopalatine ganglion) は、ドイツの解剖学者メッケル（Johann Friedrich Meckel, the elder, 1724-1774）の名にちなんだもの。

(63) 聖クリソストム（St. John Chrysostom, 347-407）：コンスタンチノープルの総大司教。初代キリスト教神父。彼の禁欲的な教理は厳格で、当時の宮廷や市民の生活の堕落ぶりを責めたという。英国の詩人ジョン・ダン（John Donne, 1573-1631）の『ビアサナトス』（*Biathanatos*, 1644, part 1, distinction 2, sect. 2, lines 1695-1697)。実は、クリソストムの説話の中にはこの類の比喩はないという。そのため、ダンの著書の編者ラデック（M. Rudick, 1982, p. 214）の推察では、この比喩はダン自身の脚色であって、公道と市場（roads and marketplaces）についての聖書の一節をクリソストム流の説話に仕立て上げたのであろうという。

(64) テアゲスの馬銜《はみ》（the bridle of Theages)：テアゲスはプラトン（Plato, c.427-c.347 B. C.）の『テアゲス』の登場人物。ソクラテスの弟子で、病身のため政治を断念して愛知の道に入ったといわれる。『国家』（*Republic*, book 6, 496b)、藤沢令夫訳『プラトン全集』十一巻、岩波書店、一九七六年、四四九頁。オスラーは自分自身が診た患者の例をあげる時に、メモ帳に記したこの表現をしばしば使った。

(65) リシダス（Lycidas)：英国の詩人ミルトン（John Milton, 1608-1674）の「リシダス」（"Lycidas," line 8)。ミルトンのケンブリッジ大学時代の友人キング（Edward King）は一六三七年ウェールズ沖で遭難したが、その友人を追悼して作った詩。リシダスの名前は、紀元前三世紀頃のギリシャの田園詩人テオクリトス（Theocritus, 270 B. C. 頃活躍）の「牧歌」（"Idyll 7 : Harvest Home"）からとられた。

(66) グロステスト (Robert Grosseteste, c.1175-1253)：英国の神学者。一二三五年から一二五三年にわたりリンカーン (Lincoln) 寺院の司教を務めた。彼は自然科学に関心をもち、さまざまな研究を行った。アリストテレスの『ニコマコス倫理学』（*Nicomachean Ethics*）を翻訳している。

(67) ローマの諷刺詩人ユウェナリス（Juvenal, c.60-c.140）の『諷刺』（*Satires*, satire 10, line 356)。

(68) バートン（Robert Burton, 1577-1640）：注(54)参照。

(69) オスラー自身のメモには、十五世紀のイタリアの哲学者「フィチーノ（Marsilius Ficinus, 1433-1499）より引用」と書かれている。バートン（Robert Burton, 1577-1640）の『恋愛解剖学』〔*Anatomy of Melancholy* (1621), Boston, William Veazie, 1859, p. 303〕。

(70) 旧約聖書、伝導の書、十二：十二。「学びすぎれば体が疲れる」。

(71) オスラーは多分、英国の劇作家シェイクスピア（William Shakespeare, 1564-1616）の『リヤ王』中のエドガーの台詞を引用したのだろう（*King Lear*, III, iv, 45, 82）。変装したエドガーはリヤ王に「悪い鬼が俺を捕まえてはなさない」「悪い鬼には気をつけろ」という警告を発する。ここでオスラーは、リヤ王の狂気に触れながら、学生の神経衰弱について述べたものと思われる。

(72) オスラーが人生の指針とする言葉。引用は、英国の批評家・歴史家カーライル（Thomas Carlyle, 1795-1881）が著した『時代の徴候』〔*Signs of the Times* (1829), New York, C. Scribner's Sons, 1900, vol. 2, p. 56〕の冒頭の一節。

(73) 新約聖書、マタイによる福音書、六：三四。山上の垂訓。オスラーは「生き方」の中でもこの哲学を展開している。四九四頁。

(74) 旧約聖書、伝導の書、十一：四。

(75) いたく苦しみ（sore let and hindered）：この語句は、『祈祷書』（*The Book of Common Prayer*）の降臨節第四主日特祷からとられた。

(76) プラトン（Plato, c.427-c.347 B. C.）の『饗宴』（*Symposium*, 180d-181c）にあるソクラテスの言葉によれば、愛と美のギリシャの女神は二つの顔をもっていた。アフロディテパンデモスは肉体愛の女神、もう一人のアフロディテタイタニアは精神と知性の愛の女神で、オスラーのいう年上の女神は後者である。『饗宴』、鈴木照雄訳『プラトン全集』五巻、岩波書店、一九七四年、二七頁。

(77) リドゲイト（Lydgate）、シリア（Celia）、ドロシア（Dorothea）、ロザモンド（Rosamond）：いずれも英国の小説家ジョージ・エリオット（George Eliot, 1819-1880）の『ミドルマーチ』（*Middlemarch*）に登場する主人公達。リドゲイト（医師であり、医学改革者）は、ロザモンド（自己中心的で野心的な女性）と結婚した。オックスフォード大学医学部教授ヘンリー・アクランド卿がリドゲイトのモデルとみなされている。

(78) 注(76)参照。

(79) 新約聖書の「ヤコブの手紙」の著者で、その中では「人が義とされるのは、行いによるのであって、信仰だけによるのではない」と書かれている（二：二四）。

(80) ジョン・ワード（John Ward, 1629-1681）：ストラットフォード・オン・エイボンの教区牧師。一六四八〜一六七九年間の日記（*Diary of the Rev. John Ward*）が一八三九年に出版された。引用は、*Diary of the Rev. John Ward*, London, H. Colburn, 1839, p. 100.

(81) 英国の劇作家シェイクスピア（William Shakespeare, 1564-1616）の『ハムレット』（*Hamlet*, IV, iv, 39）。

(82) プラトン（Plato, c.427-c.347 B. C.）の『法律』（*Laws*, book 1, 643e）、森進一、池田美恵、加来彰俊訳『プラトン全集』十三巻、岩波書店、一九七六年、九九頁。「理想的完全さ」とは、徳の教育によって「正しく支配し、支配されるすべを心得た完全な市民」を意味するのであろう。

(83) 英国の詩人ミルトン（John Milton, 1608-1674）の『言論の自由』（*Areopagitica*, 1644）はミルトンの散文中最も優れたもので、言論の自由について書かれている。William Haller, *The Works of John Milton*, New York, Columbia University Press, 1931, vol. 4, pp. 333-334.『言論の自由』石田憲次、上野精一、吉田新吾訳、岩波書店、一九五四年、五〇〜五一頁。

(84) うま味（a relish）：「二十五年後に」(34)参照。

(85) パン種（leaven）：「科学のパン種」注(1)参照。

(86) ローマの詩人ヴァージル（ウェルギリウス）（Virgil, 70-19 B. C.）の叙事詩『アエネーイス』（*Aeneid*, book 1, line 462）より引用。

(87) ヨブ（Job）：旧約聖書に登場する信心深く、神の試練に耐えた正義の人。
ダビデ（David）：紀元前千年頃のイスラエルの第二の王。
イザヤ（Isaiah）：大預言者の一人。

(88) パウロ（Paul）：キリスト教伝導に務めた使徒。

(89) シェイクスピア（William Shakespeare, 1564-1616）：英国の劇作家・詩人。

エピクテトス（Epictetus, c.55-c.135）：ギリシャのストア学派の哲学者。

マルクス・アウレリウス（Marcus Aurelius, 121-180）：ローマ皇帝。若い頃からストア学派の哲学に親しんだ。

(90) ジョウェット：注(1)参照。

(91) モンテーニュ（Michel Eyquem de Montaigne, 1533-1592）：フランスの思想家。『随想録』（*Essais*, 1580, 1588）を著した。

(92) 英国の詩人・劇作家ベン・ジョンソン（Ben Jonson, 1572-1637）の「書簡」（"An Epistle 49," line 78）。

(93) トマス・ブラウン（Thomas Browne, 1605-1682）：英国の博識の医師で、文人。著書『医師の信仰』（*Religio Medici*, 1642）はオスラーの座右の書であった。

(94) ホームズ（Oliver Wendell Holmes, 1809-1894）：米国の詩人・随筆家。また、解剖・生理学者でもあった。彼の随筆集は『朝の食卓シリーズ』（*Breakfast-Table* Series）として有名。

(95) 本書の巻末に「医学生のためのベッドサイド・ライブラリー」として十冊（作家）の書物が紹介されている。五八四頁参照。

(96) 注(82)参照。

(97) 米国の詩人ローエル（James Russell Lowell, 1819-1891）の「チョーサー」〔"Chaucer," *My Study Window* (1871), Boston, Houghton, Osgood, 1880, p. 228〕。

(98) 「医師と看護婦」の中でも「われわれの存在は、『人生から』何かを与えられるためにあるのではなく、自らができることを『人生に』与えるためにあるのだ」と述べた（二九頁十一〜十二行）。

(99) 新約聖書、マタイによる福音書、十：三九。

(100) アンクル・トビイ（Uncle Toby）：英国の小説家ローレンス・スターン（Laurence Sterne, 1713-1768）の『紳士トリストラム・シャンディの生涯と意見』（*The Life and Opinions of Tristram Shandy*, book 1, chap.

21）に登場するトリストラム・シャンディの叔父さん。

(101) 新約聖書、コリント人への第一の手紙、十三：十三。同、マルコによる福音書、十二：三〇〜三一。同、ローマ人への手紙、十三：八〜一〇。同、ガラテヤ人への手紙、五：十四。

(102) 新約聖書、マタイによる福音書、五：十六。

(103) 新約聖書、マタイによる福音書、十二：十九。

(104) プルターク（Plutarch, c.46–c.120）：ギリシャの哲学者•伝記作者。博識をもち、暖かい感情と宗教心のある人であった。プルタークの『倫理観』（*Moralia*, 142d）の「花嫁と花婿に対する忠告」（"Advice to Bride and Groom"）。

(105) テニソン（Alfred Tennyson, 1809–1892）の「王の牧歌」（"The Idylls of the King," dedication, line 26）。

(106) ヒポクラテス（Hippocrates, c.460–c.375 B. C.）：ギリシャの医師であり、近代医学の祖。ヒポクラテスの誓いは、現代の医師にとっても医学の倫理の礎である。誓いの内容は二つに分かれている。第一部では、教師が医学生に対して負う義務と学生に課せられた義務についての記述があり、第二部では、診療を行う医師のモラル、すなわち「能力と判断力に応じて効果ある治療を目指して診療を行うこと、また、医師は一人の人間としても、また職業人としても模範となる生活を送ること」が書かれている。

定年の時期（一九〇五年）

オスラーは一八八七年五月にペンシルベニア大学を辞して一八八八年にボルティモア市に赴き、ジョンズ・ホプキンズ病院の内科主任となり、この病院を中心に医学部を創設し、内科教授となった。

その彼が十六年間の勤めを終えたとき、そして年齢はまだ五十五歳というのに、突然、ジョンズ・ホプキンズ大学の内科教授を辞して英国のオックスフォード大学の欽定教授の職を引き受けた。自分では現役を退く年齢に達したという気持ちで、半ば引退して英国に住むつもりであった。そして、一九〇五年二月二十二日にジョンズ・ホプキンズ大学医学部の学生、教職員に対して行ったのが「定年の時期」と題する告別講演である。

この講演の前半では、医学部の教授の新陳代謝を勧め、特に年老いた教授はいつまでもその地位にとどまらず、若い人と世代の交代をすべきだとする激しい意見を述べ、後半ではジョンズ・ホプキンズ大学医学部および病院が果たした医学への貢献と将来への期待を述べている。

前半の論旨は全アメリカ医学会にあまりにも大きな反響を引き起こした。オスラーはそれほどの大事件になるとは予測しなかったようで、英国に渡ってから、これを鎮める気持ちで別の論文を書いている。

逝く者多し、されど止まる者も多し。

テニソン[1]「ユリシーズ」

〔一〕

ジョンズ・ホプキンズ大学医学部教授の職を辞任する私の心境

本学の一員として、こうやって公の席に列席するのは今日が最後になるものと思う。この機会を利用して、私の心の中で交錯している感謝と悲しみの気持ちを述べさせていただきたい。感謝の気持ちとは、私がここで非常に楽しい十六年間を過ごさせてもらったことへの感謝であり、悲しみの気持ちとは、私が今日を限りにあなた方の仲間でなくなることへの悲しみである。さほど年老いたわけでもなく、重い病に倒れたわけでもないのに、これほど影響力の大きい重要な地位を抛《なげう》ち、気心の合った同僚、ならびに献身的な仕事仲間や学生に別れを告げ、心温まる友人が何人もいて、自分を実際以上に評価してくれたこの国を去るのは、いったいどういう動機からなのだろうか、と諸君が不思議に思われるのは無理もないことである。だが、その疑問に答は出さないほうがよいと思う。いったい誰が、自分以外の人間の動機を理解できるだろうか。自分の動機すらわからない時があるのではないだろうか。弁解としてではなく、説明として次のことが言えると思う。われわれは周囲の環境のおかげでこれまでになれたのであるが、何年も一生懸命働いてきて気力が衰え始め、また、ゆとりのある生活をしたいと思ったまさにその時に、今度は人格と能力の形成に与ったその周囲の環境が、われわれの能力と人格をこれまで以上に必要とするようになる。人間誰しも[2]東方からの呼び声を何らかの形で耳にし、年を経るにつれてその声は大きく聞こえてくるものだが、その声は(3)ヘブライの預言者エリヤへの天命のような形で諸君に臨むかもしれない。その時には、その日の仕事ばかりか、一生をかけた仕事、友人、親戚の者、父や母すらも捨てて、新しい土地で新しい仕事に就かねばならない。あるいは幸運にも、その呼び声は(4)キップリングの物語に登場するピュラン・ダスへの天命のような形をとるかもしれない。その時には、新たな辛い仕事には就かずに、(5)「ひっそりと引退して、静かな瞑想生活」を送ることになるであろう。

医学部教職員の新陳代謝の必要性

私の退職を契機に、大学に関する問題点が若干出てきた。まず初めに、教授組織の新陳代謝が活発に行われているかどうか、人事の交替が適切に行われているかどうか、この点を問わねばなるまい。ところで、一人の教授の損失は、大学に有益な刺激をもたらすのではないだろうか。今までに辞めた教授の数はさほど多くはないが——誰しも本学を辞めたいとは思わないだろうから——歴史を振り返ってみても、教授が去ったことで、大学が打撃をこうむったという例はないと思う。遺憾ながら、大組織の中の一つの単位は、誠に価値の小さいものである。その人は学部創設に与ったかもしれず、その土地に、あるいは各地に、かなりの崇拝者を持っていたかもしれない。否、それ以上に、その人の知的・道徳的資質のゆえにとりわけ貴重な存在だったかもしれない。そういう人物が辞めたあとには、傷跡、それも疼く傷跡が残るかもしれない。だが、その痛みは長くは続かないものである。

その辺の事情を見聞きしているわれわれにはよくわかっていることだが、有機体全体としては、群がちりぢりになったときの大きなコケムシの群体や、蜂《はち》が巣分かれしたあとの巣箱程度の意識を持つだけである。それは必ずしも悲惨な出来事ではなく、往々にして救いになることすらある。個人的損失という痛手を深く負う者もいないわけではないが、われわれ大多数の者は、現在一緒に働く人達のほうに強い愛着の念を覚える。そこで、次の引用文にあるような苦さを味わう者も出ることであろう。

ああ、私達が愛した彼のすべてが、
悲しみだけを残して、
まるで存在しなかったようになろうとは！[6]

大学の教授入れ替えのメリット

しかし、大学を去ろうとしている当の教授にとって、こういう別れは、自ら選んだ人生のためには已むを得ないことである。[7]マシュー・アーノルドの詩の主人公のように、そういう教授は、自分の心は[8]「長く愛される」はずがないことを承知している。彼の存在の核となるものは変化にある——毎年新しい学生が入学し、数年ごとに新しい助手、仕事仲間が入ってきて他の分野に移っていった者達と交替する。活発な学部では、人間環境という点で、安定化ないし固定化は見られないはずである。ここに悲しみの要素が入り込むのだ。ある人が諸君の生活に入ってきて数年間を共に過ごす。諸君は次第に愛着を覚え、彼の仕事や幸福に関心を持ち始める。そして、たぶん息子として愛するようになるだろう。ところが、その彼は去ってしまう――傷心の諸君をあとに残して！

次に、われわれは教授として一か所に長くいすぎるのではないか、という疑問が生ずるかもしれない。優れた人物で、たとえ他の点では愛すべき有徳の人であったにせよ、二十五年もの間、同じ地位にとどまるという神経の太さにはまったく驚かざるをえない。活動的な精神の持ち主が一つの大学にあまり長く居座ると、とかく自己満足に陥りやすく、視野は狭く、心は偏狭になり、老化を早めることになりかねない。本学が驚異的な発展を遂げたのは、軽騎兵役を果たした一群の知性ある人々の努力の結集に負うところが大きい。彼らは土地とのつながりを持たず、活動に何ら制約を受けなかった。必ずしも愛国的忠誠心を持っていたわけではなかったが、彼らは自分の置かれた分野で忠実に本分を尽くしたのである。心ある教授連はこういう態度を持たねばならない。[9]聖パウロは、執着する物を持たない者のほうが、拘束を受けないため伝道の仕事に向くという理由で、彼らを伝道者に選んだということだが、高等教育のためには、大学の学長は教授の人達に適度の遊牧民精神を植え付けるべきであろう。一見損失のように思われる時があっても、それでもかまわないと思う。組織のしっかりした大学の理事会は、教師を順次入れ替えることで、各方面に刺激を与えることができる。同じ牧場であまりに長く飼われた人の精神は、とかく新鮮味を失い、貧弱なものになる。半面、今までとは違う場所に移り、新しい環境で新しい仲間に囲まれるのは、一種の刺激になり、数年間はその刺激が続くことであろう。国内・国外いずれを問わず、教師間の交流は極めて有益なものである。たとえば、[10]ターンブルの講演の数々はどれほど有益な刺激を与えてくれたことであろうか。最近、大学連盟は本学で会合を開き、教師交流の取り決めを行ったが、それは大変結構なことであると思う。時おり、大学の学長を交換するのも、財政的に見て効果があるかもしれない。今年は本学でドイツのイエナから[11]コイトゲン教授を迎え、歴史の講義を受け持ってもらう構想があるが、これなどは交流の真価を示す良い例になるであろう。仕事をやり易くするために、国際的な大学人事交流の事務機関を設けるとよいかもしれない。教師が気の向くままにヨーロッパ中を巡り歩いた中世の慣習や、古代ギリシャののどかな時代にもう一度帰ることができるなら、何と楽しいことではあるまいか。当時の様子を[12]エンペドクレスは次のように詠んでいる。

ああ、パルメニデスの時代よ！
いまだ若かりしころ、
行くさきざきのイタリアの町で仲間に出会い、
高鳴る胸で、汝、太陽から産まれし処女の列に加わり、
真を求めて歩みし頃よ！[13]

早く乳離れして外に出よ

私が特に若い諸君にお勧めしたいのは、こういう逍遙学派的な人生哲学を早い時期に身につけることである。永久歯が生える頃になったら、移動について考えていただきたい。乳母から離れ、昔の教師のエプロンの紐を断ち切り、新たな環境で、できうるならある程度の自由と独立が許されるところで、新しい絆を求めていただきたい。諸君は恩師と同等の、何もかも揃った地位を待ち望んではならない。たとえ、設備が整っていないのに学生数が多く、あまり研究の機会に恵まれないよ

うなつまらない地位が与えられたにしても、そのほうが、まだ世の中に認められていない隠れた天分を発揮できるかもしれない。そうすれば、最高の環境にいる恵まれた人ができなかったことを、諸君は不利な地位にいながらやってのけられるのだ。

大学教育に携わる若い人達が罹る恐ろしい病で、猫のように身軽な心身の持ち主だけがその進行を食い止めることのできる病気が二つある。一つは幼稚症と呼ばれる極めて顕著な身体症状で、これに罹ると、年齢相応に青年期が訪れず、二十歳ないしそれ以上になるまで遅れる。たとえ青年期を迎えることができたにせよ、発育不全であるため、子供っぽい頭脳、子供っぽい顔つき・体型が残ってしまう。それに類するもう一つの病気、精神の発育不全は、われわれの間によく見られる症状である。知的幼稚症は広く認められた病気であって、ちょうど栄養失調が思春期に見られる顕著な肉体的変化の出現を阻害するのと同様、一か所で同じ食事をあまりに長く摂りすぎた精神はくる病に罹るか、さもなくば、幼児症状を呈するようになる。もっと悪い事態が起こるかもしれない。稀にではあるが、[14]早老というもっと異常な症状が出ることもある。まるで悪意のある魔女の杖に触られたかのように、その子は幼児の状態にとどまらず、思春期、青年期、成人期を飛び越して老年期に入ってしまい、十一、十二歳でありながらギリシャ神話の[15]ティトノスのミニチュア版のように〝ひどく痛めつけられ衰弱し〟、皺だらけに萎縮して、玩具《おもちゃ》箱の中に抛《ほお》り込まれた小さな老人のように見える。肉体が通る各発達段階に相応した知的生活を送るためには、細心の注意を払わねばならない。知的思春期、さらに知的青年期に達する人の数は何と少ないことであろう。知的成熟期に達する人の数はそれ以上に少ないのだ！　いい加減な知的食習慣による精神の発育不全がこれほど蔓延しているのは、誠に悲劇的なことである。

大学に見られる知的幼稚症および早老症とその予防

知的早老症は大学に見られる恐ろしい慢性疾患であって、どの学部でも少なくとも一人ないし二人はその病に罹っている教授がいるものである。スイス渓谷のある地域の水はクレチン病を起こすと言われるが、それと同様、ある種の食習慣は知的早老症の原因となる。教授全員がその病気にやられた例がある。早老症に罹った本人自身は、付き合う相手としては申し分ないが、知的視野は狭く、時代の新しい考え方をまったく吸収できないがゆえに、不毛の人間と言っても差し支えないであろう。

こういった病気は、他の病気と同様、治療よりも予防のほうがやさしい。初期のうちに手を打てば、転地や食習慣を変えることによって、先天的あるいは後天的に罹りやすい体質を改善することができるかもしれない。病初期であれば、ベルリンやライプチヒの大学といった[16]湯治場に長期間逗留することで治るであろうし、時期が適当であれば、若者の食習慣をアメリカ・イギリス式からフランス・ドイツ式に変えてみてもよい。現在、大学では幼稚症が猛威をふるっているようだが、それは大学にいる人間が悪いのではなく、大学組織のせいである。つまり、キリスト教各派は、それぞれの州に独自の教育施設を持つ必要がある、という不幸な考え方を持っているからである。そこで、この幼稚症を克服するには、設備の整った州立大学で自由な空気を吸い、よりよい食事を摂るのが、合理性という点からみても、解毒剤として効果が早く現われるのだ。

若い人に遍歴期間の組み入れを勧める

私は教師だけに限定して転地が望ましいと述べているわけではない。専門家を養成する大学の学生は、医師の資格や博士号の取得を待たずに早くから遍歴の何年か（Wanderjahre）を過ごすべきである。一つの学校に四年もいると、とかく偏見が生まれてくるし、知的乱視の度が進んで後になって取り返しがつかなくなる。大学間のカリキュラムの不統一は大きな障害の一つとなっているが、これは時が解決してくれるであろうし、ひとたび軌道に乗って奨励してやれば、優秀な学生は、卒業予定校以外のところで、一年ないし二年間学ぶようになるであろう。

教師の定年制をしけ

私はあえてこの機会にもう一つの問題を取り上げてみたいと思う。これは微妙な問題ではあるが、大学にとってすこぶる重要なもので、わが国ではいまだ解決をみていない問題である。私がここで取り上げたいのは、在職期間・年齢いずれを問わず、教師の定年の時期（a fixed period）に関する問題である。いくつかの私学は別として、ロンドンの数か所の病院で行われているように、たとえば在職期間を二十年に限定する、あるいは一定期間契約して働く、といった制限を設けている教育機関は、私の見るところわが国にはないようである。昔の諺にもあるとおり、教師の地位は、通常、終身、ないし不正行為のない限り続く（*ad vitam aut culpam*）。本学のような若い大学では教授全員が時を同じくして年老いてゆくが、それは大変由々しい問題である。大学によっては、疫病が流行し、教授がその犠牲となって倒れるか、または勤続年数や年齢制限を設けて事態を切り抜けているようである。

四十歳以上の人間の評価

ところで、友人仲間ではよく知られているのだが、私には確固たる信念が二つある。その考えに他愛もなく取りつかれているので、時には友人をうんざりさせることもあるが、実は、今取り上げた重要な問題に直接関係がある。

一つには、(17)四十歳以上の人間は一般的にはあまり役に立たないのではないか、という点である。こう申し上げると大変ショッキングに聞こえるかもしれないが、世界の歴史をよく読んでみると、これは事実である。戦争、科学、芸術、文学など各分野における人間の業績を総計し、四十歳すぎの人々が挙げた業績を差し引く。そうすると偉大な宝——極めて貴重な宝物が多少差し引かれるであろうが、その半面、実質総数は今日あるものとほとんど大差ないことがわかる。知性の征服という広範囲に及ぶ偉業のうちどれ一つをとってみても、背に輝く太陽を受けて歩む働き盛りの者が寄与したものがほとんどを占め、そうでない実例を世界史の中から拾うのは難しい。この世の中で、有用で、人の心を動かし、活力のある仕事は二十五歳から四十歳までに行われる——この十五年にわたる豊かな黄金時代は、同化時代あるいは建設時代と言ってもよく、精神の銀行預金の帳尻が合い、その信用度はまだ高い時である。医学の科学《サイエンス》と技術《アート》の進歩のために一流の貢献をしたのは、若い人達あるいは比較的若い人達であった。[18]ヴェサリウス、ハーヴェイ、ハンター、ビシャー、ラエンネック、ウィルヒョー、リスター、コッホなどが画期的な研究を行ったのは、彼らがまだ若々しい研究者の頃であった。昔の格言を言い換えてみると、[19]人は三十にして道に迷わず、四十にして知豊かになり、五十にして心賢くなる——さもなくば、人間としての成長は望みえない。そのため、若い人達を励まし、内にある能力を発揮する機会をできるだけ多く与えてやらねばならない。本学の教授が恵まれている点を特に一つだけ取り上げるならば、それは、私の所属する学部を含めて、多くの学部で陣頭に立って仕事をしている若い同僚に対する共感と友情である。更年期を過ぎ、もはや大学の生産要員ではなくなった教師の主たる存在価値はこの点にあり、ソクラテスが[20]テアイテトスにしたように、年配の教授は産婆役を務めて、若い人達が産み出すものは偽の偶像か、それとも真実で立派な産物と言えるか否かを正確に見極める役割を担うことである。

六十歳以上の人間の無用論

私の第二の持論は六十歳以上の人間の無用論である。人間は六十歳で仕事をやめるのが当然ということになれば、実業界、政界、専門職の分野は計り知れないほどの恩恵に浴することができるだろう。[21]ダンは自殺についての小冊子『ビアサナトス』の中で、ある賢明な国の法律によると六十歳の人達は橋から突き落とされ、またローマでは六十歳代の人達には選挙権が与えられず、議会へは門を通って行く (per pontem) という理由で、彼らは入門を拒否されし者 (Depontani) と呼ばれ、そこへ行くことが許されなかった、と記した。[22]アンソニー・トロロープは魅力溢れる小説『定年の時期』の中で、現代社会がこういった昔の慣習を取り戻したとしたらどういう利点が生ずるかについて論じている。そして六十歳で退職した教授は一年の思索の時を経て、クロロフォルムによって静かにこの世を去ってゆく、という素晴らしい大学構想を軸に、彼の小説の筋は展開してゆくのである。この構想に伴い計り知れないほどの利益が得られることは、私のように間もなくその年限に近づかんとし、しかも七十歳、八十歳代の人達が見舞われる悲惨さを十分研究してきた者であれば誰の眼にも明らかである。いわんや、その人達が無意識に、しかも何ら罰を受けることなく流し続ける実害の数々を考えるならば、それは一層明らかである。偉大な進歩はすべて四十歳以下の人間から生まれたと断言しうるように、世界の歴史を見ると、大部分の弊害は六十歳代の人達に帰せられると言ってもよい――ほとんどの政治的、社会的な誤謬、最悪の詩のすべて、拙劣な絵のほとんど、大半のひどい小説、そして下手な説教や講演など、大部分はこの人達の手によるのだ。もちろん、この年代の人で、[23]キケロが言っているように、肉体の老化が及ばないほどの素晴らしい精神の持ち主もいないわけではない。そのような人は古代ローマ人[24]ハーミッパスの秘訣を学んだのであろう。ハーミッパスは[25]白銀《しろがね》の紐がゆるみだしたのを感じて、同年代の人達との交わりからきれいに手を切り、若い人達の仲間に入って、共に遊び、共に学んで、百五十三歳まで生き続けたという。[26]「若々しい息吹は人に生気と栄養を与える」。若い人達と共に生きる人だけが世の中の新しい問題に対して新鮮な見方ができるという点で、この話には真実味がある。

教師の一生における三つの時期

教師の一生は三つの時期に分けるべきである。二十五歳までは勉学に励み、四十歳までは研究をし、六十歳まで専門職に従事する。そして、六十歳のときに二倍の手当てを受けて退職していただくことを考えてはどうだろう。トロロープの大学とクロロフォルムの提案を実行すべきか否かは、私自身その時期が目前に迫ってきたこともあって、いささか疑問視している次第である（ところで、一般の人達のために申し上げておきたいのだが、女性の場合は男性とはまったく別の提案をしておきたいと思う。と言うのは、六十歳を越した女性が同性に及ぼす影響は極めて大きいものがあり、特に室内用キャップや肩掛けのような魅力的なアクセサリーをつけた女性の影響力は大きいと言って差し支えないであろう）。(27)

〔二〕

ジョンズ・ホプキンズ大学の理事会と、キング理事長、ギルマン総長の貢献

今日のような機会をお借りし、ジョンズ・ホプキンズ財団が医学に果たした功績、さらに今後企画している事業の展望について、いささか述べさせていただきたい。この病院が組織されたのは誠に時宜を得ていた。と言うのは、ちょうどその当時、医療関係者は自分達の責任に目覚め、主要大

学が医学教育を真剣に取り上げ始め、一般の人々も病気についての科学的研究の重要性および社会に熟練医師を置く利益をうすうす感じ始めていたからである。こういう大組織が途方もない過ちを犯すことも、満更ありえないことではない。これより多額の遺産が最初から不毛に終わった例もままあるが、教育機関の歴史を見てみると、ジョンズ・ホプキンズ大学ほど多くのものを産み出した大学はほかにないと思う。本学は単に種を蒔く場所にとどまらず、本物の苗木畑になって、ここから挿し木、接ぎ木、挿し枝、実生《みしょう》などを全国に提供している。ご列席の皆さん方を前にして、理事の方々と[28]ギルマン氏がこの二十五年間にわたって成し遂げた業績について申し上げる必要はあるまいと思う――両人に対する崇拝の念は全学部に浸透しているからである。

私はむしろこの病院の構想を立てた賢明なる人達に讃辞を呈したいと思う。彼らは、貧しく病む者達のために立派な市の慈善施設を作るという昔ながらの路線に沿った考え方を廃して、この病院に大学との極めて重要かつ有機的なつながりを与えてくれたのであった。[29]ホプキンズ氏の遺言の条項に、病院を医学部の一部とし、病気の治療にあたるばかりでなく研究機関とする、とあるが、この条項の挿入に直接関わったのは誰だったのだろうか。創設者ホプキンズ氏自身がそういう考えの持ち主であったかもしれないが、私には[30]キング氏からそのような案が出されたように思われてならない。キング氏はこの点に関して慎重でゆるぎない確信を持っておられ、自らの有用な生涯の最後の数年間を、この条項の実現に努めたのであった。病院理事会の初代の理事長だった氏は、当然のことながら、病院構想の大枠を立てるために大いに貢献してくれた。熱意と共感を持って、常に進んで協力してくれたことを思い、喜びに耐えない。

この数年間に初期の理事の方々が皆亡くなられ、ただ一人残られた[31]コーナー氏は最後まで病院に誠意と関心を持っていてくださったのだが、遺憾ながら、その彼もつい二、三週間前に亡くなられた。彼らは当市のために立派な仕事を成し遂げてくれた。その名は永遠に人々の記憶に留められねばならない。とりわけ(32)ドビン判事とトーマス氏は、われわれが直面した医学部側の問題に力を尽くしてくれた。発足当初の病院スタッフは両氏の倦むことなき献身を思い、感謝の念を覚えるものである。

医学教育の基礎作りに貢献した人材

長らく理事会の名顧問であった(33)ビリングズ博士にわれわれ一同は忠告と助言を仰いだものであった。氏の感化力は実際よりはるかに強く深く浸透していたのである。医学進学課程に関する素晴らしい構想や、患者に対する病院の門戸開放に先立って研究体制を敷くことができたのは、(34)マーティン、レムゼン、ウェルチ諸氏のおかげであった。医学進学課程に古典、科学、文学などを十分に取り入れた現在の素晴らしい教育構想が生まれたのは、彼らの努力の賜物である。

十六年前のちょうど今頃、キング氏、ビリングズ博士、ウェルチ博士、そしてこの私は、病院開設に関し何度も会合を持ったものである。

ギルマン博士との出会いとその感化

任命を受けたのは一月一日付であったが、当時私はまだフィラデルフィアから完全に籍を移してはいなかった。よくあることだが、大きな組織を作り上げるのに一番厄介で大変なのは最後の詰めの段階であって、結局、少し遅れてすべてはギルマン氏に委託された。彼は院長代理となり、二、三か月のうちにすべての準備が整い、五月七日に当病院は開設をみたのであった。今こうして当時を振り返ってみると、ギルマン氏を知りえたことは、私にとって大変幸福なことであった。氏との交流を通して、私は大いに啓発され、新しい世界が拓かれていった。彼のように、困難を克服することに喜びを見出し、それがゆえに困難を愛するような人を、私は今まで身近に知らなかったからである。ところで、私は病院の初期院内史をすでに書いているので、その内容を侵害しないように、楽しかった当時のことを話すのはこの辺で控えることにしよう。

医学部入学選考の基準は何か

病院開設当時、わが国の医療が抱えていた大きな問題は二つあって、その一つは、いかにしたら学生に適切な教育を与えうるか、換言すると、学問に基づく専門職の威厳に相応しい教養、科学《サイエンス》、技術《アート》を学生にどのようにして与えたらよいのか、もう一つは、医学の発展のためにこの豊かな大国は何をなすべきか、ということであった。

一八九三年にジョンズ・ホプキンズ大学の医学部が開校された当時の状況は、アメリカ医学史上ユニークな時代であった。優れた他大学の例にならって、ごく普通の教育を受けたことを保証する入学試験を課すことは容易であったろうが、(35)ギャレット女史の有難い寄付金はわれわれにそれを行うことを「否」と言わせたのであった。われわれは中途半端な教育を受けた学生を多数入れたくはなかった。むしろわれわれが欲したのは、医学の基礎となる科学と語学という現代の医師に非常に役立つ学問を十分に修得した選り抜きの学生達であった。これは一種の実験的試みであり、少なくとも八〜十年の間は、毎年せいぜい二十五〜三十名入学すればよいと考えていた。そういう場合よくあることだが、周囲の状況は予想以上にわれわれの条件を叶えてくれて、入学許可者の数はほとんど収容人員に達するまでになった。医学部進学前に人文系・科学系コースの取得を条件としたわが校に、ハーバード大学がならい、コロンビア大学でもその案が採用されるはずである。この方式がどの大学にも当てはまるとは思わないが、入学試験を厳しくする傾向は全国的に見られ、大変結構なことである。

医学教育に実習課程を組み入れたこと

われわれがこの試みを採用する以前に、医学の中で科学教育を行うという大変革はこの国ですでに始まっていた。あらゆる大学で講義に代わり、ある程度実験が取り入れられ、生理学、病理学、薬理学などの実習コースが設けられた。しかしながら、生物学と生理学に実習コースが組み込まれたのは、本学の初代生理学教授(36)ニューウェル・マーティン氏のおかげであることを忘れてはならない。大学の急速な発展に伴い、生理学、薬理学、生化学を教えるためそれぞれ独立した建物を建設する必要が生じた。これら諸学科と解剖学科の設備は望みどおり完備している。病理学、衛生学、実験病理学から要望されるものについてはこの席で触れないが、技術の実践の基礎となる科学の指導という面で、本学は一流であることを述べさせていただきたい。

医科大学の経営上の問題

わが国の医学部における科学《サイエンス》の指導が急速に高水準に達したのは、教育界に見られた最近二十五年間の最も目覚ましい特色の一つである。法人組織になっていない小さな単科大学ですら、細菌学や病理学、時には実験生理学といったはるかに難しい科目にも立派なコースが設けられている。だが、こういう特別コース設置の要請と必要性は私立大学の財源を極度に圧迫している。新しい教法にかかる出費は膨大なものとなり、授業料はすべて実験設備に食われかねない。その結果、今までのような個人経営の単科大学、特に北部の単科大学は、事業体として利益があがらなくなった。個人経営の企業体が基金を得るのは難しく、総合大学と合併せざるを得なくなったのはかえって幸いなことと言えるだろう。

医学教育を二年制から四年制課程に

学生を教育するにあたっての大きな問題として、教養と科学《サイエンス》に次ぐ第三番目、すなわち技術《アート》の教育という問題がある。かつて若者は開業医のところに弟子入りして、そこで手っとり早く最低の技術を習い覚えることができた。その制度のもとで、自信に満ち臨機応変の処置がとれる医者が生まれたのであった。その後、医学校が急増し、学校間の競争が激しくなって、二年課程が作られた。半世紀の間、この二年課程は医学の進歩を阻み、中途半端な教育しか受けていない医者を世に送り出し、一般民衆の間にはびこるありとあらゆるインチキ療法、ペテン療法、詐欺療法を直接取り持つなどして、医学界の土台を揺るがす、いわば疫病のような存在になった。約三十年ほど前、目覚めの時がやってきて、今では、わが国には四年制課程を持たない学校はないと言ってもよい。どこの大学においても、古い足枷《かせ》を断ち切り、合理的な方法を用いて合理的な医学を教えようとの努力が払われている。

臨床能力を授ける教育システムの変革

それにもかかわらず学生に技術《アート》を教えるには非常な困難が伴う。たとえば、学生に肺炎に関する知識をすべて教えるのは難しいことではあるまい。冬と春に流行すること、今までは肺炎に罹るとほとんど治らなかったこと、肺炎菌についての知識、肺炎が原因で起こる肺や心臓の変化——などを学生は学び、肺炎について十分な知識を得ることであろう。さて、その学生に実際の患者を診させてみる。彼にはどっちの肺が冒されているかわからず、どうやって見つけてよいかもわからず、たとえそれがわかったにしても、患部に氷嚢を当てるのか湿布をするのか、瀉血するのか阿片を投薬するのか、一時間おきに薬を与えるのか、それとも一切与えないのか、どうしていいか戸惑ってしまうことであろう。その上、症状は悪化しているのか、快方に向かっているのかすら、さっぱり見当がつかないこともある。

一般開業医の他の技術面についても同じことが言える。ある学生が手首の骨については何でも知っていたとする。実際、ポケットに模型を入れておき、骨のあらゆる部分、骨面、節、結節について知悉《しっ》しており、今までに二十本もの腕を解剖した経験を持っているとしよう。ところが、氷の上で転んで手首を折ったジョーンズ夫人を診る段になると、その学生には(37)コールス骨折とポット骨折の区別もつかず、今までそういう症例を診たことがないので、腕の第二関節をはめることなど、まったくどうしてよいのか見当もつかなくなる。あるいは、家庭で起こる恐ろしい悲劇的場面——緊急事態、突然の出産、子供の大事故などに呼ばれて応急処置をとらねばならないこともある。そういう時に必要なのは、一般的な技術と専門的な技術、それに勇気、つまり知識を十分に活用する勇気を持つことである。もしその学生が産科病棟で実習したことがなかったとしたら、臨床の訓練を受けていなかったとしたら、全医学生が当然受けねばならないそのような臨床の機会が与えられていなかったとしたら、彼は危機的場面で失敗するかもしれない。無知、それもほとんどの場合、どうしようもない無意識の無知の犠牲となって、一人ないし二人の生命が奪われるのだ。

医学生は病院で働きながら学ぶ——ベッドサイド・トレーニングの発足

ところで、ジョンズ・ホプキンズ病院がこれまでに挙げた最大の業績は、医学生に技術《アート》をどう教えるかをアメリカの医療関係者や一般の人々に例示して見せたことであった。私が何よりもそれを評価するのは、それこそ学生が最も必要としている訓練であったから、そして刺激を与える手本として最も役に立ってきたから、さらにまた米国医学史上、学生が病院機構の一部として病院に常時とどまり、病棟の仕事の重要な部分を受け持って働いたことはいまだかつてなかったから、などの理由による。もっともこう申し上げたからと言って、よそで働いている同僚の信頼するに足る優れた仕事を、遠回しに非難するつもりは毛頭ない。

ただし、学生を病院で働く人達の一員として病院機構の中に組み込み、病院内の業務の一端を担わせた方が、教育としては望ましく、階段教室で患者を学生にみせたり、教室を病棟や外来にみたてたりするやり方は、むしろ変則的な代用品にすぎない。学生は階段教室の椅子に座って肺炎の症例を見るのではなく、現場で毎日、毎時間、その症例を追ってゆく。学生はそのための時間を調整してもらうことができ、類似の症例をいくつか診察し学習してゆくと、そのうち病気自体が学生の担任教師のようになる。生きた人間の体に現われる徴候やそのバリエーションがわかってきて、熟練した指導のもとで、いつ行動すべきか、いつ行動を慎しむべきかを学ぶ。徐々にではあるが、学生は臨床の原則を学び、恐らく病気の治療をする医師の呪いであったスロットマシーンにコインを投げ入れるといった態度をとらなくなるだろう。

医学生に必要な生《なま》の知識

他《ほか》の技術についても同じことが言えるだろう。学生は直接生《なま》の知識を得ることができ、多少とも分別心があれば、そこで多くのものを学び、同胞の人間を救うことができるようになるかもしれない。以上のような臨床経験が持てるのは、病院を医学部の一部にするという取り決めによるものであり、上級学年の学生にとっては病院がいわば自分達の大学になるのだ。その上、学生はお情けで病院に入れてもらったり、通用門からこそこそ入るのではなく、重要な補助要員として歓迎され、彼らなくしては病院の業務が効率よく運ばないことになる。

ところで、一般の方々も医学部学生の臨床教育に伴う問題すべてにわたり大いに関心を持っておられる。教養、科学、技術を備えた健全で知性溢れる内科医や外科医は、社会において極めて大きな価値を持っており、医学部や病院に多額な寄付金を出しても、それに引き合う値打ちが十分にある。

私個人としては、ジョンズ・ホプキンズ病院の内科との絆を持ち、臨床指導という昔風な教育法を取り入れたことほど誇りに思うものはない。私が死んだときの墓碑銘としては——今すぐ作るには及ばないと思うが——[38]「彼は病棟で医学生を教えた」という一文を書いてもらえればそれだけで十分である。なぜなら、学生を病棟で教えたことこそ、自分が使命を受けてやった、最も有用で最も重要な仕事であったと思うからにほかならない。

研究重視と専門誌出版の意義

第二の問題はこれまでに取りあげたものと比べ、一層大きな難題と言えよう。それはアメリカという比較的新しい国家の発展と繁栄につきものの障害が絡んでいるからである。過去何年もの間、アメリカ合衆国は世界の科学市場界の最大の借り主であり、とりわけ、医学に関係した科学の分野ではそうであった。この世が提供する最上のものを手に入れるために、若者は海外へ出かけねばならなかった。国内のここかしこに生理学や病理学の研究施設はあったが、ほとんどが教育指導用の設備を置いているにすぎなかった。だが、この二十年間における変化には目覚ましいものがある。今日、大都市にある医学関係の学部で、研究者が主体となっていない学部はほとんどないと言ってもよく、アメリカ医学は世界に認められて、その実績に相応しい地位を占めつつある。この点は、ここ数年間に、医学専門雑誌がいくつも刊行されたという事実を見れば明らかであり、本学がそのリーダーとしての役割を活発に果たしていることは、本学の教員が創刊した重要な出版物を見ればおわかりいただけるものと思う。病院理事会は当初よりこういう専門の出版物の価値を認めてくれ、紀要および定期報告書は医療センターとしての当病院の名声を世界中に広めてくれたのである。だが、われわれは第一歩を踏み出したにすぎないことを心に銘記しておかねばなるまい。病理学の研究者――疾病原因の研究に一生を捧げる人――を比較すると、わが国一人につき、ドイツには少なくとも二十五人の研究者がおり、研究施設はわが国の一か所につき、ドイツには、医科学の分野のどれをとっても、一流の施設は十二を数える。これは、わが国では金が不足しているというだけの理由からではなく、人材が手近にいないことにもよる。もし適当な人がいれば、彼は直ちにアメリカの科学を学問の最前線に出してくれるだろう。

解剖学教室の整備を誇る

ここで実例をあげさせていただきたいのだが、解剖学は医学の基礎を担う学問である。森林地帯にあるような大学ですら、解剖演習室を持たないところはないが、アメリカの大学で、内容的に高度な解剖学を得るのは極めて困難なことであった。医学生に解剖学を教える人間は大勢いることはいるが、形態学、発生学やそれに関連した無数の問題を真に学問的に研究するという段になると、それに取り組める大学は数えるほどしかなく、それも完璧には取り組めないのが実情である。そこで若い人達はやむなく外国へ出かけて行き、設備が完備し、近代的に機能している解剖研究施設を見てきたものであった。ところが今日、本学に設置された解剖学講座はわが国に誇りうるものであり、そこでの(39)モール博士の仕事ぶりは、人間と環境がぴったり合ったときにはどれほどの成果を収めうるかという、そのよい実例となっている。

研究所、大学の臨床研究部門の重視

疾病の研究施設として、ニューヨークのロックフェラー研究所、シカゴのマコーミック研究所、フィラデルフィアのフィップス研究所などの特別研究施設が設立されたのは、希望の持てる徴候である。これらの研究施設は、これまでわが国の弱点となっていた高度な専門分野を大いに活発化させることであろう。しかし、ドイツにいる仲間がどれほど多くの成果をあげうるかを思って、われわれは羨望の念を禁じえない。病気の歴史上、最も悲惨な一章、つまり文明生活の最大の呪いである精神異常を例にあげてみることにしよう。合衆国でも精神異常者のためにさまざまな治療が試みられ、病気についての研究も各所で行われている。(40)シェパード病院で始められた優れた業績は世の注目を浴びていると言ってもよい。しかしドイツでは、付属精神病院が各大学に設置され、そこで初期の症例あるいは疑わしい症例の研究と治療が行われている。時代の先端をゆくドイツの場合に比べるならば、わが国の実情はまだ不十分なものに思われる。ミュンヘン大学付属の新しい精神病学教室には、何と五十万ドルの費用がかかったという。

現在、この病院の敷地の片側は空地になっていて、そこには四つの学部が今後二十五年以内に新設される予定だが、その一つは、急性の、しかも治癒可能な症例を送るモデル精神病クリニックとなる。もう一つは小児疾患クリニックに予定されている。これまで、[41]ブッカー博士は乳児死亡という悲惨な問題の一つを研究テーマに取り上げ、その解明に努めてきた。彼のもとで小児科外来部門は多くの業績をあげているが、それには[42]立派な病棟と実験研究施設を備えた建物がぜひ必要である。そうすれば、女性の病気について[43]ケリー博士の部門が行ったような、注目に値する世界的な業績をあげうるかもしれない。

独立の建物を必要とする第三部門は、梅毒と皮膚科である。この病院が高い評判を得ているのは、故[44]ブラウン博士、ギルクライスト博士、ヒュー・ヤング博士などが梅毒や皮膚科領域で優れた業績をあげてきたからである。最後に独立した大きな建物を必要とするのは、眼、耳、喉の病気に関する部門で、これら各科は極めて重要であり、それ相応の設備を整えねばならないだろう。

ジョンズ・ホプキンズ大学と大学病院との相互関係

大学と病院という二つの大きな施設の発足に与り、われわれは心から感謝の意を表わさねばなるまいと思う。われわれは学長と院長という二人の素晴らしい長に恵まれた。両氏は、積極的にその共感を示すことによって各部に刺激を与え、良識を持って、大学という機械の各部品間に生じた摩擦によるエネルギー損失を最小限に食い止めてくれた。とかく大学では、学部間の摩擦によって多大の損失をこうむりやすいのが実情である。本学の注目すべき特徴は、教職員が各地からの寄せ集めであるにもかかわらず、皆が互いの生活の中にスムーズに平和的に溶け込んで、教授同士の間に友情が生まれ、調和がとれていることであり、それは誠に喜ばしいことと思う。

その上、われわれは一般市民との関係においても恵まれていた。市民の方々は、われわれと市民の方々の信頼関係が市や州にもたらす莫大な利益を正当に評価していたばかりでなく、本学がその歴史上新時代を画するために、堂々と立ち上がって援助の手を差し伸べてくれたのであった。医学部で教えるわれわれは、医療関係者にも感謝の意を表わさねばならない。病院と医学部が成功を収めるには、彼らの感化と援助に負うところが大きかったからである。誠意を持ってわれわれに接してくれた市や州の医師はもちろんのこと、全国の医療関係者、とりわけ南部諸州の人達が実際面でわれわれに信頼を寄せてくれたことに対し、心より感謝するものである。本学の将来はこのような信頼関係の持続にかかっている。過去十六年間に及ぶ成果は、信頼が半永久的に続く証《あかし》であると言って差し支えあるまい。

われわれを踏み台に

今までの成果は、将来成し遂げられるものの手付け金にすぎない。(45)新しい完成はわれわれから生まれ、われわれを踏み台にして歩み、われわれを凌いでゆかねばならない。われわれは本分を尽くし、発端を見たにすぎない。私個人としては、この素晴らしい仕事に参画することを許され、崇高で人間味溢れる理想の持ち主である諸氏と深く接することができたことを心より感謝するものである。

訳者注

(1) 英国の詩人テニソン（Alfred Tennyson, 1809–1892）の「ユリシーズ」（"Ulysses," line 65）。

(2) 旧約聖書、列王記上、十七：二、三。「主の言葉がエリヤに臨んだ。ここを去り、東に向かい、ヨルダンの東にあるケリトの川のほとりに身を隠せ」。また、英国の小説家・詩人キップリング（Rudyard Kipling, 1865–1936）の「マンダレイ」（"Mandalay," stanza 4, line 4）に「もしお前を東が呼んでいるのを聞いたなら、それ以上もう何もいらないだろう」とある。

(3) オスラーは、多くの人と同様、エリヤ（Elijah）とその弟子で後継者だったエリシャ（Elisha）を混同している。おそらくオスラーの念頭にある句は、旧約聖書、列王記上、十九：十五～二一。神がエリヤに命じたのは、天に召されたあとに弟子のエリシャを彼に代わる預言者にすることであった。畑で働いていたエリシャは、天命を受けたあと、鋤などを燃やし、雄牛を生贄に捧げ、両親にも別れを告げて、エリヤに従ったという。

(4) 英国の小説家・詩人キップリング（Rudyard Kipling, 1865–1936）の『ジャングル物語（下）』（*The Second Jungle Book*）。ピュラン・ダス（Purun Dass）はブラーミン階級の政府高官であったが、職を投げうって山にこもった。"The Miracle of Purun Bhagat," *The Second Jungle Book*, New York, Doubleday, Doran, 1929, pp. 35–60.

(5) 英国の詩人ミルトン（John Milton, 1608–1674）の『復楽園』（*Paradise Regained*, book 2, line 81）。

(6) 英国の詩人シェリー（Percy Bysshe Shelley, 1792–1822）の「アドニス」（"Adonais : An Elegy on the Death of John Keats," xxi, 181–182）。

(7) マシュー・アーノルド（Matthew Arnold, 1822–1888）：英国の詩人・文芸批評家。ここでいう詩の主人公はエンペドクレス（Empedocles）を指す。伝説によると、彼はエトナ山の噴火口に身を投じて死んだという。

(8) 同右、アーノルドの詩劇『エトナ山上のエンペドクレス』（*Empedocles on Etna*, act 2, lines 235–239）。

(9) 聖パウロ（St. Paul, 67 没）：新約聖書のパウロ書簡の筆者。キリスト教伝導に努めた使徒。コリント人への第一の手紙、七：二九～三五。

(10) ターンブル記念講演（Percy Turnbull Memorial Lectureship on Poetry）：米国の小説家ターンブル（F. H. L. Turnbull）が夫と共に九歳で亡くなった息子の死を偲んで設けた詩の講演基金。これによって多くの著名な詩人達が講演を行った。

(11) コイトゲン（Wilhelm Edward Keutgen, 1861-1936）：イエナ大学（独）の歴史学教授。

(12) エンペドクレス（Empedocles, c.490-c.430 B. C.）：ギリシャの哲学者・政治家。医術の方面でもその才を示した。

(13) 注(8)参照。

(14) 早老（progeria）：小児期に発症する幼稚症と早過ぎる老衰の両症状を示す。

(15) ティトノス（Tithonus）：ギリシャ神話に登場するトロイ王の美しい息子で、暁の女神エロス（Eros）に愛されたが、不死を願ったところ、老いて声だけの人間になってしまった。あとで、セミに変えられたという。引用句は、英国の詩人テニソン（Alfred Tennyson, 1809-1892）の「ティトノス」（"Tithonus," line 19）。

(16) 病気治癒のために温浴を使うことは古代からよくみられた医療行為であった。ここでは、温浴による治療に類似した効果を生む施設のことを指す。

(17) オスラーは、プラトンの著作にある二か所の文章を混同して引用している。『国家』（*Republic*, book 5, 460e-461a）でソクラテスは「女性は四十歳で女盛りを過ぎるが、男性は五十五歳までは盛りを過ぎない」と述べた。また『法律』（*Laws*, book 6, 785b）で、プラトンは公の地位を女性は四十歳、男性は三十歳からにすべきだと言う。
オスラーは「四十歳の危機」（la crise de quarante ans）という句を愛用しており、その実例として、ロック、ミルトン、ダーウィン、ゲーテをあげている。ここでも、比較的早い退職を論じているが、それが安楽死ではないことは自明である。しかし彼の持論は早すぎる安楽死を勧めたという誤解を招き、当時「オスラーする」（Oslerize）という言葉を生んだ。これに関連して、次のようなエピソードがあった。

一九二〇年代、オスラーの兄エドモンド・オスラー卿（Sir Edmund Osler）はトロントに住んでいたが、毎日午後になると、観光バスが家の前を通って、バスガイドがメガフォンで「こちらが、六十歳での安楽死を勧めた医師ウィリアム・オスラー卿のお兄さんの家です」と声を張り上げた。エドモンド卿はたいそう困惑し、ある時孫娘に「皆があの偉大な人物を覚えているのは、これしかないのだから」と嘆いたという。Anne Wilkinson, *Lions in the Way*, Toronto, Macmillan, 1956, p. 236.

(18) ヴェサリウス（Andreas Vesalius, 1514–1564）：ベルギーの医学者。人体解剖を初めて行い、解剖学の科学的な基礎を築いた。
ハーヴェイ（William Harvey, 1578–1657）：英国の医師・解剖学者で、血液循環の発見者。

ハンター（John Hunter, 1728–1793）：スコットランド生まれの英国の外科医・解剖学者。

ビシャー（Marie F. X. Bichat, 1771–1802）：フランスの医学者。呼吸の生理の研究で有名である。

ラエンネック（René Theophile Hyacinthe Laënnec, 1781–1826）：フランスの臨床医・病理学者。聴診器を発明。

ウィルヒョー（Rudolf Ludwig Karl Virchow, 1821–1902）：ドイツの病理学者。細胞病理学の説をたてた。政治的手腕もあったという。

リスター（Joseph Lister, 1827–1912）：英国の外科医。パスツールの説を支持し、近代的な無菌手術を初めて行った。

コッホ（Heinrich Hermann Robert Koch, 1843–1910）：ドイツの細菌学者。コレラ菌、結核菌を発見。

(19) 昔の格言とは、ジョージ・ハーバード（George Herbert, 1593–1633）が集めた諺集『風変わりな諺』（*Outlandish Proverbs*, 1639）にあるものを指す。すなわち、「二十で美男子、三十で偉丈夫、四十で金持ち、五十で知者にならない者は、一生、美男子にも、偉丈夫にも、金持ちにも、知者にもなれない」。

(20) ソクラテスは自分を精神の「産婆」とみなした。彼の問答法はこの産婆術を実践するための道具であった。「テアイテトス」田中美知太郎訳『プラトン全集』二巻、岩波書店、一九七四年、一八二頁。

(21) ダン（John Donne, 1573–1631）：英国の詩人・聖職者。『ビアサナトス』（*Biathanatos*）は自殺についての小冊子である。

(22) アンソニー・トロロープ（Anthony Trollope, 1815–1882）：英国の小説家。安楽死を採用した架空の国家のことを描いた『定年の時期』（*The Fixed Period*）の著者。トロロープの小説で死を迎えるのは、オスラーが主張する六十歳ではなく、六十七歳である。また、一年間の引退生活後の死はクロロフォルムによってではなく、伝統的なローマ人の死に方、すなわち暖かい湯に入って血管を切って出血死するといった「自由意志」による自殺であった。William Bennet Bean, "Osler, Trollope, and *The Fixed Period*," Trans. *Am. Clin. Climatol. Assoc.* 78 : 242-248, 1966.

(23) キケロ（Marcus Tullius Cicero, 106-43 B. C.）：古代ローマの政治家・雄弁家。キケロの言う「肉体の老化が及ばないほどの素晴らしい精神の持ち主」とは、カトー（Cato, the Elder）を指す。カトーは六十五歳のとき公の席で力強く朗々とした声で演説したといわれており、八十歳になってもかくしゃくとしていた。*De Senectute*, trans. William Armistead Falconer, London, W. Heinemann, 1923, pp. 22-25.

(24) ハーミッパス(Hermippus)：古代ローマ人。若い女の子から生気をもらって百十五歳と五日まで生きたハーミッパス（Lucius Clodius Hermippus）、または若い男の子から生気をもらって百五十五歳まで生きたハーパナス（Lucius Clodius Hirpanus）のどちらかを指す。ただし、オスラーは年齢を百五十三歳としている。Johann Heinrich Cohausen, *Hermippus Redivivus : or The Sage's Triumph over Old Age and the Grave*, London, J. Nourse, 1749.

(25) 白銀の紐（the silver cord）：「生命」を表わす。旧約聖書、伝導の書、十二：六。

(26) puerorum halitu refocillatus et educatus：この引用はラテン語で書かれている。未詳。

(27) 女性についてのこの一節は、オスラーがヴィクトリア時代に生きたことを思わせる。

(28) ギルマン（Daniel C. Gilman, 1831-1908）：ジョンズ・ホプキンズ大学と病院の責任者となり、単科大学（college）の医学校から総合大学（university）の医学部作りに貢献した。

(29) ホプキンズ（Johns Hopkins, 1795-1873）：米国メリーランド州ボルティモアの実業家。社会事業に貢献し、ジョンズ・ホプキンズ大学の創立者。

(30) キング（Francis T. King, 1819-1891）：同じく、ボルティモアの実業家。ジョンズ・ホプキンズ病院理事会の理事長として活躍した。

(31) コーナー（George W. Corner, 1905没）：同じく、ボルティモアの実業家。ジョンズ・ホプキンズ病院理事会の初期の理事の一人。

(32) ドビン判事（George W. Dobbin, 1809-1891）：ボルティモアの判事。

(33) トーマス（James Carey Thomas, 1833-1897）：ボルティモアの臨床医。

(34) ビリングズ（John S. Billings, 1838-1913）：軍の外科医をしていたが、後にジョンズ・ホプキンズ病院設立の顧問となる。

マーティン（Newell Martin, 1848-1896）：生理学の教授。

レムゼン（Ira Remsen, 1846-1927）：化学の教授。

ウェルチ（William Henry Welch, 1850-1934）：病理学の主任教授。臨床医学を担当したオスラーに対し、基礎医学作りの中心人物であった。

(35) ギャレット（Mary Elizabeth Garrett, 1854-1915）：ジョンズ・ホプキンズ大学医学部開設のため一八九二年十二月に三〇万ドルを寄付した。ただし、条件として、入学生の水準をできるだけ高くすること、女子学生にも入学の機会を与えることを申し入れたという。

(36) マーティン（Newell Martin, 1848-1896）：注(34)参照。

(37) Colles' fracture：橈骨遠位端の骨折。

Pott's fracture：腓骨下部および脛骨顆の骨折。

(38) プレジデント・アート・メダル社（Presidential Art Medals, Inc., Valandia, Ohio）は、「医学の偉人」シリーズの一つとしてオスラー・メダルを出している。メダルの表面はオスラーの正面の胸像で、裏はオスラーが学生と共に患者の病床の傍にいるデザインで、その上には「彼は病棟で医学生を教えた」という墓碑銘が刻まれている。

(39) モール（Franklin Paine Mall, 1862-1917）：解剖学教授。

(40) シェパード病院（the Sheppard Hospital）：一八五三年に創設されたSheppard Insane Asylumを指す。

(41) ブッカー（William David Booker, 1844-1921）：小児科の教授。

(42)〔原注〕：ハリエット・レイン・ジョンストン小児病院（the Harriet Lane Johnston Hospital）がジョンズ・ホプキンズ病院と提携し、私がここで述べた要件を満たすことができるのを大変うれしく思う。

(43) ケリー（Howard Atwood Kelly, 1858-1943）：産婦人科の教授。医学部創設の中心人物の一人。

(44) ブラウン（Thomas Richardson Brown, 1845-1879）：胃腸病の専門医で、内科学教授。

ギルクライスト（Thomas Caspar Gilchrist, 1862-1927）：皮膚科学教授。

ヒュー・ヤング（Hugh Hampton Young, 1879-1945）：泌尿器科学教授。

(45) 英国の詩人キーツ（John Keats, 1795-1821）の「ハイペリオン」（"Hyperion," book 2, lines 212-214）。

学究生活（一九〇五年）

オスラーは十六年間アメリカ合衆国メリーランド州ボルティモア市に生活し、その間ジョンズ・ホプキンズ大学医学部の創設とジョンズ・ホプキンズ病院での診療、研究、教育、運営に全力を注いだ。

体力の衰えを感じ始めたことと、後進に大役を譲りたい気持ちで、五十五歳のとき、ここを辞し、英国オックスフォード大学に欽定教授として移ることになった。転任前の一九〇五年四月にはカナダのモントリオール市の母校マギル大学医学部に招聘され、英国に赴く前に北アメリカの医学生、医師に、「学究生活」と題する次の講演を行い、人間を学ぶことの重要性、明るい性格の効用、開業医の理想像について述べた。

第一部では真理探究の心の持ち方、同僚との交流、世界的視野に立つこと、人生の真実の詩を読み取る力、読書と実践、勉学のことについて述べ、第二部では卒後の学習の仕方、専門外のことを学ぶ必要性、外国への旅の効用、第三部では広い視野に立った学習、教師の持つべきセンスを述べ、最後に恩師との出会いの回顧と若者への愛着の心を述べた。これはオスラーの遺した数多い講演の中では特に有名なものである。

だから、あすのことを思いわずらうな。あすのことは、あす自身が思いわずらうであろう。

(1)山上の垂訓

〔一〕

恋人は別として、学問に携わる者ほどわれわれの興味を引く研究対象はないと言える。シェイクスピアは学究の徒を不死身の人間の第四番目に入れたことであろう。固定観念に取り付かれて正気を失った者、霊感を持つ詩人、盲目的愛情に駆られた恋人、それに知識欲に燃える学究の徒、これら四種類の人間は皆[2]「想像で頭が一杯になっている」。学究の徒が[3]灰色の眼をした女神にその身を捧げ、その掟《おきて》に従うときには、心が奪われるほどの情熱、すなわち全霊を学問に委ねるが、同時にたゆまぬ精力をも合わせ持たねばならない。誰もが[4]聖杯を求めるわけにはいかないように、誰もが[5]知恵の女神ミネルヴァの探究に向いているわけではない。中世の騎士に必要なのは、純潔な生命《いのち》であり、学究の徒に必要なのは、ミルトンの言う[6]「生まれつきの堅固な性質」である。この点でも、学究の徒は詩人に似ていると言うことができる。――すなわち、作られた者ではなく、生まれついた者である。国民性、家族特有の気質、個性などは、偶発的な外的条件と胚《はい》にひそむ潜在エネルギーとの相互作用によってわれわれ各人の中に形成されるのだが、真の学究人の場合には、これら二つの人間形成エネルギーのほかに、エネルギーの法則に従わない天賦の閃《ひらめ》きが多少必要とされる。空想上の[7]怪物スナークと同じように、学究の徒を定義づけることはできないが、本物と偽物を見分けるための確実な目安が三つある。すなわち、真理を知ろうとする熱烈な願望、真理探究における確固たる信念、それに猜疑心、悪意、嫉妬心のない誠実かつ虚心坦懐な心の三つである。

真理の探究を可能にするもの

「真理」という大問題について最初から心を煩わせてはならない。スタートにあたって、諸君は各人なりに最大のものを得るつもりでいればよいのだ。人間誰しも、[8]真理、真理そのもの、真理のみを知るようには生まれついていない。最も優れた人間ですら真理の断片を手に、真理を部分的に垣間見るだけで満足しなければならず、実のなった真理という木の全貌を見ることはできない。

このように真理の探究は不満足なものであるので、心の持ち方、欲求、渇望(9)これは魂から生まれたものでなければならない)、さらに熾烈な憧憬《あこがれ》が、[10]すべてで最も重要なものとなる。[11]学究人は移り気で捉えどころのない愛人に言い寄る恋人と変わらないではないか。まさにその捉えどころのなさに、学究人の第二の重要な特性——不動の意志力——が発揮されるのだ。われわれは弱い人間であり、その能力に付随するさまざまな限界を初めから率直に認めておかないと、失望に襲われるだけである。

真理とは、最大限の努力をして得られる最上のもの、最も優れた人間が望みうる最上のものであって、諸君はそれで満足しなければならないが、同時に謙虚な気持ちでさらに大きな真理を求めるという真摯な心を持つよう努めねばならない。精神を柔軟にして、すべてを受け容れやすい状態にしておけば、学究人は破滅を免れることができる。[12]チャールズ・ラムが言うように、「悲劇的なのは、真理が与えられたときどう対処してよいかわからないことではなく、長年にわたり辛抱強く探求を続けて来たにもかかわらず、真理が眼の前にあって彼を凝視しているのに、精神が盲目状態に陥っていて、それに気づかない人の運命なのだ」。こういうことは、真理の成長過程を一歩一歩辿っていって、その痛ましい発達経過を知っている者には起こりえないことである。誠実であるとはいえ盲目状態に陥った精神を持つ学究人を相手に、一つひとつの真理が格闘を挑み、受け入れてもらおうとする姿ほど悲劇的な人生の一齣《ひとこま》はないと言える。(13)ハーヴェイは当時の人心をよく摑《つか》んでいたので、血液循環という真理の基礎となる諸事実の発表に踏み切る前に、(14)十二年もの長い年月をかけて血液循環に関するデモンストレーションをやり続けたのであった。今は、新しい真理が生まれ、以前からあった真理は見分けがつかないくらいに改変されるような状況にあるが、学究の徒は、強固な意志と謙虚さを持って初めて、そういった新しい状況に対応して自らの立場を変えることができる。

同僚との交流を持て

さて三番目に重要なのは、誠実な心である。これがあれば同僚との交流を持つことができて、仲間意識が育つ。さもなければ不毛の荒地を一人で歩むことになるだろう。私は故意に誠実な心(heart) と言ったが、実は、誠実な頭脳 (head) のほうは、とかく冷やかで厳格になり、慈悲をかけるというよりはむしろ審判を下す傾向を示し、さらに、悪意を持たずに仲間の研究者の意図をできる限り好意的に解釈してやろうという(15)真の愛を持たせてくれないからである。その上誠実な心は、(16)「緑色をした」危険な嫉妬心に染まらない、寛大で友情溢れるライバル意識をも育ててくれる。このライバル意識は、錠をおろした実験室にこもり、没交渉の生活を愛し、こそ泥のように明かりを恐れる似非《えせ》科学精神の増殖を予防する最善の手立てである。

諸君は医学という立派な組合の徒弟ではなく、仲間になられたのである。一本立ちの職人（master）になったという意味だが、このmasterという言葉の持つ内容ほど、教えるという態度とかけ離れたものはないと言える。もっとも、この言葉を別の意味にとって、特にフランスの同僚のように、知的活動の離れがたい絆《きずな》、というようにユーモラスにとることもあるが。ところで、友愛の態度を身につけるのは容易ではない——教える者が座る席（chair）と教わる者が座る長椅子（bench）の間に横たわる深淵に橋を架けることは難しい。だが、この深い亀裂に[17]カンチレバー方式の橋を架けるために役立ってきたものが二つある。

教師としてその本分を立派に果たす者は、高い所から下の受け皿に高圧ポンプで知識を流し込むようなことはしない。新しい指導法がこういうやり方すべてを変えてしまった。相手の知的レベルにまで自分を下げることができないため、無意識のうちに教師特有の態度をとって人々の反感を買うようなことが時として起こるにせよ、教師はもはや[18]賢いオラクル様ではなくなり、後進の指導にあたることを望む年長の学究の徒にすぎない。大学に素朴で真摯な気風が漲《みなぎ》るとき、そこには教える者と教えられる者との間の隔りは見られない——両者は同じ教室にいて、教える者のほうが教わる者より多少秀でているに過ぎない。こういう気風が大学に漲《みなぎ》ると、学生は、自分は家族の一員であり、家族の名誉は自分の名誉であり、家族の幸福は自分の幸福であり、自分が第一に考えなければならない関心事は家族の利益である、というように感ずる。

初学者には自覚させにくいことだが、彼が得ている教育は大学コースでも医学コースでもなく、それは人生コースであって、教師の指導のもとで学ぶ数年間の勉学はそのための準備にすぎない、という考え方がある。レースの途中でつまずき挫折するか、最後まで頑張るかどうかは、スタート前の訓練や各人の持久力による。それに関する諸々の点については今更詳しく述べる必要はあるまい。諸君の誰もが立派な学究の徒になることができ、そのうち限られた者が傑出してゆくかもしれない。時には、凡《ぼん》人には不可能に思われることや不十分にしかできないことを楽々と立派にやってのける者が諸君の中から出るかもしれない――ジョン・フェリア[19]は実にうまい定義を行ったが、それによると、天才とはそういう人物のようである。

公道から身を引き、奥まった土地に自らを植え替えよ

アメリカ大陸の実業界に見られるような忙しく騒然とした生活のさ中にあっては、一流の学究人の育成は容易ではない。騒がしい世界から身を引き、自分を隔離状態に置くことが必要であるが、それは現状では困難であり、そのためわが国の教育市場には路傍の木になった果実が満ち溢れている。私はいつもながら[20]聖クリソストムの勧めに深い感銘を覚える。

公道から身を引き、奥まった土地に自らを植え替えよ。路傍の木は、熟し切るまでその実を木につけておくことが難しいからである。

生かじりの人間が巷に溢れている。実力が伴わないのに新しい仕事に乗り出す人達で、カリキュラムには多種多様な科目があるために、それらを中途半端に学習してしまうという心の習性は一層

助長され、学んだものは多いが、ほとんどどれも完璧に学んではいない、といった人達である。とかく人間は時間をかけて一つの物事の核心に達しようとはしないものである。そこで、現代の学究の徒が成功を得るためには精神集中という代価を支払わねばならない。物事に徹するという習慣を身につけるのは極めて難しいと言えるが、これは万金にも勝る珠玉であって、これを求めてどんな苦労をもいとわぬだけの価値がある。

半可通の人間は安楽で蝶のように浮わついた生活を送る。そのため、知識という宝を過去から掘り起こしたり、あるいは実験室で忍耐強く研究して、やっとの思いで研究成果を生み出すときの労苦などまったく知らない。この国の初期の歴史を例にとってみよう。この種の半可通の学究の徒でも、フランスやスペイン移民の実情について生かじりの、いやけっこう詳しい知識など楽に持てる。だが眼の前に原書の資料を置いても彼にはちんぷんかんぷんかもしれない。

われわれに必要なのは別のタイプの人間である。記録をはっきり理解し、広い視野を持ち、いわゆる歴史の〝発生学〟の訓練を受けていて、しかも人生の細目を見通せる眼を持ったタイプの人達である。

われわれが励ましてやらねばならないのは、こういう台所や裏階段のような所で仕事をしている人達、すなわち手元の課題のことであれば、それに関連したあらゆることを知り尽くしている人達なのである。

外国の研究者との交流

精神集中にはそれなりの欠点もある。集中しさえすればよいと考えて、⑵「前接語 δε」とかトリコモナス菌の鞭毛構造とか、有史前の馬の蹄などの問題に没頭するあまり、学問の平衡感覚を失い、はては時代の知識に疎《うと》いため価値のない研究に一生を浪費しかねないことがある。⑵『ミドルマーチ』に登場する気の毒なカソーボンのことを覚えておられるだろう。彼は苦労して得た学識をそのような理由で失うはめになったのである。そうならないための最善の予防法は、早い時期に自分の国籍から脱出することである。

真の学究の徒は世界の市民であり、彼の貴重な忠誠心を一つの国家にだけ捧げるのはあまりにも惜しい。偉大な精神、偉大な業績は、時代、言語、人種といった制約をすべて超越する。さらに学問をする人間は、人生のあらゆる問題に取り組む際に国際的な視野に立って初めて、選ばれし者の仲間の一員になることができるのだ。

研究テーマが何であれ、十分な知識を得るには自国以外の国々、フランス、イギリス、ドイツ、アメリカ、日本、ロシア、イタリアなどが提供するものを汲み上げねばならない。学問に忠誠を尽くす者は偏見を持ってはならない。心を広く持ち、受けるに値する物すべてを得ようという断固たる決意のもとに、あらゆる情報源から利用できるものは積極的に利用すべきである。諸君がいかなる知識の流れに乗って船を進めようとかまわないが、ただ、その河に水を注ぐ個々の小川は多くの国々から流れてきているという点に留意すべきである。研究成果をあげるためには、他国の学者との交流を持たねばならない。他国での研究に無知であったがために、すでに解決ずみの問題や解決不可能だと判明している問題に貴重な時間を何年もかけてしまった、という事態が往々にして起こる。

そこで必要なのは、書物や雑誌からの知識だけではなく、直接人間から得られる知識である。できうることなら、学問を志す者は他国の人々に会うことが望ましい。旅をすることによって視野が広がり、曖昧な推測ではなく確信が持てるようになるばかりか、外国の研究者と個人的な交流を持つことで、自分がやっている研究の欠陥や成果がよりはっきり判明し、自分より能力が劣っていたり機会に恵まれない同僚の仕事にもっと寛大な眼を向けることができるようになる。あるいは、偉大な知性の持ち主との出会いによって奮起の火がつき、感激の炎が彼を生涯にわたって照らし続けるかもしれない。そこで、精神集中を心がけると同時に、自分の問題に関連した幅広い知見、ならびにそれに類する知識を他から取り入れねばならない。さもなければ、深くはあっても幅の狭い専門という泥沼に落ち込んでしまうか、自分では大発見のつもりでいたところ、それは他の国では周知のこととして通っていた、というような研究をやりかねない。

偉大な学究の徒はいつどこに出るか予測がつかない

悲しいことだが、博学の学者が栄えた時代は終わった。[23]スカリゲル、ホーラー、フンボルトらは多岐にわたる知識を自らの領土に取り込み、高い塔からそれを見下ろしたと言えるが、われわれは今後そういう人物に再び出会うことはないかもしれない。だが、優れた専門家でかつ該博な知識を持つ人が輩出しない、と誰が予測できようか。二十世紀のアリストテレスのごとき人物が、両親や友人はもとより自分自身も、精神の征服など夢想だにせず酒瓶を持って徘徊しているかもしれない。そのような人物の精神制覇に比べると、スタギラ生まれのアリストテレスの素晴らしい勝利も色褪せて見えるかもしれない。

国家にとって真に偉大な学究の徒の価値は、大穀物倉庫六か所分あるいは新大陸横断鉄道にも匹敵する。彼はいつ市場に出まわるかわからない気まぐれな商品のようなもので、注文に応じて栽培するわけにはゆかない。いつ、どこに現われるか予測がつかない。最も不利と思われる外的環境の中から生まれ出るかもしれない。この国が生んだ最も優れた学者の中には、小さな村や田舎出身の者もいる。環境からそういう人物の出現を予測することは不可能である。ミルトンの詩を再び引用すると、環境は[24]「生まれつきの堅固な性質」によって、たやすく曲げられたり折られたりしてしまうからである。

学究の徒に研究の自由を！

学究の徒には研究の自由を完全に認めてやらねばならないし、[25]「何の役に立つのか（Cui bono?）」とわめき、純粋科学を信じない[26]ペリシテ人《びと》の実用主義に心が乱されるようなことがあってはならない。応用科学やあらゆる種類の工業部門が現在の目覚ましい状態にまで発展したのは、化学、物理学、生物学、生理学の分野で実用化などには眼もくれず先駆的研究を行ってきた人々に負うところが大きい。この生産的な学究人は普通より優れた人間グループに属し、一般人にはなかなか理解してもらえない。そういう学究人の私利私欲のない献身も、実用面を無視し俗事に超然としたやり方同様、一般人はさほど有難いとは思わないからである。

今日、医学の徒はどこに行ってもその町のギルドの名誉会員として歓迎される。だが率直に申し上げると、フォールスタッフのように[27]「酒場に、酒に、葡萄酒に、甘酒に、暴飲に、悪態に、大言壮語に、喧嘩口論にふけった」時代もあった。まだわれわれの中にはその記憶を持っている者がいる。だが、カリキュラムの改正に伴い事態は変わり、今や、「医学生（meds）」のどなり声は「神学生(theologs)」の声と同じくらい穏やかになった。諸君の学ぶ対象は人間であるという特殊性もあって、私がこれまでに述べた学究人一般に通用する生活と心の持ち方は、諸君の場合には十倍の意味を持つ。

人生の真実の詩を読み取る力

心身に異常や病気があるために、人間という機械はある時は調子よく動き、ある時はその調子が狂う——それを本来の状態に戻してやるのが諸君の仕事である。素晴らしい世界に生きるすこぶる複雑なこの人間という機構を種々相にわたって診る。そういう人間がわれわれの研究と諸君の治療の対象となるのだ——生まれたばかりの裸の赤子、無邪気な子供、頭上にある知識という木に気づき始めた若い男女、人生の盛りにある逞しい男、眉間に妊娠の祝福を受けている女、静かに過去の思い出に耽る老人達など、ありとあらゆる人間が研究と治療の対象となる。医学の科学《サイエンス》と技術《アート》の分野においてはほとんどすべてのものが新しく生まれ変わった。だが、何世紀もの長い間まったく変わらず、変化の片鱗すら見せなかったものがある。それはわれわれの考察と治療の対象となる人間の本質的な面である。[28]イスラエルの名歌手ダビデから生まれた病める私生児、疫病に見舞われたアテネ期待の大政治家、愛するアルテミドーラを奪われたエルペノール、「かくもその死を嘆き悲しんだタリーの娘」などのような人達は、時代・民族を問わずどこにでもいる――今ここにいるわれわれも、ハムレット、オフィリア、リア王などのような人達も同じ人間であることに変わりはない。われわれの仕事は永久に続く悲しみと苦しみの真っただ中にある。役者の演ずる英雄的行為と献身という見せ物で毎日起こる悲劇を軽減してやらなければ、悲しみの旋律は永遠に続き、さらに耐え難いものになることであろう。

諸君を支えてくれるものは、退屈とも思える日常診療の中に、人生における真実の詩を読み取る力である。その詩は、愛と喜び、悲しみと苦しみに生きる平凡な男や素朴で苦労にやつれた女達、ごく普通の人々から生まれたものである。人生の喜劇も諸君の眼の前で演じられる。患者の中に、[29]パックがタイタニアやボトムに仕掛けたような戯《たわむ》れを見つけて、それがおかしいと言って誰よりも笑う機会を多くもつのは医者である。人生の喜劇的な面も、悲劇的な面と同じくらいの頻度で医者の眼を引く。仲間の人間が陥っている驚くほど滑稽な状況を滑稽だとわかるユーモアのセンスを諸君が持ち合わせているなら、片手を天に上げ、諸君の生まれた星に感謝を捧げていただきたい。あいにく、これは神々が随意授けてくれる才能の一つで、その配分は平等とは言えず、すべての者が同じ割合で授かるというわけにはゆかない。これには大きな危険が伴うこともあるため、医者の場合は口で表現するより眼で示すほうが感謝されることであろう。

陽気さと適度のユーモア、そよ風のような快活さ、[30]ローエルの言う心が「南を向いている性質」

は、医学における基礎研究・臨床を問わず、大いに役立つものである。陰気で気難しい気質を持つ多くの人達がさまざまな苦しい試練のさ中にあって絶えず機嫌よく毎日を過ごすことは難しい。だが、渋面で患者を回診するのは、許しがたい誤った行為である。

諸君の関心を書物と人間に等分に向けよ

諸君の関心を書物と人間に等分に向けていただきたい。書物を読む学生の強みは、腰を落ちつけ——一度に二、三時間をかけて——鉛筆やノートを片手に問題の核心に食いついて、難問の解明に全エネルギーを傾け、細《こま》かな点や錯綜した事柄などをマスターしようと意気込む点にある。書物に載っているあらゆる問題や意見を、自分で試みてみる習慣を身につけていただきたい。調べもせずに鵜呑みにするようなことがあってはならない。「考えるな、試みよ」という(31)ハンター精神は、われわれが身につけねばならない重要な心の持ち方である。

ある日のこと、われわれは発熱後爪に残った幾筋もの細い溝について議論していたが、その時、爪が根元から先端まで伸びるには何日かかるか、という問題が持ち上がった。クラスの大多数の学生は問題提起以上の興味を示さなかった。数人の学生が書物で調べ、別の二人は硝酸銀で自分の爪の根元に印をつけ、そして二、三か月後にその問題についての明確な知識を得たのであった。この二人が見せた心の有り方は正しかったのである。本を読んでいてぶつかった問題点は、たとえ小さなものでも、自ら調べてみるとよい。

ところで、大半の諸君が最初から立ち向かわねばならない、根本に関わる難問がある——それは真に厳しい勉学に対する適切な準備を欠いていることである。毎年続々と専門の学校を出てゆく若者を見ると、彼らの受けた予備教育がでたらめで断片的であったことを残念に思わずにはいられない。十八歳の学生に予備教育上必要な人文科学と医学の基礎を十分に仕込んでおかないのは、極めて遺憾なことである。とは言っても、これは(32)ミルトンやロックのような人物が取り上げてこそ益がある教育問題と言えるかもしれない。諸君がこの予備教育における欠陥を克服するためには、不屈の精神がいる。興味が湧いてきさえするなら、読書は気晴らしにすらなる。

本の虫に起こりがちな自信喪失

ところで、学究生活における重大な欠陥の一つは、書物に心を奪われ過ぎるあまりに生ずる自我意識である。(33)老ブライトが言うように、人は「視力障害」を起こし引っ込みがちになって、他人の視線を避け、小娘のように顔を赤らめることがある。

人間からものを学ぶ学生の強みは旅をすること――すなわち、さまざまな人間に接し、その習慣、性質、生活様式、多種多様の状況下での言動、悪徳、美徳、特異な性癖などを学ぶ点にある。まず諸君の身近にいる仲間の学生や教師を注意深く観察することから始めるとよい。諸君が診る患者の一人ひとりが、患者の持っている病気よりも多くのことを教えてくれるであろう。

できるだけ外部の世界との交渉を持ち、その営みを学んでいただきたい。学内の文化クラブ、学友会、運動クラブ、学外のサークルなどに参加し一貫して自らを磨くならば、本の虫に起こりがちで卒後の人生の重大な欠点となりうる自信喪失を克服することができるであろう。自信喪失という学生時代の痛ましい欠点を克服する必要性については、私の話を真剣に聴いてくれている諸君の心にどんなに強く訴えても訴え過ぎることはないと思う。

誰しも程よい中庸を得るのは容易ではない。適度の自信と生意気さ（cheek）――これは特に低学年の学生に見られるが――この二つを区別するのは必ずしも容易ではない。生意気さは主として巡礼学生（student pilgrims）の中に見られるが、彼らは[34]愉快が岳を下りて旅を続けている間に道に迷い、左手の道を進んでしまったのだ。諸君も覚えておいでであろうが、左手の道は、無知者《イグノランス》という元気のよい若者がクリスチャン氏という人に出会った国、自惚《うぬぼれ》国へ達する道である。

異なる教師のもとで学べ

優れた学生がアメリカ大陸の大学を渡り歩く習慣を身につけるよう奨励できればよいと思う。一流大学間ですらカリキュラムの格差が大きすぎて、まだ大学間の交流は時機尚早のようであるが、異なる教師のもとで学ぶことがいかに大きな成果を挙げうるかについては疑いの余地はあるまい。知的視野は拡大し、共感の幅が広がるからである。このような学問の学び方は、[35]「私はパウロ門下の者です。私はアポロ門下の者です」というような、医学の利益に反する偏狭な心をなくすのに大いに役立つことであろう。

勉学に最適の時間はあるか

勉学の問題について述べたいことは山ほどあるが、ここでは数分を割いて二、三の点について申し上げておきたい。勉強をするには何時《いつ》が一番よいか、という極めて素朴な質問にいったい誰が解答を出してくれるだろうか。「最適の時などありはしない。何時しても良いのだから」と言う者もいるだろう。確かに、ある大きな問題に魂を奪われている者は二十四時間そのことを考え続ける。先日、私は著名な作家(36)エドワード・マーティンに「あなたは仕事をするには何時が一番いいですか」と訊ねてみた。「夜でもなく、食事と食事の合間は絶対にできない」というのが彼の答であった。聴衆の中にはこの答を聞いてほくそ笑む人がおられるかもしれない。勉強するには夜が一番良い人もいるし、朝型の人もいる。過去の学究の徒の大半は朝のほうを好んだ。学究人の偉大なる鑑《かがみ》とも言える(37)エラスムスは、「夜、仕事をしてはならない。夜は頭脳を鈍くし、健康を害するからである」と述べている。かつて、当時(38)ベドラムにある精神病院の担当医だったサヴェッジ医師はジョージ・ロスを伴って回診していたとき、患者を二グループに大別してこう述べたことがある――朝、気の滅入っている患者と朗らかな患者がいて、体温に比例して気分が良くなったり悪くなったりする。つまり、朝の体温が低い者は気分が滅入り、高い者はその反対になる。

ひばり型とふくろう型

これはまさに的を射た見解であって、学究の徒の学習習慣に驚くほどの相違があることを物語っている。精神病院の外でも、二つに大別できるタイプがあり、一つはひばり型の学究人で、日の出を見たいと思い、朝から生き生きとした顔で食卓につき、午前六時には最高のコンディションを迎える。われわれは皆このタイプの人間を知っている。これとまったく逆なのはふくろう型の学究の徒である。朝は不機嫌な顔をして、眠りに最適な二時間を忌わしい朝食のベルに騙し取られてうんざりしきった気持ちでいる。食欲はまったくなく、同席する友人のおしゃべりとユーモアはただ癇にさわり、朝型人間に憤懣やるかたない敵意を覚える。だが、時が経って体温が上がってくるにつれ、夜型人間である自分の存在は自分自身にとっても他人にとっても許せるものとなる。そして夜十時ともなると、彼の眼は冴えてくる。陽気なひばりのほうは本の上に顔を伏せて覚醒の見込みのない熟睡状態にあり、起こして靴を脱がせベッドに入らせるのが難しいというのに、痩せたふくろう君は、[39]土星がもはや彼の運勢を支配しないので、キラキラ輝く眼と楽しそうな顔をして十時からの四時間、ひたすら好きなことに打ち込む——深くつっこんだ勉強をしたり、

とりとめのないおしゃべりで心を満たす。[40]

そして午前二時まで、[41]プラトンの魂を地上に引き下ろそうと目論んだりしながら過ごす。善し悪し

を問わず、学究の徒にはこれら二つのタイプがあることをわれわれは認めねばならない。私には確たる証拠はないが、恐らく彼らは各人の体温の特性によって異なる体質を持っているのであろう。

〔二〕　開業医へ

卒業後の五年間で将来が決まる

大学在学中は、諸君の誰もが学生生活を楽しく有意義に過ごすことであろうが、大学を卒業して、新しい任務に就いた後の転換の時機がすこぶる難しい。このとき事態を大いに左右するのは、すでにお勧めした心の持ち方である。学生時代の勉学が学位取得のためだけであったり、卒業証書の取得を唯一の目的としていたとすれば、諸君は辛く嫌いな勉強から解放されたことを喜び、書物のみならず、今後系統的な勉学を続けようという考えをすっぱりと捨て去ることであろう。半面、良い観察習慣を身につけた者は、問題を深く掘り下げる態度ができているので、まだ学ぶべきものがたくさん残っていることに気づくかもしれない。その上、大学時代は学究生活の出発点にすぎないという教えを肝に銘じていれば、学究的開業医（student-practitioner）という有用な経歴の一歩を踏み出すことができるであろう。

教師の手を離れて自立の道を歩み始めたあと、少なくとも五年にわたる試練の歳月が卒後の医師を待ちかまえている。その歳月の過ごし方いかんで将来が決まり、その後の運勢を占うことができる。

その人が田舎に身を落ち着けようが、病院や研究所で仕事を続けようが、長期の外国留学をしようが、父親や友人と開業生活を始めようが、その進路は何であれ、学究生活に関しては卒後の五年間が彼の運命を決める。(42)生来勉学に向いていない人間は、卒業によって安堵の胸をなでおろし、書物に親しもうという努力は自分の知能では無理なことを悟り、せいぜい医学週刊誌と時たま開く教科書程度の心の糧で十分事足りるものと思う。ともかく、知性を冬眠状態にしておく。

だがそういう人間は十年も経つと、頭は死んだも同然となり、電気療法を施しても学究生活に復帰できる望みはほとんど持てなくなる。ただ決まりきった診療に従事し、往々にして有能で臨機の才には富んでいるにせよ、真の自信が持てない人間となって、診断や治療よりもむしろ株や競馬に興味を持つようになるかもしれない。だが、卒業式を限りに勉学をやめた学生の運命が常にこうなるとは限らない。臨床の仕事に熱意を注ぎ、時代についてゆく能力も気力もないが、同胞の人間のために力を尽くす者もいる。そういう人は学問への興味を失ってはいるものの、医療職の忠実な一員であり、自分達の本領はそこにあることを心得ている。

先に述べた最初の五年間が一部の有望な人材を破滅させることがある。兵士にとって周囲で激しい戦闘が行われているのに手をこまねいて静観するほど辛いものはない。実戦の時を待つという緊張は大変なもので、多くの人はそれに屈してしまうのである。

都会にいて時勢についてゆくのはさほど難しくはない。診療所や大学では研究が行われており、医学会からの刺激を受けることもできる。ところが小さい町や田舎では、よほど意志の強固な人間でないと、退化を起こさずに五年間という待機の歳月を過ごすのはきつい。

卒後、開業医のもとで共に働くことのメリット

パートナーなり助手として若い人材を起用する習慣がこのアメリカ大陸にも普及してほしいものと思う。そうしなければならない時代になったし、幅広く開業している者は、熟練した者の援助なくしては日常診療を能率的に行うことができないからである。もし諸君各人が最初の五年ないし十年間は年配の医師に協力して、夜間勤務、検査、その他もろもろの雑事を引き受けてやるならば、年配の医師にとっては願ってもないことであり、患者もその恩恵を受け、あらゆる点でどんなに役立つことであろうか。こうすれば諸君も、最初の数年間の寒々とした心を枯らすような孤独から逃れることができて、居心地よい環境のもとで、われわれの天職の華とも言える教養ある開業医へと成長することができるだろう。諸君の大半の者の運命がそうならんことを！　それ以上高望みしてはならない！　それ以上の社会的地位を得ることはできない。家庭医は銃後の人間であって、課せられた務めを有効に果たすのである。生活は厳しく辛い、収入は少なく働きすぎだ、勉強する暇はおろかレクリエーションの時などほとんど持てない——こういった不利な点は数々あるが、かえってそれが鋼鉄の硬度を増す強打となって、彼の性格から崇高な要素を引き出すかもしれない。

ところで、開業医は学究生活からいったい何を得るのだろうか。[43]ユダやベニヤミンの大いなる遺産の分け前は望めないとしても、[44]エフライムと同じくらいの分け前には与れるかもしれない。観察力を身につけ、病棟で十分な訓練を受け、私がしばしば言及してきた[45]「生まれつきの堅固な性質」を持った人間ならば、理想的な学究生活を送って、高度な学問レベルに達することができよう。バ

ンコリー（アバディーンシャー州の小さな村）の(46)アダムズは、立派な開業医であり熟練した外科医であったばかりか、自然主義者としても大変優れていた。そのような資質の組み合わせは決して珍しくも驚くべきことでもないが、アダムズは、その上、偉大な医学者の一人でもあった。彼は古典にひたむきな情熱を捧げ、きつい診療の合間を見つけて、(47)「教会関係者によって書かれたものは除いて、古代から現代に伝えられたギリシャの作品ほとんどすべてを」読んだのであった。彼は(48)パウルス・アエギネタ、ヒポクラテス、アレタイオスなどの書を翻訳したが、それらはすべて(49)シデナム協会の刊行物に入っており、スコットランドの村に住む一開業医の忍耐強い技能と博識の記念碑であり、貴重な時間をより有意義に使うための励みをわれわれに与えてくれたのである。

学究的開業医となるために必要な三つのもの

神聖な知識欲と適切な予備訓練を受けた学究的開業医に刺激を与え、その教育を持続させるには、少なくとも三つのものが必要である。手帳（a notebook）、書斎（a library）、そして五年目ごとに行う脳の塵払い（a quinquennial braindusting）である。記録をつけるという価値についてゆっくり話す時間があればよいと思う。臨床に携わる学究の徒であれば手帳を持たねば何もできない。チョッキのポケットに入る小さなノートを携帯して、新患に質問するときには必ずノートと鉛筆を手にしていただきたい。肺炎患者を診察したあと、日々の経過に関する重要事項を記録するには二分もあれば十分である。

いったん習慣となった手順やシステムは仕事をやりやすくし、忙しければ忙しいほど患者を診たあと所見を書く余裕が生まれる。メモの最後に、「はっきりした症例」、「曖昧な徴候を示す症例」、「誤診」などのコメントを書き留めておくとよい。

観察したことを記《しる》すという行為は、どんな物でも集めたがるという例の蒐集《しゅうしゅう》熱のように、(50)おしゃべり小鴉のいたずら書きになるかもしれない。症例の研究、症例相互の関係、文献上の症例との関係——これは極めて難しい。そこで、最初から三つの範疇——はっきりした症例、疑わしい症例、そして誤診——を設けておく。

その際、公明正大にやるよう心がけていただきたい。自己を偽ったり、真実から尻込みしたりしてはならない。他人には慈悲と思いやりを示さねばならないが、自分には決してそれを許してはならず、たゆまぬ監視の眼を自己に向けていただきたい。

(51)終始あらゆる人を欺き続けることはできない、というリンカーンの言葉を諸君は覚えておられるであろう。だが、終始心ゆくまで自らを欺くことができる者には、この言葉は当てはまらない。必要とあらば、非情に身を処していただきたい。もし大脳頭頂葉や自尊心のある(52)ガル・シュプルツハイム中枢（centre of self-esteem）に腫れ物や道徳的壊死《モラルネクローシス》を見つけたなら、つまり、誤診後、そこに腫れ物ができていることに気づいたなら、メスや焼灼用具を用いてそれを治療していただきたい。諸君の得た症例をこのように三つの範疇に分けて、初めて卒後教育に真の進歩が見られる。このようにして、諸君は経験の伴った叡知を身につけることができるのだ。

叡知と知識は別のもの

診察した患者数が多ければ多いほど、その医者は経験に富み知識が豊かになると一般に考えられているようだが、それは誤解である。[53]クーパーはよく引用される詩の中で叡知と知識の区別を行ったが、彼ほどこの点を巧みに言い得た者はいまい。私は医学関係の聴衆に厭きもせず、この詩を繰り返し引用することにしている。

知識と叡知は一体どころか、
たいていは無関係。知識が宿るのは、
他人の考えが詰まった頭。
叡知が宿るのは、自分自身で考える心。
知識は、こんなに沢山学んだ、と言って自慢し、
叡知は、これしか知らない、と言って謙遜する。[54]

われわれが分別や叡知と呼ぶものは、すぐに使うことができて実効のある知識であって、分別や叡知と知識との関係はパンと小麦粉のようなものである。たとえ蒸気機関の部品やそのエンジン機構の理論についての知識は十分あったとしても、その人にレバーの操作を任せることはできないだろう。データを集め、それを用いて初めて分別が得られる。大変愉快な古代の格言の一つに、[55]ヘラ

クレイトスが彼の先人達について述べた言葉がある――すなわち、先人達は知識を多く持ち合わせてはいたが、分別心（sense）に欠けていた。この言葉は、その高潔な(56)老エフェソス人《びと》が知識と分別の相違を正確に認識していたことを示している。この区別はテニソンのよく引用される詩にも巧みに詠まれている。

知識は容易に得られる。だが叡知を得るには時間がかかる。(57)

若い医師が家の中に持ちたいと希《ねが》うもの――本の読み方

若い医師なら誰しも自分の家に、設備の整った三つの部屋を持ちたいと望む。それは、書斎、実験室、そして育児室――つまり、書籍、天秤、そして子供達である。この三つのすべてが得られないとしたら、とにかく書物と天秤から始めることを諸君にお勧めしたい。最初に良い週刊誌と月刊誌をとって読む。それから系統的に学ぶために、大学の教科書のほかにより大きな体系書――(58)オールバットやノートナーゲル――つまり、外科学体系といったものを付け加え、不足分を補充する。患者が増えるにつれ、毎年二、三の特定論文集を買うことにするとよい。

書物を読む目的には二つあるが、一つは、論文の内容とそこに達するまでに取られた方法についての最新の知識に触れること、そしてはるかに重要な第二の目的は、諸君の扱っている症例を理解し分析することである。学生が医学校を卒業する前に、われわれはこういった方面に学生の眼を向けさせる指導を行うべきであろう。個別の症例を調べるのに最適な論文はどこで見つけたらよいかを指摘し、その学生を索引カタログの所に行かせる。索引カタログは真に素晴らしい宝庫であり、どの頁も面白いし、タイトルを見るだけでも勉強になる。疾病に関する記述とその疾病が個人に現われた徴候との相違、すなわち合成された肖像画と全体を構成する個々の絵図の一つひとつとの違いを、早いうちに正しく評価できるようにしていただきたい。

ちょっとした配慮によって、さほどの金をかけなくても書物を集め実際に役立つ書斎を造ることができる。待機の歳月（訳者注：卒後の最初の五年間）の間に、医学史について明確な考えを持つようにしていただきたい。[59]フォスターの『生理学講義』やバーズの『医学史』を読むとよい。[60]『医学の大家』シリーズを買い求め、[61]『ライブラリー・ヒストリカル　ジャーナル』の購読をお勧めしたいと思う。

専門職として診療するほかに、毎日、読書または専門外の仕事をしていただきたい。医学という専門職はどんなに人を夢中にさせるものであるか、この点を私ほど痛切に感じている者はいまいと思う。[62]「人間の全魂《ぜんこん》を傾けることを要求し、その魂の一部たりとも他の気晴らしに解放させない学問がある」と言ったミケランジェロの言葉はまさしく医療職に当てはまる。しかし、気晴らしを持ったがために開業医としての質が落ちることはなく、諸君はかえって優れた人間になることであろう。その気晴らしは何であってもかまわない。庭いじり、畑仕事でもよし、文学作品、歴史書、書誌学的考察などでもよく、いずれをとっても諸君は書物に接することができる。(先に述べた他の二つの部屋についても話す時間の余裕があればよいと思う。これら二つの部屋は書斎と同じくらい重要であって、頭や心や手の教育にとって書斎と同等の価値を持っているのだが、そのような設備を整えるのははるかに難しい。)

三年または五年ごとに行う脳の塵払い

開業医が学究の徒であるための第三の必要条件は、五年目ごとに行う脳の塵払いである。これを実行するのは往々にして至難のことのように思われるかもしれない。五年目ごとに病院か研究施設に戻って、刷新（renovation）、社会復帰（rehabilitation）、若返り（rejuvenation）、再統合（reintegration）、蘇生（resuscitation）などを図る。その際、検討するために、書き留めてあった手帳や、三つの包みに束ねたメモを忘れずに持って行く。卒業直後からその旅のための貯えをしていただきたい。そのためには贅沢はいっさい許さず、育児室のつもりで用意した部屋を閉ざす――自己の教育を完璧にうまくスタートさせる、という確固たる決意を持たねばならない。うまくゆくなら恐らく三年働いたのち、特別の勉強のために六週間を過ごすだけの貯えができていることであろう。五年もすれば、六か月はそのために過ごせるようになるかもしれない。年老いた田吾作《たごさく》医者が、「そんなことをしたら諸君の前途を破滅させることになる」とか、「開業して五年も経たない若い者が三か月の休暇を取るなんて聞いたこともない」などと言うかもしれないが、そんな声に耳を傾けてはならない。田吾作医者にとっては非常識に思えるかもしれない。しかし、諸君が、それは医師が投資すべき唯一の金鉱――灰白質（grey cortex！）[63]への思惑買いである、と言えば彼はたじろがざるをえないだろう。もし妻や幼い子供達がいたらどうするか。あとに残してゆく！　諸君にとって一番身近で愛しい者達への責任は確かに重い。だが、自分自身、医療職、そして一般の人々への責任の重さのほうがはるかに上回っているのだ。私はかつて『アラバマの医学生』[64]という短い随筆の中で、熱烈で真摯な魂の持ち主について語ったことがある。彼の霊の冥福を祈る！　その妻のイサフィナのように、諸君の妻も喜んで諸君が払う犠牲の一端を担ってくれることであろう。

健康に恵まれ良い習慣を身につけたならば、二度目の五年周期の終わりには身の回りの基礎固めがすっかりできているはずである——三つの部屋の調度品はすべて整い、申し分のない厩《うまや》、立派な庭を持ち、鉱山の株はないにせよ生命保険には入っていて、近くの農場の抵当権を一、二持っているかもしれない。諸君はこれまでずっと正直に身を処してきた。各症例のメモはそれぞれ適した場所に入れてある。まだ疑診例や誤診のメモが相当量あるにしても、その数は以前に比べてかなり減ったことを満足に思う。

開業医の理想像

そのとき諸君は、文字どおり、田舎の生活を〝自分のもの〟にしたのだ。重症患者や診断のつきにくい患者は皆諸君のもとにやってくる。諸君は自らの過ちを率直に認め、他の者の過ちに対しては寛大であるため、近隣の医者達が、老いも若きも、喜んで諸君の助言を求めに来る。今まで負担の重かった仕事は有能な助手のおかげで軽くなる。その助手は諸君のもとで学ぶことになるが、一、二年もすれば諸君のパートナーになってくれることだろう。これは誇張して描き出した予想図ではなく、多くの所で見られるものに違いない。ただし遺憾ながら、パートナーに関する点だけは、そううまくは事が運ばないかもしれない。

田舎や小都市に必要なのは、まさしくこういうタイプの人間である。彼のような人間は病人の世話にはもったいないとか、学がありすぎて困る、などということはありえない——そんな考えはとんでもないことだ！　楽観的な気質と理解力を持った医師は、医療職が産んだ最上の産物である。医師としての身分が認定されたり、剝奪されたりしているやぶ医者やペテン医者を閉め出すのに、地方検事が十二人かかるより、彼のほうがはるかに役立つことであろう。否、それ以上に価値のある存在かもしれない。そのような医師は地域社会における日々の祝福となる——強固な意志、分別心、誠意を持った人で、厳格な禁欲生活をし、常に優しい共感の気持ちを示し、健康な者の気まぐれにも病む者の短気な我儘《わがまま》にも煩わされない。[65]「主の祝福は人を富ませる。主はこれに何の悲しみをも加えない」という真の祝福が与えられるものとすれば、（彼がそれに気づかないとしても）その祝福はまさしくそういう医師のもとに訪れるのだ。

栄える医師が遭遇する誘惑

そのような人間の生涯の中でよく起こる危険は、繁栄と共にやってくる。一生懸命働いている時代、つまり丘を登っているときは安全なのだが、成功という頂上を極めたとたんに、誘惑の手が伸びてそれに屈する者が多い。政治は地方の多くの医師に破滅をもたらした。最も優れた医師すらをも、すなわち私が今述べたような立派な医師をも破滅させた例が多い。人望があり、多少の金を持っている。その上、彼こそ党のために議席を確保してくれる！　勧めにきた委員会の人達が立ち去ったあと、その申し出を検討してみていただきたい。これまでの十年ないし十二年間、学生時代の友人のごとき存在であった[66]モンテーニュやプルタークと諸君が親しく交わっていたならば、どのような返答をすべきかおのずとわかるだろう。大都市に住んでいる者は、サナトリウムを開こうなどという誘惑に陥らないようにしていただきたい。それは一般開業医に相応しい仕事ではないし、おまけに諸君の独自性やその他もろもろの物を犠牲にしてしまう危険がある。

地域社会への還元と医療職の誇り

第三の危険だが、現在より大きい町に移るという誘惑にも陥らないようにする。恵まれた農村地域や小都市にいて、もし自分の持っている資質を正しく活用し、教育、習慣、金銭上のことなどへの配慮を怠らず、諸君のエネルギーの一部を居住地域のさまざまなサークルのために捧げるならば、その地域社会の中に諸君は誇るに足る地位を占めることができることであろう。私の友人にも地方の開業医がいるが、私はむしろそういう開業医の人達と今の地位を代わりたいくらいだ。そのような人物の質実な性格と仕事への献身的態度が医療職を誇りに思わせてくれるのである。

学問好きは経歴にとって[67]「さまたげの石」になる、と学究的開業医が考えるとしたら、それはおかしなことだと言わねばなるまい。本の虫のような開業医は決して成功しないかもしれない。書物に精通するあまり、得た知識を実地に応用できないかもしれない。あるいは、彼の失敗の原因は本を読みすぎたからではなく、それ以上に人間について学ばなかったからかもしれない。彼は、私がすでに警告した例の気おくれ、内気さを克服していないのだ。こういう病に冒されていて治しようがなかった例がある。その半面、一般の人々ではなく、医者仲間が彼の業績を評価し、その精神の宝庫を活用するよう勧めてくれたのが効を奏して治った例もある。

学習の習慣

忙しい都市の開業生活の中で学習の習慣を維持してゆくことはすこぶる困難である。しかし、毎日の決まりきった仕事という埃《ほこり》や灰をかぶって、ともすると消されがちな焔を絶やさずにおくのは、熱意、すなわち火と燃える情熱である。自然の書物（訳者注：生きた症例の観察）だけを頼りにしている人でも、優れた学究の徒になることができる。モントリオール在任中最初の頃知り合った(68)故ジョン・ベル博士は、それを実証した人物の一人であった。彼は患者によく尽くし、親切で腕も確かだったので、たちまちよく流行《はや》る医者となった。馬車の中でも、産褥にある(69)ルキナのベッドわきのランプの下でも書物を読み、十分な知識を得ることができた。しかも彼には、病気の真の正体を知りたいという飽くことなき欲望があり、そのために私は彼と知り合いになったのである。昼に夜を継ぐ忙しい生活を送っていたが、どんなに忙しくとも二、三時間を割いて私と一緒に、診療中には手に入らないデータを探し求めたり、悪性貧血といった新しい病気の謎の解明を手伝ってくれたのである。

〔三〕 専門医へ

専門医への警告

学究的専門医 (student-specialist) は用心深く人生を歩まねばならない。二つの利点と同時に、絶えず警戒を必要とする大きな危険が二つあるからである。途方もなく複雑な今日の医学においては、一生の仕事を、完璧に耕作しうる比較的狭い分野に限るほうが安心できる。小さな部門、特に技術を要する部門に習熟することに大きな満足感を覚える者が多い。こうした努力を皮膚科学、咽喉学、眼科学、婦人科学に集中させたことで、われわれはどれだけ多くの恩恵に与ったことであろうか! 一般的に言って専門医には余暇がある。いや、ある程度の暇を持つ自由人であって、絶えずお呼びのかかる一般開業医のように世間の人々の奴隷ではない。一般開業医よりも合理的な生活を送ることもできるし、心を磨く時間もある。公共のために、そして、その支持を大いに仰いでいる医者仲間のために、彼はその身を捧げることができる。大都市に住むわれわれが、そのような恵まれた階層の人達の私心のない仕事ぶりからどれほど多くの恩恵を受けているかは、図書館や医師会の記録が証明するところである。

強固な意志のもとに専門に携わる者には危険が起こらないが、危いのは、専門の中でも安易な分野を選び、確実な知識の代わりに、まことしやかな饒舌と機械的な手先の器用さを得意気にみせるタイプの、意志薄弱な同僚の医師である。その人物が専門とするものよりも人間的に大きく、かつ専門をコントロールできるときはすべてがうまくゆく。半面、専門に押し流されるような人には破局が訪れ、大混乱が生じて、今までにも計り知れないほどの痛手を各部門に与えてきた。狭量の人間が陥るこういう危険のほかに、専門医は一つの狭い分野に長期にわたって精力を集中するため展望がきかなくなる、という重大な危険もある。このための防御策は唯一つ——専門の基礎となる諸科学の練磨に励むことである。学究的専門医は、専門という機械的側面から離れて専門の基礎をなしている生理学や病理学に絶えず接触しているならば、広い視野——他の学究の徒にも見られないほどの視野——が持てることだろう。われわれ以上に、彼には実験室での勉学が必要である。自分の専門以外の人々との幅広い交流が、蟻塚を広い世界と勘違いするような、狭くて歪んだ視野に陥りがちな傾向を矯正するのに役立つことであろう。

〔四〕　教師について

教師の持つべき二つの感覚

学究的教師（student-teacher）の例は、程度の差はあれ、どこの大学にも見られる。自ら学ばずしてうまく教えることができないのは自明の理である。決まりきった日課、それもひどく骨の折れる日課は、高い目標を掲げて出発し、何年にもわたって、退化を起こさないようにと全精力を傾けて奮闘する多くの者の生気を搾り取ってしまう。小さな大学では、同じ学問をやっているという気心の合った仲間意識に欠けるため、孤立感が沈滞を招く。二、三年も経つと当初の情熱の火はおざなりの講義となって焔を出さなくなる。次から次へと臨床をやらされるので、大半の教師は勉強時間がますます減ってゆく。一流の教師ですら自分の専門との接触を失いかねない。これは彼自身の責任ではないにせよ、外部の雑事に巻き込まれ、彼自身遺憾に思いながら自分ではどうすることもできないためである。

人間が生来持っている五感に加えて、学究の徒である教師が持たねばならない感覚（sense）が二つある。それは責任感と平衡感覚である。仕事を始めるに当たってわれわれ大半の者は、その仕事の重要性を大いに認識しており、託された責任を全うしたいという意欲に燃える。いついかなるときも時間厳守、そして授業第一を旨とする。教師の持つ最上のものを与え、それ以下は教えない。内容に関してその学問が提供しうる最高のものを与え、それ以下は教えない。無味乾燥な題材を扱う際にも若々しい力と情熱を注ぎ、すべての者に等しく、活気に富み、かつ私心なくその身を捧げ、助手には優しい心遣いを示す——以上は、優れた教師の強い責任感が実を結んだものと言えよう。

平衡感覚を体得するのは容易ではなく、それは訓練と天性によるところが大きい。この感覚を永久に持てない者もいるし、生まれながら身に備わっている者もいる。最も慎重な人ですら、絶えずその修練を積む必要がある。——[70]「何事も過度にせず」。これは教師すべてのモットーであらねばならない。

生涯の恩師ハワード教授との出会い

私は若い頃一人の理想的な学究的教師、モントリオール総合病院の[71]故ハワード博士の感化を受けた。彼がどういう人だったかを知りたい方は、[72]マシュー・アーノルドがかの有名な「ラグビー校のチャペルで」という詩の中で彼の父親に捧げた素晴らしい手向けの言葉をお読みいただきたい。ハワード博士は若いとき、一つの道——「目指すゴールのはっきりした道」を選ばれた。そして献身的に、倦むことなくその道を邁進したのであった。彼は医学を学ぶことと教えることに、全情熱を傾けたのである。絶え間なく増大する仕事でどんなに時間を取られようとも、また年輪を重ねても、彼の情熱の火は消えることはなかった。

一八七一年の夏、大学四年生のとき、私は初めて博士に親しく接する機会を得たのだが、当時、[73]ベルマンの画期的な研究とニーマイヤーの急進的見解とによって火がついた結核問題が論議の的になっていた。モントリオール総合病院でも肺疾患はすべてハワード博士に見せねばならなかった。そこで私は博士から直接、[74]ラエンネック、グレーヴズ、さらにはストークスなどについての手引きを与えられ、その人達の業績に通じることができたのである。何時《いつ》であるとおかまいなく、ほとんど夜の十時過ぎであったが、鞄を抱えた私は博士の家に喜んで迎え入れられた。[75]ウィルクス、モクソン、ウィルヒョー、あるいはロキタンスキーを読んでわからないときには、[76]病理学会誌や[77]デシャンブルの大事典が役立った。ハワード博士は新しい問題に絶えず眼を向ける学究の徒であった。辛い診療生活の最中にあっても不屈の精神力を発揮して燃えるような情熱を持ち続け、その上、若い頃に点《とも》した焔を赤々と燃やし続けることができたという意味で、ハワード博士は誠に理想的な教師であった。それ以来、私は多くの教師との出会いを持ち、多くの同僚とも交わってきたが、強い義務感と青年のように若々しい心とが、これほどまでに程よく調和していた人物を知らない。

在学中や卒後に脱落した不幸な若者を悲しむ

とは言うものの、私がこうして話をしている最中に、過去の思い出の中から黒い影が一団となって私の眼の前に現われる。私がかつて教え愛した学生達の長い行列で、彼らは人生の最盛期を迎えることなく、精神的、道徳的、肉体的に死んでいった者達である。われわれはえてして成功した者に賞讃の言葉を贈るが、気の毒にも失敗した者を認めることはしない。理由はともあれ、現在のことに心を奪われていないようなときには、私の思いは主に過去に戻るためであろうが、これまで自分が愛し失った多くの若い人達のことが思い出されてならない。[78]「ああ！ 不運に見舞われし者よ(Io victis)」、時には敗北者の歌を歌おうではないか。人生の闘いに倒れた者、奮戦したにもかかわらず敗れた者、闘わずして屈した者達を時に思い出そうではないか。

多くの学生達が精神的な死、あるいはさまざまな原因で学生集団から脱落していったが、私はそういう学生を何人失ったことであろう。大学という母体から死産で生まれた者、生後一年も経たないうちに小児消耗症に罹って死んだ者もいる。一方、精神的くる病、乳歯の萌出、脊髄癆、ひきつけなどが、多くの前途有望な若者に精神的な死をもたらした。

大学を出て最初の五年間という決定的な時期に栄養の摂り方が不適当であると、壊血病とくる病に罹る。これが学究の徒の精神的死亡の筆頭にくる。

最初の数年間は成長の期待が持てたにもかかわらず、十年めの終わりになると十分な成長を遂げた精神の持ち主がほとんどいなくなるのは、乳母の役目をした教師（teacher-nurse）にとって極めて遺憾なことである。今なお、精神的な死は随所に見受けられるので、われわれは友人の多くがこうむっている精神死について口に出すことはすまい。

真の悲劇は道徳的な死から生まれる。死に方はどうあれ、多くの善良な人達がこの死に見舞われ、[79]知恵の女神ミネルヴァの純粋で、尊く、また高潔な奉仕の手から脱落し、[80]バッカス、ビーナス、キルケを溺愛するようになる。これらの悲劇は過去を背景に不気味で不吉な様相を呈する。昔の教え子の名前や顔を回想するとき(その中には私が特に誇りに思っていた学生も含まれるが)、彼らの挫折した希望や破滅した人生のことを考えるだけで身震いが出る。そこで、現在の諸君のように彼らが喜びに溢れ、心労を持たなかったあの楽しかった時代の思い出だけに限り、教室に、実験室に、病棟にいた頃のことを思い出し——その姿を懐かしむにとどめておきたい。

若き学究の徒の死を悼む

蕾や花とも言える学生生活のうちに摘み取られ、肉体的な死を迎えた者達の運命は、痛切な悲しみを伴うものの、今述べた者達の運命ほどには痛ましくない。彼らの思い出に触れると心が痛むので教師はこういう学生については語りたがらないが、彼らへの思いを示す確かな印は[81]「口には出さずに捧げる静かな敬意なり」、こう詠んだロングフェローに教師は共感を覚えることであろう。

過去を追想してみると、われわれのうちで最も優れた者が死んでしまったように思われる。すなわち最も聡明で最も頭の切れる者があの世に連れてゆかれ、最も平凡な者が助かって生き残っているように思われてならない。死んでいった者達の年老いた母、献身的な姉や妹、愛する兄や弟、時には傷心の妻は、大きな望みをかけていた身内の早すぎた死に、今なお手向けの涙を流している。私も懐かしい思い出に浸り、彼らと共に心から哀悼の意を表したいと思う。トロントの(82)ツィンマーマン、モントリオールのジャック・クラインとマクドネル、フィラデルフィアのフレッド・パッカードとカークブライド、ボルティモアのリビングッド、ラザール、オッペンハイマーとエクスナーらは青々とした葉をつけたままで摘み取られ、その死を友人達は慰めようもないほどに嘆き悲しんだのであるが、こういう真の使徒の死は、医学に何と大きな損失を与えたことであろうか！

医学の実践は諸君一人ひとりが行ってゆくものである――ある者にとっては、悩みの種、気遣い、引きも切らない煩わしさであろう。半面、他の者にとっては、日々の喜びであり、人間に授けられる最大の幸福で有用な人生をもたらすであろう。

学びの精神を持つことによって、諸君はこの崇高な天職の持つ立派な使命を首尾よく全うすることができる――すなわち、強さを求めながらも自らの弱さを自覚し謙虚な心を持つこと(humility)、自らの技術《アート》の限界を認めながらもその力を知って自信を持つこと(confidence)、神から授かる最高の賜物である栄光溢れる遺産に誇りをもつこと(pride)、そして未来は過去におけるよりも豊かな祝福をわれわれのために確保してくれる、と固く信じ希望を持つことによって、諸君はその使命を立派に果たすことができるであろう。

訳者注

(1) 新約聖書、マタイによる福音書、六：三四。
(2) 英国の劇作家シェイクスピア（William Shakespeare, 1564-1616）の『夏の夜の夢』（*A Midsummer Night's*

Dream, V, i, 7-8)、福田恆存訳、新潮社、一九六〇年、九五頁。

(3) ミネルヴァ（Minerva）：ローマ神話の知恵・芸術・戦術の女神。ギリシャ神話のアテナ（Athena）にあたる。

(4) 聖杯 (Holy Grail)：この杯は、最後の晩餐に用いられたのち、キリストの血を受けたことからキリスト教の純潔の象徴とみなされた。のちにアーサー王 (King Arthur) 伝説に取り入れられて、これを探し求めるのが騎士の理想になった。

(5) 注(3)参照。

(6) 英国の詩人ミルトン（John Milton, 1608-1674）の散文（*The Reason of Church-government Urg'd against Prelaty*, book 2, "introduction"）。

(7) スナーク（Snark）：英国の童話作家・数学者ルイス・キャロル（Lewis Carroll, 1832-1898）の『スナーク追跡』（*The Hunting of the Snark*）に登場する想像上の怪物。オスラーが言及する「偽物」(Boojum) とは、スナークの一変種で、大変危険な怪物を指す。

(8) 欧米の慣習では、法廷で証言する前に聖書に手を置いて次のように誓う。"to tell the truth, the whole truth, and nothing but the truth." オスラーはこの誓いの言葉をもじって使った。ここでは、「真実」という語ではなく、あえて客観的に妥当な知識・内容という意味で「真理」という訳語を使った。

(9) 英国の詩人・劇作家ベン・ジョンソン (Ben Jonson, 1572-1637) の「林：シリアへ」("The Forest : To Celia," stanza 1)。

(10) 英国の劇作家シェイクスピア（William Shakespeare, 1564-1616）の『マクベス』（*Macbeth*, I, vii, 5）。原文は、"the be-all and the end-all."

(11) 学究人が追い求める「移り気で捉えどころのない愛人」とは、「真実」または「知識」の擬人化。

(12) チャールズ・ラム（Charles Lamb, 1775-1834）：英国の随筆家・詩人。オスラーはメモ帳にラムの語句を書きつけているが、出典は不詳。

(13) ハーヴェイ（William Harvey, 1578-1657）：英国の医師・解剖学者で、血液循環の発見者。

(14) 〔原注〕：これらの見解（血液循環原理）については、いつもながら、喜んだ人々もいたが、その半面、気に入らない人々もいた。ある人は私を非難・中傷した。私がこれまでの解剖学者達の教えや見解を大胆にも否定したことを一種の犯罪と決め付ける者すらいたのだ。*De Motu Cordis*, chap. i.

(15) 新約聖書、コリント人への第一の手紙、十三：五。愛は「不作法をしない、自分の利益を求めない、いらだたない、恨みをいだかない、…」。

(16) 緑色は嫉妬を暗示する色。英国の劇作家シェイクスピア（William Shakespeare, 1564-1616）の『オセロ』（*Othello*, III, iii, 166）に「緑色をした眼の怪物」（the green-eyed monster）という台詞がある。

(17) カンチレバー（cantilever）：一端だけを固定した片持ち梁のこと。両岸から片持ち梁を築き、中央で結合して橋を作る技術のこと。オスラーは、ここで教師と学生の両方からの働きかけを意味している。

(18) オラクル様（Sir Oracle）：英国の劇作家シェイクスピア（William Shakespeare, 1564-1616）の『ヴェニスの商人』（*The Merchant of Venice*, I, i, 93）に登場する独断的な人物で、自分を知識の権化のように思い込んで託宣を下す。

(19) ジョン・フェリア（John Ferriar, 1761-1815）：スコットランドの医師。"Of Genius," in *Illustrations of Sterne*, London, Cadell and Davies, 1812, vol. 1, p. 180.

(20) 聖クリソストム（St. John Chrysostom, 347-407）：コンスタンチノープルの総大司教。初代キリスト教神父。彼の禁欲的な教理は厳格で、当時の宮廷や市民の生活の堕落ぶりを責めたという。オスラーは好んでこの句を引用している。

(21) 前接語（enclitic δε）：アクセントのないギリシャ語で、その前にくる語につけて用いられる。オスラーによれば、前接語は単に文と文を続けるためにだけ使われる無色の語で訳すほどの価値はないにもかかわらず、その正しい使用法について数多くの研究論文が書かれている。

(22) 『ミドルマーチ』（*Middlemarch*）：英国の小説家ジョージ・エリオット（George Eliot, 1819-1880）の小説。カソーボン師（Rev. Edward Casaubon）は女主人公ドロシア（Dorothea）と結婚した無味乾燥な学者で聖職者。一生をかけて神話の研究に取り組み、すべての神話（ギリシャ神話をはじめ、南太平洋諸島の創造神話、アフリカ部族の神の顕現神話など）の原型はキリスト教の聖書であることを証明しようとしたが、時代の新しい知見について無知であったために、彼の努力は水泡に帰した。

(23) オスラーは、非常に多才な人物として左の三人を例にあげた。
スカリゲル（Julius Caesar Scaliger, 1484-1558）：イタリアの医師・学者。彼の著作は多岐にわたり、ラテン語の詩作から、ラテン文法、アリストテレス、ヒポクラテスなどについての評論など。

ホーラー（Albrecht von Haller, 1708-1777）：スイスの解剖学・生理学・生物学者。詩人でもあった。

フンボルト（Baron Alexander von Humboldt, 1769-1859）：ドイツの自然科学者・地理学者・著述家。アメリカ大陸、中央アジアなどを旅して、地図を作成。

(24) 注(6)参照。

(25) Cui bono（ラテン語）：多くの人と同様、オスラーもこの語句を誤解し、「これから利益を得る人は誰か」ではなく、「何の役に立つのか」という意味にとっている。

(26) ペリシテ人（the Philistine）：紀元前十二世紀、パレスチナ南西海岸に定住していた民族で、文学・芸術などに理解のない実利主義者であった。ここでは俗人どもという意味で用いられている。

(27) フォールスタッフ（Falstaff）：英国の劇作家シェイクスピア（William Shakespeare, 1564-1616）の『ヘンリー四世』（*Henry IV*）などに登場する陽気で法螺吹きの老騎士。引用は『ウィンザーの陽気な女房』（*The Merry Wives of Windsor*, V, v, 168）。小田島雄志訳、白水社、一九八三年、一六三頁。

(28) ダビデの私生児（the sick love-child of Israel's sweet singer）：旧約聖書、サムエル記下、十二：十五〜二三。
アテネの大政治家（the great Athenian statesman）：ペリクレス（Pericles, c. 495-c. 429 B. C.）を指す。

エルペノール（Elpenor）：ギリシャの詩人ホメロス（Homer）の叙事詩『オデッセイ』（*Odyssey*, book 10, lines 550-560）に登場する人物で、魔女キルケ（Circe）の宮殿の屋根から落ちて死んだという。

タリー（Tully）：ローマの政治家・雄弁家キケロ（Marcus Tullius Cicero, 106-43 B. C.）の別名。彼は可愛がっていた娘の死を大変悲しんだといわれる。その悲しみを癒すために『偉人の死』（*Consolatio*）を執筆した。

(29) パック（Puck）：英国の劇作家シェイクスピア（William Shakespeare, 1564-1616）の『夏の夜の夢』（*A Midsummer Night's Dream*）に登場するいたずら好きの小妖精。

タイタニア（Titania）：同，妖精国の女王で，オベロンの妻。

ボトム（Bottom）：同，アテネの靴職人で，滑稽な言動の持ち主。

(30) ローエル（James Russell Lowell, 1819-1891）：米国の詩人・随筆家。外交官でもあった。この引用句は「朗らかな気質」を意味し，ローエルの詩「ジョージ・ウィリアム・カーティスへの書簡」（"Epistle to George William Curtis," postscript, line 54）。

(31) ハンター（John Hunter, 1728-1793）：スコットランド生まれの英国の外科医・解剖学者。ハンターの生理学と病理学に対する取り組み方は，理論よりも実験や観察に基づく実践的なものであった。彼は「考えるな，それより試みよ，辛抱強く，正確を期して」と言った。James Paget, "Hunterian Oration (February 13, 1877)," *Selected Essays and Addresses*, London, Longmans, Green, 1902, p. 192.

(32) ミルトン（John Milton, 1608-1674）：英国の詩人。個人指導教師の経験をもち，教育に関する著書がある。『教育について』（*Of Education*, 1644）。

ロック（John Locke, 1632-1704）：英国の哲学者。ミルトン同様，個人指導教師の経験があり，教育問題に関心を示した。『教育観』（*Some Thoughts on Education*, 1693）を著した。

(33) ブライト（Timothy Bright, 1551-1615）：英国の近代速記の発明者。はじめは医者だったが，後に速記のためにやめた。彼が用いたdysopicはギリシャ語で「顔に浮かぶ困惑の表情」「きまりの悪さ」などを意味する。*A Treatise of Melancholie* (1586), New York, Da Capo Press, 1969, p. 166.

(34) 愉快が岳（the Delectable Mountains），無知者（Ignorance），クリスチャン氏（Christian），自惚国（the country of Conceit）：英国の作家ジョン・バニヤン（John Bunyan, 1628-1688）の寓意物語『天路歴程』（*The Pilgrim's Progress*）に出てくる場所や擬人化した登場人物。

(35) パウロ門下（I am of Pauls）：使徒パウロの神学上の教えに従う者という意味。

(36) アポロ門下（I am of Apollos）：使徒パウロと同時代のキリスト教の伝道者。アポロに従う者という意味。ここでは閥をつくる排他的な考え方の愚かさをついている。新約聖書、コリント人への第一の手紙、一：十二、三：四。

(37) マーティン（Edward S. Martin, 1856–1939）：米国の作家で雑誌編集者。*Life*など多くの雑誌を創刊し、その編集にあたった。

(38) エラスムス（Desiderius Erasmus, c.1466–1536）：オランダの人文学者・神学者で文芸復興運動の先駆者。引用は、エラスムスの手紙（七九）より。J. A. Froude, *Life and Letters of Erasmus*, New York, Charles Scribner's Sons, 1894, p. 65.

(38) ベドラム（Bedlam）：英国ロンドンの南東部にある精神病院で、St. Mary of Bethlehem 病院の別名。

サヴェッジ（George Henry Savage, 1842–1921）：ベツレヘム病院、のちに聖トーマス病院の医師で、オスラーがロンドン留学していたときに知り合い、終生の友人になった。

(39) 古代、土星の影響を受けて生まれた人間は、気難しく陰気な性質をもつと言われた。

ジョージ・ロス（George Ross, 1845–1892）：カナダの外科医。マギル大学時代のオスラーの同僚。

(40) 英国の詩人テニソン（Alfred Tennyson, 1809–1892）の「イン・メモリアム」（"In Memoriam, A. H. H.," stanza 109, line 1）。

(41) 英国の詩人ミルトン（John Milton, 1608–1674）の「イル・パンセロソ」（"Il Penseroso," lines 88–89）。

(42) 注(30)参照。オスラーは語句を多少変更しているが、ローエルの詩を念頭に置いて述べた。

(43) ユダ（Judah）とベニヤミン（Benjamin）：旧約聖書、創世記、四九。ヤコブの十二人の子供の二人。ヤコブが臨終の床で精神的遺産としてそれぞれの子供の性質、将来の運命を預言した。ユダは獅子の子のように、ベニヤミンは狼のように強い人間になるだろうと言った。

(44) エフライム（Ephraim）：旧約聖書、創世記、四八：十九。ヤコブの子ヨセフの次男。「しかし弟は彼よりも大いなる者となり、その子孫は多くの国民となるであろう」。

(45) 注(6)参照。

(46) アダムズ（Francis Adams, 1796-1861）：スコットランドの地方医だったが，優れた古典学者で，翻訳を通じてギリシャ医学のために貢献した。

(47) 引用は，J. F. Payne, *The Dictionary of National Biography*に記載されたFrancis Adamsの項目からのもの。

(48) パウルス・アエギネタ（Paulus Aegineta）：紀元前七世紀のギリシャの外科医。
ヒポクラテス（Hippocrates, c. 460-c. 375 B. C.）：ギリシャの医師。医学の父と呼ばれている。

アレタイオス（Aretaeus）：一〜二世紀のギリシャの医師・著述家。ヒポクラテスのやり方に従って，ベッドサイドの観察を重視し，病気の記述のモデルを残した。

(49) シデナム協会（Sydenham Society）：近代臨床医学と疫学の基礎を築いたトーマス・シデナム（Thomas Sydenham, 1624-1689）に因んで名づけられた協会。シデナムは「英国のヒポクラテス」と呼ばれた。

(50) 「おしゃべり小鴉」(jackdaw)はカラスに似た鳥で，収集癖があるといわれる。オスラーの念頭にはバーハムの詩があったかもしれない。Richard Harris Barham, "Jackdaw of Rheims," *The Ingoldsby Legends* (1840)。

(51) 一八五八年九月八日，リンカーンがチャールストンで行った演説中の言葉。

(52) ガル・シュプルツハイム中枢（Gall and Spurzheim's centre）：ガル（Franz Joseph Gall, 1758-1828）はドイツの解剖学者で，ガル頭蓋学として知られている。シュプルツハイム（Johann Kaspar Spurzheim, 1776-1832）はガルの弟子で神経学の分野で有名。ガルは大脳皮質の機能局在説の元祖として知られているところから，オスラーは「自尊心のある」という言葉をここで用いたのであろう。

(53) クーパー（William Cowper, 1731-1800）：英国の詩人。賛美歌を作った。

(54) クーパー（William Cowper, 1731-1800）の「冬の午後の散歩」("The Winter Walk at Noon," *The Task*, book 6, lines 89-97)。

(55) ヘラクレイトス（Heraclitus, c.540-c.470 B. C.）：ギリシャの哲学者。彼は人生に対する悲観的な見方のために「泣く哲学者」と呼ばれた。彼の言葉「万物は流転する」が有名。著作は断片以外失われており，オスラーが引用した考えはアリストテレスが書き残したものである。Aristotle, *De Caelo*, book 3, chap. 1, sect. 298b.

(56) ヘラクレイトスは古代都市エフェソス生まれ。エフェソスは小アジアのスミルナ（現トルコのイズミール）の南にあった。

(57) 英国の詩人テニソン（Alfred Tennyson, 1809-1892）の「ロックスリー・ホール」（"Locksley Hall," line 141）。

(58) オールバット（Thomas Clifford Allbutt, 1836-1925）：英国の医師。短分体温計の発明家。医学史の分野でも貢献し、*Systems of Medicine*（1896-1899）の編者。

ノートナーゲル（Carl Wilhelm Hermann Nothnagel, 1841-1905）：ドイツの医師。神経組織の生理学・病理学的研究で著名。*Spezielle Pathologie und Therapie*（1894-1908）の編者。

(59) フォスター（Michael Foster, 1836-1907）：英国の生理学者。*Lectures on the History of Physiology*（1901）を著した。

バーズ（Johann Herman Baas, 1838-1909）：ドイツの医師。*History of Medicine*（1876）を著した。

(60) 『医学の大家』シリーズ（*Masters of Medicine* Series）：一八九七年～一八九九年にかけてロングマン・グリーン社から発刊されたこのシリーズには、ハンター、ハーヴェイ、ヘルムホルツ、シデナム、ヴェサリウスなど多くの医学者が入っている。

(61) 『ライブラリー・ヒストリカル・ジャーナル』（*Library and Historical Journal*）：〔原注〕：Brooklyn. 年間購読料二ドル。

(62) ミケランジェロ（Michelangelo Buonarroti, 1475-1564）：イタリアの彫刻家・画家。彼は芸術の分野ばかりでなく、建築、医学、工学にも天才的な業績を残した。オスラーは、彼の描いた解剖のスケッチに感銘を受けている。引用文は、ポルトガルの若い芸術家ホランダなどと交わした絵画論からの一節である。Francisco de Hollanda, *Four Dialogues on Painting*, trans. Aubrey F. G. Bell, Westport, Conn., Hyperion Press, 1979, p. 13.

(63) 精神活動を営む神経細胞のある大脳皮質の三種類の皮質の一つ。この皮質が多いほど頭がよいとされた。

(64) 「アラバマの医学生」（"An Alabama Student"）：アラバマの医学生はジョン・バセット医師（John Y. Bas-

sett, 1805-1851) のことで、彼は妻と二人の子供をアラバマに残して、医学の勉学のためにパリに留学したという。William Osler, *An Alabama Student and Other Biographical Essays*, London, Chiswick Press, 1906.

(65) 旧約聖書、箴言、十：二三。

(66) モンテーニュ（Michel Eyquem de Montaigne, 1533-1592）：フランスの随筆家・思想家。

プルターク（Plutarch, c.46-c.120）：古代ギリシャの哲学者・伝記作者。

(67) さまたげの石（stumbling-block）：旧約聖書、イザヤ書、八：十四；新約聖書、ローマ人への手紙、九：三三。その他、聖書にはこの語がたびたび引用されている。

(68) 〔原注〕：故ジョン・ベル（John Bell, 1852-1897）：モントリオール総合病院の外科医・マギル大学の外科学の教授で、オスラーと共著で学会発表を行っている。

(69) ルキナ（Lucina）：ローマ神話の出産を司る女神。

(70) 「何事も過度にせず」（"nothing over-much"）：この語はラテン語の"ne quid nimis"から由来し、すべてに中庸を勧めることを意味する。もともとはプラトンの『プロタゴラス』（*Protagoras*, 343b）より。

(71) ハワード（Robert Palmer Howard, 1823-1889）：マギル大学の内科学教授で、オスラーの三恩人の一人。

(72) マシュー・アーノルド（Matthew Arnold, 1822-1888）：英国の詩人・文芸批評家。彼の父親（Thomas Arnold）は著名な聖職者・教育者であり、名門私立ラグビー校（Rugby）の名校長だった。その父親に捧げた詩は「ラグビーチャペル」（"Rugby Chapel," line. 85）。

(73) ベルマン（Jean Antoine Villemin, 1827-1892）：フランスの細菌学者。彼の研究によってパスツールは細菌が結核の伝染を起こす病因であることを信ずるにいたった。

ニーマイヤー（Felix von Niemeyer, 1820-1871）：ドイツの病理学者。*Lehrbush der Speziellen Pathologie und Therapie*（1858-1861）を著した。各国語に翻訳され、広く読まれた。

(74) ラエンネック（René Theophile Hyacinthe Laënnec, 1781-1826）：フランスの医師で、聴診器の発明者。病理学者でもあり結核の研究を行った。

グレーヴズ（Robert James Graves, 1796-1853）：アイルランドの医師。バセドウ病命名者。

(75) ストークス（William Stokes, 1804-1878）：アイルランドの臨床医。病的呼吸型のストークス・アダムズ症候群を名づけた。
ウィルクス（Samuel Wilks, 1824-1911）：ガイ病院と王立小児病院の医師。

モクソン（Walter Moxon, 1836-1886）：ガイ病院の医師。ウィルクスと共著で*Lectures on Pathological Anatomy*（1889）を著した。

ウィルヒョー（Rudolf Ludwig Karl Virchow, 1821-1902）：ドイツの病理学者。

ロキタンスキー（Karl Freiherr von Rokitansky, 1804-1878）：オーストリアの医師。近代病理解剖学の創始者の一人。

(76) 『病理学会誌』（*Transactions of the Pathological Society*）：一八四七年から一八九三年にわたってロンドンで発刊された。

(77) 『デシャンブルの大事典』：フランスの医師デシャンブル（Amédé Dechambre, 1812-1886）の編集による百巻にもおよぶ医学大事典。*Dictionnaire Encyclopédique des Sciences Médicales*（1864-1889）。

(78) 「ああ！不運に見舞われし者よ」(Io victis)：この語句はオスラーの造語。もとの表現はラテン語“Vae victis”（敗北者に災いあれ）である。オスラーはこれを“Io victis”（敗北者万歳）に変えた。

(79) ミネルヴァ（Minerva）：ローマ神話の知恵・芸術・戦術の女神。

(80) いずれも若者を誘惑するものの象徴としてあげてある。
バッカス（Bacchus）：ローマ神話の酒の神。

ビーナス（Venus）：ローマ神話の愛と美の女神。

キルケ（Circe）：ギリシャ神話の魔女。ホメロス（Homer）の叙事詩『オデッセイ』に登場し、オデッセイの仲間に魔法の酒を飲ませて豚に変えたという。

(81) 米国の詩人ロングフェロー（Henry Wadsworth Longfellow, 1807-1882）の「エルムウッドの青鷺」（“The Herons of Elmwood,” line 36）。

(82) ツィンマーマン（Richard Zimmerman, 1851-1888）：ドイツの友人で、オスラーが書いた最初の研究論文発表の協力者。組織学・病理学・外科学の分野で活躍したが、惜しくも三十七歳で病没した。

ジャック・クライン（Jack Cline, 1852-1877）：オスラーがモントリオールにいた頃の仲間の一人。同僚達の間でジャーナル・クラブを作り、ドイツ語やフランス語の新しい文献を読みあった。二十五歳でジフテリアのため死去。

マクドネル（Richard Lee MacDonnel, 1853-1891）：同右のジャーナル・クラブの仲間の一人。結核のため死去。

パッカード（Frederick Packard, 1862-1902）：マギル大学時代に教えた学生。オスラーはフィラデルフィアに呼んで後継者にしたが、チフスのため死去。

カークブライド（Thomas Story Kirkbride, 1809-1883）：ペンシルベニア精神病院の医長を務めた。

リビングッド（Louis Eugene Livingood, 1860-1898）：ジョンズ・ホプキンズ大学で、オスラーの内科学テキストの改訂を手伝った。船の沈没事故のため外国留学途中に死去。

ラザール（Jesse W. Lazear, 1866-1900）：ジョンズ・ホプキンズ大学の学生で、オスラーの助手を務めた。黄熱病の調査研究のためキューバに派遣されたが、その病に倒れた。

オッペンハイマー（Arthur Oppenheim, also Oppenheimer, 1895 頃没）：ジョンズ・ホプキンズ大学病院でオスラーのレジデントを務めたが、チフスに罹り死去。彼の死去のこともあって、その後オスラーは公衆衛生の必要性を力説した。

エクスナー（Henry William Oechsner, 生没未詳）：同じくオスラーのレジデントでチフスに罹り死去。オスラーは彼の死に衝撃を受け、メモを残している。

結束、平和、ならびに協調（一九〇五年）

ジョンズ・ホプキンズ大学医学部の創設に貢献し、そこで十六年間医学教育と研究・診療に身を捧げたオスラーは、一九〇五年にボルティモア市を去り、オックスフォード大学に転任した。彼は一九〇五年二月、ジョンズ・ホプキンズ大学を去るにあたって、「定年の時期」と題する告別講演を、そして四月には母校であるカナダのマギル大学で「学究生活」と題する告別講演を行っている。

そして同じ四月二十九日には、アメリカ合衆国を去る最後の告別講演をメリーランド州内科外科医師会の総会で行った。この講演は一九〇四年に発行されたオスラーの医学生への講演集『平静の心』の中に加えられて、一九〇六年に第二版として出版されている。

この講演でオスラーは、医学が科学として進歩し、その教育法が刷新されると共に、医師としての人間形成の重要性を取り上げ、医師同士の結束、平和を愛する心と、無知・無関心・悪徳への挑戦、医師同士の協調の精神が医師の心の中に育まれることの必要性を強調している。

「定年の時期」は少しラディカルな告別講演であったが、この講演は調子がずっと変わって、比較的静かな論調の講演である。

まさかの時には結束を、
さし迫らぬ時には自由を、
いつ・いかなる時にも愛を。(1)

人生はあまりに短い、
斜《はす》に見て嘲りの声をあげ、
非難と争いのうちに過ごすには。
暗闇はすぐそこまで迫った。
立て！　自らの目標に邁進せよ、
目標ある人生に幸いあれ！

エマーソン(2)

多くの友と労苦を分かち合うことの楽しさ

今日、皆さんに講演するにあたって、どんな話をしたらよいか迷うことはなかった。今は、理性に訴えるよりむしろ心に訴えるときであり、今まで二十一年間にわたって、私がこの国の医療に携わる人々から受けた厚意の数々、さらにはこの地（訳者注：ボルティモア）で過ごした十六年間に州や市の親しい同僚から受けた親切の数々に対して、声を大にして言わないまでも、(3)私のこの胸に溢れる感謝の気持ちを表わしたいと思う。

私は毎日を愛する職業に従事して過ごしてきた――たぶんその中にどっぷり漬かり過ぎていた、と言っても過言ではあるまい。今までに収めた成功は、すべてこの職業から直接得られたものであり、私が心より打ち込んだのは当然のことと言えよう。私ほど同僚から多くのものを得る好運に恵まれた者はあるまい。若輩の私がマギル大学の職を得ることができたのは、学生時代の私を信頼してくださった友人達が教授としておられたからであり、彼らの推挙によるものであった。モントリオールでの楽しい十年間、私は外部の人達と接する機会をほとんど持たず、医師や学生の間で満足して仕事をした――楽しみの時を持ったこともあった。

フィラデルフィアでは病院と学会の仕事に大半の時を費やし、学生と接して平和な学究生活を送ることができた。医療職の友人との付き合いの輪が広がるにつれ、一般の人々と交渉を持つ機会も増してきた。ところで、私は同胞の僕《しもべ》として彼らを援助するためには喜んで何でもする、いやせねばならぬ、という大きな夢を捨てることはなかった。

この地での私の生活については、皆さんご存じのとおりである。[4]私はつとめて落ち着いた生活をし、自分の仕事に身を入れて、外部の人々に対して品位ある態度をとるよう努めた。私の大きな楽しみの一つは、友人の一人として皆さんと共に働き、さまざまな労苦を積極的に分かち合うことであった。

[5]こういう甘美な追憶に耽りながらも、私はこれまで過ごしてきた歳月に思いを馳せる。[6]今までに成し遂げたことより、むしろやり残した多くのこと、見逃した機会、回避した闘い、無為に過ごした貴重な日々などについて審判を受けねばなるまい。

われわれが生きた時代は、人類史上、注目に値する時代であった。再建と革新の時代、真のルネッサンスだったとも言える。学問が目覚ましく復興したばかりか、教育方法にも一大変革が見られた。フィラデルフィアとボルティモアで、幸運にも私はその大改革を熱心に推進してこられた人々と親交を持てたことを誇りに思う。ただし、あまりに身近にい過ぎるために、その真価を十分認識できないことがままある。こういった変化が今後どういう影響を与えるかについては、ここで論ずる時間はないと思う。

理想主義者の内なる火が時代精神を拓く

私はこの機会に、科学や教育方面ではないが、医学にとって科学や教育に劣らず重要な別の面、すなわち人間性という面について考えてみたいと思う。それは、われわれ医師相互の関係、および一般の人々に関わる問題だからである。

人生において、可能性と実体、理想と現実ほど際立った差異を示すものはない。ごく普通の人間から見れば、理想主義者とは不可能を追い求める夢想家である。だが、世界の歴史を見るなら、理想主義者が最悪で絶望的な状態を自分の思いどおりに徐々に変えていった実例を何と多く見ることであろうか！　世の中全体を最終的に動かすのは時代精神（Geist）であり、それが改革や革命を可能にするのだが、その時代精神を授けてくれるのは、理想を掲げる人達である。理想主義者の不可解な性質は理解しにくい微妙なもので、知的というよりむしろ精神的な属性を持ち、誠に定義のつけにくいものであるが、実は毎日の生活にも多大の影響を及ぼす。そういった熱烈な性質の持ち主は、理想実現の火をわれわれの中に点《とも》し続けてくれる。徒労かと思われるほどの抱負を抱き、結果的には見込みがない場合でも、彼らは敗北を認めようとはしない。(7)抑えがたいほどの大望を胸に抱いて、軽蔑の声を浴びせる世間をも憚《はばか》らず、信念の祈りの声を高らかに唱える。(8)「結束と平和と協調を人々に与えたまえ」という連禱の言葉に、この種の人達が抱く願望の特徴が端的に現われている。何世紀にもわたってキリスト教会堂の祭壇にぬかずく男女は、この最も美しい祈りの言葉を口に唱え、また、敗北を認めることを拒否した愛国心の持ち主は、戦いの太鼓の音がまだ消えぬさ中で、この祈りの言葉を唱えたのであった。人間の心に深く刻み込まれた結束への望み、平和への願い、協調への願望は、人類に激しい感情を呼び起こし、時には崇高な行動をとらせる原動力となった。それは単なる感情にすぎない、と皆さんは言われるかもしれない。だが、世の中はそういった感情や情熱で支配されているのではないだろうか。

(9)この国に血の洗礼を施したのが熱烈な感情でなかったとしたら、それはいったい何だったのだろうか。アメリカ合衆国国民すべての心に深く刻み込まれた愛国心、すなわち国を愛するという感情なくして、いったい何が、今日、各州に結束、平和、協調を授けてくれるだろうか。世界諸国家に言えることは、特定の国家にも当てはまり、人間全般に言えることは、特定の個人にも当てはまる。さらに医学全般に言えることは、医学に携わる個々の人々にも当てはまる。そこで、結束、平和、協調への昔ながらの素晴らしい祈りの言葉を、口先だけでなく心の中で唱えるならば、それはわれわれの願望達成に力を貸してくれることであろう。この祈りからどんな教訓を引き出すことができるか、その点を今日の講演でお話ししてみたいと思う。

〔一〕結　束

医療職のみが持つ普遍的精神

医療職に携わる者は世界各地で同じ方法を用い、同じ大望に駆り立てられ、同じ目的を追求するという意味で、医学は唯一の世界的な専門職である。医学の特徴を端的に表わしているこの同一性は、法曹関係の職業や聖職にはほとんど見られず、仮に見られたとしてもその度合はまったく異なる。古さという点では、法曹職は医療職に劣らず昔から存在している。だが、どの国であれ、[10]二人または三人集まればどこでも医師を居心地よくさせてくれるあの並はずれた結束が見られるが、それは法曹関係者の間には見られない。キリスト教会には、医療職と同様、崇高な目的を持って献身的に働く聖職者がおり、その教えは広く普及し、開祖の人道主義的精神が充満しているにもかかわらず、医療職に見られるあの普遍性——[11]「ローマ内外の信徒に（urbi et orbi）」——の精神に欠けることろがある。この普遍的精神を持つがゆえに、医師は、地球上どこの国であれ、同一の環境のもとで同一の医術を施すことができるのである。

同一性は、医学が目的とするところにも見られる。原因を究明し病気の予防をすること、痛み、苦しむ者を治療し、その苦痛を和らげること、などである。最近一世紀ほどの間に、医療職は一致団結した専門職として、世界各地で人類のために、他の専門職とは比べられないほどの大きな貢献をしてきた。われわれはあまりに大きな恩恵を受けているがゆえに、かえってその有難味を感じなくなっている。種痘、公衆衛生、麻酔、無菌消毒手術、新しい細菌学、新しい治療技術などにより、機械技術の大進歩にも匹敵しうる大変革がわれわれの文明にもたらされた。機械技術の進歩にはるかに勝り人間に日常的に利益をもたらすものとして、医療における変革をあげねばなるまい。それは、われわれ各人に、あるいは身近にいる愛する人に早晩関わってくる病室での変革であり、さらには、哀れにも苦しむ人類の歴史上初めて、あの約束の日にわれわれを近づけてくれる有難い変革である。その約束の日が訪れると、[12]「以前の悲惨な事態が失せて、もはや、無意味な死もなく、悲しみも、叫びも、そして痛みもない」。

一つの発明、発見が即座に世界の共有財産に

これまで病気の治療よりむしろ予防に力を注ぎすぎたのではないか、という非難の言葉をよく耳にする。確かにそのとおりではあるが、予防に次ぐとはいえ、治療の面でも大きな進歩が見られた。われわれは今日医術《アート》の限界を認めており、病気の種類によっては、薬で治癒しうるもの、運動や新

鮮な空気で治療効果があがるものがあることを知っている。さらに病気の経過の複雑さを認識し、中途半端な知識で自分を欺くことをやめ、暗闇を手探りで進んだり、薄暗いところで道に迷ったりせずに、夜明けを待つのを良しとすることを学んだ。われわれが確実に治癒しうる病気の数は日増しに増えているし、進行を食い止め快方に向かわせることのできる病気も増してきており、不治の病は（現在もまた将来においても、かなりの数が不治であるかもしれないが）徐々に減少してきている。それゆえ治療という点でも、われわれは極めて重要な貢献をしてきているばかりか、正しい方向に向かって進んでおり、病気の実態がわかってくるにつれ年ごとに治療効果もあがる、と言っても差し支えあるまい。各地で活躍する無数の医師・研究者は力を合わせて、この方面の科学において大勝利を収めることができた。絶えざる協力と各専門分野で得られた成果を各人が正当に評価したことによってこそ、現在の目覚ましい地位が築かれたのであった。世界のどこかで大発見をすると、それは、一週間ないし十日もしないうちに世界中に知れわたる。われわれはよくドイツ医学、フランス医学、イギリス医学、アメリカ医学などという言い方をすることがあるが、大局的に見るならば、各国の医学にその差はほとんど見られないはずである。専門の研究者は交流を持ち、互いの研究内容を驚くほどに熟知しているのだ。一人の研究者が得た知識、今後考案するかもしれない特殊な新技術、発明するかもしれない器具などを、すべての研究者は即座に使用できる。一流の新型救命装置をポーランドの[13]ブレスラウの外科医が考案すると、翌週にはこの地で実演されることであろう。臨床医学における発見は、次週号の週刊医学雑誌に掲載され、皆の共有財産になる。

こういう広域にわたる有機体の結束を一層固めるための強力な刺激となるものは、大規模な国際的会合である。それには、組織が大きくなりすぎた国際医学会議（the International Congress of

Medicine）などより、むしろ科学の急速な国際化を図っている専門学会のほうが望ましい。ほとんどの文明国においても、医師は結束して規模の大きい学会に所属し、それによって、自分達の利益を守り、科学研究の増進を図っている。わが国の全国的な学会——アメリカ医師会（the American Medical Association）——が世界におけるこの種の組織のうちでも最大かつ最も影響力の大きい団体の一つになったのを見て、アメリカの医師は大いに誇りに思わねばなるまい。過去十年間にわたり、その進路決定に与った人達には感謝の言葉もないほどである。その改造は極めて効果的に実施されたので、今度は州医師会の機構を再調整する必要が生まれた。メリーランド州医師会の今日の会合は新しい体制のもとで開かれた最初のものであり、満足のゆく成果を収めたことは喜ばしいことと言えよう。だが、全体的立場からの再調整を行うに当たって特にわれわれの共感と協力を必要とするのは、州や国の医師会の土台となる郡《カウンティ》医師会（the county societies）の設立である。こういった構想を詳細にわたってうまく実現させるのは、最初はたやすいことではない。そこで本会の会員の皆さん方にお願いしたいのだが、当初の予定どおり進まないときには、それに協力し、将来を見守ってやろうという思いやりの心を持っていただきたい。また、郡医師会の会員の方々には、幅広く国家的見地から練られた計画を支持していただきたいと思う。その計画の成否は皆さん方次第であり、主としてその利益に与るのは皆さん方なのである。

医療職は利害の一致という強い絆で結ばれており、注目に値する一つの世界を構成している。そして、それは漸新的に進化していっているが、その世界に、われわれは人類愛への希望を託すことができる。

集中、融合、合併によって、各国のさまざまな下部組織は一つにまとめられつつある。そのため多くの努力が払われたが、今後なすべきことも山積している。そこで、ぜひやらねばならない三つの点について簡単に触れておきたいと思う。

地域医療のための三つの緊急事項

地域医療の点で最も緊急を要するニーズの一つとしては、この国の各州の免許委員会（the state licensing boards）間における免許の互換の問題がある。他州出身の医師で、類似の要件を満たし、ほぼ同種の試験を受けており、立派な人格の持ち主であることが証明される人であれば、規定の料金を徴収した後、州免許委員会は権限を持ってその人の登録を認めてやるべきである。現在のように、自分の国にいながら医師がその自由を制限されるとは、まったく馬鹿げている。実例をあげると、二、三か月前のことだが、三つの州で登録してあり、かつ二十年の開業経験を持つ有能な医師で、常に医学の研鑽に励み、わが国の何人かの要人の命を預かっている人がおられた。その医師ですら、免許を得るために再度試験を受けねばならなかったとは、何という馬鹿げたことであろうか！一致団結しているはずの医療職にとって、何たる不名誉なことであろう！　そこで、皆さん方に私からぜひお願いしたいのだが、現在進められている互換制度を軌道に乗せる運動を支援していただきたい。国際間の互換も同様に重要な問題であるが、それには一層大きな障害が伴う。まだ道は遠いものの、今世紀のうちにはそれも実現されることであろう。

第二に緊急を要するのは、医学校の合併である。近年二十五年間における情勢の変化に伴い、非法人の大学経営を預かる人達の負担はこれまでになく重いものとなってきている。かつては七人の教授と三百人の学生がいればそれだけでかなりの資産であり、教師に多額の給与を支払うことができた。ところが、実験室での演習と臨床教育の導入によって経費が大幅に増え、年度末には配当分がほとんど残らなくなってしまった。学生の授業料は諸経費に比例して増えているわけではないので、この絶望的状態をどうにか救っているのは、快く自分の時間を割き、時には自分の財産さえも投げ出している人々の自己犠牲と献身的行為である。医学校の提携は、このような問題を無理なく解決する方法であろう。具体例をあげるならば、本市の三つの医学校を合併することによって基礎科学系の学部は強化され、莫大な経費の節約が可能となり、それに伴い効率が上がるものと思われる。解剖学、生理学、病理学、生化学、細菌学、そして薬理学などの諸学問は別組織の学部で教えられるが、その経費は合併大学の資金を惜しみなく使って賄われることになろう。こういう大学は一般の人達にも援助を呼びかけて、適当な実験施設の建設、整備などの寄付を仰ぐこともできるだろう。一方、臨床研究は各自の病院で行われ、科学的な疾病研究用に病院は比類のない施設を提供してくれるものと思われる。「合併」が必要なのは、われわれの市ばかりでなく、リッチモンド、ナッシュビル、コロンバス、インディアナポリスなど多くの市においても同様である。大都市にある大規模な医学校においても、学問上の手持ちの施設・人材を「プール」制にすれば医学全体のために大いに貢献することができることであろう。

第三番目に必要なことは、[14]ホメオパシー医師達に門戸が開かれていることを知ってもらうことである。現代の科学的医学の時代に、「〜療法」などという古めかしいたわ言を口に出すのは時代遅れである。「〜式」が理性ある開業医を満足させうる時代はすでに過ぎ去り、薬の効能に関する意見の相違——この点は医術の最も不確かな要素なのだが——この意見の食い違いで、同一の気高い伝統、同一の希望、同一の目的、同一の夢を抱く医師達を切り離して考える時代はとうに終わっている。ホメオパシー医師達は惰眠をむさぼっているわけではなく、それどころか、大半の者は科学的な疾病研究の重要性に気づいており、彼らは皆自分達の置かれた変則的な立場を認めているに違いない。これほど多くの優れた人達が医学という大組織体から隔絶していることを思うと、心が痛んでならない。そのような悲しむべき過ちは、元はと言えばわれわれの側にあった――些細なことでホメオパシー医師である同僚と争いを起こしたのは、まったく思慮の足りない愚かな行為であった。現在、われわれは、彼らが診療の基盤として用いている彼らの仲間だけに通用する旧式の[15]合言葉《シボレテ》を相手にして闘っているに過ぎない。かつてホメオパシーは旧式の多剤投与療法の絶滅に大いに貢献したことがあったが、そのホメオパシーも多剤投与療法と同様、現代医学とは相容れないものである。[16]医薬と医術の神アスクレピオスが身にまとう衣の裂け目は――他のどの国におけるよりもわが国の裂け目は大きいのだが――互いの歩み寄りによって繕うことができるであろう。ホメオパシー側は、その独特の名称を廃棄することにより、現代医学側は、いつの時代にも医学につきまとい、しかも進歩という[17]車輪にとまる蠅にすぎなかった俗っぽい治療術を物分かりよく大目に見る態度をとることによって、両者の歩み寄りが可能になるものと思われる。

〔二〕平　和

医師にも三つの大敵――無知・無関心・悪徳

平和を望む者は多いが、積極的に平和を追求する人の数は少ない。誠に残念なことだが、われわれ大半の者はその中に含まれない。誰しもエヒウがエルサレムの王ヨラムに聞き返した問い、[18]「あなたは平安となんの関係がありますか」という問いを受けるかもしれない。なぜなら、われわれの人生は闘争心に支配されており、永遠に続く闘いに明け暮れているからである。バニヤン作『天路歴程』に登場する[19]クリスチャン氏同様、医師にも三つの大敵がある――無知という罪、世の中に充満する無関心、そして悪徳という悪魔である。

愉快なアラビアの諺《ことわざ》があって、その二節に、「物を知らず、かつ、自分が知らないということを知らない者は馬鹿者なり、そういう奴は避けよ。物を知らないが、自分が物を知らないことを知っている者は単純なり。そういう奴には教えてやれ」というのがある。この二つの型の人間は、われわれが接する人々をかなり適切に代表している。単純な者には物を教え、馬鹿者は無罪放免してやるのだが、われわれは我儘《わがまま》な無知と絶望的な無知の両方と闘わねばならない。しかも、義憤の剣を手にしてではなく、舌という熟練を要する武器を用いて闘わねばならないのだ。山師的な医者といかさま医はこの無知を常食としている。最も古くて最も手ごわい相手であるこの無知という陰険な敵に闘いを挑むために、われわれはどういう手を打てば良いかを決めるのは決して容易なことではない。機知に富んだかの[20]フラーはこう述べたことがある。

詩人はよくぞ、[21]医術の神アスクレピオスと薬草に詳しい魔女キルケを兄妹に仕立てあげたものだ、――なぜなら、（大衆の意見によればの話だが）いつの世でも、魔女、老婆、いかさま師は医者の競争相手だったから。[22]

いかさま医について、一般の人達のために組織的かつ積極的な啓蒙運動を起こす必要がある。いんちき療法に関する会議がパリで開かれ、二十五もの議題が取り上げられたとのことだが、こうした会議はいかさま医問題に対処する一つの重要な方法を示唆している。昨年ドイツでいかさま医に関するあらゆる物を見せてくれる展示会が開かれたが、これはいかさま医という悪の権化に一般人の眼を向けさせるのに大いに役立ったのである。この種のものを永久保存する博物館が衛生局との関連でワシントンに設置されることになるだろう。ドイツの例にならって、国家規模の特別展示会を開くことも価値あるものと思われる。もっとも、悪名高き罪人達の大半が、広告料無料の好機を逃すまいと、広い展示場所を申し込むことになりかねない。しかし、効果的な対応策がドイツで採られている。すなわち、一般人向けの売薬は政府の検査官に前もって届け出なければならない。検査官は分析をしてから文書（薬の組成、成分、価格など）を作り、費用は製造者側負担でそれを日刊、週刊誌の数号に掲載する、というものである。

一般社会における死亡は無関心の所産

ところで、闘いを挑まねばならない敵のうちで最も危険なものは無関心である。原因は何であれ、それは知識の欠如から生まれるものではなくて、不注意から、他の事柄に心を奪われ、それに熱中するあまり、あるいは自己満足による物事の軽視から生まれる。一般社会における死亡のうち、まさに二十五パーセントに当たる死は、この呪うべき無関心が原因で起こり、人間の非能率性を助長し、前世紀の目覚ましい業績を相殺しかねないほどである。[23]国民の健康という人間にとって最も重要な原則がないがしろにされていると言うのに、素晴らしい鉄道網が敷かれ、冒険心や活力の持主が大陸横断をすることができた、などと言って自慢できるだろうか。生命の最も重要な要素が否定されていると言うのに(この点は、古代ローマ人ですらわれわれに勝っていたのだが)、わが国では物質的大繁栄を享受していると考えて、それが気休めになるだろうか。

[24]「忘却からくる無関心」が、幼い子供から若者や娘に至るまで、あらゆる年齢層の犠牲者を出しているのがわかっているのに、[25]「小さな赤い校舎」はどんな慰めを与えると言うのだろうか。

西欧文明は知識から生まれた。しかもその知識は、肉体と頭脳を一生懸命誠実に働かせて得られた汗の結晶であるが、この世の最も重要な事柄の大半においてわれわれはその知識を有効に役立てることができなかった。人生の奇妙な皮肉と言えるだろうが、現在、人間の能力についての教訓をわれわれに与えてくれているのは、地球上の[26]一小国であり、その国のおかげで教育は大幅に改善されたので、われわれは再び東方に知恵を求めねばならないであろう。

[27]この二、三年のうちにわれわれの文明は試練に立たされるかもしれない。各人が無関心から目覚め、知識が役立つのはひとえに各人の誠実な努力によるという偉大な真理を自覚し、さらには一言の抗議もなく中世の状態をはびこらせている無関心から社会が目覚めることができるならば、その試練は大いに有益なものとなるだろう。

第三の大敵、あらゆる種類の悪徳に対して、われわれは絶えず闘いを挑まねばならない。その闘いは黙々と静かに行われるだけに、一層熾烈な闘いである。他の誰よりも医師は不道徳な者、不節制な者、言動が無慈悲な者に向かって[28]時宜を得た忠告を与えることができる。不純な肉体的行為は、医師が最も効果的に対処しうる悪であって、特に若者の場合には、純潔な生活の可能性と不道徳から生ずるさまざまな危険について示してやることができる。私に時間があり、この席が適当な場であれば、医療に携わる方々に社会の悪、すなわち国土を破壊する性病について話し、それに対する責任感に目覚めていただきたいものである。今は、ニューヨークの[29]プリンス・モロー博士が設立した有意義な協会に対して皆さんの注意を喚起しておくにとどめよう。その協会は、設立目的の一つに、この性病という重要問題に関して一般人の教育をあげている。結核に対して行っていると同様に、この意義のある撲滅運動に皆さん方もぜひご参加くださるようお願いしたいと思う。

〔三〕　協　調

結束は協調を促す――共通の利害、同一目的、同一目標は何にもまして仲間意識を与える。多くの人々が積極的に協力すれば、たとえ摩擦が生ずることはあっても、誤解と悪意を生む機会は減少する。医療職の特徴の一つで、最も喜ばしいことは、国中至る所に善意の気持ちが行きわたっていることである。私にはそうとしか考えられない。いろいろな地域を訪ね、その地域の人々との交わりを持つにつけ、どこへ行っても優れた仕事が行われており、どこへ行っても真剣に教育レベルを上げようと望む人がおり、どこへ行っても一般開業医の人達が自己犠牲とも言える献身的態度で診療に当たっていることを私はうれしく思う。商業主義がはびこっているとか、いんちき医療がこれほど堂々とまかり通る時代はなかったとか、医師の倫理は着実にレベルが低下している、などと言う人もいる。だが、そういう人は[30]ヘブライの預言者エリヤのような人で、常に悩みを口にし、自分達が生きている状況は父祖の時よりも良くなっていないと嘆き悲しんでいるのだ。

医師同士の争いは医学の進歩を阻む

医師の私生活、大学、医学会における現状がどんなものであるかを知るのに、私ほど恵まれた立場にいた者はあるまい。過去二十年にわたって実情を見てきたために、改善された現在を見ると感謝で胸が一杯であるし、将来に対しても大いに希望を抱いている。ただ、不和の兆しが見られるとすれば、それは医師仲間の間にあるべきはずの真心溢れる調和が大半の場所で失われているからにほかならない。大都市では同業者間の嫉妬はなくなってきた。前世紀の前半にわが国で起こった医師間の争いについての生々しい実情を知りたいと思われる方は、[31]チャールズ・コールドウェルの『自伝』をお読みいただきたい。遺憾ながら、大学の教師は最も始末におえない罪人であることが多く、医学校間のライバル意識は必ずしも友好的で礼儀正しいものとは言えなかった。そういう困ったライバル意識がある程度残っているのは事実だが、早急にとはいかないにしても、徐々になくなってきている。医師間の争いは一般人に非常に悪い印象を与え、往々にして医学の進歩にとって由々しい[32]「さまたげの石」となる。つい先日、私はある聡明で物わかりのよい人から手紙をもらった。その人は医学の専門外の方で、大病院の計画に関心があり、私もそのことで相談を受けたことがあった。手紙の中から次の言葉を引用してみよう。専門外の人とはいえ、医学の強力な支持者であり、かつ、長年さまざまな経験を共にしてきた人物によってこういう手紙が書かれなければならなかったことは、悲しむべきことである。

専門外の人間である私は、大病院の計画実現のみを望んでいますが、その私が心を痛めていると同時に驚きあきれることの一つは、大学人と学外の人達の間ばかりか、大学人同士の間に見られる異常なまでの職業的嫉妬心であり、また、同じ大学に所属する者同士が互いに浴びせかける非難のすさまじさです。こういった内輪もめの事態からどういう解決の道が拓かれるのか、私のような門外漢はまったく理解に苦しむところです。

全国規模の学会や専門分野の学会、特にアメリカ医師会は人々を一堂に集め、交流を図る大切さを教え、自分の地域では見逃されていた良い点などを認識させることを教えた。[33]ブラッシュ博士が昨日の講演で述べられたように、お互いの誤解が生まれやすい環境は、かえって小さい町や田舎のほうにある。そういう環境に育った者のみが、医師同士がうまくやってゆくことがいかに難しいかを理解することができる。

実地医療では、心と頭の両方を等しく働かせる必要がある。医師がある患者のために最善を尽くしたにもかかわらず、自分の採った処置の真意が誤解され、その診療方法が患者の家族ばかりか、援軍として来てもらった同僚の医師にまでも手厳しく非難されたとする。今度自分の番になったら、人間の弱点が頭をもたげてその医師がしっぺ返しをしたとしても、驚くには当たらないだろう。

医師同士の争いの三つの主な原因

私が観察したところ、医師同士の争いの主な原因は三つある。一つは、適切な友好関係を欠いているからである。付き合いがあって初めて、互いに知り合いになれるのだ。年上の医師は、その近所で診療を始めた年下の医師をライバル視せずに、息子として受け入れるべきである。かつて開業したての若い頃、皆さんが年配の開業医にしたと同じことが起こるかもしれない。つまり、年下の医師は皆さんの患者を多数奪うことになるかもしれないが、皆さんのほうでそれは避けられない、已むを得ない、これが世間の通例なのだと悟るならば、しかも最初に起こった微妙な行き違いを友好的な態度で話し合うだけの度量を持ち合わせているならば、障害はなくなり、二度と同じような事態を迎えずにすむことであろう。半面、若い医師のほうも年配の医師の気持ちを十分に酌み、その判断に敬意を表し、相談に乗ってもらう態度をとるべきである。若い卒業生をもっと頻繁に助手やパートナーとして迎えることができるならば、診療の仕事ははるかに荷の軽いものとなり、互いの友好関係が増すものと思われる。医者の風上にも置けないという悪評を受けている医師や、悪影響を及ぼす者の見本と思われている医師も、本当は善良な人間であり、つまらない嫉妬の犠牲者であって、対立派の攻撃の的にされたにすぎないかもしれない。付き合ってみると、彼は愛妻家で子煩悩であり、さらに彼に心を寄せ尊敬する人達がいることが判明するかもしれない。要は心の持ち方次第であり、それが協調を図るための何よりも重要な要素である。ある人が賞讃を受けた場合、あるいは若い人が皆さんの専門分野で何らかの業績をあげたときには、感謝の念を表わしていただきたい。それは互いの利益のためである。嫉妬[34]を魂の痛みと呼んだのはプラトンだが、健全な人生観を持った高潔な天性の持ち主は、瞬時たりともそのような嫉妬心に襲われるようなことがあってはならない。ライバル校で教える者は努めて互いの交友を図り、学生や若い教師が親しく交わるよう奨励すべきである。医師になったばかりの若い人が何か失敗をしたとか、ちょっと「変だ」ということを耳にしたら、さっそく彼のところへ行って一言親切な言葉をかけてやっていただきたい。あるいは彼のために弁護してやっていただきたい。それこそ彼にとって唯一の治療法であり、他の療法は病気をますます悪化させるだけである。

医師同士の争いの第二の主な原因は、われわれが直接コントロールしうるものである。それは、あらゆる悪徳のうち一番世の中にはびこっており、最も有害なもので、惨めな結果を招くという点で不純な行為にも匹敵し、不節制よりはるかに大きな破滅を招くことが多い。それは、肉体の健康を損ねると同様、精神、道徳上の高潔さを破壊するもの、すなわち博愛心の欠如である。これは現代における罪のうち世にはびこる最大のものであり、特にわれわれすべての者を悩ませ、医療職間の協調を阻む最大の敵である。

そのような悪は往々にして熟慮の結果生まれたものではなく、いわば顔面をひくひくさせたり、一瞬幻覚を持ったりするのと同じようなもので、徐々にわれわれを虜《とりこ》にする無意識の心の習性であり、あるいは無意識の口のきき方である。

誰かの名前が話題になると、すぐその人を貶《けな》すようなことを言い、その人に不利な話を蒸し返す、あるいは仲間の医師が自分の意に反して陥った窮状を嘲り、あるいはその人の性格さえも誹謗する。悪意ある中傷の常習犯にかかっては、(35)「彼の一言で、名声は死す」のだ。学校の業績を貶し、研究内容を誹《そし》る。あるいは讃辞でも、心底より出たものではなく、気のない誉《ほ》め方をして、かえって非難の意を強めることもあろう。だが最近のわれわれは、このような悪徳に潜む悲劇的要素や人格に及ぼす悪影響を敏感に察知できなくなった。

キリストと十二使徒が他の何よりもこのような悪徳を手厳しく非難したのは興味深いことである。(36)「うわべで人を裁かないで、正しい裁きをするがよい」という完徳の勧めを、毎日心に深く刻み込まずにすむ人がわれわれの中にいるだろうか。

医療職の使徒の一人であるトマス・ブラウン卿は、この問題について深く思索し、こう述べた。

汝、悪魔との関わり合いを強く否認するなら、悪魔のような罪を犯すな。あの不純な魂の持ち主と同類になってはいけない。それほど忌み嫌う悪魔の性質を真似るな。すなわち、人を非難する、誹謗する、陰口をきく、噂をたてる、悪口をたたく、悪意を持って人を解釈する――これらは危険きわまりない邪悪行為であり、心の狭さを示す悪徳である。(37)聖パウロの高潔なクリスチャンばかりか、(38)アリストテレスの真の紳士にも悖《もと》る行為である。ヤコブの手紙の典拠が怪しいなどと思ってはならぬ。(39)この悪徳と手をつなぐ信仰はむなしい、とするヤコブの手紙の辛棘な真理の言葉を読むがよい。(40)モーセはあかしの板を砕いて割ったが、それは法を犯《おきて》すことにはならなかった。だが、慈悲の心が砕けると、法そのものも崩壊する。法は愛なくしては完全なものとは言えず、愛の心が法を全うするのだ。謙虚な眼で汝の徳を見つめよ。たとえ何らかの徳は十分持っているにせよ、あの最高の美徳を持たねば、まだ心の貧しい裸の人間だと思うがよい。その最高の徳とは、[41]邪悪な心を持たず、妬みを持たず、すべてを忍び、すべてに信頼を置き、すべてを信じ、すべてに耐える心である。こういう確かな美徳を持っているなら、一滴の水を求めて口々にわめく人達がいる一方で、物言わずとも天国で幸福に酔いしれ、[42]「聖なるかな、聖なるかな、聖なるかな」と神の御名を唱える（Trisagion）ことができるだろう。[43]

医師同士の争いの第三の原因は患者の噂話などに見られるおしゃべりであり、それは医師の間に悶着を起こさせる。これを防ぐ安全策は、患者が某医師の不注意や無能ぶりについて話を始めたらいっさい耳を貸さないことである。数か月後にはあなた方についても同じことが言われると思わねばならない。そこで、きっぱりした態度をとって、そういう患者の口を封じる。医師同士の争いのほぼ半数は患者の噂話が引き金になって起こるもので、その唯一の防衛手段は耳を貸さないことに尽きる。時には、とめどなく語られる呪詛や非難の言葉を防ぎきれないこともあるが、そういう時には次のような策を講ずると良い。すなわち、患者が同僚の医師を傷つけるようなことを言ったとき、たとえそれが本当かもしれないと思っても、患者の言葉を絶対に信じないことである。

人と争わず、すべてに博愛の心を持ち、実行に移すこと

この国の医学に携わる方々、そして心から愛する医師会の皆さんに別れを告げるにあたって、私は断腸の思いを禁じえない。もしこれで、英国が近い国でなかったとしたら、そして、たとえ場所は違っても私は同じ[44]ぶどう園で働くのだという確信を持たなかったとしたら、さらに、皆さんの仕

事や私が恩恵を受けた医学部の将来の発展に関心を持ち続けたいと思う気持ちがなかったとしたならば、この別れは一層辛いものになったことであろう。これまで多忙な生活を過ごしていたために、誰かを傷つけるようなことがあったかもしれない。已むを得ずそうしてしまったかもしれない。医師会に放ったつもりの(45)矢が的をはずれて、その気はなかったのに同僚を傷つけたことがあったかもしれない。そうであれば、申し訳ないことであり、この席を借りてお詫びを申し上げたいと思う。私は皆さんを後に残して去ってゆくが、心に誓って、皆さん一人ひとりを愛した、と申し上げることができる。私はこれまで誰とも争うことはしなかった。それは、(46)ランドーが言うように、争うに値する相手がいなかったからではなくて、争いより生まれる憎しみ、争いの無意味さ、悲惨な結果などを深く信じていたからであり、さらに、結束、平和、協調を持つことによって祝福が得られることを心から確信していたからにほかならない。ここで私は皆さん一人ひとりにある言葉を残してゆきたいと思う。同僚の皆さん方、この席で私の話を聴いておられる方々、どこかで私の書いたものを読んでくださる方々、少ない報酬にもめげず町や田舎で医学という最も素晴らしい仕事のために休みなく働いておられる方々、いくぶん恵まれた立場で専門の仕事に従事しておられる方々、教師・教授・研究者の方々、全国津々浦々にいるすべての皆さん方一人ひとりに、ぜひ守っていただきたい別れの言葉を捧げたいと思う。

わたしが、きょう、あなたに命じるこの戒めは、むずかしいものではなく、また遠いものでもない。これは、天にあるのではないから、「だれがわれわれのために天に上り、それをわれわれのところへ持ってきて、われわれに聞かせ、行わせるであろうか」と言うに及ばない。またこれは海のかなたにあるのではないから、「だれがわれわれのために海を渡って行き、それをわれわれのところへ携えてきて、われわれに聞かせ、行わせるであろうか」と言うに及ばない。この言葉はあなたに、はなはだ近くにあってあなたの口にあり、またあなたの心にあるから、あなたはこれを行うことができる。[47]

すなわち、それは「愛の心（charity）」である。

訳者注

(1) 初期キリスト教会の指導者聖アウグスティヌス(354-430)の『アウグスティヌス告白録』(*Confessions*, *King's Classical and Foreign Quotations*, London, J. Whitaker & Sons, 1889, p. 501)。原文はラテン語で書かれている。

(2) 米国の詩人エマーソン（Ralph Waldo Emerson, 1803-1882）の「J Wへ」("To J. W.," lines 18-23)。

(3) 新約聖書、マタイによる福音書、十二：三四。「人の口からは、心にあふれていることが出て来るのである」という一節をもじっている。

(4) 新約聖書、テサロニケ人への第一の手紙、四：十一〜十二。

(5) 英国の劇作家シェイクスピア（William Shakespeare, 1564-1616）の「ソネット」("Sonnet 30," lines 1-2)を思わせる一節。

(6) 『祈祷書』の懺悔の一節（"The General Confession," *The Book of Common Prayer*)。

(7) 英国の詩人・文芸批評家マシュー・アーノルド(Matthew Arnold, 1822-1888)の「漂泊の学徒」("The Scholar-Gipsy," line 211)。

(8) 『祈祷書』の連祷の一節（"The Litany," *The Book of Common Prayer*)。

(9) アメリカ合衆国連邦（the Union）を維持するために戦った南北戦争（American Civil War, 1861-1865）を指す。

(10) オスラーの念頭には、新約聖書、マタイによる福音書（十八：二〇）があったものと思われる。

(11) このラテン語（"urbi et orbi"）は「都市（ローマ）と世界」を意味する語句で、ローマ教皇が与える祝福の言葉。

(12) 新約聖書、ヨハネの黙示録、二二：四。

(13) ブレスラウ（Breslau）：かつてはドイツの東南の町だったが、現在はポーランド領のブラツラフ（Wroclaw）となった。

(14) ホメオパシー（homeopathy or homoeopathy）：同種療法。サミュエル・ハネマン（Samuel Christian Hahnemann, 1755-1843）が始めた治療法。

(15) シボレテ（shibboleth）：ギレアデの人々は、"sh"の音が発音できないエフライムの落人に「シボレテ」という単語を言わせて、正しく発音できない人を捕えて殺したという。旧約聖書、士師記、十二：四～六。

(16) アスクレピオス（Æsculapius）：古代ギリシャの医薬と医術の神。「プラトンが描いた医術と医師」七三～七四頁参照。

(17) 車輪にとまる蠅（flies on the wheel）は『イソップ寓話』からの引用。戦車の車輪の上にとまった蠅は「自分はすごい埃を立てている」と自慢したが、実際は、埃は蠅ではなく戦車が立てたものだった、という譬え話から出ている。

(18) 旧約聖書、列王紀下、九：十七～十九。

(19) クリスチャン氏（Christian）：英国の説教師・寓意作家のジョン・バニヤン（John Bunyan, 1628-1688）の寓意物語『天路歴程』（*The Pilgrim's Progress*, 1678）に登場する主人公。この巡礼物語の中で、クリスチャン氏は強情氏、優柔氏、世知聡明氏の三敵に出会う。

オスラーは英国国教会の『祈祷書』（*The Book of Common Prayer*）の聖洗式のことを考えている。新しく洗礼を受けたクリスチャンは、十字架にかけられたキリストへの信仰を告白することを恥じないで「その旗もとにありて、勇ましく罪と世と悪魔とに向かいて戦う」ことの印として十字をきる。従って、クリスチャンの三つの大敵は「罪、世、悪魔」である。

(20) フラー（Thomas Fuller, 1608-1661）：英国の聖職者・歴史家。内乱では王統派に与し、王と議会との和平を説いた。諧謔に富み、才筆を揮って機知あふれる作品を残した。

(21) アスクレピオス：注(16)参照。

キルケ（Circe）：ギリシャ神話の魔女。ホメロス（Homer）の叙事詩『オデッセイ』に登場し、オデッセイの仲間に魔法の酒を飲ませて豚に変えたという。

(22) 英国の聖職者フラー（Thomas Fuller, 1608-1661）の「良医」（"The Good Physician," *The Holy State and the Profane State*, ed. James Nichols, book 2, chap. 2, maxime 8, line 53)。

(23) "the supreme law, the public health"：この語句はラテン語の格言（"salus populi suprema est lex"）からきており、「国民の安全（健康）は絶対に守らねばならない法律である」を意味する。

(24) 忘却からくる無関心（a Lethean apathy）：ギリシャ神話では、死者の魂は忘却の平原へ行き、そこの川の水を飲んで過去のことをすべて忘れ去るという。

(25) 小さな赤い校舎（little red school-house）：米国やカナダの典型的な田舎の小学校。赤いペンキで塗られていたり赤い煉瓦で建てられた校舎は初等教育が普及した象徴だった。しかし病気の予防や治療への無知や無関心のために多くの生徒の命が無為に失われている。これでは、教育の普及の恩恵に浴せないではないか、というのがオスラーの嘆きである。

(26) おそらくオスラーの念頭には日本のことがあったものと思われる。彼は以前『メディカル・ニュース』（*Medical News*, Philadelphia, 1887, 11, 662）誌に「日本人が近代医学の方法でなしとげた進歩」（"Progress made by the Japanese in modern medical methods…"）という論説文を載せて、その中で「我々は再び東方に知恵を求めねばならない」と書いた。同時に、ここでは新約聖書、マタイによる福音書（二）の「東方からきた賢人達」のことも念頭にあったであろう。

(27) 「文明への試練」とは、結果的に、一九一四年にヨーロッパ諸国の間で起こった世界大戦を指すことになった。歴史の観点から、オスラーの言葉は預言的であった。

(28) 新約聖書、テモテへの第二の手紙、四：二。「時が良くても悪くても」という一節を連想させる句。

(29) プリンス・モロー（Prince Albert Morrow, 1846–1913）：米国の皮膚科医。性衛生の知識を広める必要性を一般民衆に教えた先覚者。

(30) 旧約聖書、列王紀上、十九：四。エリヤ（Elijah）はヘブライの預言者。

(31) チャールズ・コールドウェル（Charles Caldwell, 1772–1853）：米国の外科医。引用は、『自叙伝』（*Autobiography* (1855), New York, Da Capo Press, 1968, pp. 407–411）。

(32) 「さまたげの石」（stumbling-block）：「障害」を意味する。旧約聖書、イザヤ書、八：十四、および新約聖書、ローマ人への手紙、九：三三。

(33) ブラッシュ（Edward Nathaniel Brush, 1852–1933）：メリーランド大学の精神科医。

(34) プラトン（Plato, c. 427–c.347 B. C.）の『ピレボス』（*Philebus*, 47e）。

(35) 英国の詩人・諷刺作家ポープ（Alexander Pope, 1688–1744）の「髪の毛盗み」（"The Rape of the Lock," canto 3, line 16）。

(36) 新約聖書、ヨハネによる福音書、七：二四。

(37) 聖パウロの高潔なクリスチャン：新約聖書、ピリピ人への手紙、四：八。

(38) アリストテレスの真の紳士：アリストテレス（Aristotle, 384–322 B. C.）の『ニコマコス倫理学』（*Nicomachean Ethics*）は、全書をとおして人間の正しいあり方について書いてある。

(39) ヤコブの手紙（the Epistle of St. James）は、トマス・ブラウン（Thomas Browne, 1605–1682）の時代の学者の中には、その典拠に疑いを持つ者がいた。新約聖書、ヤコブの手紙、一：二六。

(40) 旧約聖書、出エジプト記、三二：十九。あかしの板（the tables）とは律法と戒めを書き記した石の板で、主より授かったもの。

(41) 新約聖書、コリント人への第一の手紙、十三：五～七。パウロの愛についてのメッセージ。

(42) 感謝のことば。「聖なるかな、聖なるかな、聖なるかな、万軍の神。主の栄光天地に満てり」。『祈祷書』（*The Book of Common Prayer*）の聖餐式で唱えられる。また、聖歌の讃詠、五四六。

(43) 英国の医師•文人トマス•ブラウン（Thomas Browne, 1605-1682）の「友への手紙」（"A Letter to a Friend," *The Works of Sir Thomas Browne*, ed. Geoffrey Keynes, London, Faber and Faber, 1964, pp. 116-117)。また同じ語句が同ブラウン著の『キリスト教徒の道徳』（*Christian Morals*, part 1, sect. 16, p. 248）にもある。

(44) 新約聖書、マタイによる福音書、二〇：一。「天国は、ある家の主人が、自分のぶどう園に労働者を雇うために、夜が明けると同時に、出かけて行くようなものである」。

(45) 英国の劇作家シェイクスピア（William Shakespeare, 1564-1616）の『ハムレット』（*Hamlet*, V, ii, 254)。

(46) ランドー（Walter Savage Landor, 1775-1864）：英国の詩人・散文作家。彼は気性が激しく、妻をはじめ多くの人達と争ったことで有名。引用は、「老哲学者の死のメッセージ」（"Dying Speech of an Old Philosopher," *Poems by Walter Savage Landor*, London, Centaur Press, 1964, p. 172)。

(47) 旧約聖書、申命記、三〇：十一～十四。ここで注目したいのは、オスラーが最後に「愛の心（charity)」という語を付け加えたことである。

結びの言葉（一九〇五年）

L' ENVOI

この[1]「結びの言葉」という講演は、オスラーがジョンズ・ポプキンズ大学を去って、オックスフォード大学の欽定教授に赴任する直前の一九〇五年五月二日、ニューヨーク市でアメリカ合衆国およびカナダの医師によって催されたオスラーの送別晩餐会の席上での挨拶である。彼が同僚や愛する北アメリカの専門職に携わる人々との別れを惜しみ、今までの自分に対する友情に感謝する思いがこの挨拶の中に満ちている。オスラーが一九〇五年二月にジョンズ・ホプキンズ大学で行った衝撃的な告別講演「定年の時期」とは違って柔らかい別れの言葉である。

オスラーは一九一九年にオックスフォードで病死するまでに数多くの講演を行い、一九〇四年に自分の講演集として『平静の心、その他の講演』と題し、十八篇の講演を収めて出版したが、一九〇六年には以下に紹介する「結びの言葉」と他の三篇を加えて第二版を出している。この第二版の最後を締めるのがこの「結びの言葉」である。

私は、私が出会ったすべてのものの一部である。

テニソン[(2)]「ユリシーズ」

今日という日を迎えて私の胸に溢れる万感の思いは、皆さん方にもおわかりいただけるものと思う。皆さん方はこれまでにもさまざまな形で私に愛情と好意を示してくださったが、今日ほどそれを強く感じたことはなかった。このように(3)多数の方々が遠路、しかも不便をおして御参会くださり、新しい仕事へ旅立つ私の門出を祝ってくださることに深い感動を覚える。(4)「自分のことを語ると必ず相手をけなすことになる」という警告を発したのはモンテーニュだが、この席上で私があえて自分のことについて語るのをお許しいただきたい。

幸福は多くの者に多種多様な形で訪れるものだが、実は、私ほどさまざまな幸福を味わった者はいないだろう。理由はともあれ、ただ言えることは、私は他の人に比べて幸福を受けるに値した人間というわけではないが、それにもかかわらず身に余るほどの幸福が与えられたことである。とりわけ友人には恵まれ、その点で「神を称えよ」と有難く思う。自ら選んだ職業においても異例なほどの幸せを得たが、それはひとえに皆さん方のお蔭である。私は人生の成功を求めてきた。誰かの言葉ではないが、人生の成功とは自分の欲するものを手に入れ、それに満足することである、とするならば、医療職の仲間から評価、協力、友情が得られたという点で、私は自ら求めたものすべてを見出したと言えよう。

さらに、私は共に働いてきた一般の人々の中にあっても幸せだった。故郷カナダの土地でも、帰化したこの国（訳者注：アメリカ合衆国）の皆さん方の中にあっても幸せであった。別れを告げるに当たって、この国でお会いできた同僚の方々の人格の高潔さとその雅量について、ぜひ一言申し述べておきたい。私は当地で尊敬を得て、気のおけない友情という、人生の中で非常に大きな意味を持つものに出会ったばかりでなく、患者とその友人達から心からの信頼を受けた。そのことを考えると、喜びで胸溢る思いがする。

私の幸せの中で最高のものについては、今この席では話さないでおこう——私の家庭《ホーム》（訳者注：故《ふる》郷《さと》を含む）であるが、そのことは皆さん方がよくご存じのとおりである。

そこで今日は、私がどうしてこの国に来ることになったか、そのいきさつについて申し上げたい。私が当地へ来るよう取り計らってくれたのは、フィラデルフィアの(5)サミュエル・W・グロスとマイナス・ヘイズのお二人であった。彼らはメディカル・ニューズ社のオフィスで私をカナダから引き抜く計画を立て、私にペンシルベニア大学の臨床内科学教授の候補者になる気があるかどうかの意向打診の手紙を書いてほしいと(6)ジェイムズ・タイソンに頼んだ。その手紙は友人の(7)シェパードがモントリオールから転送してくれて、ライプチヒにいた私（訳者注：ドイツ留学中）の手元に届いた。私はモントリオールにいた頃友人達によく悪ふざけをしたことがあったので、その手紙を貰ってもてっきり冗談だと片付けてしまい、私が(8)ペパー博士の後継者に推されるなどとは思ってもみなかったのである。シェパード博士が冗談を本当らしく見せかけるために、ひそかにペンシルベニア大学の便箋を手に入れたに違いないと思いつつも、数週間後になって思いきってその返事を出した。ところが(9)ミッチェル博士から私に会いたいという電報がきた。ミッチェル夫妻は私の〝人物調べ〟をするために特に私の身辺調査を任されたから、とのことであった。博士が言うには、その人物がフィラデルフィアのような都市の教授に相応しい教養の持ち主であるか否かを測る方法は一つしかない——すなわち、チェリーパイを食べさせて、種をどうさばくかで人物を見る、というものであった。私は以前そのことを何かで読んだことがあったので、スプーンを使って上品にチェリーの種をとり——物の見事に教授の席を獲得したのであった。

私はこの国の医療関係者と広く深い付き合いがあり、それを非常に有難いことだと思っている。ペンシルベニア大学で、私は尊敬し愛すべき多くの人々に出会った。(10)ペパー、ライディ、ウォームリー、アグニュー、アッシュハーストなど、今は亡き立派な人達のことを思い出すと、永遠の眠りに召される前に彼らに巡り合えたことを感謝せずにはいられない。私の親愛なる友人(11)タイソンとウッドはまだこの席におられて、私と同じ気持ちを持ってくださることを嬉しく思う。

ジョンズ・ホプキンズ大学においても私は同じ心温まる友情を得た。そこで知り合った同僚との付き合いは皆さんご存じのとおり、すこぶる楽しく幸せなものであった。

医学諸学会、つまりアメリカ医師会、アメリカ内科学会、小児科学会、神経学会、生理学会など医学会関係者との付き合いは極めて友好的なもので、二十年間にわたり彼らが示してくれた思いやりと御厚情に対し、この席を借りて心から感謝の気持ちを述べさせていただきたい。

全国におられる一般開業医の方々との付き合いは特に親密なものであった。列席しておられる方々の中でも、いやこの国の誰と比べても、私ほど遠隔の地まで出かけて行って、各地で仕事中の医師の姿を見てきた者はまずいないであろう。私を支援してくださったこれらの良き友人すべての、その励ましと援助に対し、私は心よりお礼を申し上げたい。

最後に、この席に多数おられる学生諸君とは、親密で大変打ち解けた交流ができた。学生諸君は私の仕事の、いや私の人生と言ったほうがよいかもしれないが、まさに私に霊感《インスピレーション》を与えてくれる存在であった。

私は医療職に二つだけ大望を持った。第一は、良き臨床医になること。この国の医療に多大の貢献をした人々と同列になること――(12)ネイザン・スミス、バートレット、ジェイムズ・ジャクソン、ビグロー、アロンゾ・クラーク、メトカーフ、W・W・ガーハード、ドレイパー、ペパー、ダコスタなどといった人々の仲間入りをすることであった。臨床医学のために優れた業績を残し、われわれ皆がその名を崇拝するこういう偉大な人々のような臨床医になる——それが私の人生の主たる望みであった。

私の第二の大望は、チュートン式の大クリニック(訳者注:ここではドイツ式の)を建てることであった。それは以前ここアメリカやイギリスで採られた方式によるものではなく、ヨーロッパ大陸で成功を収め、ドイツの科学的医学を世界の最前線に押し出した方式によるクリニックを建てることであった。もし私が臨床医学の発展を促進するために何らかの貢献をしたとすれば、それはこの方面において、助手とハウススタッフ(訳者注:インターン・レジデント)からなるしっかりした組織を持ち、しかも内科で直面する複雑な問題を解決する目的で、それに適った検査室を持つ大クリニックを作り上げたことであったと言えよう。この考えを実行に移す機会をジョンズ・ホプキンズ病院で与えられたが、私はそのことを深く感謝している。どの程度の成功を収めたか否かは、今後を俟たねばならない。ただ確かに言えることは、この国で何にもまして変革を要するものが一つだけあるとすれば、それは医学校に関連して現在の病院制度を見直すことである。この点に関しては⒀ジェイコビ博士がすでに述べているが、何度言っても過言ではないと思う。人口五万の町には必ず、⒁ドイツの小都市に見られるような立派なモデルクリニックを建てる。もし医療関係者が無私の方針をとって、六人とまでは言わないが、一人か二人の人物に病院管理を任せるならば、そういったモデルクリニックの建設は可能であろう。適切な助手と設備を持ち、優れた臨床検査室と病理検査室とがあれば、この国でもドイツに匹敵する臨床の仕事がこなせるようになることであろう。

私には理想とするものが三つある。一つは、その日の仕事を精一杯やり、明日について思い煩わないことである。この理想だけでは満足できないと今まで言われてきたが、私にはそうは思われない。この理想で十分事足りる。臨床に進む学生が持つ理想として、これほど実効を生むものはない。私はこの理想のお蔭でどれだけ現在の成功を摑んだことであろうか。その日の仕事に徹して、自分の能力を最大限に発揮する努力をし、[15]明日のことは明日に任せるという能力に、私はどれだけ恩恵をこうむってきたことであろうか。

第二の理想は、力の及ぶ限り、同僚や自分がケアする患者に、[16]黄金律（訳者注：己れの欲するところを人に施せ）を実行することである。

第三の理想は、たとえ成功しても謙虚な心を持ち、慢心することなく友人達の愛情を受けることができ、悲しみの日が訪れたときには人間に相応しい勇気を持って事に当たることができるような、そういう平静の心を培うことである。

私の前途に何が待ちかまえているか、私にも、そして皆さん方にも、その予測はつかない。ただ、皆さん方が与えてくださった過去の思い出を心に抱いてゆく限り――私はそうするつもりだが――将来のことはさほど気にはならない。何ものも私から思い出を奪うことはできない。

私は今までに過ちを犯したことがある。しかし、それは頭が犯したもので、心が犯した過ちではなかった。皆さんと共に過ごした期間、私は、

暗やみを愛したことも、
真実を改竄《かいざん》したことも、

妄想を心に抱いたことも、
恐怖心に自らを委ねたこともなかった。[17]

そう心から言うことができるし、自らその証《あかし》を立てたいと思う。

訳者注

(1) 結びの言葉（L'envoi）は「送り出し、出立」といった意味をもつフランス語。もともとは中世に流行った素朴な民間伝承の物語詩バラッドの最後の句の冒頭に置かれていた。オスラーの時代に復活し、彼が愛した詩人達（ローエル、テニソン、キップリング）が詩の題名としてよく使った言葉である。

(2) 英国の詩人テニソン（Alfred Tennyson, 1809-1892）の「ユリシーズ」（"Ulysses," line 18）。

(3) 北米大陸の各地から五百人あまりの参加者があった（Cushing, vol. 1, p. 681）。

(4) フランスの随筆家モンテーニュ（Michel Eyquem de Montaigne, 1533-1592）の『随想録』（*Essais*, book 1, chap. 21）。オスラーはこの言葉を自分用のメモ帳に書き残している。

(5) サミュエル・W・グロス（Samuel Weissel Gross, 1837-1889）：フィラデルフィア市のジェファーソン大学病院の外科医で、大学でも教鞭をとった。当時のアメリカ外科学会の重鎮であった。彼の未亡人グレース（Grace）は後にオスラーと結婚した。

マイナス・ヘイズ（Isaac Minis Hays, 1847-1925）：*Medical News*の編集責任の医師で、オスラーはこの雑誌によく寄稿していた。

(6) ジェイムズ・タイソン（James Tyson, 1841-1919）：ペンシルベニア大学の病理学教授で、オスラーの教授就任のために陰で尽力した。

(7) シェパード（Francis John Shepherd, 1851-1929）：カナダのマギル大学でオスラーの同僚だった解剖学教授。

(8) ペパー（William Pepper, Jr., 1843-1898）：ペンシルベニア大学の内科部長だったが、その職に就く前、臨床医学教授にオスラーを当てた。

(9) ミッチェル（Silas Weir Mitchell, 1829-1914）：ペンシルベニア大学の神経学教授で、オスラーの教授就任に尽力した。

(10) いずれもペンシルベニア大学の教授。
ペパー（Pepper）：注(8)参照。

ライディ（Joseph Leidy, 1823-1891）：解剖学教授で、オスラーが敬愛した先輩の一人。

ウォームリー（Theodore George Wormley, 1826-1897）：化学・毒物学教授。

アグニュー（David Hayes Agnew, 1818-1892）：外科学教授で、長年の経験を持ち、オスラーが先輩とした教授。

アッシュハースト（John Ashhurst, Jr., 1839-1900）：臨床外科学教授。

タイソン（Tyson）：注(6)参照。

(11) ウッド（Charles Wood, 1841-1920）：ペンシルベニア大学の内科学教授で、オスラーの教授就任に尽力した。

(12) ネイザン・スミス（Nathan Ryno Smith, 1797-1877）：外科医で、解剖学者。フィラデルフィア市のジェファーソン大学の教授で、サミュエル・W・グロス：注(5)は彼の教え子。
バートレット（Elisha Bartlett, 1804-1855）：病理学・解剖学・薬学の教授で、メリーランド大学、ニューヨーク大学教授などを歴任した。

ジェイムズ・ジャクソン（James Jackson, 1777-1867）：ハーバード大学医学部再建に尽力するなど、米国の医学教育に貢献した。

ビグロー（Henry Jacob Bigelow, 1818-1890）：ボストンの著名な外科医で、後進を数多く育てた。手術にエーテルを用いたことを初めて発表した。

アロンゾ・クラーク（Alonzo Clark, 1807-1887）：ニューヨーク市立大学（College of Physicians and Surgeons）の病理学教授。各地へ出かけて行って医学教育のために貢献した。

メトカーフ（Samuel Lyther Metcalfe, 1798-1856）：医師で化学者だったので、診療に携わりながら化学の論文を多数発表した。

ガーハード（William Wood Gerhard, 1809-1872）：チフス、痘瘡など疾病の病理について多数の論文を発表した。

ドレイパー（William H. Draper, 1809-1872）：コロンビア大学の皮膚科教授。のちに内科学も教えた。

ペパー（Pepper）：注(8)参照。

ダコスタ（Jacob Mendez Dacosta, 1833-1900）：ジェファーソン大学の内科学教授。診断学で有名。

(13) ジェイコビ（Abraham Jacobi, 1830-1919）：ニューヨーク市立大学の小児科教授。

(14) 「ドイツの小都市」は、ババリア地方のミュンヘンや他のドイツの都市を指す。「教師と学生」四三頁、十二行参照。

(15) 英国の批評家・歴史家カーライル（Thomas Carlyle, 1795-1881）の有名な言葉「われわれの重要な務めは、遠くにかすんでいるものを見ることではなく、目の前にはっきり見えるものを実行に移すことである」〔*Signs of the Times*（1829）, the first line〕は、オスラーが医学生時代にふとカーライルの本を開いて眼に止まった名句である。この実践哲学がオスラーのその後の生活態度に大きな影響を与えた。

(16) この考えはキリストが山上の垂訓として述べたもので、キリスト教の中心をなす掟である。新約聖書、マタイによる福音書、七：十二。ルカによる福音書、六：三一。この思想は他の宗教や哲学にもみられ、たとえば、孔子の『論語』（*Analects*, book 5, chap. 11 and book 12, chap. 2）にも説かれている。

(17) 英国の詩人・文芸批評家マシュー・アーノルド（Matthew Arnold, 1822-1888）の詩劇『エトナ山上のエンペドクレス』（*Empedocles on Etna*, act. 2, lines 400-403）。

トマス・ブラウン卿（一九〇五年）

オスラーは十七歳（一八六六年）のとき、カナダのオンタリオ州ウェストンの私立進学高校に入学した。ここで、ジョンソン牧師に出会い、強い感化を受けた。彼は、十七世紀の医師で、宗教家、思想家であるトマス・ブラウンの名著『医師の信仰』（*Religio Medici*）を生徒によく読んで聞かせたが、オスラーはそれに心を打たれ、その原本（一八六二年版）を二年後に自ら求めた。

オスラーは、臨床家でありながら古典文学、古典哲学に通じ、また敬虔なキリスト教徒であり、リベラルな信仰を持ったユニークなブラウンを非常に尊敬し、彼の後年の生活態度はブラウンの影響を強く受け、『医師の信仰』を一時も座右から離さなかったという。

オスラーは、自分が死んだ後、棺の上にこの『医師の信仰』を置いて葬儀をしてほしいと希《ねが》い、それは遺言どおりに実行された。そしてこの本は現在、モントリオール市のマギル大学医学部のオスラー図書館に蔵されている。

この講演は三部からなり、第一部はブラウンの伝記、第二部は『医師の信仰』をはじめとし、その他の著作物の書誌学的考察を、第三部は文人、信仰人、国際人、博物学者としてのブラウンについて述べている。

ジョンソン牧師とトマス・ブラウン

私は若い頃、(1)ギルバート・ホワイトを彷彿させるような教区牧師から感化を受けるという好運に恵まれた。彼は教会の年中行事を行うときと同じ熱心さで、四季の変化を追い求め、また、科学の分野に足を延ばして、医薬に関心を示し、医師との交わりを持った。彼は友人達から親愛の情を込めて(2)ジョンソン神父と呼ばれ、トロント市に近いトリニティ・カレッジの創立者でもあり校長でもあった（訳者注：英国国教会のプロテスタントの牧師だったが、儀式をひどく重んじたので旧教の神父という渾名《あだな》で呼ばれた）。(3)コットン・マザーの言葉を借りれば、十九世紀よりむしろ十六、十七世紀によくいたタイプの、医学と神学の霊妙な結合を実証した人物であった。彼はトマス・ブラウン卿、特にその著書『医師の信仰』を信奉しており、英語の美しさを示す実例として、その抜粋をよく読んでくれた。(4)臍《へそ》のない男（アダム）の話や、あるいは(5)女は男の肋骨と曲がった骨の一片から創られた、といったような著者ブラウン卿の奇抜な考えを披露して、われわれを楽しませてくれたものである。手元にあるこの書（J・T・フィールドの一八六二年版）は学生時代以来私の好伴侶となったもので、私の書斎の中で最も貴重な書物である。こんなことを申し上げるのは、ブラウン卿の作品蒐集にかけた私の熱狂ぶりを汲み取っていただきたいからにほかならない。書痴に対して同僚が注ぐ憐れみの目差《まなざ》しを痛いほど感じてはいるものの、実は今晩皆さんにお見せした著書のほとんどすべての版を私は蒐集したのである。

〔一〕人物について

生い立ち

一六〇五年十月十九日、幼いトマスはこの世に幸せな生を享《う》けた。彼は多くの点で恵まれていたが、とりわけ実直な両親から生まれ、彼が言うところの[6]「慎み深さ、謙遜、忍耐心、誠実が同じ卵から共に孵《かえ》った」ことを天に感謝することができるだろう。父親はロンドンの商人であったが、その生涯についてはほとんどわかっていない。デボンシャーの家には一葉の家族写真があって、それを見ると、三、四歳のブラウンが将来の哲学者たるに相応しい立派な風貌をして母親の膝に抱かれている。母親はその後再婚したが、相手の[7]トマス・ダットン卿は金と地位のある人で、義理の息子が十分な教育と旅行ができるようあらゆる便宜を図ってくれた。ウィンチェスターの学校時代、現在オックスフォード大学のペンブローク・カレッジとなったブロードゲイト・ホールでの生活、医学を学ぶ動機となったものなど――初期のブラウンの生活を知る正確な資料はない。恐らく彼に示唆を与えたのは、当時欽定医学教授でブロードゲイト・ホール、そして後にペンブローク・カレッジの学寮長《マスター》となった年長の[8]クレイトンだったかもしれない。ブラウンが抜きんでて優秀な学生だったことは、彼が第一学年の終わりに、ペンブローク・カレッジの開校式の際、特に選ばれて式辞を読んだという事実から窺える。

医学を学ぶ

文学士号を取得した一六二六年から文学修士の勉学を始めた一六二九年の間にブラウンは医学を学んでいたものと思われる。だが、ほかの誰よりもブラウンの伝記に詳しいノリッジ出身の[9]チャールズ・ウィリアムズ氏の考えによると、外国に留学する前に医学を学び始めた様子は見られないとのことである。少なくとも三年の間は、「医学進学コース」に入って、医学士号を取得するため医学の道へ進んでいた可能性はある。オックスフォードの[10]科学復興運動に参画するには時期的に見て早すぎた。もっとも、科学復興運動が起こった後ですら、大学に入学させ実践医学を学ばせるくらいなら靴作りを学ばせたほうがましだ、と[11]シデナムは母校に手厳しい非難の飛礫《つぶて》を投げつけたものであった。もちろん多少の医学知識は、土地の開業医や[12]薬草園から得られたし、[13]欽定医学教授クレイトンの講義を聴くこともできたであろう。[14]息子のクレイトンは父親以上に有名だったが、血を見ると卒倒してしまうため解剖の講義は代理に任せざるをえなかったという。だが、父親のクレイトンのほうはそのような困った弱点は持っていなかった様子である。

神学と医学

クレイトンの学問と研究には当然のことながら雑多なものが混在していた。当時は、神学を主として学んでいた者ですら自然哲学に関心を抱く者が多くいて、自然哲学の中でもとりわけ医学は重要な位置を占めていた。[15]バートンは、当時クレイトンが精神と肉体の相互関係についての講演を行ったことを記している。一六二一年に出版されたバートンの『恋愛解剖学』は、当時のオックスフォード大学人にとって[16]刺激的な珍味（bonne-bouche）の書であったに違いあるまい。ペンブローク・カレッジ在学中のブラウンのように熱心な学生は、一六二四年に出版された第二増補版に喜んで飛びついたものと考えられる。彼はバートンの友人だったかもしれないし、あるいはバートンの周囲に群がる学生の一人として、[17]小デモクリトスと呼ばれたバートンが橋の欄干にもたれて、毒づき合うはしけの船頭達を笑いながら見下ろしている姿を見守ったことがあったかもしれない。どの出典によったものかはわからないが、ブラウンは短期間オックスフォードで開業していたという説もある。

欧州留学

義理の父とアイルランドを一緒に旅行してから、ブラウンは[18]欧州巡遊旅行に出かけ、フランス、イタリア、オランダに赴いて二年にわたる歳月を勉学に費やした。この欧州巡遊旅行について多くは知られていない。かつては有名だったが、以前の名声が衰えつつあったモンペリエに行き、恐らくそこで何年かにわたりヨーロッパの指導的教科書であった『練習問題集』の著者[19]リビエールの教えに耳を傾けたものと思われる。そこからパドヴァに行って平衡医学で名をあげた[20]サンクトリウスの教えを受けたであろう。その後、当時名をあげつつあったライデンに赴き、そこで一六三三年に医師の学位を取得したと言われる。しかしながら、この点に関しては確かなところはわからない。

数年前、[21]私はかの有名な大学（訳者注：ライデン大学）の記録を調べてみたが、彼の名は見つからなかった。二年にわたる旅行が終わる頃には手許不如意にもなっていたことであろうし、ライデン大学の学位は高価なものだったと思われる。ブラウンと同時代の人であったストラットフォード・オン・エイボンの[22]ジョン・ワード司祭は『日記』にこう記している。

[23]バーネット氏は、医師学位にかかる経費に関し、低地帯の諸国（訳者注：今のベネルックスの総称）からの手紙を受け取った。ライデンでは教授に食事をふるまい、さらに約十六ポンドかかり、フランスのアンジェーでは九ポンドの上を出ることはなく、教授に食事をふるまう必要はないとのことだ。

この若い英国人ブラウンが当時としては最高の教育を受けたことは疑う余地がない。『医師の信仰』を読むと、彼が欧州旅行で驚くほど幅広い教養を身につけ、旅行者であれば誰にでも与えられるとは限らない愛（charity）を周囲から得ていたことが窺える。彼は国粋主義の殻を突き破って、共に暮らす人々の心の中に入り込み、どこにいても、どの国に行っても気楽に過ごすことができた。そのためプロテスタントには珍しい幅広い慈愛の心が次の詩の一節に美しく詠みあげられている。

十字架を見ても帽子をかぶらずにいられるが、救世主を心に思うときには帽子をかぶらずにはいられない。[24]

ブラウンはまたとないこの好機を十二分に活用したに違いあるまい。彼は六か国語に通じているのを誇りにしたようだが、控えめにみてもそれは確かだったろう。

帰国後『医師の信仰』の著述

一六三四年英国に戻ったブラウンは、(25)ハリファックスに近いシブデン・デイルに居を定めた。チャールズ・ウィリアムズが指摘しているが、それは医師の職に就くためでなく、難破や病気により健康がいくぶん損なわれたので、その健康の回復を図るためであった。このアッパー・シブデンの屋敷で彼は、今日なお彼の姿を彷彿とさせる書物、『医師の信仰』を書いたのであった。旅行中彼は多くの人間を観察し、あるいは書物を読んで有益な覚え書きを数多く抜粋したものと思われる。ブラウンはこの書が若い頃に書かれたものであることをはっきりさせている。と言うより、この点を明確にしておきたかったようである。(26)「私の人生は三十年にわたる奇跡である」、(27)「私はまだ土星が自転しながら太陽を一周するのを見てはいない」、(28)「私の脈拍はまだ三十年間打ち続けていない」、とある。事実、彼は(29)プラトン同様人生のペースは三十歳を境に落ちるという意見を持っていたらしく、(30)七十歳になっても体液の中に十分な油を持っている人もいるが、(31)「三十歳を越えた人で日の光を仰ぐことのできない者もいる」と述べた。そう述べたときのブラウンの口調には物悲しい響きが込められている。彼はさらに付け加えて、この年齢で死んだからと言って未完成を恨んではならないとも言っている。ブラウンはヨークシャーの静かな谷あいの地で、(32)「暇にまかせて私に自《ひそか》らの楽しみのために」原稿を完成させたが、当時、(33)「ペンを執って書き始めたときから良書の助けも得られぬという不利な条件のもとで書いた」と彼は言う。(34)「一人に伝えたところ、多くの者の知るところとなり」、ついに完成七年後の一六四二年、不備な点はあるものの印刷の運びとなったのである。

ノリッジ市での学究的開業医の姿

一六三七年、ブラウンは[35]友人の懇請を受けてノリッジに居を移した。われわれの知る限り、彼はこの市とは前からの関係はなかったはずである。当時、英国東部の首都ノリッジは医学史に載るほど有名な都市ではなかった。この市が[36]カイアスを産み医学に貢献したのは確かであるが、カイアスがこの地で医療に携わった期間は短く、その後市の将来に特別な影響を及ぼしたとは思われない。一方、ブラウン卿の名は、過去二世紀半にわたり、英王国の地方都市のうち、とりわけノリッジ市を有名にした数ある名士の筆頭にあげられると言ってもよいだろう。ブラウンは[37]学究的開業医として医療に携わり、良識を持って家族、友人、患者に尽くし、研究に没頭して、この地で四十五年にわたる平穏無事な生涯を過ごした。思うにこの上なく幸福な一生だったと言える。

結婚と女性観

一六四一年、ドロシー・マイルハムと結婚したが、彼女は[38]「立派な夫にぴったり釣り合った女性」で、両人は自然の磁気作用によって引き寄せられたようだった」と言われる。ブラウンは『医師の信仰』の中で優しい女神（訳者注：女性のこと）について、かなり手厳しいことを書いて、人類の繁殖を図る自然の摂理に猛烈な反論を表明した。彼の信ずるところは[39]ミルトンと同じであったが、その考えによると、この世に住む人間の中に女性はいなければよかった、とする。ブラウン、ミルトン両人はほとんど似たような言葉を用いて、[40]この世に女性ほど俗物的で下品ではない何ものかが存在して、それから人類が生まれたらよかったのに、と述べている。

ブラウンの家庭

ドロシー夫人は善良な妻で、十人もの子供を産んだ実り豊かな大木の枝とも言える人であった。[41]ピットマン式速記術を思わせるような文字で彼女が息子達や長男の嫁に書き送った手紙は、そういう彼女の姿を彷彿させてくれる。あり余るほどの素朴な信仰心と優しい愛情の持ち主であったらしく、そのことは聖ペテロ教会にある彼女の墓石に刻まれている。家族間で交わされた手紙（ウィルキン版の『作品集』）を読むと、教養ある英国人家庭の光と影を備えたブラウン家の様子が窺えて面白い。息子は二人とも父親の望みどおりに育った。[42]長子エドワードは父親の跡を継いで同じ医学の道を歩み、著名な医師になって英国医師協会の会長を務めるという栄誉に与った。二人の間で交わされた手紙が示すように、父親の嗜好を受け継いだエドワードは、博物学や考古学に幅広い関心を持ち、彼が書いた有名な『旅行記』にそれはよく示されている。私は幸運にも彼のサイン入りの『骨葬論』を一冊所有している。

エドワードの息子は手紙の中で「トミー」という愛称で呼ばれ、祖父ブラウンの楽しみの種だったが、彼も医師になって父親と共に医療に携わった。一七一〇年、「トミー」は[43]不運な出来事が原因で死に、彼を最後にブラウンの男の家系は途絶えた。[44]ブラウンの次男は魅力ある人物として手紙に描かれている。父親譲りの趣味を数多く持ち、幼少の頃から海軍の軍人タイプの勇敢な人で、後に(45)オランダ戦争で立派な武勲を立てて、そこで軍人としての死を迎えた、と言われる。(46)長女はヘンリー・フェアファックスと結婚し、その娘はバカン伯爵と結婚したが、そこから出たバカン家とアースカイン家の間にブラウンの唯一の末裔が残され今日に続いている。

国内動乱とブラウン

チャールズ一世と国会との争いによって起きた荒れ狂う(47)内乱の風波は、静かなノリッジの家には届かなかった。ブラウンは忠実な王党員で、一六四三年ニューカッスルの町の奪還基金の寄付を拒否した市民の中に彼の名が載っている。驚くべきことに、内乱は彼の心をひどく痛めたに違いないのに、著作の中には、それについての言及はほとんどない。『医師の信仰』の序文で彼は自分の心情を吐露し、出版関係者に共通する横暴ぶりばかりか、国王の御名《みな》は汚され、議会は地に堕ち、勅令・議決の文は共に(48)「不備な状態のまま、早手まわしに偽造・印刷される」ことを嘆いている。手紙（訳者注：一六六一年一月四日付）の中で彼はチャールズ一世の処刑を(49)「忌わしい殺人」だと言い、(50)別の手紙ではクロムウェルを簒奪《さん》者と呼ぶ。だが動乱の際、医師はほかの人々と比べて余り苦しむ必要がない。と言うのは、両党とも有能な医師に診てもらう必要があったし、ブラウンのようにバランスの取れた精神の持ち主で、恐るべき試練を静かにやり過ごし、口を閉ざして毎日の務めを果たした事例がままあったからである。国内の動乱は彼が人生の中で最も活躍した十年間に当たり、その間重要な著作が三冊も出版されているのを見て、その中に内乱への言及、あるいは少なくとも共和制による大変革を示唆するような記述のあることを期待する人がいたかもしれない。だが著作の中で同じ沈黙を守った[51]フォックスのように、自分の気持ちがどうあれ、ブラウンも慎重に沈黙を守った。彼が自らに課した生活の規律は息子に宛てた忠告にはっきりと表明されている。[52]「世は騒然としているようだが、おまえには公正かつ平穏に過ごせる職業があるし、自分の言行を律する思慮分別が身に備わっている」。

診療と多彩な文化的生活

ブラウンは忙しい診療に携わるかたわら、博物史、考古学、文学に関心を寄せ、広範囲にわたる学問上の友人や文通仲間を持った。その生活ぶりは、手紙文の中に垣間見ることができるが、すこぶる魅力溢れるものである。子供の教育には立派な計画を立て、子供達を外国に留学させ、幼いときから自主独立の習慣を身につけさせた。弟のトマスを十四歳のときに、それも一人でフランスに送り出したが、彼に宛てた手紙（訳者注：一六六一年十一月一日付）の中でブラウンはこう書いている。[53]「フランスにいて学ばなかった者は旅をした甲斐《かい》がない」。子供達に宛てた手紙には優れた実際的な意見が随所に見られる。息子の一人には[54]「粗野な衣を脱ぎ捨て、気品のある身なりをせよ」と書いた。娘もフランスに送られた。[55]チャールズ・ウィリアムズ氏がブラウンの思い出に描いた挿絵を見ると、彼の家は古いが立派な建物である。もっとも数年前、堂々としたマントルピースだけを残して取り壊されたのは誠に遺憾である。

ブラウン家を覗く

当時の様子は、一六七三年ブラウンの家を訪れた[56]イーブリンによって残されており興味深いものがある。イーブリンの記すところによると、

家全体が楽園であり、珍品を収めたキャビネットのようなもので、とりわけメダル、書物、植物、天然物など最高の蒐集物が収めてある。珍奇な蒐集物の中には、入手できた鳥類全部の卵の蒐集があったが、トマス卿によると、ブラウンの住んでいた土地、特にノーフォークの周辺は、留鳥の類、たとえば鶴、コウノトリ、鷲など、多くの鳥が棲息する場所であるという。[57]

医師となった息子との文通

息子のエドワード・ブラウン医師がロンドンで診療するようになってから二人の間で交わされた手紙は、ブラウンがその時代の科学の研究に多大の関心を寄せていたことを物語っている。息子が[58]カイルージカルホールで解剖の講義を行うことに触れて、ブラウンは、聴衆より見物人のほうが多いだろうとか、講義はラテン語で行われるので、初日が終われば[59]「大多数の者はその後出席したくはなくなるだろう」といった警告を発している。彼は明らかに息子の向上に最大の関心を示し、文

献に出た新しい観点についての示唆を絶えず息子に与えている。手紙の随所に重要な症例に対する参考文献や治療法に関するコメントが書かれてある。その中にはひどい出血性の悪寒の流行と、それを彼が[60]キナ皮で治療した例などが書かれてあって興味深いものがある。一通の手紙には[61]「体を急激に動かすと、傍にいる者に聞こえるほどの波動が胸内に生ずる若い女性」という顕著な気胸例の記述がある。彼は東部州で幅広い診療に従事していたもようで、その土地の医者について触れている箇所も多い。絶望的な症例であったE・S・夫人に施した彼の技倆を称えた詩があるので、ここに三、四行引用してみることにしよう。

彼はやって来て、見て、癒した！[62]　たとえシーザーでもこれほどはできまい。
[63]ガレン、ヒポクラテス、名だたる王立医師会所属のロンドンの八十人の医者といえども……
痩せ衰え半ば死にかけた身体について彼が講義するのを聴いたにせよ、
謙虚な眼で身体の部位をくまなく調べ、診るだけでなく判断する彼の姿を見たにせよ、
一体誰に彼以上のことができるだろうか。[64]

息子との文通は死の直前まで続けられた。ほんの一部の手紙がウィルキンの『伝記』に載っているが、公表する価値のあるものが多く現存している。

ナイトの称号を受ける

一六七一年ブラウンはチャールズ二世からナイトの称号を授かった。一六六四年、息子を通して緊密な関係にあった王立医師会の名誉会員になった。彼の名前は英国学士院の名簿には載っていないが、この協会の精神と目的に彼は心からの共感を覚えていたに違いあるまい。[65]イーブリン、グルー、アッシュモール、ダッグデイル、パストン、オーブリーなど、当時の指導的立場にあった数多くの人々と手紙のやりとりがあった。手紙には博物史、植物学、化学、魔術、考古学などの多彩な話題が扱われている。

著書『虚偽の蔓延』の名声

『虚偽の蔓延』（*Pseudodoxia Epidemica*）（一六四六年）は彼の名声をあらゆる階層の人々に広め、それによって彼はその時代の卓越した知識人と親しく交わることができた。[66]ボドレアン図書館には宮廷の才人[67]ヘンリー・ベイツ氏からの愉快な手紙が保存してあって、その抜粋を読むと、彼の著書が盛んに賞讃を浴びた様子を窺い知ることができる。

ブラウン卿殿、あなたは類《たぐい》まれな創造力と叡知の書『医師の信仰』を著し、崇高かつ内容の充実した幻想の産物を世の人々にお与えくださいました。私ども皆大いに謝意を表しておりますが、最後に私にも一言讃辞を述べさせていただきたいと思います。敬服しているあなたの著書に、私のこの言葉がふさわしいものとなるよう願ってやみません。幸運にもあなたの信仰を知ることができてからこのかた、私は信仰の点であなたを崇拝し、あなたのミネルヴァ（訳者注：知恵の女神）をこの胸に抱き、それを私の道案内としてきました。あなたの著書は[68]『神の伝説』（*Legenda Dei*）に次ぐキリスト教世界の一大傑作であると信じております。ときに屁理屈をこねる人がいて、想像上の欠陥を見つけて非難したり、取るにたらぬ面をつついて揚足を取ったりするかもしれません。その無意味なあら捜しに私はひどく腹を立てたこともありましたが、その非難は無知によるもので、明かり（訳者注：理解）がなくて見えないため足場を失ったのにすぎないことを知って、かえってこの書に敬意を表したいと思うのです。[69]

内と外との調和のとれたブラウン

医学に積極的な関心を持っていたブラウンは当時の偉大な医学者である[70]ハーヴェイ、シデナム、グリソンなどの名を常に尊敬の念を込めてあげてはいるが、彼らとの親しい交流はなかったように思われる。ブラウンは思慮深く、順調な道を歩んだ人で、子供達にも友人にも寛大な態度で接した。ウィンチェスターの母校、トリニティ・カレッジ図書館の改築、それにオックスフォードのクライスト教会の修理に多額の寄付を行った。ブラウンは平穏無事で、安楽で、ストレスもなく、友人・家族・仕事に恵まれて生涯を過ごし、あらゆる真の哲学の到達目標である人間の内面・外面の調和をまさに体現したような人物であった。その点をブラウンは崇高な言葉を用いて『医師の信仰』と『キリスト教徒の道徳』の中で説いている。

友人の(71)ジョン・ホワイトフット牧師が描いた彼の姿をここに引用したいと思う。

喜びで我を忘れたり、悲しみに打ちひしがれる彼の姿を見た者はいなかった。常に快活だったが、羽目をはずすほど陽気になることは稀で、いつも程々だった。冗談口をきくことは滅多になかったが、言ってしまった後で、その軽率さによく顔を赤らめたものだ。彼の真面目さは生来のもので、見せかけのものではなかった。(72)

突然訪れた死

死は七十七歳のときに思いがけない形で訪れた。一六八二年十月十九日の誕生日、激しい腹痛の発作に見舞われた後のことであった。こういう形で奇しくも死が訪れる可能性について、彼は友人への手紙の中でこう語ったことがあった。

長生きした人には、毎年生死を決める日が三百六十五日もあるのに、この世に生を受けた最初の日がこの世の最後の日になり、(73)蛇の尾がまさにその時口に戻って、誕生の日に結末がつくというのは、誠に驚くべき偶然の一致である。占星術が気のきいた解決の労を取ってはいるが、いまだにそういった形の死の予測はつけにくい。(74)

トマス・ブラウンの肖像画

ブラウンの優れた肖像画は三幅あって、一つはロンドンの王立医師会にある一番有名なもので、それから複製が作られることが多く、グリーンヒルの『医師の信仰』の第二版の口絵もそれから取られている。二番目のものは(75)ボドレアン図書館にあり、それからの複製も多い。三番目の肖像画はノリッジにある聖ピーター・マンクロフト教会の聖堂に置かれている。いろいろな点でこれが三幅のうちで一番好ましい肖像で、『医師の信仰』を執筆していた頃のブラウンを彷彿させる若々しい姿で描かれている。『虚偽の蔓延』の第五版の口絵に使われた四番目の肖像画もあるが、ほかのと異なり真にブラウンのものであるか否かはすこぶる疑わしい。本物だとすれば、悪筆な画家の被害を受けたものに違いない。ちょうど(76)ミルトンの詩集の口絵に載ったものと同じことになるが、ブラウンはミルトンのように冗談めかしてうまい仕返しができなかったのは残念であった。

〔二〕　著　書

『医師の信仰』

『医師の信仰』は出版されるまでに面白い経過を辿った。この書は(77)「暇にまかせて私《ひそか》に自らの楽しみのために」筆をとって書かれたものだが、友人の間でまわし読みされているうちに相次ぐ転写によって改悪され、写本が出版元に届いたときにはすこぶる欠陥の多いものとなっていた。一六四二年、(78)アンドルー・クルックによりその海賊版が二種類出版されたが、いずれも八つ折判の小型本で、(79)マーシャルが彫版印刷した口絵がついていた。その口絵には、一人の男が岩（大地）から永遠の海へ落ちてゆく途中、雲の中から突き出た手に受け止められている姿が描かれており、その下には「天からの迎え（*A Coelo Salus*）」という説明文がついていた。ジョンソンの見るところによると、著者ブラウンはクルックの印刷意図に気づかなかったわけではなく、むしろ喜んで試し刷りさせたのではないか――すなわち、[80]「名声は欲しいには欲しいが、それを自分から要求していると思われるのが嫌さに作家がよく使う手で、虚栄心を満足させると同時に謙虚であるという体面を保つための策略だった」という。

現存する写本は六種類あって、そのいずれも細かい点で少しずつ異なっており、相次ぐ転写で改悪された、という著者ブラウンの主張を実証している。[81]ノリッジのカースル博物館に収蔵されたウィルキン・コレクションの写本は、著者の筆跡によるものである。

オスラーの入手した『医師の信仰』第二版

ブラウンが、このような幼稚な詐欺的出版行為に加担していたとするならば、一年も経たないうちに欠陥のある第二版をクルックから出させなかったことであろう――前の版と比べてみると、サイズも頁数も異なっており、内容にも細かい点で相違が見られるので、この版は単なる二刷りではありえない。著者から正式な許可を受けた版は翌年同じ版元から出版され、それには同じ口絵がついていて、そのずっと下のほうに[82]「以前『医師の信仰』という題名で出版された不備な海賊本があるが、これこそ正真正銘の定本」という銘が打ってあった。著者名はなかったが、A・B・という署名入りの序文がついていて、[83]「先に出版された本書の改悪版に関して、すでに見解を持ち、あるいは将来自分の見解を持ちたいと思う人々へ捧ぐ」とあった。

本書の出版をきっかけに面白い出来事が起こった。当時の知的運動を代表する二人の人物の結びつきが生まれたのである。二人はいずれも学究の徒であると同時に神秘主義者だったが——一人は物静かな自然観察者、考古学者、かつ医師であり、もう一人は落ち着きのない活動的な人物で、無法な海の男、政界の策士、哲学者、かつ道楽医者であった。議会党員によってウィンチェスターハウスに軟禁されていた[84]ケネルム・ディグビー卿がその人で、彼は本書が面白いという話を[85]ドーセット伯からたまたま聞き及び、彼が言うには、「磁石にでも引き付けられたように、どうしてもその書を手に入れたくなって」、すぐに聖パウロ寺院の中庭に取りに行かせた。本が届いたときには彼はすでに床に就いていたという。

できうることならこの善良な男が私と寝所を共にしてくれ、高邁な会話を楽しみたい気分でいる私の眼を覚まさせてくれるとよいのだが。実を言うと、新しい頁の中に収められたあらゆる宝物でこの身を豊かにするまで（少なくとも通読し終わるまで）、私は眼を閉じることはなかった。[86]

ケネルム卿はベッドでこの書を読んだという記録を立てた。すなわち、一気に通読したばかりでなく、友人に宛てた手紙という形式で、原書の四分の三の長さにも及ぶ『所感』をその夜のうちに書きあげたのであった。[87]ジョンソンによれば、「彼は手紙よりむしろ書物の形式を借りて、この書に対する自らの所見を述べた」と言う。手紙の終わりの日付は一六四二年十二月二十二日とあるが、書き終わったのは確実に翌朝のこと、つまり二十三日のことなので、十二月二十三日としたほうが正しいものと思われる。ジョンソンは、『所感』が賞讃に値する主な理由として、ブラウンの原著を手に入れ、かつそれを読むためにかなり時間を割いたにもかかわらず、『所感』を二十四時間以内に書きあげたことを挙げている。ケネルム卿は誠に非凡な人物だったが、彼の『所感』を読むに際しては同時代人が彼に与えた評判を思い起こしたほうがよいだろう。[88]スタッブズは、「嘘をつくことにかけては当代きっての[89]プリニウス」と評した。評判はどうあれ、本書に対する彼の批評はすこぶる面白く的を射たものが多い。ケネルム卿著のこの小冊子は文学の流れの間に間に漂い、『医師の信仰』の新版が出ると、それに伴って時おり再浮上することがある。もっとも、彼の他の著作のほうは『所感』に比べるとずっと重いため、川底の泥深く埋まっているのであるが。

注目を引いた『医師の信仰』とその翻訳

『医師の信仰』は驚くべき速さで一般にゆきわたった。[90]「逆説《パラドックス》の目新しさ、気品、次々に繰り広げられるイメージ、難解な引喩の豊富さ、論考の緻密さ、文体の力強さなどで注目を引いた」とジョンソンは言う。旅行でヨーロッパにいたケンブリッジ大学の学生[91]メリーウェザーがこの書をラテン語に翻訳し、一六四四年ライデンの[92]ハッキウスより非常にスマートな体裁の本として出版した。同年にライデン版の二刷りとライデン版の重訳であるパリ版が出版された。本書を読んだヨーロッパ大陸の学者は少なからず当惑し、宗教上この書が正説を奉じているかどうかに確信が持てなかった模様である。メリーウェザーは一六四九年に書いた興味深い手紙の中で、ライデンの出版社を探すのにかなり苦労した旨を述べている。本屋のヘイが[93]サルマシウスに認可をもらいに行ったところ、彼は[94]「この本には有益なことが多く書かれてはいるが、宗教の点から見て法外な考えも多く含まれており、眉をひそめて読む者が多い。特に神父達は渋い顔をするだろう」と述べたと言う。他の二つの版元も本書の出版を拒否した。ヨーロッパ大陸における最も面白い批評は、著名な医師でパリ大学医学部の教授、(95)ガイ・パタンによって書かれたものである。リヨンの(96)チャールズ・スポンに宛てた一六四四年十月二十一日パリ発の手紙の中で、彼はある英国人が書いた『医師の信仰』という題名の小冊子を受け取った旨を記し、「一風変わった魅惑的な考えを含む誠に神秘的な本」と述べている。一六四五年の日付がついた手紙には、「この書は当地で高い評価を受けている。著者にはウイットがあり、本書には多くの素晴らしい知見が含まれている。彼の考えは好ましく、(97)ユーモアの持ち主だが、私の考えでは、彼が宗教上の師を求めても結局見つかることはあるまい」とある。『医師の信仰』の著者は拠《よ》り所のない不安定な状態にあり、存命中、人間として良くなるか悪くなるかの予測がつかない、とパタンは考えていたようだ。パタンは『医師の信仰』が気に入ったとみえ、一六五〇年、一六五三年、一六五七年の手紙の中で再び版の異なったものに触れている。いずれの手紙でも彼は著者の名をあげていないのは注目すべきことだが、後に息子のエドワードが留学してパリにいたときに、パタンは彼の父親に親切な挨拶状を出している。

欧州での大反響と各地での再版

ヨーロッパ大陸では『医師の信仰』における信仰の正統性に関して多くの議論が起こった。ある者はブラウンはカトリック教徒に違いないと言い、ある者は無神論者であると弾劾し、一方、クエーカー教徒はブラウンを誂《あつら》え向きの改宗者と見なしたという事実は、ブラウンにとっては光栄の至りであろう。『医師の信仰』は[98]禁書目録に入れられた。ディグビーの『所感』は別として、英国では注目に値する反論は出なかった。サザンプトンの愉快な老校長で常に知的論争をかって出た[99]アレグザンダー・ロスが、「医師の救済――鎮静剤あるいは口当たりのよい水薬で医師の信仰を治療する」と題した批評を書いただけであった。

英国では一六四五年に増刷が二回出て、一六五六年、一六五九年、一六六九年、一六七二年、そしてブラウンが死去した一六八二年にそれぞれ再版が出た。当時発行の初版本と比べてみると、いずれにも口絵がついており、多少の異同はあるものの一六四三年版の再版であることがわかる。その後、本書は『虚偽の蔓延』(*Pseudodoxia Epidemica*, 一六五九年、第三版)と抱き合わせで増刷された。ラテン語版も次々に出版された。一六四四年ライデンで出版されたことはすでに述べたが、その同じ年にライデンとパリで増刷され、一六五〇年に再びライデンで、一六五二年ストラスブールで、一六六五年と一六六七年、同じくストラスブールで出版された。このうち最も重要なのは、[100]モルトキウスによる丹念な注のついたストラスブール一六五二年版であるが、ガイ・パタンによれば、その注は「衒学者ぶりをみじめにも露呈した好例」であり、彼は解説者に愚か者の汚名を着せている。オランダ語の翻訳は一六六五年に、フランス語の翻訳は一六六八年に出た。そのためブラウンの生存中、全部合わせると二十種類の版が出たことになる。

十七世紀の版は全部で二十二種類あり、十八世紀には英語版が四種、ラテン語版一種、ドイツ語版が一種出版された。その後七十七年という長い年月を経て一八三一年に、エクスター・カレッジ出身の若い[101]トマス・チャップマンがスマートな小型版を世に送り出した。

その同じ年にボストンの[102]アレグザンダー・ヤング師の編集による最初の米国版が出版された。

一八三八年には、「旅行家で諸外国語に通じ、作家かつ編集者」と呼ばれた[103]J・A・セント・ジョンが素晴らしい版を出し、一八四四年にはブリストルの市立図書館の司書だった[104]ジョン・ピースによってロングマン版が世に出た。このロングマン版は米国フィラデルフィアのリー・ブランカード出版社から再版されたが、これは医学関係の出版社が本書を手がけた唯一のものだったと思う。一八四五年にはピッカリングの美装版が出たが、これは[105]ヘンリー・ガーディナー師が独自の注を数多くつけて編集したもので、いろいろな意味で十九世紀の逸品と言えるだろう。一八六二年にはボストンの著名な学者で出版者である[106]ジェイムズ・ティックノー・フィールズが体裁の堂々とした版を出したが、これは本書にしては初めての大きな豪華版であった。一八六九年には[107]ウィリス・バンドによるサンプソン出版社の版が出て、一八七八年には[108]W・P・スミスの編集によるリビングトン版が出た。その後一八八一年には、その後の定本となる版が出た。これは[109]グリーンヒル博士が『名作選集』のために編集したもので、マクミラン社からたびたび増刷が出ている。グリーンヒル博士はトマス・ブラウンを心から愛したばかりか、この仕事をするに当たって誠実で労を惜しまぬ学者としての正確さを示した。一八八一年以後、十二ないしそれ以上の版が出たが、ここではマンチェスターの[110]ロイド・ロバーツ博士が出した素晴らしい版だけに触れておきたい。この無味乾燥な概要を終えるにあたり、羊皮紙の表紙のついた一六四二年の小さな海賊版とヴェイル印刷所の豪華な二つ折版との対比に注目したいと思う。全集の中に入ったものも含め、これまでに全部合わせて五十五の版が出た。ブラウンによると、本書はドイツ語とイタリア語に翻訳されたと言うが、その記録は判明せず、[111]ワットがあげた一六八〇年のドイツ語版の記録も見つけることができない。

他の著作『虚偽の蔓延』

時間の許す範囲内でブラウンの他の著作物に触れておきたい。[112]『虚偽の蔓延――一般に容認された教義と巷《ちまた》に流布した諸説の真偽の探究』は一六四六年に小さな二つ折判で出版された。この書が扱った内容は、ブラウンの著作物の中で最も仰々しいものである。この書は人間の知識のあらゆる領域にわたる迷信や民間信仰を集め、当時の科学的観点から考察した膨大なものである。ある意味でこれは世間の盲信と記述の曖昧さに対する強い抗議の書であり、観察を正確に行い記録せよ、という訴えでもある。[113]ウォルター・ペーターは、謬見《びゅうけん》の原因に関するブラウンの一章が偏見についての[114]ベーコンの偶像説、すなわち人間は堕落すると擬物《まがいもの》崇拝するようになるという説と驚くほど類似していることに注目した。賢明にもブラウンは疑いの効用について論じたが、「彼自らは先入観からくる謬見《びゅうけん》の持ち主の生き証人であった――[115]ボイル、ディグビーなど多くの者達と同様、彼は錬金術の足枷《かせ》や[116]賢者の石に対する憧れに捉われずにはいられなかった」とペーターは言う。

この書は大変な好評を博し、ブラウンの名声を多くの人々に広めた。一六四六年当時、ブラウンは『医師の信仰』の著者としては一般に知られていなかったほどである。それは、当時発行されたどの版の表紙にも彼の名は印刷されていなかったからである。『虚偽の蔓延』はたびたび印刷され、第六版が一六七二年に出て、フランスとオランダでもそのフランス語版が出版された。

文学上の名著『壺葬論』の出版

『医師の信仰』と同様ある種の人々の間で好評を博し、『医師の信仰』に次いで重要な著作としては、[117]『壺《こ》葬論――近年ノーフォークで発見された埋葬用壺についての論考』という題名の優れた随筆（一六五八年）がある。それと同時に、全時代にわたりあらゆる形態の庭園を学識豊かに考察した書、[118]『キュロスの庭』が印刷された。おびただしい数の埋葬用壺が[119]ウォールシンガムで出土したとき、それが当代きっての古物研究家だったブラウンの目に留まったのは当然のことであった。精密な測定・分類を行い、その骨の属する時代――彼はローマ時代のものと考えたが、実際はサクソンのものだった――に関して学識豊かな論文を書く代わりに、ブラウンは軽い調子でその出来事全体に触れ、それを土台に、崇高かつ霊感に満ちた散文詩に詠みあげた。それは死ぬべき運命と、時代・国を問わず人間が持つ最後の悲しい儀式についての黙想であり、埋葬の慣習について、古物研究と歴史的知識に裏付けられた造詣の深い解説がついていた。詩に一貫して流れている調子は、われわれ大多数の者の前途にある哀れな運命に相応しい物悲しさである。そのわれわれの上に、[120]「非道な忘却はやみくもに芥子《けし》の実をまき散らす」のだ。[121]「偉大なる者も、まるで存在しなかったように、人類の記録ではなく神の名簿に載ることで満足しなければならない」。

彼の著作物の中でこの散文詩ほど、威厳ある朗々とした調子が一貫して流れているものはない。以下に思索の例をあげてみよう。

運命の時が近づきしとき、それに応じた対応ができるなら、白髪の者には幸せが訪れ、知力の衰えし者が悲惨な運命に見舞われることもあるまい。だが、あまりに長く生きたがために、死ぬ気にはなれぬ者もいる。かくしてわれわれは貪《どん》欲なために死に弄ばれ、[122]ダビデですら残酷な策士になり、[123]ソロモンといえども偉大な賢者とは言えなくなる。しかし大半の者は、時きたらぬうちに老いてゆく。逆境は月日を引き延ばし、不幸は[124]アルクメネーの夜をもたらし、時は死へと赴かせる翼を持ってはいない。[125]

死と死のあり方についての論文

情感の点で『壺葬論』と非常に近い関係にあるのは、ブラウンの著作物の中で最も珍しいとされ、一六九〇年ブラウン没後に出版された薄い二つ折判の仮綴じの小冊子[126]『親友を喪《うしな》った友人に送る手紙』である。これは死と死のあり方についての優れた論文で、ある結核患者の死に至る緩慢な経過についてのユニークな研究書である。この書簡集はブラウン独特の極めて写実的な調子で書かれており、魅力的な言葉が使われているので、これを彼の全著作の中で最高のものとする批評家もいる。ペーターは熱烈な調子で、[127]『壺葬論』とこの書簡集はブラウンの文学上の名声を最もよく示す作品である、としている。

ブラウンの頭蓋骨

ブラウンは先の二つの黙想録で人間の哀れな遺骨に対する優しい悔みの気持ちを美しく詠みあげ

たが、それは彼自身には当てはまらなかった。[128]「遺骨の行く末を誰が知ろうか、人は幾たび葬られるのだろうか」とブラウンは問うた。一八四〇年、聖ピーター・マンクロフト教会堂の内陣の改修工事が行われていたときに、ブラウンの棺が偶然開いて工事人の一人が頭蓋骨を取り出した。後に[129]エドワード・ラボック博士がそれを手に入れ、ノーフォーク・ノリッジ病院の記念館に保管した。私が一八七二年に初めて見たとき、その上には一枚の紙が置いてあり『壺葬論』からの詩句が印刷してあった。[130]「墓は暴かれ、髑髏《されこうべ》は酒わんにされ、骨は笛にされ、敵の慰み物となるのは、火葬を免れた者に与えられる忌わしい悲劇的末路である」。[131]チャールズ・ウィリアムズ氏はその頭蓋骨を丹念に描写しており、私は幸いその写真を借りることができた。

その他のブラウンの著書

『友人に送る手紙』のほかに、ブラウンの死後出版された著作は三冊ある。[132]テニスン大主教が編集した『雑文集』（一六八四年）と古物研究への関心から書かれた論文を主に載せた[133]『遺作集』（一七一二年）がその二つで、ノリッジの副主教ジェフェリーがブラウンの論文の中から見つけた原稿をもとに編集した[134]『キリスト教徒の道徳』が同じ一七一二年に出版された。これはブラウン後期の作であると思われ、一連の倫理上の教訓が断片的ながら豊かな堂々たる散文に詠みあげられており、驚くほどヘブライ語に類似した語句が随所に見られる。この作品は通常『医師の信仰』と同一の本に収められているが、事実『医師の信仰』の補遺といえる。

ブラウン全集

ブラウンの全集で最初の立派な二つ折版は一六八六年に出版された。ノリッジ出身の[135]サイモン・ウィルキンが同郷人ブラウンを愛するが故の献身さと学者の持つ批判的正確さとを持って、その編集に当たった。ブラウンを研究する後世の学者はすべてウィルキン氏の恩恵をこうむっており、彼の息子の妻であるシドマウスのウィルキン夫人の好意により、カースル博物館付属のトマス・ブラウン卿図書館が創設された。そして、そこにサイモン・ウィルキン氏のコレクションが収められたが、われわれはそれを感謝したい。

〔三〕 評価

シェイクスピアに似た洞察力の豊かな文人

[136]ジョンソンからウォルター・ペーターまでの諸批評家は、ブラウンの評価と文学史上に占める彼の位置についての記録を残した。とりわけ批評の鋭さにかけてはペーターの右に出るものはいまい。[137]ラムとコールリッジはこの年老いたノリッジの医者を気の合った同士と見なし、彼をこよなく愛した。米国では[138]ティクナー、フィールズ、ホームズ、ローエルなどニューイングランドの作家達が彼の作品を熱心に学んだ。とりわけローエルは好んでブラウンの著作から適当な箇所を引用し、彼

を評して[139]「シェイクスピア以後に輩出した最も想像力に富む精神の持ち主」と述べたことがある。だが、フランスの批評家[140]テーヌほど簡潔かつ明瞭に作家ブラウンの意志強固な性格を描き出した者はいないであろう。

彼はシェイクスピアの精神に類似するものを持っており、俳優や詩人ではなかったが、学者であり、しかも事物の観察者であった。創造する代わりに理解に努め、シェイクスピア同様、生ある物に意を注ぎ、その内部構造を深く洞察し、進んでその実際の法則の理解に努め、熱心かつ綿密に、最も細かい部分をも心に刻み込もうとした。同時に、彼の鋭い洞察力を観察の及ばぬ領域にまで広げ、目に見える現象の背後にひそむ解しがたい崇高な世界を見抜き、ゆらゆらと動くわれわれの小宇宙の下に横たわる、定かには見えないが人影のうごめく広大な深淵を前にして、彼は畏敬の念に駆られてその身を震わせた。トマス・ブラウン卿とはこのような人物であった。博物学者、哲学者、古典学者、医師、さらに道徳的思想家であったブラウンは、[141]ジェレミー・テイラーやシェイクスピアを産み出した時代の最後を飾る人であったと言えよう。その時代に、取り留めのない創造的好奇心を彼ほど強く示した思想家はいなかった。彼ほど見事に才気縦横かつ穏健な北部人特有の想像力を示した作家はいなかった。彼ほどの気品を持って、忘却という広大な闇、すなわち死について語った者は誰ひとりいなかったし、束の間の栄光または石碑に刻んだ銘で不滅を生み出そうとする、人間の虚栄心すべてを飲み込む陥穽について語った者はいなかった。これほどキラキラ光る独創的な言葉を用いて、この時代に生きた人々の精神に流れる詩的活力を明らかにして見せた者はいまい。[142]

医師の中での超一流の人物

ブラウンの著作がますます好評を博しているという事実は、多くの者とは言わないまでも、少なくとも世代を問わず少数の残された者達の心の中に、彼の存在が大きな位置を占めており、最良の文学的遺産が受け継がれていることを物語っている。同じ職業に就く者として、われわれはブラウンを大いに誇りに思う。医師あるいは医学を教えた者の中で超一流の人物と見なされるのは一人だけであろう。[143]ラブレーは文学における王や王妃達と肩を並べ、他の追随を許さない。その次にくる王子を誰にするかについては意見の分かれるところであろうが、ブラウン、[144]ホームズ、エジンバラのジョン・ブラウンの三人は一群となって高い地位を占めている。このうち二人は一般開業医で、ホームズだけは若い時に医者として働いたが、その後の四十年間は解剖学を教えた。名目上は医師であったが、ほとんど医学とは直接の関わりを持たなかった[145]ゴールドスミス、スモーレット、あるいはキーツなどに比べると、この三人はわれわれとはるかに密接なつながりのある人達である。

ブラウンの文体

[146]バートン、ブラウン、フラーには多くの共通点がある――稀にみる風変わりな面白さ、奇想を愛する心、珍しい出典から手頃な引用文を取り出す能力、などが共通していた。モンテーニュが衒学的と言えるなら、バートンはもっと衒学的であったが、[147]モンテーニュのようにブラウンの衒学者ぶ

りも楽しい性質《たち》のもので、しかもブラウン自身が言うように、彼の作品の真髄は他の作家の頁から取られたものではなく、彼自身の頭脳の[148]「無毒・有毒の雑草」の中で育まれたものであった。彼の文体にはいわゆる現代人の言う技術に欠けるところはあったが、小川のせせらぎのように流れる彼の思想を辿ることはなんと心楽しいことであろうか。ブラウンの文体は、紋切り型の言葉を連ね、正確だが機械的な抑揚だけの表現で読者をうんざりさせる作家のものとは異なっていた。

懐疑論と謙虚かつ自由な信仰

すでに述べたことだが、『医師の信仰』は一大傑作であり、大胆な懐疑論とキリスト教の謙虚な信仰とを結びつけようとした一つの試みであった。ブラウンは[149]「自分には、筋違いの情に駆られ、迷信と呼ばれるものに身を委ねる傾向がある」と告白した。[150]「アヴェ・マリアの鐘の音を聞くと心が昂揚する」とも言う。宗教に偏見は持たないが、自分は英国国教会に忠誠を誓う信徒であると考えていた。[151]「信仰の点で、聖書が黙して語らないとき自分は教会に従う。教会で語られることは自分の言葉なり。両方から答が得られないときには、ローマやジュネーブからの宗教上の規律を借りずに、自らの理性の命ずるところに従う」とはっきり記している。

ブラウンは宗教の論客には手厳しい言葉を浴びせかける――[152]「誰もが真理の擁護者であるとは限らない。真実のために誰もが挑戦に応ずるに相応しい人であるとは限らない」と言う。[153]「異端の痕跡は寸毫もない」と言うものの、自分には人類の究極の救いや死者に対する祈りの効験といった異端の望みが多少はある、と彼は告白した。聖書に語られているもっともらしい不合理な話には率直な批判を行っている。

国際人ブラウン

各国を旅行したおかげでブラウンは国際人となって、他国民への偏見を持たずにすんだ。

私の心には世間一般の人々に見られる反感はない。わが国民に固有の嫌悪感は私の心を動かさず、私は偏見を持ってフランス人、イタリア人、スペイン人またはオランダ人を見ることはしない。彼らがわが同胞と同じように振る舞うときには、私は同胞に対すると同じように彼らを敬い、愛し、抱擁する。私は[154]第八地帯に生まれたが、どの地帯にも適するよう造られているように思われる。私は庭の外で繁茂できない植物ではない。あらゆる国、あらゆる大気が私にとって一つの国である。私は英国で、あらゆる所で、いかなる子午線の下でも生きてゆく。[155]

患者への共感、たかぶらない多才

ブラウンは、外見で判断する[156]〝愚かな大衆〟だけには軽蔑を示しており、[157]「一人ひとりをとれば神がお造りになった理性を持つ人間に見えるが、ごちゃごちゃに混ぜると一匹の巨大な獣にすぎなくなり、大蛇《ヒュードラ》をも凌ぐ怪物と化すあの奇っ怪な群衆」と述べた。彼は他人が悲しみを持つとすぐに共感を寄せ、医者ではあったが、農夫と共に四季に異常が起こらないようにと祈った。われわれが患者に時として抱く気持ちを、彼ほど美しく言葉に表わした者はいまい。

自分が患者と同じ病を持たないことがあるが、そのとき私は患者に代わって病むことを望む。自分自身の窮状よりむしろ弱った患者の苦しみを癒したいと願う。治療の効なき時は、受ける報酬は正当なものとは言い難い。たとえそれが善意の努力に見合った所得であったにせよ。[158]

ブラウンは多くの国々を見聞し、その習慣・政治を学んだ。彼は天文学、植物学に精通していた。あらゆる哲学体系を一通り学んだが、そのいずれからも心の平静は得られなかった。知識はこの世に汗水を垂らして得られるものであるが、死という体験はどんな愚か者にも知識を等しく与えるから、[159]たとえ土地の方言を幾つか話し、そのほか六か国語を解するからと言って、自分の功績を得意がるのは馬鹿げている、と彼は見なした。

有能な博物学者

科学者としてのブラウンは同時代の人達と比べて卓越していたわけではない。彼は鋭い観察力を持っており、『虚偽の蔓延』や書簡文は彼が有能な博物学者であったことを雄弁に物語っている。屍蠟と呼ばれる独特の物質を初めて観察し記述したのはブラウンであったし、狂犬病のウイルスは他の動物への媒介によって力を弱めるという示唆など、鋭い着想の閃《ひらめ》きがところどころに見られる。だが彼の同時代人であった[160]ハーヴェイが素晴らしい業績に示したような明快かつ公平な科学観はブラウンには見られない。開業医として多忙であったにもかかわらず、彼は事物の観察を行った。[161]「感覚を理性に、実験を考察に結びつけよ。さらに、いまだ混沌状態にある真理の卵に生命を与えよ」との提言を行ったが、彼自身は決して実験者ではなかった。彼はハーヴェイを大いに崇拝し、彼の業績を画期的なものと見なし、(162)「私は血液循環の発見をコロンブスの発見より高く評価する」と述べた。観察力の点では古代ギリシャ人がわれわれの師であり、進歩を求めるならば彼らの方法に戻らねばならない、ことをブラウンは認めていた。解剖の重要性については、(163)シデナムよりはるかに明確な考えを持っており、若い友人の(164)ハリファックスのパワーに死体解剖を忠実な友にせよ、との忠告をしている。

時代の誤り

ブラウンが魔女の存在を信じ、(165)一六六四年の彼の証言によって二人の哀れな女性が罪の宣告を受けたという事実は、彼の性格の汚点として常に語られるところである。しかし、人は時代と環境から判断されねばならない。軽々しく信ずるという彼の性質は困ったものだが、十六、十七世紀に魔女を信じないことはどんなに難しいことであったかを思い起こさねばならない――まさにそれは今日、盲目的に旧約聖書を信ずるのに匹敵する難しさであったと言えよう。われわれの観点から魔女問題を眺めた(166)レジナルド・スコットやヨハネス・ウィラスのようなタイプの人物はまさに例外で、問題を理性的に見ようとする彼らの強い主張は、当時の人々にはほとんど影響を及ぼさなかったのである。

美文と香り高い思想と信仰に満ちた名著

医学を学ぶ者にとってトマス・ブラウン卿の著作物は大いに価値があり、その真価については疑いの余地があるまい。美しい言葉の衣を身にまとった高邁な思想の魅力は、読者の心を捉えて文学愛好者にしてしまうこともあろう。だが、それ以上に大きな利点がある。(167)マルクス・アウレリウスの『自省録』や(168)エピクテトスの『手引書』と同様、『医師の信仰』には、まだ世間との接触で固まっていない柔軟な若者の心に訴える(169)「完徳の勧め」が満ち満ちているからである。こういう書物を丹念に学ぶと、それから名状しがたい感化を受けて性格が堅実になり、健全な眼で複雑な人生問題が眺められるようになる。早い時期からブラウン一族との絆を固めた（訳者注：ブラウンの著作に親しんだ）学生は、旅の好伴侶としての一生の友を得たことになる。ブラウンの考えは自分の考えに、ブラウンのやり方は自分のやり方になることであろう。自制心、誠実かつ献身的な義務感、人間に対する人間としての深い関心など――皆さん方は、今、あらゆる教訓の中でこれらを学ばねばならない。さもなければ一生身につかないだろう。これこそまさしくトマス・ブラウン卿の人生と著書の中から皆さん方が拾い集めることのできる教訓なのである。

本章の訳出にあたっては、『医師の信仰』、堀大司訳、『世界人生論全集』第四巻、筑摩書房、一九六三年を参考にした。

訳者注

この講演は、一九〇五年十月十二日、ロンドンのガイ病院で開催された医学会で行われたものである。一九〇五年の*British Medical Journal* (ii, 993-998) に掲載され、また、*The Library* (London, 1906, vii, 1), *An Alabama Student* (1906) にも収録された。

本章の訳出にあたっては、サー・トマス・ブラウン著『医師の信仰・壺葬論』、生田省吾、宮本正秀訳、松柏社、一九八九年、を参考にした。

引用頻度の多い書物については次の略語を用いた。

Keynes : Thomas Browne, *The Works of Sir Thomas Browne* (1928), ed. Geoffrey Keynes, Chicago, The University of Chicago Press, 1964.

Samuel Johnson : Samuel Johnson, "The Life of Sir Thomas Browne," *Sir Thomas Browne : The Major Works*, ed. C. A. Patrides, Penguin Books, 1977.

(1) ギルバート・ホワイト (Gilbert White, 1720-1793)：英国の博物学者・聖職者で、『セルボーンの博物史と文物』(*The Natural History and Antiquities of Selborne*, 1789) を著した。

(2) ウィリアム・アーサー・ジョンソン (William Arthur Johnson, 1816-1880)：オスラーが学んだカナダのオンタリオ州にあるウェストン私立高校の恩師で、彼はジョンソン師から多大な感化を受けた。
英国国教会の牧師でありながら、カトリック流に「神父」というあだ名がついたことに関しては、「ジョンソンの友達は好んでそう呼んでいたようだ。当時、プロテスタントだったら非難の言葉と受け取られたかもしれないが、ジョンソン自身はかえって誇りに思っていたふしもある」クッシング (Cushing, vol. 1, p. 29, note)。英国国教会のカトリック的な要素を強調したジョンソンはその呼び名を歓迎していたようである。

(3) 米国の清教徒牧師コットン・マザー (Cotton Mather, 1663-1728) の評論 *Essays to Do Good* (1710), London, D. Dennett, 1808, p. 84f.

(4) ブラウン著『虚偽の蔓延』(*Pseudodoxia Epidemica*, 1646, book 5, chap. 5) と『医師の信仰』(*Religio Medici*, 1643, part 2, sect. 10)。

(5) ブラウン著『医師の信仰』(*Religio Medici*, 1643, part 2, sect. 9) と『虚偽の蔓延』(*Pseudodoxia Epidemica*, 1646, book 6, chap. 1)。

(6) 出典不詳。

(7) トマス・ダットン卿 (Thomas Dutton, c.1575-1634)：けんか早い男で，自分の部下の陸軍大佐 (Sir Hatton Cheke) をブラウンの母と結婚する前に決闘で殺したという。

(8) トマス・クレイトン (Thomas Clayton, 1575-1647)：オックスフォード大学のペンブローク・カレッジの最初の学寮長。医師であると同時に，音楽家・言語学者。オックスフォード大学の欽定教授として，彼は患者の身体ばかりではなく魂の治療をしたと言われる。

(9) チャールズ・ウイリアムズ (Charles Williams, 1829-1907)：ブラウンについての著書を出版した。*The Measurements of the Skull of Sir T. Browne*, London, Jarrold & Sons, 1895 および *Souvenir of Sir Thomas Browne*, Norwich, Jarrold & Sons, 1905.

(10) 科学復興運動 (the revival of science in Oxford)：十七世紀半ばにオックスフォード大学を中心にして起こった運動で，解剖学者のペティ (William Petty, 1623-1687)，ウイルキンズ (John Wilkins, 1614-1672)，ゴッダード (Jonathan Goddard, 1617-1675)，ウオリス (John Wallis, 1616-1703)，ワード (Seth Ward, 1617-1689) などが活躍した。その後彼らはロバート・ボイル (Robert Boyle, 1627-1691) とともに，一六六〇年，世界最古の学術団体である英国学士院 (the Royal Society) を創設した。

(11) シデナム (Thomas Sydenham, 1624-1689)：英国の医師で，しばしば「英国のヒポクラテス」と呼ばれた。彼は理論より臨床的な観察を主張したが，それは彼の母校であるオックスフォード大学への批判の根拠となった。ジョン・ロック (John Locke) やロバート・ボイル (Robert Boyle) との交友があった。

(12) オックスフォードにあった薬草園のことで，十七世紀初頭に作られて，英国では一番古い。医学やその他の科学のために植物を植えることを意図したもの。

(13) クレイトン (Clayton)：注(8)。

(14) 息子のクレイトン (Thomas Clayton, 1612-1693)：オックスフォードのマートン・カレッジの学寮長。彼はブラウンの古い知人でもあり、文通をよくしていた。一六七九年六月二〇日付、ブラウンがロンドンの息子エドワードに宛てた手紙によれば「昨日、古くからの知己であるトーマス・クレイトン卿からの手紙を受け取りました。お前はオックスフォードでクレイトン卿に世話になったそうですね。今後もお世話になることと思う。お前のことを褒めていたよ」。(Keynes, vol. 4, p. 118)。

(15) バートン (Robert Burton, 1577-1640)：英国の聖職者・作家。オスラーの愛読書だった『恋愛解剖学』(*Anatomy of Melancholy*, 1621) を著した。

(16) bonne-bouche：文字どおりの意味では「食前の珍味」だが、ここでは知識欲を起こさせる一冊の本のことをいう。

(17) 小デモクリトス (Democritus Junior)：前述の『恋愛解剖学』の中でバートンが用いたペンネーム。このエピソードはケネット司教 (Bishop Kennett) が学生時代のバートンについて語ったもので、彼は憂鬱になるとよくこの橋にやって来て、下を通る船頭たちが毒づき合うさまを見て大笑いし、気分の昂揚をはかったという (*Register and Chronicle*, 1728)。ギリシャの哲学者デモクリトスは「笑う哲学者」と呼ばれていたことから、このペンネームをつけたのであろう。

(18) 欧州巡遊旅行 (the grand tour)：当時、英国の上流階級の子弟は教育の仕上げとして、ヨーロッパ大陸（主として、イタリア、フランス、ドイツ、スイス）などを巡った。

(19) リビエール (Lazare Rivière, 1589-1655)：フランスの医師。医学の教科書 *Praxis Medica Cum Theoria* (1640) を著した。

(20) サンクトリウス (Sanctorius, 1561-1636)：イタリアの医師で、パドヴァ大学理論内科学教授。基礎代謝に関する学問的基礎を築いた。また、計測型体温計を開発して、人体の体温を測ろうとした最初の人。彼はパドヴァを去った後、一六二五年にベニスに戻った。もしブラウンが彼に会っているとすれば、パドヴァの地だったろう。著書に *De Statica Medicina* (1614) がある。

(21) Leyden (now, Leiden)：ライデン大学は、南オランダのライデンの地に一五七五年オレンジ公ウィリアムによって設立された。本章の最後に次のような注がついている。「オスラーはライデンの登録簿を探したがどうしても見つけることができなかったのは、ブラウンの綴りがBrowneではなくて“Braun, Thomas, Anglus Londinensis, 3 Dec. 1633”となっていたためである」。

(22) ジョン・ワード司祭（Rev. John Ward, 1629-1681）：英国ストラットフォード・オン・エイボンの牧師で、彼の日記（*Diary of the Rev. John Ward*, ed. Charles Severn, London, 1839）には、一六四八年～一六七九年のさまざまな出来事が記されている。引用文の出典は不詳。

(23) バーネット氏：おそらくThomas Burnet（c.1632-c.1715）であろう。彼はモントペリー大学で内科学を学んだ。彼の息子（Thomas Burnet）も一六九一年にライデン大学からM. D.の学位をもらっている。息子はその後、チャールズ二世の典医となった。*Thesaurus of Medicinæ Practicæ*（1673）の著者。

(24) 『医師の信仰』（*Religio Medici*, part 1, sect. 3）。カトリックの土地を旅するときにはその慣習に敬意を払う。だが、プロテスタントの信仰を変えることはできない、という意味。

(25) ハリファックス（Halifax）：英国の北部、ヨークシャー地方の都市で、その地のシブデンホール（Shibden Hall）という名前の館にブラウンは住んでいた。

(26) 『医師の信仰』（*Religio Medici*, part 2, sect. 11）。

(27) 『医師の信仰』（*Religio Medici*, part 1, sect. 41）。当時、土星は三十年周期で軌道を一周すると考えられていた。

(28) 同右。

(29) プラトン（Plato, c.427-c.347 B. C.）の『法律』（*Laws*, book 6, 785b）と『国家』（*Republic*, book 5, 460e）。プラトンは、人間の「壮年期」を三十歳頃と考えている。

(30) 体液（humour）：もとのラテン語は「湿気や液体」という意味。中世の哲学では、人間にはもともと四つの体液があって、それが生命の根源である。その体液の多さ・少なさによって、健康や精神、さらには各人の気質が決まると考えられていた。引用は、『医師の信仰』（*Religio Medici*, part 1, sect. 43）。

(31) 同右。

(32) 『医師の信仰』（*Religio Medici*, “To the Reader”）。

(33) 同右。

(34) 同右。

(35) その友人とは、ブラウンの家庭教師ラッシングトン（Dr. Lushington）だったと考えられる。彼はその頃近隣で牧師をしていた。Samuel Johnson, p. 489.
ノリッジ(Norwich)：英国のノーフォークにある都市で、ブラウンの時代、ブリストルと並んで、ロンドンに次ぐ大きな都市であった。

(36) カイアス（John Caius, 1510-1573）：ノリッジ（Norwich）生まれの著名な医師・解剖学者。エドワード六世、メアリー一世、エリザベス一世等の主治医。著書に*A History of the University of Cambridge*（1568）がある。

(37) オスラーは学究的開業医（student-practitioner）になることを医師の理想としており、一九〇五年四月にはモントリオールの母校マギル大学で「学究生活」（"The Student Life"）と題し、実地医家のあり方についての名講演を行った。ブラウンと同じ考えをもっていたのであろう。

(38) Samuel Johnson, p. 489. 実際の引用は、John Whitefoot, "Some Minutes for the Life of Sir Thomas Browne," *Posthumous Works*（1712）の序文より。

(39) 英国の詩人ジョン・ミルトン（John Milton, 1608-1674）の『失楽園』（*Paradise Lost*, book 10, lines 889-893）。アダムは、神がこの地上を男性だけで充たすことを望んだ。平井正穂訳、岩波書店（下）、一九八一年、二〇四頁。正確な引用は、「創造主《つくりぬし》なる神は賢明にも天国を男性の天使達で充たされたのに、なぜ最後になってこの新奇な生きもの、この自然の美しい汚点、をこの地上で造られたのか？」。

(40) 『医師の信仰』（*Religio Medici*, part 2, sect. 9）。

(41) ピットマン（Isaac Pitman, 1813-1897）：発音法から速記術の英語版を発明。

(42) 長子エドワード（Edward Browne, 1642-1708）：トマス・ブラウンの長男。ロンドンで医師となり、チャールズ二世の主治医も務めた。また、彼はロンドン医師会長、英国学士院会員にもなった。彼には、*An Account of Several Travels through a Great Part of Germany : In Four Journeys*（1677）。また、*A Brief Account*

of Some Travels in Hungaria, Servia, Bulgaria, Macedonia, Thessaly, Austria, Styria, Carinthia, Carinola, and Friuli（1673）の著作がある。

(43) トミー（Thomas Browne, 1673-1710）：エドワード・ブラウンの長男で、やはり医師となり、王立医学会の会員でもあった。彼の「不運な出来事」による死は落馬して死亡したことによる。飲酒が原因だったと言われている。

(44) ブラウンの次男（Thomas Browne, 1647-c.1667）：海軍の軍人。メリー・ローザ号（軍艦）に乗っていた。父親との文通は、彼が戦死するまで続いていた。

(45) オランダ戦争：英国とオランダの間の海戦。一六五二～一六五三年、一六六三～一六六七年の二度にわたって戦われた。

(46) トマス・ブラウンの娘のアン（Anne）は、Henry Fairfaxと結婚、そしてアンの娘フランシス（Frances）は、David Erskine, earl of Buchanと結婚した。

(47) 内乱（the Civil War）：チャールズ一世が率いる王党派と国会との間の戦争（一六四二～一六四九年）。結果的には、クロムウェル（Oliver Cromwell, 1599-1658）がチャールズ一世を処刑し、共和制を起こした。

(48)『医師の信仰』（*Religio Medici*, "To the Reader"）。

(49) フランスに留学していた息子トマスに宛てた手紙。一六六一年（あるいは一六六二年）一月四日付。

(50) 同右。一六六〇年（あるいは一六六一年）一月三一日付。

(51) フォックス（George Fox, 1624-1691）：英国の宗教家で、平和主義を唱えるフレンド会派（クエーカー）の創立者。

(52) ロンドンの息子エドワードに宛てた手紙。一六七九年十二月十五日付。

(53) 息子トマスに宛てた手紙。一六六一年十一月一日付。

(54) この忠告はブラウンの持論で、留学中の息子に何回となく書き送った。一六六〇年十二月二二日、一六六〇（あるいは一六六一）年一月三一日、一六六一年十一月一日の手紙。

(55) チャールズ・ウィリアムズ：注(9)参照。

(56) イーブリン（John Evelyn, 1620-1706）：英国の王党員で、政府の官吏。美術・建築に造詣が深く、また旅行者として知られている。英国学士院の創設者。彼は『日記』（*Diary*, 1640-1706）中で、当時の出来事を綴っている。

(57) イーブリン（John Evelyn, 1620-1706）の『日記』（*Diary*, entry for October 17, 1671）。

(58) カイルージカルホール（Chirurgical Hall）：一八〇九年まで、ロンドン旧市街部のthe Old Bailey通りに建てられていた外科学会館。

(59) ロンドンの息子エドワードに宛てた手紙。一六七八（あるいは一六七九）年二月十四日付。

(60) キナ皮（Peruvian bark）：特に医学で使われる。キナの木からキニーネが作られ、昔は粉状にして解熱剤として使われた。

(61) ロンドンの息子エドワードに宛てた手紙。一六七九（あるいは一六八〇）年一月五日付。

(62) 「来て、見て、癒した」の句はシーザーの有名な台詞“veni, vidi, vici”（来て、見て、征服した）のもじり。原文は、Lucius Annaeus Seneca, *Suasoriae*（Discourses）, book 2, sect. 22.

(63) ガレン（Claudius Galen, c.130-c.200）：ギリシャの医師。「教えることと考えること」注(22)参照。ヒポクラテス（Hippocrates, c.460-c.375 B. C.）：ギリシャの医師。「医学の座右銘」注(42)参照。

(64) この詩の作者は不詳。

(65) イーブリン：注(56)参照。

グルー（Obadiah Grew, 1607-1689）：英国の非国教徒の宗教作家。*A Sinner's Justification*（1670）を著した。

アッシュモール（Elias Ashmole, 1617-1692）：英国の古物収集家で、オックスフォードにあるアッシュモール博物館の土台を築いた。

ダッグデイル（William Dugdale, 1605-1686）：英国の古物収集家で、修道院制度について長編の本を出した。彼は著作（*The History of Imbanking and Drayning*, 1662）のことでブラウンに相談している。

パストン（Robert Paston, 1631-1683）：英国学士院会員で、市民戦争で戦った。パストンの仲介で、ブラウンとイーブリンの往復書簡が始まったという。

(66) オーブリー（John Aubrey, 1626-1697）：英国の古物収集家。*Miscellanies*（1696）と*Minutes of Lives*（1669-1696）を著した。後者では、ベーコン、ミルトン、ローレイ、ホッブスなどの生涯について述べた。

(67) オックスフォード大学図書館は、ボドレー卿（Thomas Bodley, 1545-1613）によって再建された。

(68) ヘンリー・ベイツ（Henry Bates）：オスラーがただ「宮廷の才人」と言っているところからみると、無名の人物かと思われる。

(69) Legenda Dei（ラテン語）：この句のもとの意味は「読まれるべき神の言葉」、「神について書かれた書物」の意味。ベイツは『医師の信仰』は『聖書』に次ぐものであるとみなしている。

〔原注〕：Wilkin, vol.i, p. 353.

(70) ハーヴェイ（William Harvey, 1578-1657）：英国の医師・解剖学者で、血液循環の発見者。

シデナム：注⑾参照。

グリソン（Francis Glisson, 1597-1677）：英国の医師・解剖学者。くる病の研究で有名。

(71) ジョン・ホワイトフット牧師（John Whitefoot, 1610-1699）：教区牧師で、ブラウンの古くからの親しい友人。彼は後にトマス・ブラウンの伝記（*Some Minutes for the Life of Sir Thomas Browne*）を書いている。ジョンソン博士はこの伝記から数多く引用した。

(72) サミュエル・ジョンソンの序文（前掲書 Samuel Johnson, p. 503）にあるが、もともとはホワイトフット牧師からの引用。

(73) ブラウンは、蛇が自分の尾を口に入れている状態を心の中に描いていたと思う。ギリシャ人はそれを、永遠の象徴あるいは時の循環の象徴だと考えた。もともとは、古代エジプトの象形文字にも見られる。ブラウンは、一六八二年十月十九日の自分の誕生日に死亡した。

(74) ブラウン著『友への手紙』（*A Letter to a Friend*, Keynes, vol. 1, p. 105）。

(75) オックスフォード大学図書館。

(76) 英国の詩人ミルトン（John Milton, 1608-1674）の詩集*Poems*一六四五年版の口絵にマーシャル（William

Marshall, 1630-1650頃活躍）が描いた醜い肖像画が載ったため、ミルトンは画家に命じてギリシャ語の詩を彫らせて、それを諷刺画にしてしまったというエピソードがある。

(77)『医師の信仰』（*Religio Medici*, "To the Reader"）。

(78) アンドルー・クルック（Andrew Crooke, 1674没）：当時の英国出版界を代表する人物の一人。

(79) マーシャル（William Marshall, 1630-1650頃活躍）：英国初期の彫版師。多作で、ミルトン（John Milton）、ダン（John Donne）、シェイクスピア（William Shakespeare）のポートレートは彼のものである。

(80) Samuel Johnson, pp. 485-486.

(81) 本章の最後に付された原文の注には、「The Castle Museum, MSは自筆のものとは考えられない」と書いてある。

(82)『医師の信仰』（一六四三年、第二版）のタイトルページの彫版画。

(83) 同右。

(84) ケネルム・ディグビー卿（Kenelm Digby, 1603-1665）：英国の作家・海軍の最高司令官・外交官。熱狂的な王党派活動を行った疑いのために刑務所に入れられた。大変多才な人物で、*Observations upon Religio Medici*（1643）を著した。

(85) 多分、五代ドーセット伯爵（Richard Sackville, 1622-1677）：英国の劇作家・詩人ベン・ジョンソン（Ben Jonson, 1572-1637）の思い出にエレジーを書いたことがある。

(86) Kenelm Digby, *Observations upon Religio Medici*, London, printed by R. C. for Daniel Frere, 1643. ディグビーは、一六四二年十二月二二日にこの書を一気に書き上げたと主張している。

(87) Samuel Johnson, p. 275.

(88) スタッブズ（Stubbs）：おそらくヘンリー・スタッブズ（Henry Stubbs, 1632-1676）かと考えられる。英国の医師で古典学者。彼は君主制、大臣、大学に反論した文章を書いた。オスラーは、*Dictionary of National Biography*『英国人名辞典』の"Digby"の項目から引用したのであろう。

(89) プリニウス（Pliny, Gaius Plinius Secundus, c.23-c.79）：ローマの博物学者。三七巻にも及ぶ百科辞典編纂者で、大プリニウスと呼ばれる。しかし、彼の『博物誌』（*Naturalis Historia*）は誤りが多いことで有名。ここでスタッブズは、ディグビーが信用できないと言っている。

(90) Samuel Johnson, p. 275.

(91) メリーウェザー（John Merryweather, c.1644-c.1881）：ケンブリッジ大学の学者で、『医師の信仰』をラテン語に翻訳した。この翻訳によって、同書はヨーロッパ中の学者に広く読まれるようになった。

(92) ハッキウス（Petrus Hackius, 生没未詳）：ライデンの出版業者の筆名。彼は聖書のオランダ語版も出版した。

(93) サルマシウス（Claude de Saumaise or Salmasius, 1588-1653）：ライデン大学の教授。彼はチャールズ一世を擁護したため、ミルトン著の*A Defence of the People of England*(1651）の中でミルトンの非難を浴びた。

(94) ヘイ（Haye）：出版業者、それ以外不詳。

(95) メリーウェザーからブラウン宛の手紙。一六四九年十月一日付。

(96) ガイ・パタン（Gui Patin, 1601-1672）：フランスの医師・パリ大学医学部の外科教授。新奇を衒った医学を嫌って化学薬品の使用にも反対だったが、瀉血は支持した。パタンが医師達へ宛てた手紙を読むと、その頃の科学と社会の慣習がよくわかる。オスラーは彼の手紙を読むのが楽しみで「私はパタンじいさんのとりこにされてしまった」と語ったことがある（Cushing, vol. 2, p. 48)。

(97) チャールズ・スポン（Charles Spon, 1609-1684）：フランスの医師で「ヒポクラテスの予後」（"Prognostics of Hippocrates"）という詩を書いている。引用は、ガイ・パタンからスポン宛の手紙。一六四四年十月二一日付。

(98) ユーモリスト（humorist）：ここでは「気まぐれ屋」「風変わりの性癖の人物」という古風な意味で使われている。古代の生理学ではhumourは体液を表し、四体液（血液、粘液、黒胆汁、黄胆汁）から由来。その割合は、個人の気質を決めると考えられていた。

Index Librum Prohibitorum：カトリック教の禁書目録。特別な許可なくして読むのを信者に禁止した本のリスト。問題の部分を削除・訂正することもあった。

(99) アレグザンダー・ロス（Alexander Ross, 1590-1654）：スコットランドの著述家・学校長。彼は著書*Medicus Medicatus*（1645）中で、ブラウンを異端者であると非難した。特に、宗教的な事項に「華麗な文体」を使っていること、占星術に対して批判的であること、宗教上異端であること、などを挙げている。

(100) モルトキウス（Moltkius）：『医師の信仰』の一六五二年ラテン語注釈版の序に“L. N. M. E. M.”というイニシャルがついている。英国ライブラリーのカタログでは、“Levinus Nicolas Moltkius (or Moltkenius) Eques Misniensis”とあるが、その人物は不詳。

(101) トマス・チャップマン（Thomas Chapman, 1812-1834）：『医師の信仰』（Oxford, J. Vincent, 1831）を編集。

(102) アレグザンダー・ヤング（Alexander Young, 1801-1854）：米国の古物収集家で、ユニテリアンの牧師。資料を批判的な観点から出版し、*Chronicles of the Pilgrim Fathers*（1841）などの著書がある。

(103) セント・ジョン（James Augustus St. John, 1801-1875）：英国の作家で、ローレイ卿（Sir Walter Raleigh）の生涯についての著書がある。『医師の信仰』（London, J. Rickerby, 1838）を編集。

(104) ジョン・ピース（John Peace, 1785-1861）：英国ブリストルの市立図書館の図書館員。『医師の信仰』と続編の『キリスト教徒の道徳』（*Christian Morals*）（London, Longman, Brown and Longmans, 1844）を編集。リー・ブランカード出版社（Lea & Blanchard）：オスラーの原文の注には、「実際には彼らの出版はなかった」という断り書きがついている。

(105) ヘンリー・ガーディナー（Henry Gardiner, 1815-1864）：『医師の信仰』（London, William Pickering, 1845）を編集。

(106) ジェイムズ・ティックノー・フィールズ（James Ticknor Fields）：オスラーは編者と出版社を混同している。編者は共同経営者の一人James Thomas Fields（1817-1881）で、彼は自分の出版社から『医師の信仰』（Boston, Ticknor and Fields, 1862）を出版。

(107) ウィリス・バンド（John William Willis Bund, 1843-1928）：英国の法廷弁護士・著述家。『医師の信仰』（London, Sampson Low, 1869）を編集。

(108) W・P・スミス（Walter Percy Smith, 1848-1922）：ウインチェスターカレッジの学寮長。彼が編集したリビングストン版は一八七四年に出版され、その後一八九三年にロングマン社から再版された。

(109) グリーンヒル（Edward Headlam Greenhill, 1814-1888）：ロンドンで開業した医師。アジソン病や気管支炎についての共著がある。『医師の信仰』（London, Macmillan, 1881）を編集。

(110) ロイド・ロバーツ（David Lloyd Roberts, 1835-1920）：英国マンチェスター王立病院の産科の医局長。『医師の信仰』（London, David Scott, 1892）を編集。

(111) ワット（Robert Watt, 1774-1819）：スコットランドの書誌学者。*Catalogue of Medical Books for the Use of Students Attending Lectures on the Principles & Practice of Medicine*（1812）を編纂した。

(112) 原題名は*Pseudodoxia Epidemica : or, Enquiries into very many received Tenents and commonly presumed Truths*（1646）。

(113) ウォルター・ペーター（Walter Horatio Pater, 1839-1894）：英国の批評家・随筆家・小説家。ペーターからの正確な引用ではなくオスラーは自分の言葉で言い換えている。Walter Horatio Pater, "Sir Thomas Browne," *Appreciations*（1886）, London, Macmillan, 1910, pp. 148-149.

(114) ベーコン（Francis Bacon, 1561-1626）の偶像についての議論は*Novum Organum*（1620）, book 1, aphorisms 39-62. 洞窟の偶像（"The Idols of the Cave"）はベーコンが指摘した四つのタイプの偶像の一つで、人の特殊な性質や境遇につきまとう個人的謬見をいう。

(115) ボイル（Robert Boyle, 1627-1691）：英国の化学者・物理学者。ボイルの法則の発見で有名。

ディグビー：注(84)参照。

(116) 賢者の石（philosopher's stone）：想像上の石で、あらゆるものを金に変えてしまう力をもっている、と信じられているもの。中世の錬金術師達が必死に探し求めたこの石に関して、ブラウンは「得るのは不可能ではない」と書いた。『虚偽の蔓延』（*Pseudodoxia Epidemica*, book 3, chap. 12）。

(117) 原題名は*Hydriotaphia—Urne-Buriall : or A Discourse of the Sepulchrall Urnes lately found in Norfolk*（1658）。

(118) キュロス（Cyrus, c.424-401 B. C.）：庭で有名なペルシャの王子。樹木をX字型に五本配置する手法を取り入れる造園法を開発した。しかし、ブラウンは著書『キュロスの庭』（*The Garden of Cyrus*）で、その方法はもっと古い時代からあったと主張している。

(119) ウォールシンガム（Walsingham）：英国のノーフォークにある町。一六〇一年その町に聖母マリアが現れたという言い伝えがあり、今なお毎年、聖母マリアをお参りする巡礼がやってくる。

(120) ブラウン著『壺葬論』（*Hydriotaphia—Urne-Buriall*, chap. 5）。

(121) 同右。

(122) ダビデ（David）：イスラエルの王。旧約聖書、サムエル記下、八：二。ダビデはモアブを撃ち、二筋のなわで殺す者と生かしておく者を測ったという。

(123) ソロモン（Solomon）：ダビデの息子で、知恵のあることで有名。ここでブラウンは、異国の神々に対してソロモンが自分の社を建てたことに言及している。旧約聖書、列王紀上、十一：十八。

(124) アルクメネー（Alcemena, or Alcmene）：ヘラクレスの母。ゼウスはアルクメネーとの情交を楽しむために、夜の長さを三倍に引き延ばしたという。引用は、『壺葬論』（*Hydriotaphia—Urne-Buriall*, chap. 5）。

(125) 同右。

(126) 原題名は*A Letter to a Friend, upon Occasion of the Death of his Intimate Friend*.

(127) Walter Horatio Pater, "Sir Thomas Browne," *Appreciations* (1886), London, Macmillan, 1910, pp. 148-149.

(128) 『壺葬論』（*Hydriotaphia—Urne-Buriall*）の序文（"To My Worthy and Honoured Friend Thomas Le Gros of Crostwick Esquire"）。

(129) エドワード・ラボック（Edward Lubbock, 1805-1847）：ラボック家はノーフォークの旧家で、このエドワード・ラボックはAvebury男爵家と関係のある人物だと思われる。

(130) 『壺葬論』（*Hydriotaphia—Urne-Buriall*, chap. 3）。

(131) チャールズ・ウィリアムズ（Charles Williams, 1829-1907）：注(9)参照。原文の編者注に「その頭蓋骨は、一九二二年に再び埋葬された」とある。

(132) トーマス・テニスン（Thomas Tenison, 1636–1715）：カンタベリーの大主教。カトリックを批判した著作がある。博愛主義者で、政治に関する著作をなし、また、英国国教会に反対する非国教徒に対して宗教的寛容さを訴える努力を行った。『雑文集』〔*Certain Miscellany Tracts*, London, printed for Charles Mearn, 1683 (sic)〕を編集した。

(133) 『遺作集』（*Posthumous Works*）はおそらく一七一二年エドモンド・カール（Edmund Curll）により出版されたもの。Geoffrey Keynes, *Bibliography of Sir Thomas Browne*, 2nd ed., Oxford, Clarendon Press, 1968, p. 109.

(134) ジョン・ジェフェリー（John Jeffery or Jeffrey, 1647–1720）：ノリッジの副主教で、『キリスト教徒の道徳』（*Christian Morals*, 1712）を出版。

(135) サイモン・ウィルキン（Simon Wilkin, 1790–1862）：古典・現代語学に通じた学究の徒で、印刷業を営むかたわら、ブラウンの『著作集』（*Sir Thomas Browne's Works*, London, William Pickering, 1835–1836）を編集した。

(136) ジョンソン（Samuel Johnson, 1709–1784）：英国の批評家・辞書編纂者。ブラウンについての著書は、前書き（引用頻度の多い書物）を参照。

ペーター（Walter Horatio Pater, 1839–1894）：英国の批評家・小説家。注(113)参照。

ラム（Charles Lamb, 1775–1834）：英国の随筆家・詩人。『シェイクスピア物語』（*Tales from Shakespeare*, 1807）と『エリア随筆』（*Essays of Elia*, 1823）を著した。

(137) コールリッジ（Samuel Taylor Coleridge, 1772–1834）：英国の詩人・批評家・哲学者。ワーズワースと共著で、英国のローマン派復興のさきがけとなった『抒情詩集』（*Lyrical Ballads*, 1798）を発表した。ラムとコールリッジは、生涯を通しての友人であった。コールリッジは、かつて手紙でこのように書いたことがある。「トマス・ブラウン卿は、私の最も好きな著者の一人である。知識が豊富だし、考えと着想が豊かで、瞑想的で、想像力に富み、そのスタイルと言葉遣いは真に偉大かつ壮大である」。*Collected Letters of*

Samuel Taylor Coleridge, ed. Leslie Griggs, Oxford, Clarendon Press, 1956, pp. 566-567. また，ラムの著作には数々のブラウンからの引用が見られる。

(138) ティクナー（George Ticknor, 1791-1871）：米国の教育者・歴史家。フランス語とスペイン語の学者。ハーバード大学で文学を教え，またボストン市立図書館の創設にかかわった。

フィールズ：注(106)参照。

ホームズ（Oliver Wendell Holmes, 1809-1894）：米国の詩人・随筆家で，医師。ダートマスとハーバード大学で解剖学と生理学を教えた。オスラーは，彼の『朝の食卓』シリーズ（*Breakfast-Table* Series）を学生の必読書にあげている。

ローエル（James Russell Lowell, 1819-1891）：米国の詩人・随筆家・外交官。オスラーは彼の詩を愛読していた。

(139) James Russell Lowell, *Among My Books*, Boston, Fields, Osgood, 1870, pp. 152-153.

(140) テーヌ（Hippolyte Adolphe Taine, 1828-1893）：フランスの哲学者・批評家。『英文学史』（*Histoire de la littérature anglaise*, 1865）を著した。

(141) テイラー（Jeremy Taylor, 1613-1667）：英国の批評家。英国国教会の主教で，宗教関連の著作が多数ある。

(142) テーヌ（Hippolyte Adolphe Taine）の『英文学史』（*History of English Literature*, trans. Henry van Laun, New York, The Colonial Press, 1900, vol. 1, pp. 252-253）。

(143) ラブレー（François Rabelais, c.1490-c.1553）：フランスの医師・人文主義者・諷刺作家。彼はリヨンで医師を開業。さまざまな医学論文を編集した。小説には，『パンタグリュエル物語』（*Pantagruel*, 1532, '46, '52, '64）と『ガルガンチュア物語』（*Gargantua*, 1534）がある。

(144) ホームズ：注(138)参照。

ジョン・ブラウン（John Brown, 1735-1788）：スコットランドの医師で『医学入門』*Elementa Medicinæ*（1780）の著者。病気の症状はすべて外的刺激の過不足によって起こると説いた医学説を発表。

(145) ゴールドスミス（Oliver Goldsmith, 1728-1774）：アイルランドの詩人・劇作家・小説家。彼は怪しげな外国の医師免許をもっていたが、医師としては活躍しなかった。

(146) スモーレット（Tobias George Smollett, 1721-1771）：スコットランドの小説家で、作家となるために医学を断念した。

キーツ（John Keats, 1795-1821）：英国の詩人。一八一〇年、彼は文学を勉強していた学校から連れ出され、五年間エドモントンで外科医の見習いをさせられた。その後ロンドンのガイ病院で医学を学び、一八一六年に医師免許試験にはパスしたが、診療に携わることはなかった。

バートン：注(15)参照。

(147) トマス・フラー（Thomas Fuller, 1608-1661）：英国の牧師で、国王と国会の和解を求める説教をした。*History of the Holy Warre* (i.e., the Crusades, 1639), *The Holy State and Profane State* (1642), *Worthies of England*（1662）など数多くの著書を出版した。

(148) モンテーニュ（Michel Eyquem de Montaigne, 1533-1592）：フランスの随筆家。『随想録』（*Essais*, 1571-1588）の著者。彼の『随想録』は、仏文学および英文学に多大な影響を与えた。オスラーは、モンテーニュを、学生の必読書（ベッドサイド・ライブラリー）の第三番めにあげている。

(149) 引用句は、ペーター（Walter Horatio Pater）の著書〔"Sir Thomas Browne," *Appreciations* (1886), London, Macmillan, 1910, pp. 148-149〕からだが、原文は、『医師の信仰』（*Religio Medici*, part 1, sect. 3)。

(150) 『医師の信仰』（*Religio Medici*, part 1, sect. 3)。

同右、part 1, sect. 3. 毎日六時と十二時に教会の鐘が鳴る。人々はどこにいても、その鐘の音を聞いて神に祈りを捧げることになっている。

(151) 同右、part 1, sect. 5.

(152) 同右、part 1, sect. 6.

(153) 同右。

(154) 第八地帯（the eighth climate）とは英国のことで、ここでいう"climate"は緯度にはさまれた地帯を指す。ブラウンは、自分の出身がかなり高い緯度に位置する英国であると述べた。同右、part 2, sect. 1.

(155) 『医師の信仰』(*Religio Medici*, part 2, sect. 1)。

(156) 英国の劇作家シェイクスピア (William Shakespeare, 1564-1616) の『ヴェニスの商人』(*The Merchant of Venice*, II, ix, 26)。

(157) 大蛇 (Hydra)：九つの頭をもつ蛇で、ヘラクレスに殺された怪物。『医師の信仰』(*Religio Medici*, part 2, sect. 1)。

(158) 同右、part 2, sect. 9.

(159) 同右、part 2, sect. 8. ブラウンは、ヘブライ語、もちろんラテン語とギリシャ語はもとより、その他六か国語（フランス語、イタリア語、スペイン語、ポルトガル語、オランダ語、デンマーク語）に通じていた。

(160) ハーヴェイ：注(70)参照。

(161) ブラウン著『キリスト教徒の道徳』(*Christian Morals*, part 2, sect. 5)。

(162) ヘンリー・パワー医師宛ての手紙。一六四六年の日付。注(163)参照。

(163) シデナム：注(11)参照。

(164) ヘンリー・パワー (Henry Power, 1623-1668)：ブラウンの若い頃の文通相手の一人。後にハリファックスの著名な医師・博物学者。英国で最初に顕微鏡について書いた著書がある。*Experimental Philosophy, in Three Books: Containing New Experiments Microscopical, Mercurial, Magnetical* (1664)。ヘンリー・パワー医師宛ての手紙。一六四六年の日付。

忠実な友 (fidus Achates)：Achatesはローマの詩人ヴァージル (Virgil) の叙事詩の主人公Aeneasの忠実な友人。トロイ落城後、諸国を漂泊し、ローマ建国の祖となった物語の主人公。『アエネーイス』(*Aeneid*, book 1, line 188)。この引用文は、前述のヘンリー・パワー宛ての手紙の中にある。

(165) 本章の最後に付いている原文の注には、「今になってわかったことは、ブラウンの証言の有無に拘わらず、魔女達は糾弾された」と記されている。

(166) レジナルド・スコット (Reginald Scot, c.1538-1599)：英国の著述家で、魔女信仰への反論を書いた。著書に*The Discovery of Witchcraft* (1584)。

ヨハネス・ウィラス（Johannes Wierus, 1515–1588）：オランダの医師で、精神医学の創始者と呼ばれる。魔女に関しては、著書*De praestigiis daemonum*（1563）の中で「彼女達は感情をコントロールできなくなって、精神に支障をきたした気の毒な女性達である」と述べた。Arturo Castiglioni, *A History of Medicine*, trans. E. B. Krumbhaar, New York, A. A. Knopf, 1941, pp. 498–499.

(167) ローマ皇帝でストア学派の哲学者マルクス・アウレリウス（Marcus Aurelius, 121–180）の『自省録』（*The Meditations*）にオスラーは言及している。

(168) エピクテトス(Epictetus, c.55–c.135)：著名なストア学派の哲学者。彼の『手引書』(*Enchiridion of Epictetus*)は弟子の歴史学者アリアン（Flavius Arrian）が書いたもので、師の教えとして「平穏な生活を送るためには、耐えること、自制すること、そしてよい行いをすることが必要である」と説いた。

(169) 新約聖書、マタイによる福音書、十九：二一。

生き方（一九一三年）

オックスフォード大学の欽定教授ウィリアム・オスラーは、六十三歳のとき、アメリカのエール大学から記念講演者として招かれ、一九一三年四月二十日の日曜日の夕、医学生に「生き方（A Way of Life）」と題して講演を行った。

オスラーの伝記（*The Life of Sir William Osler*）の著者ハーヴェイ・クッシングは、オスラーがこの講演の原稿を書いていたときに記した次のメモ――「私は一か月にわたって簡単に書きとめた筋書をもとにして、アメリカに渡る汽船の上でこれをまとめた。講演をするその日曜日の朝、やっと完成した」を引用し、さらにそれに付け加えて、「その日曜日の講演前にはニューヘブンの学士会館に閉じ込もって原稿を完成した。彼の読んだ十九枚の原稿のうちの最後の七枚はニューヘブンの学士会館の用箋に手書きにされ、のちにこれをもとにして印刷された」と述べている。

オスラーはこの講演の冒頭で、これは自分の、学生への古くて新しいメッセージだと述べ、彼の生き方を示した。その内容のルーツは、アリストテレス、プラトンの思想に遡り、またカーライルの実践哲学やオスラーの三人の恩師から学んだ生き方を述べたものである。

オスラーの医学生向けの講演の中では、これは「平静の心」と共に最も有名なもので、英米では、この講演が一冊の小冊子として出版され、多くの医学生に読まれている。

日々なすべき務めは何か、と汝は訊ねん。
日々それぞれのわざを課すべし。

ゲーテ[1]

古くて新しい私のメッセージ

学生諸君！　人は誰しも、[2]思いと言葉と行いに、各自が無意識のうちに体得した人生哲学を持っている。最高の哲学を持ちながら、その存在に気づかない者もおり、最低の哲学を持ちながらそれを逸品のごとく鼻にかける者もいる。この人生哲学は成長に伴い身につくものであるから、正規の講義の中で若者に教えるわけにはゆかない。ところで、輝く瞳、赤い血潮、若さ溢れる息づかい、引き締まった筋肉を持つ若者にとって、哲学とはいったいどんな意味を持つのだろうか。かの[3]偉大なスタゲイロス人《びと》はかってこう言ったではないか。[4]「若者は哲学を学ぶには向かぬ」。[5]たとえ聞こえたにせよ耳に入らず、益するところはないのだ。

それでは、なぜ私はあえて諸君の耳を煩わせようとするのか。それは私が諸君に役立つと思われるメッセージを持っているからである。私のメッセージは哲学的なものではない。実は、この講演を道徳的ないし宗教的なものにしてほしいと頼まれたのであるが、本講演は厳密な意味でそのいずれでもなく、それでいて哲学・道徳・宗教すべてを包含するものと言えるかもしれない。私のメッセージは最も古いと同時に最も新しく、最も単純なものであると同時に最も有用なものである。あまりに当たり前すぎることなので、ヨルダンで身を洗って清くなれと言われたシリア人《びと》[6]ナアマンのように、諸君の中には落胆してそっぽを向く者が出るかもしれない。諸君は五十セントで買えて、多目的に使える道具をご存じであろう。それはいろいろな器具に取りつけられる柄《え》のついた道具のことである。たいてい細工は悪く、あまりに出来が悪いため腕のたつ大工の仕事場には置いてないような代物である。しかし、男の子は持っているし、運転手は道具箱に、船乗りはその旅行鞄に忍ばせており、整理の行き届いた家庭であれば、食器類が置いてある部屋のガラクタ入れの抽出しに一つは入っているものである。家にあるとすこぶる便利なもので、毎日のこまごました故障の修理に役立つ。そういう哲学を、すなわち諸君の人生のさまざまな器具に取り付けられる一つの柄を、諸君への贈物とさせていただきたい。細工が[7]シェフィールド製のものであれ、見かけ倒しの安物であれ、この柄は、手斧から栓抜きに至るまでありとあらゆる器具に取り付けることができるであろう。

私のメッセージはただ、「生き方」という一語である。この平易な言葉は、せいぜい[8]『お気に召すまま』に登場する羊飼いの持った人生哲学どまりのものかもしれず、それ以上に高尚なことを考えたことのない私という平凡な男の体験から生まれたものである。

私は、[9]愚かなる者も迷い入ることのない小径を示したいと思う。それは苦労して組み立てたあげく、捨て去ってしまうシステムでもなく、改まった体系でもない。善し悪しを問わず、ほかの習慣と同様に、それは取得の容易な――あるいはすこぶる困難な！――一つの習慣にすぎないのである。

〔一〕

人生は習慣である

数年前、「人生はいまいましい出来事の繰り返しだ」と印刷されたクリスマスカードが出回ったことがあった。これをもう少し上品な言葉で言い直すと、「人生は習慣である」、すなわち、人生は無意識のうちになかば習慣化した行為の連続したもの、と言えるであろう。この偉大な真理は、精神的なもの、肉体的なものを問わず、あらゆる行動の基盤となるもので、卓越した道徳は習慣より生まれる、とするアリストテレスの教えの中心思想をなすものである。[10]「要するに、ある行動の習慣はいずれも同種の行動から生まれる。そこでわれわれのなすべきことは、これらの特定の行動に、ある性格を付与してやることである」。

生後七か月の幼子《おさなご》を立たせてみるがよい。その子はつんのめって転んでしまう。十二か月目に立たせると、今度は歩き出す。二歳になると、走る。その子の筋肉や神経系が習慣を獲得したからである。試行錯誤の繰り返しが、その子に力を与えてくれた。赤ん坊の口に指を入れてみたまえ。その子は乳を期待して嬉しそうに指に吸いついてくる。それは、何百万年来続く哺乳動物の習性に反応したものにほかならない。さらに、われわれは身体の各部位を意図的に訓練して、複雑な行為を的確に行うことができる。難曲を演奏する音楽家を見ると、その軽やかに動く指先は電池や整流子や増幅器やスイッチや、数えきれないほどの電線を制御し、指という機械装置は自動ピアノのようにひとりでに動く。その間、演奏者は楽器を鳴らすことにまるで関係がないかのように、弾きながらおしゃべりに興じている――これまた、習慣である。長期にわたる練習と失敗の積み重ねによって徐々に身についた能力である。この同じ大原則は精神・道徳の面にも及ぶ。精神・道徳の両者にあずかる性格（character）は、[11]プルタークの言葉によると、「長期にわたる習慣」なのである。

今日に生きる

さて、私の説く生き方とは、長年にわたり絶えず反復することによって徐々に身についてゆく習慣のことである。それはただその日一日を生きるため、その日一日の仕事を全うするための生活の実践であり、いわば船に譬えるならば、(12)「防日区隔室」の中で今日を生きるということである。「ああ、それは、たやすいことだ。(13)エリシャの忠告のように簡単だ」と諸君は言うかもしれない。その価値についての私の真の気持ちは言葉ではうまく表現できないが、それを力説する私の勧めほどに、事は容易ではないのだ。

私は最も恵まれた環境、牧師の家庭で九人の子供の一人として人生を歩み始めた。(14)四つの大学に教授として籍を置き、その(15)著書は好評を博し、エール大学で招待講演を頼まれたこの男は、特殊な頭脳の持ち主であるかのように一般の人から見なされている。ところが、親しい友人の何人かは、私についての真相を知っている。もちろん、私は自分の値打ちを知っているつもりである。正直に言うと、私の頭脳は質的にみると、本当は凡人並みである。それでは、どうしてこの私が教授職に就けたのか、とお訊ねになるかもしれない。

それは、習慣、生き方、一日一日の仕事を果たしていった見返りにほかならない。諸君がその重要性に深い感銘を覚えるように、私は言葉を尽くして諸君の心に訴えたいと思う。

出会いというハプニング

[16]ジョンソン博士によれば、人生は些細な出来事によって左右されるという。[17]「誕生時に昇る星、あるいは優位を占める体液によって決まるのではなく、最初に読んだ本、幼い頃耳にした会話、あるいは情熱を駆り立てた何か偶然の出来事によって決まる」という。私にも二度そういう経験があった。私が、当時オンタリオ州ウェストンにあったトリニティ・カレッジに転校する気持ちになったのは、学校案内に上級生は客間で歌や踊りを習って夕食後の一時《ひととき》を過ごすという一節があったからである。声と足の素養のほうはさっぱり身につかなかったが、[18]ろばを捜していたサウルのように、私はそれ以上に価値あるものをそこで見出したのである。すなわち、セルボーンの[19]ホワイトのようなタイプの人で、自然に精通しており、少年達に自然への興味を持たせる術《すべ》を心得ていた人物（訳者注：ジョンソン師）に巡り会うことができたのである。

カーライルとの出会い

もう一つの事件は、私がモントリオール総合病院で実習をしていた一八七一年の夏に起こったものである。将来の生活について、一つには最終試験について、一つには今後の進路について思い悩んでいた私は、たまたま[20]カーライルの書を取り上げ、頁を開いた。そこにはかの有名な、「われわれの主たる務めは、遠くにかすんでいるものを見ることではなく、眼の前にはっきり見えるものを実行に移すことである」という一節が書かれてあった。

ごく平凡ではあったが、この言葉は私の胸を打ち、私の脳裡を離れず、私の役に立ってくれた。この言葉を契機に、私は自分に与えられた唯一の才能を最大限に活かす習慣を持つに至ったのである。

〔二〕

明日を思い煩わず、過去を忘れて、今日に生きよ

キリストの(21)ぶどう園の働き人《びと》は、一日契約で雇われていた。われわれは(22)今日一日の糧を求めることが許されており、(23)「明日のことを思いわずらうな」とはっきり命じられている。今日、世間一般の人々から見れば、この命令は(24)東洋的な趣を持ち、(25)至福の教えの一部に似た完徳の勧め、すなわち行動ではなく向上心への刺激を与えてくれるものである。だが、私はむしろこの忠告を文字どおりに受け入れることをお勧めしたいと思う。それは聖ヤコブが、(26)「『きょうか、あす、これこれの町へ行き、そこに一か年滞在し、商売をして一《ひと》もうけしよう』と言う者たちよ、あなたがたは、あすのこともわからぬ身なのだ」といった伝道者としての気持ちから勧めるのではなく、また、「一壺の酒と女」を手に快楽に耽る(27)オマールの精神から勧めるものでもない。私は、一つの生き方として、習慣として、あるいは東洋の神秘主義、およびわれわれが陥りやすい悲観主義の両方を取り除く強力な魔除けとして、現代的な精神から申し上げているのである。(28)「一日の苦労（evil）（訳者注：

悪しきこと）はその日一日だけで十分である」というあの痛烈な格言を、「一日の良きこと（goodness）は」という語句に変えていただきたい。なぜなら、人生の悩みは主として、[29]前を見て後ろを振り返るという愚かな習慣から生まれるからである。一過性の眼筋協調障害が原因で複視を起こした患者は、眼鏡でうまく矯正すれば魔法で治ったように楽になる。それと同様に、今日という曇りのない両眼視に戻っていただきたい。過度に心を悩ませる学生も、過去を振り返らず将来を思い煩わずにいれば、心の平静を見出すことができるのである。

大西洋を航海する船の上で思う

かつて、二十五ノットで大海を走る[30]大きな客船のブリッジに立っていたことがある。「この船は、一枚の船板といえども生きている。脳と神経、巨大な胃袋、立派な心臓と肺、見事な運動器官を持つ巨大な怪物だ」と私の連れが言った。ちょうどそのとき汽笛が鳴って、船の中のすべての防水区隔室が閉められた。「安全を確保するために極めて重要なのです」と船長は告げた。[31]「タイタニック号のようなことがあってもですか」と私が訊ねると、船長は、「そうです。タイタニック号のようなことが起こってもです」と答えた。

ところで、諸君は誰しもこの大きな客船よりはるかに優れた生き物で、これから長い航海に就かねばならない。そこで私が諸君にお勧めしたいのは、航海の安全を期するために、「防日区隔室」を備えて生きていくように、その機械装置の制御の仕方を学んでおくことである。

ブリッジに登り、少なくとも巨大な隔壁だけはいつでも作動しうる状態にあることを確かめていただきたい。諸君の人生のどの段階にあっても、ボタンを押して、鉄の扉が過去を——死んだ昨日を——閉ざしてゆく音を聞いていただきたい。もう一つのボタンを押すと、金属製の仕切りが、未来を——まだ生まれ来ぬ明日を——閉ざす。そうすれば諸君は安全なのだ——今日の一日だけは！ オリバー・ウェンデル・ホームズが(32)「おうむ貝」の中で美しく詠みあげた例の古い物語を読み、その詩の一行を、「無言のいそしみは日々見られる」という語句に言い換えてみる。過去を閉ざしたまえ。(33)「死人を葬ることは、死んだ過去に任せておくがよい」。

忘れ難い過去を閉ざす

これは、言うは易く、行うは難しである。実際には、過去は影のごとくわれわれに纏《まつ》わりつき、これを無視することは容易ではない。祖母のあの青い眼、祖父のあの弱々しい頤《おとがい》は、諸君の顔の造作に、精神的・道徳的な片鱗をとどめている。幾世代にもわたる先祖の人々は、(34)「摂理や予知や意志や運命について、——そうだ、定められた運命や自由意志や絶対的予知」などについて熟考し、(35)ニューイングランドの良心を育んできたと言えるが、それは病的なまでに繊細である。それを癒すために諸君の中には、キリストに従って貧民街に身を投ずるよりも、(36)詩篇五一を歌うほうがましだ、と思う者もいることであろう。昨日の扉を閉ざしていただきたい。昨日という日は、(37)愚か者の塵にまみれて死ぬ道筋を照らしてきた一日であり、諸君個人とは、つまり意識の上では、何ら関わりを持たないのだ。昨日という日は確かに存在し、日々その機能を果たしているが、肝臓や胃についても同じことが言えるであろう。しかも、過去はわれわれの人生に無意識に働きかけてくるので、できる限りわれわれは過去で心を煩わすようなことがあってはならない。つまらぬ悩みごと、実在のまたは空想上の侮辱、些細な過ち、失望、罪、悲しみ、喜びですら――すべてを夜ごとの忘却のうちに深く葬っていただきたい。ああ、だがこういう時こそ、われわれの大半の者に過去の亡霊が現われるのだ。

夜陰に乗じて現われ、
夢路を乱す夢魔たち(38)

が、大群を率いて押し入り、瞼をこじあける。亡霊一人ひとりは罪、悲しみ、悔恨の化身なのである。年配の古強者《つわもの》にとっても辛いものだが、ましてや若者にとって過去に犯した罪の亡霊は恐ろしい責め苦となり、大半の者はその苦しみに耐えかねてユージン・アラムのように(39)「おお、神よ、私の心を閉ざして、留め金でしっかり締めることができれば」という叫び声をあげるのだ。

夜、過去という服を脱ぎ、新たな朝を迎えよ

昨日の感染によって体内に病毒を残さないためのワクチンとして、私は諸君にある「生き方」をお勧めしたいと思う。ジョージ・ハーバートの詩の中に書かれているとおり、(40)「夜、あなたの魂の覆いを取りなさい」。それは自省によってではなく、服を脱ぐように、知ってか知らずに犯した毎日の罪を払拭するためである。そうすれば目覚めたときには、諸君は自由の身となり、新しい一日を

迎えることができるであろう。ごくたまに自分の実績・現状を見極めるためには過去を振り返る必要があるが、それ以外は、[41]ロトの妻と同じ運命の危険を冒すことになる。反省と自省が交互に襲い、それが呪わしい苦しみとなって、多くの人の進路に不利な条件を課す。昨日の過ちが今日の努力を麻痺させ、過去の悩みが取り付いて人を破滅に導き、[42]悔恨という虫がその人の人生の心臓部を蝕むにまかせてしまう。そこで、聖パウロの例にならい[43]日ごとに死ぬならば、復活によって生まれ変わった人間になり、毎日を人生の縮図とすることができるであろう。

〔三〕

未来は今日、救いの日は今

昨日の重荷に加えて明日の重荷までも今日背負い込んだならば、いかに頑強な者でもよろめくことだろう。過去と同様、未来の扉をもしっかり閉ざしていただきたい。夢も、幻も、甘い空想も、空中に楼閣も築いてはならない。こういうものがあると、昔の人がいみじくも詠んだように、[44]「心は悲しみに砕け、頭は混乱する」。未来は若者のもの、と人は言うが、今日という日があって初めて、一部の人間をかくも苦しめる悲惨な明日が実在するのだ。一日のうちに起こることを誰が予測しうるだろうか。その不確実性は諺にもなっているが、秘密を解く鍵を手にしている者がいるかもしれない。[45]ユリシーズと共に黄泉《よみ》の国に旅して、魔法の輪を描き、呪《まじな》いを唱え、[46]ティレシアスに伺いをたててみるがよい。私は彼自身の口からその答を得た。未来は今日であり――明日は存在しない！　救いの日は〝今（now）〟であり[47]──現在を、今日を誠実に、真剣に、先を考えずに生きることが、未来への唯一の保障となる。諸君の視野を二十四時間の範囲に限定していただきたい。

デカルトの教えとよき生活習慣

科学の名著の一つであるデカルトの『方法序説』（*Discours de la Méthode*、一六三七年）の扉には、一人の男が大地に顔を向けて畑を掘り起こしており、その大地には天から陽光が燦々《さんさん》と降り注いでいる挿絵が載っていて、その絵の下には、「行動せよ、そして希望を持て（*Fac et Spera*）」[48]という銘が記されている。これはよい態度であり、よいモットーである。もし望むなら天を仰いでもよい。だが、決して地平線に眼を向けてはならない──そこには危険が潜んでいるからである。地平線上には、真実も、幸福も、必然性もなく、あるのは虚偽、欺瞞、いかさま、何世代にもわたり人々を欺き続けた「迷い火（*ignes fatui*）」であって、これらすべてが地平線から手招きして、足元にころがっている真理や幸福の追求に満足できない人々を誘惑する。

学生時代に[49]一度山頂に登り、地形の全体像をとらえ、その機会を利用して自分自身をも慎重に検討してみることをお勧めしたい。人間は誰しも一生のうちに一度は己を厳しく問わねばならぬ、とデカルトは言った。ただし、そうしたことは、時たまやるべきことであって、頻繁にはやらないほうがよい。

体力の消耗、精神的苦悩、神経性の気苦労は、将来のことで心を痛めている人々の足に纏《まつ》わりつく。そのためには、船首と船尾の大隔壁をぴったり閉じて、「防日区隔室」の生活習慣を身につける準備をしていただきたい。落胆してはならない。どの習慣にも言えることだが、この生活習慣を身につけるには時間がかかり、その方法は諸君自らが見出さねばならない。私はただ、諸君が若いうちにそのような生活習慣を持続させる勇気を持つことを期待して、一般的な心得と励ましを与えたいと思う。

〔四〕

今日の日を始める

さて、今日の日のために！ まず、何から始めればよいのだろうか。諸君は自らの一日の調停者になっていただきたい！ 神秘的な仲裁を求めて(50)ヨブのように嘆息せず、自らの手を舵の柄にしっかり置く準備をしていただきたい。限りあるものとの接触を保ち、円滑に動いている機械の性能を十分に理解し享受していただきたい。諸君は生きていて、太陽を仰ぎ見る。自然がかくも美しく創り上げた栄えある大地に立ち、その征服も享受も諸君次第である。諸君が味わうこの深い喜びに、生命あるものすべての創造を結合させていただきたい。

ブラウニングの詩にあるように、(51)「喜びを可能とする世界はわれわれの周りに拡がり、われわれのためにあり、われわれを差し招く」ということを知っていただきたい。朝の目覚めの気分はどうだろうか、――それが一日を支配するのだ。

われわれの中には、生まれつき、早朝の数時間は不機嫌になる者がいる。だが若者が目覚めたときに、人生は重荷だ、退屈だ、などと感じるとすれば、その人は自分という機械を投げやりに扱い、無理に動かしすぎ、エンジンに燃料を投入しすぎ、灰や燃え滓《かす》の掃除を怠っているのだ。あるいは、その若者は(52)ニコチン夫人と交際がすぎたか、バッカスとの戯《たわむ》れがすぎたか、それとも何より悪いのは、うら若いアフロディテを弄《もてあそ》んだのかもしれない――この三人は、(53)「初《う》ぶな若者の心を惑わす使者を次から次へと送ってよこすのだ」。清らかな人生観を持つためには、清潔な肉体を持たねばならない。

目鼻立ちがくっきりして、機敏で、真剣な学生諸君の顔を見、しなやかで活動的なその姿を見たら、ソクラテスやプラトンは人類が進歩したものだと感心するのではないだろうか。もちろん、彼らはこの会のような集いを見て喜ぶことであろう。(54)「健全なる精神は健全なる肉体に宿る」という彼らの理想を諸君のものにしていただきたい。肉体と精神は、いずれの一方が欠けても美しく清いものとはなりえない。さらに、(55)法教師ベン・エズラの言うように、肉体と魂は互いに助け合うものであるという真理を悟らねばならない。朝の外観は一日を決めるものであるが、これは主として清潔な機械、広い意味での品行方正な肉体に左右される。(56)ボルテールが言っていることだが、「人を幸せにするのは胃袋である」。消化不良の人は健全な人生観を持ちえないし、肉体の機能が損なわれた人は道徳上の抵抗力が低下する。

肉体の調子を整えることは、心を清らかにするのに役立つので、朝目覚めたあとの数時間の気分は、肉体が正常か否かを測る最も良い方法である。清潔な口、冴えた頭、澄んだ眼は、人が生まれながらに持つ毎日の権利である。(57)故マーシュ教授がたった一本の骨から未知の動物を見分けたように、一日は目覚めたときに予測がつく。諸君も知ってのとおり、スタートがすべてを決定する。

よいスタートを切るには身体の調子がよくなければならない。朝、若者が感ずる倦怠感は、二つの原始本能の制御を欠くがゆえに起こることが多い。それは生態の習性と言ってもよく、一つは個体保存、もう一つは種族保存という本能である。

食事、酒、煙草の習慣

エール大学の学生は、これまでに適切な食事をとり、皆にその模範を示しているものと思うが、若者は必ずしも教師の勧めに従うとは限らない。したがって、たとえエール大学の学生といえども、不摂生な食習慣は多くの精神的欠陥を招く原因となることを申し上げておきたい。私自身は通例、味が悪くて自分の体に合わないような食べ物やあるいは、一時《ひととき》のもてなしの場(訳者注：舌)を台無しにするような食べ物はいっさい口にしないことを旨としている。近頃では酒に溺れる学生はほとんどいないものと思われるが、多くの学生の中には、前夜酒に酔って赤くなった組織が翌朝にまで持ち越され、その働きが鈍くなったためにその日一日の能力低下を起こした、というような学生が少数いるかもしれない。度を過ごさずに飲むのはすこぶる難しい。周知のことだが、精神的・肉体的に最善の仕事ができるのは、いかなる形のアルコール分も入っていないときである。そこで、若者にとって最もよい方法は禁酒という習慣を身につけることであり、それをほとんどの諸君は実行しておられるものと思う。

早朝の澄んだ眼と冴えた頭の強敵は煙草の吸いすぎで、これは今日大半の学生に見られるものである。用心し、点検してみて、必要ならその量を制限していただきたい。額から後頭部にかけて広がる例の朦朧とした感じ、霞んでぼんやりした記憶、冷たい魚のような眼、舌苔のついた舌、その上、口中に残る先週の煙草の味――諸君の大半はこの思いを味わっており――私にもその経験があるのだが――これらは煙草の吸いすぎからくることが多いのだ。

精神によき習慣を

もう一つの原始本能は、自然が種族保存のためにすべての人間に課した肉欲という重荷である。プラトンの言う[59]二頭立ての馬を馭するには、最も優れた人間の精力といえども削《そ》がれてしまう。その馬の一頭は猛り狂う悪鬼のような暴れ馬で、猛烈な格闘と厳しい調教によって初めて制御することができるのだ。諸君は当然人間として、この程度のことは知っておられることと思う。ひとたび轡《くつわ》の馬銜《はみ》を噛ませるや、情熱という黒い悍馬は理性という白馬を引き立て、その二頭立て戦車は岩上をガタガタと破滅への道を突っ走るのである。

新鮮で美しい肉体があれば、諸君は健全な一日を始めることができる。つまり、ゲーテの言うように、[60]無気力感から朝の怠惰な時がそのまま無為の一日に持ち越されずにすむことであろう。作動中の機械とも言える精神を制御すること、その活動が人の歩みと同様、自動的に行われるように精神に習慣を取り入れることが、教育の目的である。しかし、それが達成されるのは何と稀有なことであろうか！

それを達成するには、慎重に沈着にやらねばならず、決して急《せ》いたり気に病んだりしてはならない。時間は十分にあり、一日は長いことを知っていただきたい。起きている時は十六時間もあり、そのうち少なくとも三、四時間は、諸君の精神という機械を静かに制御する時に当てるべきだ、という点にも留意していただきたい。

集中力は成功の秘訣

集中力とは、どんな課題と取り組んでもうまくやりこなす力を徐々につけてくれるものであり、それは勉学を成功させる秘訣である。どんなに鈍い頭でも、絶えず使用すれば必ず鋭くなってゆく。古い諺に「若者は急ぐあまりに楽しまぬ」とある。なお悪いことに、静かに集中する能力を身につけないと、それは精神的破綻をきたす唯一最大の原因となる。かつてプラトンは、[61]出発のとき急ぎすぎたためにゴールに達しなかった若者のことを憐んだ。人生における最も悲しむべき悲劇の一つは、急ぎ、慌て、騒ぎ立て、さらには過度の緊張のために、若い学生が人生の途中で挫折することである。人間という機械を昼夜休みなく動かしてしまう――分別のある者であればモーターをそのように酷使はしないであろう。神に選ばれし指導者の一人、[62]ウィリアム・ジェイムズの言葉に耳を傾けていただきたい。

われわれの仕事の質と量は、挫折の回数や苛酷さには無関係である。挫折の原因はむしろ、ばかげた切迫感とゆとりのなさ、息切れと緊張、外見への懸念と結果についての憂慮、内的調和と平静な心の欠如などにある。要するに、われわれ（訳者注：米国人）が仕事をする際には、ややもすれば、そういったもので心を煩わせる傾向にあるが、同じ仕事をするヨーロッパ人は十中八九そんな悩みは持たないのだ。[63]

毎日、数時間を系統的に使う

(64)「才能はひそかに形成される」と言われるが、一日のすべての時間を才能の練磨に費やす必要はない。十六時間のうちほんの数時間で足りるのだが、その時間は、日課として、規則正しく、系統的に使えるように毎日確保しなければならない。ちょうど子供が歩くことで脊髄機能を制してゆくように、音楽家が神経中枢を制してゆくように、諸君は日一日と精神機構を制してゆくことができるであろう。(65)アリストテレスがどこかで言っていることだが、闘いを勝ち抜く者の挙動は泰然とし、声は低音で、話し方もゆっくりしている。その人は、他の者が甲《かん》高い声で話し、あたふたと動きまわるような些事に、心を煩わすこともないだろう。(66)「防時区隔室」の扉をきっちり閉めて、当面の課題に精神を集中させるならば、ますます多くの仕事をする能力が身につき、コンディションがよくなる。ひとたび心の習慣が確立されたならば、諸君の生涯は安泰である。

集中力はその修得に時間のかかる技術であるが、精神はゆっくりした食事や慎重な消化の習慣に徐々に慣れてくる。そうすることによってのみ、ローエルが「批評家のための寓話」の中で生き生きと描き出した、あの(67)「精神の消化不良」を起こさずにすむのである。能率という化け物で諸君の頭を悩ませてはならない。それは捉えどころのない特質の一つで、意識的に努力して求めたにせよ、ややもすると見失いがちなものと言えよう。ある人物の大学での成果は、見かけだけで評価できるものではない。この世の(68)目の粗い物差しではどれを使っても、最も効果的な業績、すなわち自己教育という精神機械装置の鋳造、すなわち大学構内より広い分野へ出てゆくための真の準備を的確に測ることはできない。毎日、四時間ないし五時間を割く――それはさほどの負担にはならないが、[69]一日一日とその差がつき、一週間でその効果がはっきり見え、一か月も経つと今後も続けていける見通しが立つ。かくして諸君は習慣を獲得したことになり、[70]一の才能《タラント》を有する者には高い利息がつき、十の才能《タラント》を有する者には少なくとも将来のための資本金がたまることであろう。

今日を行動的に生きる

この種の着実な仕事は、人に健全な世界観を与える。若者の心をかくも苦しめる倦怠、興奮、焦燥感などを正すために、これほど効果的な矯正法はない。これは魔除けのようなもので、ジョージ・ハーバートが言うように、

あらゆるものを金に変える
かの有名な石[71]

であって、永遠に繰り返される問い「人生とは何か」に対しては、「私は考えずに、行動する」というのが、その答である。それは、生き方の真価に触れさせてくれ、その隠れた意味を把握させてくれる唯一の哲学なのである。

この魔除けを手に諸君は、[72]「落胆の沼」を渡り、「疑惑の城」や「巨人の絶望者」の側を通って、「愉快が岳」に達し、「知識」、「経験」、「慎重」、「誠実」などといった心の羊飼達に出会うことであ

ろう。諸君の中には、これは[73]惨めな快楽主義的教義であって、ホラティウスがかくも美しく詠んだ生き方と少しも変わらないではないかと思う者がいるかもしれない。

今日をわが一日と呼び、
われ今日の日を生きたり、明日よ、汝の
最悪をなせ、と心安らかに言いえし者よ、
その者のみぞ幸いなれ[74]

諸君がどう考えようとかまわないが、私は自分の仕事や楽しみに役立ったと思われる人生哲学を諸君に示しているにすぎない。私は何年かの間[75]ウォルト・ホイットマンの主治医をした。彼は時に引用することはあったが、自作の詩についてあまり多くを語らなかった。だが、ある夏の午後遅く、キャムデンにある彼の小さな家の窓際に座っていたとき、一団の職工達が通りかかり、彼はいつもの親しげな様子で挨拶を交わしたことがあった。この時、彼は次の一節を詠んだ。

あゝ、肉体労働・頭脳労働を問わず、一日の労働に栄光あれ！
わたしは、現実を、真実を称揚し、
世の人に毎日の労働や商いの栄光を教えようと努めた。[76]

こういう生き方をすることによって、諸君一人ひとりは真っすぐな畝《うね》を立てて進むやり方を覚え、かくて真に立派な人間になることができるであろう。

〔五〕

聖書に触れよ

肉体と精神を訓練したら、後には何が残るだろうか。

キリストの伝道生活中に起こった最も心打たれる出来事を覚えておられるであろう。(77)悩める指導者ニコデモが夜キリストの教えを乞いにやって来たときのことである。自分は成功を収め、多忙な毎日を送っているが、今の生活は自分の永遠の平安に相応わしいものとは無関係ではないか、というのが彼の悩みであった。キリストが彼に与えたメッセージは、世の人々に対する主のメッセージであり、今日ほどわれわれがそれを必要とする時代はないと言えよう。すなわち、あなたがたは(78)「霊から生まれなければならぬ」という言葉である。諸君は指導者と共にありたいと願う――エール大学の学生にとってそれは既得権でもあるが――世界の精神面における。(79)「ラジウム」を構成する偉大な魂に触れることを望む。諸君は彼らの霊から生まれ、彼らと友愛の絆で結ばれ、その仲間に入らねばならない。(80)ナザレ人《びと》の敬虔な信奉者になるも、あるいは、(81)聖ヨハネが見たあらゆる国民より選ばれし大群をなす仲間の一員となるのも問わない。

(82)キリストと主の祈りで一日を始めていただきたい――それ以外は要らない。たとえ信仰箇条を唱えなくても、主の祈りあるところに信仰はある。信仰箇条が身についていてそれを唱える毎日であれば、主の祈りは、諸君が一途に信じ込んでいる神学上の生パンに(83)パン種を入れて発酵させてくれる。

魂は思想によって染められるものであるから、一日たりとも(84)世界最良の書に触れずに過ごしてはならない。学び方は先人達とは異なるにせよ、聖書を知ろうと努めていただきたい。人格を形成しよき行動の習慣を培うには、聖書との接触は今なお昔ながらの威力を発揮する。(85)ラムの同族の者、エリフの子らである諸君は、その美しさと力強さを知らねばならない。毎日十五〜二十分を費やすだけで、諸君は人類の偉大な精神に触れ、歳月が経つにつれ徐々に不滅の死者との交友の輪を拡げることができるであろう。彼らによって諸君は自らの時代を信ずることができる。彼らが先人について語る言葉に耳を傾けていただきたい。時代にはそれぞれの慣例《しきたり》や娯楽があるように、精神や理念も時代によって異なる。諸君の大学は最高の学府で、最良の時代にあると信ずるのは正しい。何ゆえに過去を振り返り、一八七〇年代、いや一八九〇年代の学生の不潔さと愚鈍さに驚く必要があるのか。未来についてあまり考えを巡らせてもいけない。諸君やこの時代の衣服や時勢が、後に続く者達の眼に同様に粗野に映る日を迎えるかもしれないからである。物事に変化はつきものであるが、その半面、偉大な思想は何世紀にもわたって生き生きと流れて、(86)ペリクレスの時代と同じようにわれわれを効果的に支配している。人類は絶えず進歩しているとよく言われるが、人間は変わらない。人間性の基となる愛、希望、恐れ、信仰、さらに人間の心の基本的情熱は不変であり、文学から霊感を得る秘密は、時と場所を問わず共感を抱き、それに共鳴する心の琴線に触れる能力を持つことである。

諸君の将来に期待する

「防日区隔室」で過ごす静かな生活は、心も軽く諸君自身のあるいは他人の重荷を背負うのに役立つことであろう。川辺でガアガア喧しく鳴きながら無為に座っている[87]蛙達（Batrachians）のことは気に留める必要はない。人生は真っすぐで単調な営《いとな》みであり、道には阻むものもなく、何世代にもわたる果敢な先人達がその行く手を照らしてくれる。諸君は先人達が行った活動の一端を担い、彼らの理想を諸君の霊感としなければならない。私の心の眼に二十年後の諸君の姿が見える――眼には決意を秘め、額は広く、髭をきれいにそった諸君は、世に出て成功を収めているはずである。情動に支配されるか、理性に支配されるか、いずれのタイプに属していようとも、諸君は先人のパン種を必要とするであろう。そのパン種は、詩篇の詩人が、[88]「主は彼らにその求めるものを与えられたが、彼らのうちに病気を送って、やせ衰えさせられた」とネメシスについて詠んだが、その悪名高き復讐の女神ネメシスを避けうる唯一のものなのである。

私は前に、[89]「人生は些細な出来事によって左右される」というジョンソン博士の言葉を引用した。[90]諸君が心を叡知に向けて、これからの日々を重ねるよう、私のささやかな言葉が、その一助になればと願うものである。

訳者注

(1) ゲーテ（Johann Wolfgang von Goethe, 1749-1832）：ドイツの詩人・作家。引用文は英文で書かれている。

(2) 原文は、おそらくコッタ版の『ゲーテ全集』(*Goethe's Works*, Stuttgart J. G. Cotta, 1912, p. 12)。思いと言葉と行いをもって (in thought, in word, or in deed)：この句は『祈祷書』(*The Book of Common Prayer*) 聖餐式の懺悔の一節である。英国国教会の中でもとりわけ高教会派 (the Anglican High Church) では、式を始めるにあたって、司祭と司祭を助ける侍者が「我ら思いと言葉と行いをもって」と唱えるのが長い間の習わしであった。オスラーは少年期にジョンソン師に仕えていたので、その頃の記憶がよみがえったのであろう。

(3) スタゲイロス人 (the Stagirite)：アリストテレス (Aristotle, 384-322 B. C.) を指す。スタゲイロスはバルカン半島の北東端にある小都市で、アリストテレスの生地。

(4) アリストテレス (Aristotle, 384-322 B. C.) の『ニコマコス倫理学』(*Nicomachean Ethics*, book 1, chap. 3, 1095a：3-10)。

(5) この文は聖書の一般的なイメージを連想させる。例えば、旧約聖書、イザヤ書、六：九、そして「益するところなし」の句は、新約聖書、テモテへの第二の手紙、二：十四でやや異なる文脈で使われている。

(6) ナアマン (Naaman)：シリア王の勇敢な軍勢長だったが、らい病に罹り、預言者エリシャに治療を乞うた。エリシャの指示は、ヨルダン川に行って「七たび身を洗いなさい。そうすれば、あなたの肉はもとにかえって清くなるでしょう」というものだったが、それを聞いたナアマンは怒って去ったという。旧約聖書、列王紀下、五：九～一〇。

(7) シェフィールド (Sheffield)：英国ヨークシャー州南部の都市で、刃物の名産地。ここでオスラーは、“Sheffield or shoddy” (シェフィールド製のものであれ、見かけ倒しの安物であれ) と “sh” の頭韻を踏んだ対句を用いている。

(8) 英国の劇作家シェイクスピア (William Shakespeare, 1564-1616) の『お気に召すまま』(*As You Like It*) に登場する素朴な老羊飼いコリンのこと。三幕二場でコリンは自分の朴訥な人生哲学を披瀝する。

(9) 旧約聖書、イザヤ書、三五：八。

(10) アリストテレス (Aristotle, 384-322 B. C.) の『ニコマコス倫理学』(*Nicomachean Ethics*, book 2, chap. 1,

1103b：21-24)。人それぞれの性質は繰り返される同種の行動によって作られる。すなわち、行動の繰り返しが習慣となって、人柄としての特性が養われるという。

(11) プルターク (Plutarch, c.46-c.120.)：ギリシャの哲学者・伝記作者。引用は、『倫理観』(*Moralia*：*On Moral Virtues* 443c. trans. W. C. Helmbold, Cambridge, Mass., Harvard University Press, 1957, vol. 6, p. 35)。

(12) 防日区隔室 (day-tight compartments)：オスラーの造語で、船にある "water-tight compartments" (防水区隔室) の水 (water) を日 (day) に替えたもの。

(13) 注(6)参照。ヘブライの預言者エリシャがナアマンに与えた忠告を指す。いったんは怒って去ったナアマンだったが、その後は忠告に従い身を洗ったところ、その病は癒えたという。

(14) 四つの大学とは、マギル、ペンシルベニア、ジョンズ・ホプキンズ、そしてオックスフォードの各大学を指す。

(15) オスラーが書いた内科の教科書*The Principles and Practice of Medicine* (1892) を指す。当時、医学生の間で大変評判の高かった名著で、多くの版を重ね、ドイツ語、フランス語、スペイン語、中国語に翻訳された。

(16) ジョンソン博士 (Samuel Johnson, 1709-1784)：英国の批評家・詩人、辞書の編纂者。

(17) 誕生時に昇る星は、人の一生を左右すると考えられていた。また古代生理学では、四体液 (血液、粘液、黒胆汁、黄胆汁) の割合で人間の体質・気質が決まるという。

引用は、ジョンソン (Samuel Johnson, 1709-1784) の「詩人ポープ」〔"Pope," *Lives of the English Poets* (1783), ed. George Birkbeck Hill, Hildesheim, Georg Olms, 1968, vol. 3, p. 174〕。

(18) 旧約聖書、サムエル記上、九：三〜二七。

(19) ホワイト (Gilbert White, 1720-1793)：英国の聖職者・博物学者。『セルボーンの博物誌と文物』(*The Natural History and Antiquities of Selborne*, 1789) を著した。ここでは、若いオスラーに大きな影響を与えたジョンソン師 (William Arthur Johnson, 1816-1880) のことを指す。

(20) カーライル (Thomas Carlyle, 1795-1881)：英国の批評家・歴史家。引用文は、『時代の徴候』(*Signs of the*

Times）の冒頭の一節。オスラーは「われわれの主たる務め（our main business）」と言っているが、カーライルの原文では「われわれの大いなる務め（our grand business）」になっている。

(21) 新約聖書、マタイによる福音書、二〇：一〜十六。「天国は、ある家の主人が、自分のぶどう園に労働者を雇うために、夜が明けると同時に、出かけて行くようなものである…」。

(22) 新約聖書、マタイによる福音書、六：十一、ルカによる福音書、十一：三。「我らの日用の糧を今日も与えたまえ」。

(23) マタイによる福音書、六：三四。「だから、あすのことを思いわずらうな。あすのことは、あす自身が思いわずらうであろう。一日の苦労は、その日一日だけで十分である」。

(24) 「明日のことを思いわずらうな」という教えはキリスト教のみに限らず、さまざまな他の倫理的な教えの中にもみられる。オスラーが「東洋的な趣」と述べたのは、彼の念頭にペルシャの詩人オマール（Omar Khayyám, c.1025–c.1123）の詩の一節があったものと思われる。英国の詩人フィッツジェラルド（Edward FitzGerald, 1809–1883）の『ルバイヤート』（*The Rubáiyát of Omar Khayyám*, 1872, quatrain 21）。

(25) 至福の教え（山上の垂訓ともいう）。マタイによる福音書、五：三〜一〇。

「こころの貧しい人たちは、さいわいである。

　天国は彼らのものである。

悲しんでいる人たちは、さいわいである。

　彼らはなぐさめられるであろう。……」

また、ルカによる福音書、六：二〇〜二六。

(26) 完徳の勧め。新約聖書、マタイによる福音書、十九：二一。キリストは金持ちの若者に向かって次のように教え諭す。

「もしあなたが完全になりたいと思うなら、帰ってあなたの持ち物を売り払い、貧しい人々に施しなさい。そうすれば、天に宝を持つようになろう」。

新約聖書、ヤコブの手紙、四：十三〜十四。オスラーの原文では、「旧約聖書の伝導の書の一節」となっているが、これはオスラーの勘違いではないかと思われる。

(27) オマール（Omar Khayyâm, c.1025–c.1123）：ペルシャの詩人・天文学者。酒や女など快楽に溺れた人物の象徴として描かれている。引用は、英国の詩人フィッツジェラルド（Edward FitzGerald, 1809–1883）の『ルバイヤート』（*The Rubâiyât of Omar Khayyâm*, 1872, quatrain 12）。

(28) 新約聖書、マタイによる福音書、六：三四。

(29) 「前を見て後ろを振り返る」という一節は、英国の詩人シェリー（Percy Bysshe Shelley, 1792–1822）の「ひばりに寄せて」（"To a Skylark," lines 86–87）を連想させる。英国の劇作家シェイクスピア（William Shakespeare, 1564–1616）の『ハムレット』（*Hamlet*, IV, iv, 37）参照。

(30) オスラーがこの原稿を書いたのは、一九一三年四月五日、友人達（William McGougall and F. W. Mott）と共に米国へ向かうカンパニア号の船上だった。

(31) オスラーがこの講演を行う一年前、一九一二年四月、大西洋航路の客船タイタニック号がその処女航海で氷山に衝突して沈没するという大惨事を起こした。タイタニック号には防水区隔室がついており、構造上沈むことはないと信じられていたが、水面下の氷山に衝突し、複数の区隔室に穴があいて浸水・沈没した。

(32) 「おうむ貝」（"Chambered Nautilus"）：米国の作家で、ハーバード大学で解剖学を教えたことのあるホームズ（Oliver Wendell Holmes, 1809–1894）の詩の題名。おうむ貝の内部は、真珠質の隔壁で多数の室に分けられていることから、オスラーはこの詩を思い出したのであろう。この詩は『朝の食卓の独裁者』（*The Autocrat of the Breakfast Table*, chap. 4, stanza 3, line 1）に入っている。

(33) 新約聖書、マタイによる福音書、八：二二。米国の詩人ロングフェロー（Henry Wadsworth Longfellow, 1807–1882）の詩「生命の賛歌」（"A Psalm of Life," stanza 6）参照。

(34) 英国の詩人ミルトン（John Milton, 1608–1674）の『失楽園』（上）（*Paradise Lost*, book 2, lines 559–560）。平井正穂訳、岩波書店、一九八一年、八六頁。

(35) 米国北東部ニューイングランド地方にやってきた初期入植者、信仰心の大変厚いカルヴィン派非国教徒の特性を指す。ニューイングランドの良心とは、神を信ずることこそが救いであり、すべてであるという考え。

彼らにとって善き行いをすることは二の次であった。ジョンソン師をはじめオスラーの恩師達は、信仰心と善行を同等に重んじ、あるいは他者に善行を施すことに一層の重きを置いた。

(36) 旧約聖書、詩篇、五一。神のいつくしみ、哀れみ、そして許しをダビデが詠う。「神よ、あなたのいつくしみによって、わたしをあわれみ、あなたの豊かなあわれみによって、わたしのもろもろのとがをぬぐい去ってください」。

(37) 英国の劇作家シェイクスピア（William Shakespeare, 1564-1616）の『マクベス』（*Macbeth*, V, v, 22-23）。福田恆存訳、新潮社、一九六九年、一一〇頁。

(38) 英国の詩人・随筆家チャールズ・ラム（Charles Lamb, 1775-1834）の「深い物思い」（"Hypochondriacus," lines 30-31）に登場する空想上の夢魔で、睡眠中の人を襲うと信じられていた。

(39) ユージン・アラム（Eugene Aram, 1704-1759）：英国の言語学者。ささいな盗みで靴屋を殺した罪により刑死した。英国の詩人トマス・フッド（Thomas Hood, 1799-1845）の「殺人者ユージン・アラムの夢」（"The Dream of Eugene Aram, the Murderer," lines 35-36）。

(40) 英国の牧師・詩人ジョージ・ハーバート（George Herbert, 1593-1633）の「教会の歩廊」（"The Church Porch," stanza 76, line 453）。

(41) ロトの妻（Lot's wife）：ロトの妻は、ソドムから逃げ出す途中でうしろを振り返ったため塩の柱にされたという。旧約聖書、創世記、十九：二六。

(42) この句は英国の詩人バイロン（George Gordon Byron, 1788-1824）の「わが三六年の仕上げの日よ」（"On This Day I Complete My Thirty-Sixth Year," stanza 2, lines 5-8）を連想させる。

(43) 新約聖書、コリント人への第一の手紙、十五：三一。聖パウロの言葉「わたしがあなたがたにつき持っている誇りにかけて言うが、わたしは日日死んでいるのである」。

(44) 英国の詩人ブラウニング（Robert Browning, 1812-1889）の「バルコニーにて」（"In Balcony," line 61）。

(45) ユリシーズ（Ulysses）：オデッセイのラテン語名。紀元前八世紀頃のギリシャの詩人ホメロス（Homer）の叙事詩『オデッセイ』（*Odyssey*）と『イーリアス』（*Iliad*）に登場する諸将の一人。トロイ戦争後約十年間にもわたり諸国を漂浪し、死者の国ハデスなども訪れた。幾多の苦難を不屈の勇気と才知で切りぬけたという。

(46) ティレシアス（Tiresias）：盲目の預言者。入浴中のアテネを見たという理由で盲目にされたが、後に預言の力と鳥の言葉を理解する力を授けられたという。ホメロス（Homer）の『オデッセイ』（*Odyssey*, book 11, lines 90–130）。

(47) 新約聖書、コリント人への第二の手紙、六：二。

(48) Fac et Spera：ラテン語。

(49) デカルト（René Descartes, 1596–1650）：フランスの哲学者・科学者。自我を人間にとって最重要なものであることを理論的に明らかにした。「我思う、ゆえに我あり」（ラテン語でcogito ergo sum）の言葉で有名。この句は、英国の詩人ワーズワース（William Wordsworth, 1770–1850）の『プレリュード』（*The Prelude*, book 14, lines 1–129）を連想させる。彼はウエールズで最も高いスノードン山（Mount Snowdon）に登って、頂上から日の出を見ながら人生に思いをめぐらせた様子を描いている。

(50) ヨブ（Job）は信心深く、神のさまざまな試練に耐えた。旧約聖書、ヨブ記、九：三三。

(51) 英国の詩人ブラウニング（Robert Browning, 1812–1889）の「クレオン」（"Cleon," lines 239–241）。

(52) いずれも快楽の擬人化で、ニコチン夫人（Lady Nicotine）は「煙草」、バッカス（Bacchus）は「酒」、アフロディテ（the younger Aphrodite）は「性的な情熱」を指す。一八九〇年『私のニコチン夫人』（*My Lady Nicotine*）というユーモラスなエッセイ集が、スコットランドの劇作家・随筆家バリー（James Barrie, 1860–1937）によって出版されている。おそらくオスラーはこの作品のタイトルをもじって使ったのであろう。

(53) 英国の劇作家シェイクスピア（William Shakespeare, 1564–1616）の『夏の夜の夢』（*A Midsummer Night's Dream*, I, i, 34–35）。福田恆存訳、新潮社、一九六〇年、十頁。

(54) プラトン（Plato, c.427–c.347 B. C.）の『ティマイオス』（*Timaeus*, 87e）、種山恭子訳『プラトン全集』十二巻、岩波書店、一九七五年、一六九頁。

(55) 英国の詩人ブラウニング（Robert Browning, 1812–1889）の「法教師ベン・エズラ」（"Rabbi Ben Ezra," line 72）。

(56) ボルテール（François Marie Arouet Voltaire, 1694–1778）：フランスの啓蒙思想家・哲学者・随筆家。引用はフランス語だが、この句の出典はギリシャの哲学者エピクロス（Epicurus, c. 342–c. 270 B. C.）のもの。

(57) マーシュ教授（Othniel Charles Marsh, 1831–1899）：米国の古生物学者で、エール大学の教授。彼は西部に遠征して化石の骨を収集していた。

(58) 「若者は忠告を無視する」という表現に、英国の劇作家シェイクスピア（William Shakespeare, 1564–1616）の『ハムレット』（*Hamlet*, I, iii, 51）の台詞が引用されている。

(59) プラトン（Plato, c.427–c.347 B. C.）の『パイドロス』（*Phaedrus*, 253c–254e）、藤沢令夫訳『プラトン全集』五巻、岩波書店、一九七四年、一九七～一九九頁。「二頭の馬」はプラトンの譬え話の中でも特に有名なものである。

(60) ドイツの詩人・作家ゲーテ（Johann Wolfgang von Goethe, 1749–1832）の言葉だが、出典不詳。

(61) おそらくソクラテスの弟子、ギリシャの数学者テアイテトス（Theaetetus）のことであろう。コリント戦争で負傷し、まもなく死亡したと思われる。戦闘の年がわかれば彼の死亡年が推定できるのだが、それには二説（前三九四年あるいは前三六九年）あって、前三九四年説をとれば、彼は二十歳くらいの若さで死んだことになる。後者の前三六九年説では、年を取りすぎてしまい、ソクラテスが彼について言ったという「相当の年輩になりさえしたら、きっと屈指の人物になる」という言葉と矛盾する。プラトン（Plato, c.427–c.347 B. C.）の『テアイテトス』（*Theaetetus*, 142c）、田中美知太郎訳『プラトン全集』二巻、岩波書店、一九七四年、一七八頁。

(62) ウィリアム・ジェイムズ（William James, 1843–1910）：米国の心理学者、哲学者。プラグマティズム（実用主義）の創始者で、小説家ヘンリー・ジェイムズ（Henry James, 1843–1916）の兄。オスラーが「神に選ばれし指導者」（a master in Israel）と呼んだのは、ウィリアム・ジェイムズとユダヤ教の律法に通じた学者シラク（Sirach）との類似点を認めたからであろう。シラクは聖書の外典『ベンシラの知恵』の著者で、実践的な観点から知恵を教えようとした。*The Wisdom of Jesus the Son of Sirach* (*Ecclesiasticus* 38：24–34, 39：1–11)。

(63) ウィリアム・ジェイムズ（William James, 1843-1910）の「休養の勧め」〔"The Gospel of Relaxation," *Selected Papers on Philosophy* (1917), New York, E. P. Dutton, 1961, p. 31〕。

(64) ドイツの詩人・作家ゲーテ（Johann Wolfgang von Goethe, 1749-1832）の『トルカート・タッソー』（*Torquato Tasso*, i, ii, 66）。

(65) アリストテレス（Aristotle, 384-322 B. C.）の『形相学』（*Physiognomonica*, chaps. 2-3, 807a-b）。

(66) 注(12)の "day-tight compartments" を "hour-tight compartments" に替えてある。

(67) 米国の詩人ローエル（James Russell Lowell, 1819-1891）の「批評家のための寓話」（"A Fable for Critics," line 106）。

(68) 英国の詩人ブラウニング（Robert Browning, 1812-1889）の「法教師ベン・エズラ」（"Rabbi Ben Ezra," stanza 24, lines 1-2）。

(69) この句は、旧約聖書、詩篇、十九：二（『祈祷書』*The Book of Common Prayer* 版）にある一節を連想させる。

(70) タラント（タレント）の譬え話：新約聖書、マタイによる福音書、二五：十四〜三〇。主人から五タラント預かった僕《しもべ》はそれを元手に五タラントもうけた。二タラント預かった僕《しもべ》は二タラントもうけた。ところが一タラント預かった僕《しもべ》は土中に埋めて利殖しなかったため、せめて銀行に預けておけばいくばくかの利子がついたものをと主人から叱られたという。貨幣の単位を表すタラント（talent）は、この譬え話から「天から授かった才能」を指すようになった。

(71) 有名な石は、中世の錬金術師達が非金属を金に変える物質として追い求めた「賢者の石」（philosophers' stone）を指す。詩の引用は、英国の牧師・詩人ジョージ・ハーバート（George Herbert, 1593-1633）の「霊薬エリクシル」（"The Elixir," stanza 6, lines 21-22）。

(72) 英国の作家ジョン・バニヤン（John Bunyan, 1628-1688）の寓意物語『天路歴程』（*The Pilgrim's Progress*, part 1）の登場人物あるいは地名。

(73) 快楽主義的教義は、ギリシャの哲学者エピクロス（Epicurus, c.342-c.270 B. C.）の学説で、自制の賜物としての快楽を人生の最高善とみなす考え方。

(74) ローマの詩人ホラティウス（Horace, 65-8 B. C.）の「頌詩」（"Odes," book 3, no.29, lines 41-43）。英語訳はJohn Dryden（1631-1700）によるもの。

(75) ウォルト・ホイットマン（Walt Whitman, 1819-1892）：米国の詩人で、米国民主主義の詩人と呼ばれる。一八七三年発作で倒れてから死ぬまでの十九年間、半身不随のまま過ごしたという。

(76) ホイットマンの代表作『草の葉』（*Leaves of Grass*）の一節で、原文では "work"（仕事）ではなく "walk"（歩み）になっている。"Song of Exposition," *Leaves of Grass*, canto 7, lines 139-140.

(77) ニコデモ（Nicodemus）：パリサイ人の指導者だったが、キリストの隠れた弟子になった。新約聖書、ヨハネによる福音書、三：一～十五。

(78) 新約聖書、ヨハネによる福音書、三：五。

(79) ラジウム（radium of the world）：「世の発光体」という比喩的な表現で、おそらくオスラーの造語であろう。ラジウムは、その実体には目に見える変化を起こさずに、熱や電気、生理的、化学的、または発光の効果を生み出す。当時は、ラジウムの危険性はほとんど認識されておらず、良い意味でしか使われなかった。

(80) ナザレ人（the Nazarene）：イエスキリストを指す。

(81) 新約聖書、ヨハネの黙示録、五：九。同黙示録、七：九～十四。

(82) 主の祈り（the Lord's Prayer）：新約聖書、マタイによる福音書、六：九～十三。ルカによる福音書、十一：二～四。「天にいますわれらの父よ、御名があがめられますように。御国がきますように…」。

(83) パン種（leaven）：オスラーが好んで使う言葉。「科学のパン種」注(1)参照。

(84) 世界最良の書とは、聖書を指す。

(85) エリフ（Elihu）：ヨブの若い友人の一人で、神に疑いをもち苦悩するヨブに怒りをぶつけて神の義を教え示そうとした。オスラーは学生達の若さを意識して、彼らを「エリフの子ら」と呼んでいる。

(86) ペリクレス（Pericles, c.495-429 B. C.）：アテネの政治家。彼の時代はソクラテスをはじめ多くの偉大な人物を輩出したアテネの全盛期であった。

(87) ギリシャの劇作家アリストファネス（Aristophanes, c.448–c.385 B. C.）の喜劇『蛙』（*Batrachians*）に登場する蛙達を指すものと思われる。アリストファネスは、当時の群小作家や批評家達を揶揄して、黄泉の国へ渡る川の川岸でガアガア喧しく鳴きたてる蛙に譬えている。実は、エール大学のエール（応援団の声援）はこの喜劇の蛙のコーラスがもとになっているので、オスラーは聴衆の学生達を意識してこの語を挿入したのであろう。

(88) 旧約聖書、詩篇、一〇六：十五。

(89) ジョンソン：注(16)参照。

(90) 旧約聖書、詩篇、九〇：十二。「われらにおのが日を数えることを教えて、知恵の心を得させてください」。

古き人文学と新しき科学（一九一九年）

この講演は、オスラーが亡くなる七か月前の一九一九年五月にオックスフォードで催された古典協会の総会の席上で、この協会の会長を引き受けたオスラーが行った講演の全文であり、一九一九年の *British Medical Journal*（一九一九年二号）に掲載されている。

この協会は、ギリシャ語やラテン語を心得た古典文学者を中心とする文化人の集まりであるが、オスラーの蘊蓄がこの講演に滲み出ている感じである。

講演の前半（第一部、第二部）は新しい科学の発足、科学の参与した世界大戦の悲劇、科学が古典から学ぶもの、人文学への厳しい批判が述べられている。講演の後半（第三部）は、オスラーの厳しい科学および文明批判、新しい科学と古い人文学の融合、そしてヒポクラテスの精神の具現への情熱が述べられており、この講演全体はオスラーの生涯の思想の総まとめと言えよう。

この講演の原稿は病床にありがちのオスラーが半年間にわたって少しずつ書き上げたもので、彼が行った最後の講演である。

〔一〕

古典協会長を引き受けた心境――古き人文主義者の医師を偲んで

十六世紀初頭、ヨーロッパの知識人の間に、ある文学上のいたずらが[1]笑いの渦を巻き起こしたことがあった。偉大な文学作品である[2]『無名文士の書簡』についてここで触れたいと思うが、それには二つの理由がある。一つは、この書簡集が私の学識を正確に測る物差しになりうるからであり、もう一つの理由は、この書簡はほとんどがケルンの[3]グラティウス長官に宛てられたものであるが、彼がかの悪名高き[4]エルフルト文壇への加入を要請されたとしても、この私が、英国の学者が集う本会の会長を務めよとの丁重な招待を受けたときほどの驚きは持たなかったと思われるからである。[5]「ラテン語を多少と、ギリシャ語をいささか」心得ている、などと私が仄《ほの》めかすようなことを話したり書いたりしたことがあったとすれば、それは偽りの国旗を掲げて航海していたようなものである。だが、隔年に交代する会長の資格が、教育と文学に関心のある人ということを知って、いささかほっとし、この職を喜んでお引き受けした次第である。とは言っても、私ごとき素人は専門家の前で話をするというだけで危惧の念を抱かざるをえない。自分はオックスフォード的な意味で教養ある人間とは言えないが、心の片隅には古典の思い出がかすかに残っている。われわれ世代の若者は十年の歳月をかけて古典を学んだが、その思い出はトム・フッドの詩にいみじくも詠まれている。

げんなりする勉強を続けた！
涙しながら、望みなき頁《ページ》をめくった！
私には、益あるとも思われぬ頁《ページ》を！[6]

私は教鞭をとり臨床に携わるかたわら、[7]学問のパン屑を拾っているにすぎないが、一般教養におけると同様、科学においても人文系の学問がすこぶる重要であるという認識を持っている。古典協会の会長職に医学系の教授を据えたことは、オックスフォードの本協会にルネッサンス的風味を添えることになった——否、中世的風味と申し上げたほうがよいだろうか。今日の会合が一五一九年五月に開かれていたとすれば、オックスフォードの真の古典学者で医師だった人、当初本学でギリシャ語を教え、英国王立医師会を創設し、[8]『文法の要点』と『ラテン語の正しい構造』の両書を著し、一世代にわたって少なくともヨーロッパ大陸に英国の学識を唱導した人物——[9]リナカーの講演を聴く機会を持ったことであろうが、遺憾ながら（訳者注：今日の私の出番では）、そうはいかないことをお許しいただけるものと思う。この建物の堂々たる壁には——壁ではあるが聴衆とも言うことができ、それもただの聴衆よりはるかに鑑識眼のある壁と言ってもよいが——そこにはリナカーの声の思い出の数々が刻み込まれている。[10]エラスムスの明晰な判断力の礎石は、リナカーとの交友を通して本学で培われたものと言えよう。

こうしたよき時代にあっては、[11]ヒポクラテスやガレンを知ることは、すなわち病気を知ることであり、臨床家としての資格が与えられることを意味した。私を含め今日医療に携わる者は、リナカー、[12]カイアス、ならびにラブレーのような偉大な人文主義者かつ医師であった人達を回顧して感嘆の念を覚える。

私には純粋科学を擁護して語る資格はないが、私は若い頃から純粋科学への関心を持ち続け、医学の基礎となる科学《サイエンス》と医術《アート》を相互に関連させようと一生涯努力し続けてきた。科学こそは、実に数ある学問分野の中で医学に革新性を与える唯一のものだと言いたいところだが、むしろ穏当に言えば、他のどの分野よりも医学における科学の貢献度は大きいと言えよう。

ビクトリア時代に生きるわれわれの世代が抱く感動

人類史上[13]現代に匹敵する時代は二度ほどしかなかったが、このような画期的な時代を生き抜いてきたこと、その長い闘争に参与し、最終的な勝利を目撃したこと（私の場合、その重要性を認識するだけの分別心を失わずにすんだが）――こういう体験は、われわれ世代の者が享受しえた素晴らしい特権であった。

古くからある人間と自然に関する理論の数々から脱却できたこと、人間的な思考が混迷している状態の中で[14]西洋が東洋から分離するのを目撃したこと、世界再編成の中に生きてきたこと――ビクトリア時代に生きるわれわれの世代は、こういう経験に感動し、勝利感を覚えたものである。

小宇宙（microcosm）と大宇宙（macrocosm）を同列に置き、エデンの黄金時代に代わって、厳しい地球（tellus dura）が存在するという[15]ルクレチウスの考えは、[16]アリスタルコスが口火を切り、コペルニクスが引き継ぎ、ダーウィンが結末をつけた大論争であったが、その余韻はわれわれの幼年時代、青年時代を通じて響いてきた。かつての[17]暗黒の状態を思い起こしていただきたい。とにもかくにも、われわれの世代はそこから道を切り拓いたのである。地球の中心[18]オムパロスを産み出しうる、とする当時の精神的風土を心に描いて見ていただきたい！　その考えは、まさに地質の[19]結び目を解く試みであった！　化石が地層に埋没しているのは、人間が[20]モーセの天地創造説を信じるか否かを試すためである──このすこぶる重要な問題に関して、宗教界では大激論が交わされたそうである。われわれの大学の[21]自然神学の教授は大真面目にそれについての講義を行ったものであった！　当時の知的混迷状態は、中世の神秘主義について、信徒ハープが用いたうがった表現[22]「未知を覆う神聖な雲」に多くの人々を包み込んでいたのである。若者がこうした精神の混迷状態を経験することは決して悪いことではあるまい。異質の、あるいは自分とは相容れない精神に感染することによって、若者は、それに共鳴はしないまでも、理解を持つことができるようになるからである。

自然を征服した新しい科学の力の時代

自然はついに屈服し、力の時代がやってきた。蒸気機関に代わって発電機が登場し、放射エネルギーは物質の隠れた神秘を明らかにして見せた。地上の制覇に続いて、人間は空を我が物とし、海をも征服した。だが、単に力万能の時代ではなかった。人間が同胞のためにこれほど尽力した時代は今までになかったし、自然を制覇したことは、すなわち平和の輝かしい勝利をも意味した。疫病は予防され、貧しい人々の叫び声が聞こえるようになった。貧困にあえぐ人々の生活を援助することは、恵まれたと言ってよい者達の神聖な義務であった。当時のわれわれは、[23]生きる誇りに満ち溢れていたものである！　一九一〇年、エジンバラで「人間による人間の贖《つぐな》い」と題した講演を締めくくるに当たって、私は[24]「幸福と科学の夜明けは遅いかもしれないが、必ず地上にやってくる」という一節で始まるシェリーの有名な詩を引用したことがある。さて、現実はどうであろうか！[25]史上最大の戦争を生き抜いて、中世的自治の残骸を片づけて大勝利を収めたにもかかわらず、われわれは[26]キャリバンの苛立つ馬鹿力を抑えられないのではないかと恐れ、この緑の美しい土地に[27]エルサレムを再建する望みを抱いている。

戦争に対する文明と宗教の無力さ

人類の長い進化の歴史において、今日ほど人々が自らの全能力を自覚した時代はなかった。われわれの祖先は栄《は》えある犠牲について語ってくれたし、われわれも身をもってそれを体験した。だが、この四年間を振り返ってみると、人間の努力が及ぶあらゆる手立ては尽きてしまった。そして予想に違《たが》わず、最大の重荷はあの疲れ果てたタイタンとも言える母国の肩にかかってきた。その母国は、

巨人アトラスにも似た双肩に、
身にあまり支えきれぬほど巨大な
地球の重荷をかつぐ[28]

英国は軍資金を調達したばかりでなく、敗北はできないという精神をも称揚した。

戦争にも擁護者がいることは、驚くには当たらない。戦争は理想の英雄的な衝突であるとか、苦

悩と犠牲の炎の中で国家の不純物を一掃するためであるとか、バラバラになった国民を一つの大目的のために鍛え上げるため、などと戦争擁護者は弁解する。最も健全な思想の持ち主であるモンテーニュですら、戦争を[29]「人間の行為の中で最も偉大で壮大なもの」と呼んだ。そしてその[30]「誇り、名誉、家柄」という栄光は今なお人々の心を捕える。しかし、われわれが尻ごみせず直面しなければならない別の面がある。われわれ医師や看護婦が目の当たりにしてきた死の恐怖についてここで述べる必要はあるまいと思う。ただ、戦争は魂を粉微塵に吹き飛ばす、という点だけは申し上げておきたい。この大戦において、人間性というすこぶる繊細な感覚は、原始的な野蛮行為の波を喰い止めるために文明がいかに無能であるか、宗教がいかに無力であるかを知って衝撃を受け、麻痺状態に陥ってしまった。有史以前と以後を問わず、歴史の頁《ページ》は黒く塗りつぶされてはいるものの、これほど長期にわたり集中的に行われた受難の時期は、人類史上いまだかつてなかったものである。[31]愛こそが天地万物の最終の掟であると信じ始めていた誇り高く婉曲的な表現を好むビクトリア朝時代の人々にとって、何と衝撃的な出来事だったことであろう。彼らは、穴居生活者が壁や骨に記録を残した何十万年の昔に比べれば、エジプトやバビロンの時代はわれわれの時代とほぼ同じか、あるいは昨日のことに過ぎないことを忘れていたのだ。[32]聖なる黄金の枝の神秘的な影に包まれ、かつ、狂暴な祖先の感情に揺さぶられているわれわれは、深く残忍な原始的感情が今も昔も変わらぬ人間性を示すのを目の当たりに見て、仰天するばかりである。

戦争時、教職者のとった態度に対する反省

プラトンの夢に現われた狂暴な獣が現実のものとなって、憎しみという群衆感情が国を支配すると、その後の荒廃はフランスやベルギーにおけるよりもひどく、悲嘆による荒廃よりも大きくなる。さらに悪いことには、プラトンが[33]『国家』第二巻でまざまざと描き出したもの、すなわち、冷淡な心、人の心に宿る虚偽が生まれ、その結果、われわれは忌わしい行為に駆りたてられ、自らの行為を弁護したりする。この点について述べるのは、教職に携わるわれわれが[34]真理の光に背いて罪を犯した、と非難されているからである。確かにわれわれは罪を犯した。われわれの頭上にも、戦いの波は押し寄せてきた。だが、われわれだけが特に非難される筋合いはないと思う。先日トリノで行った「文人の仲間」と題した演説の中で、[35]ウィルソン大統領は次のように述べたと伝えられている。

中欧諸国の大学が人類を破滅させるために科学的な思想を使用したことは、この戦争がもたらした最大の悲しみの一つである。これら諸国家の大学がなすべきことは、科学をこの不名誉から救い、人間性という脈が教室内で拍動していることを示し、さらに死の秘法ではなく、生の秘法の探究がそこで行われていることを示すことである。

なんと敬虔で立派な願いであろうか！

許せない戦争という残虐行為

だが実際は、ひとたび戦争に突入すると国家はあらゆるエネルギーを総動員する。そこで、科学が虐殺方法の発見に身売りしたと言うのは、状況を見誤ったことになる。戦争では大規模かつ無差別の殺戮が求められ、そのためには聖人と崇《あが》められる(36)ファラデーや心優しい(37)ダルトンの発見は十二分に利用され、各国の科学者は、喜んではないにせよ、自分の国に無償の奉仕を行う。科学によって培われた精神的態度はとかく物質主義をもたらす、とは一般に誤って信じられている事柄である。平服を着ていようと軍服を着ていようと、科学者は仲間の人間より残酷であるとは言えず、彼らの発見を戦争に利用したからと言って、その成功を喜ぶことが咎められるほどには彼らを非難すべきではあるまい。

だが、一九一五年の毒ガス攻撃開始という恐ろしい経験をした後、まさに気持ちの変化が私に起こった！　(38)毒ガスによる被災者の苦しみほどに痛ましくも恐ろしい光景は、これまでの戦争中いまだかつて見られなかったことと言えよう。これほどの野蛮行為に堕すことなどは、われわれには到底できなかったことである。(39)汝の召使いは犬なのか。戦略上、連合軍側も直ちに化学兵器を調達せざるをえなくなり、敵から得た知識は改良され、休戦前には、(40)「人類の息子達を苦しめる空中装置」を初めて発明した(41)ニスロクが生きていたら喜んだであろう技術と破壊力の開発が行われた。

主要大学ならびに英国医師会を代表する医師団は、そのような汚れた武器、つまり死に至らしめるような毒ガスの使用は、「被災者を長い間拷問にかけ死の宣告を下し」、その上、無限に拡大してゆく可能性があるので、永遠に廃止すべきである、とのおめでたい提案を行ったものである。「愚かにも理論や先入観にどっぷり漬った」とか「甲虫ですら理解できる戦争の教訓を読み損ねた」――という類《たぐい》の記事が新聞の解説の中に見られた。そのような事に口を差し挟むのは時宜に適っていない、ということがようやくわれわれにも理解できた。ともあれ、この提案が講和会議で採択されたことは、誠に喜ばしいことである。

無防備の街を爆撃して罪のない婦女子を殺戮した行為には、激しい義憤の叫びが浴びせられた！それは汚ない血みどろの残虐行為であり、電光稲妻と雷という爆撃よりももっと恐ろしい、もっとすさまじい、もっと悪魔的な手段を用いて、多くの市民を障害ある者にし、骨を折り、引き裂き、殺すことによって人間の感覚を混乱させ、百の雷《いかずち》を使うよりも多くの壁を落とした、と言われる(42)オキシドラ人の行為にも匹敵する。

タイムズ紙へのオスラーの寄稿――流血の罪を犯すな

報復行為に対して、私は最初は強い反感を抱いていた。一九一六年初頭、私はタイムズ紙に次の寄稿文を寄せた。

報復への叫びは、戦争が分別ある人間をも極悪非道な精神状態に突き落とすことを物語っている。私は無抵抗主義者ではなく、已むを得ぬ場合は防戦する者だが、どんなに激しい挑発を受けようとも、罪なき者達の血でわれわれ国民の手を染めるべきではないと信ずる。この点に関して、われわれは流血の罪を犯してはならない。そして、ドイツ人のように、人類から永遠の非難を浴びないようにしようではないか。

その後二年の歳月が私を普通の野蛮人に変えてしまった。味方の空軍によって殺された一般市民の詳しい死亡数は発表されなかったと思うが、実際に公表された総死亡数はドイツ人のものと大差はないはずである。もし休戦一週間前にベルリン爆撃の道徳的正当性についての世論調査ができたならば――ベルリン爆撃の態勢はすでに整っていたのだ――そして、その道徳的正当性への疑いを述べる人がいたとすれば、われわれはその人に怒声を浴びせかけていたことだろう。そして[43]ヨナのような多くの人々は、[44]ニネベの町より大きく、しかも右手と左手の区別もつかないような無知な人が七万人以上もいる[45]大都市が爆撃を免れたのを見て腹を立てた。われわれは[46]ある偉大な人物のようにその宿命を嘆き悲しむことであろう。

しかも公の目的のため

名誉と復讐に満ち溢れた帝国が

今、私に強いる

永遠の罰に処されんとも、忌み嫌うことをなせと[47]

それにもかかわらず、われわれは自分達を[48]「選ばれし最も優れたクリスチャン」であると思い込んでいた。教会の門戸は開かれており、人々は声を高くしてエホバに祈りを捧げ、エホバに仕える牧師の多くは、主教ですらも、カーキ色の軍服に身をかため、兵士のように[49]男らしく振る舞った。

その間、多くの者が英雄として戦死していった。戦争はこういう矛盾に満ちた地獄の中に、最も優れた人間さえも投げ込むのである。

力が知恵に勝つという歴史の中で

学問は、新旧を問わず、国を救うためには役立たないように思われる。だが、セルローズや硫酸に代表されるような触発科学として、今後なお文明の最良の砦になりうるかもしれない。[50]レットサムはその著『医学の起源』（一七七八年、三〇頁）の中で、火器の発明はどの発見にもまして人類の破滅を防ぐのに役立った、と述べている。「発明と洞察力によって、力が知恵に必ず勝つという古代の諺を覆《くつがえ》すことができた」とレットサムは言う。科学によってのみわれわれは、エジプト、バビロニア、ギリシャ、ローマの歴史を繰り返さずにすむかもしれない。[51]ローマの支配による平和に匹敵するものが世界に与えられないときに、こんなことを言うと厚顔無恥に思われるかもしれない。ああ！　[52]プルタークには何と自己満足に満ちた幸福が描かれていることだろうか！　二百年以上にわたる、この世で唯一の平和な時代のただ中で過ごしたあの穏やかな生活を羨ましく思う。プルタークだったらこう言うであろう。「暴動も、内乱も、暴君による悪政もなく、ギリシャに人口激減をもたらすような天災や悪疫にも見舞われず、強力な医薬や特効薬を必要とするような疫病も流行《はや》らない」と。もっともそれでは、神託で有名な[53]デルポイ神殿の神官は、巫女達に託されるのが平凡な問題ばかりになってしまうと嘆き悲しむことであろう。プルタークの仲間の教養ある人達は、自分の家は決して取り壊されることはないと確信していたに違いあるまい。

ところで、科学が自然を制御することによって、[54]エペソ人《びと》の掟、すなわち現存のあらゆる記録に記されている[55]「万物は流転す（panta rhei）」という掟から、人類の文明が解放されることが可能になった、と言えるだろうか。

たぶんそうかもしれない。物質文明が全世界に広まっている現在、大変動の力は発生地の中心では強力だが、円になって広がってゆくにつれ弱まるかもしれない。現代の危機状態にあっては、その点にわれわれの望みを託すことにしよう。ともかく、一般平民が[56]「朕は国家なり」と言っても差し支えないような自由な民主主義の世の中にあっては、人工の力を体現する科学が、破滅を招くことなくこの世を支配しうるかどうかは今後の決定を待たねばならない。

ドイツの自殺的行為と、過去の輝かしい文化と宗教と科学

はっきりしている点が二つある。これまでとは全く異なる文明が生まれるか、文明が潰滅するかのいずれかである。もう一つの点は、古い学問と結びついた古い宗教も、新しい科学と結びついた古い宗教および古い学問も、いずれも自己破壊に向かっている国を救うだけの力はないことである。

第一次大戦中顕著に見られたドイツの自殺的行為は、誇大妄想が国家的規模で大発作を起こしたあとに続いた。ドイツにも宗教はあった――と言うのを聞いてショックを受ける人がおられるかもしれない。私が意味するのは、作家や思想家ではなく、[57]ルターが一生を捧げ、[58]フスが命を落とすことになった一般の人々のことである。私の記憶にひときわ強い印象を残した敬虔な儀式が二つあるが、その一つは、ベルリンのドミニコ会で行われた礼拝である。そこでは優れた人や立派な人で

はなく、無数の平凡な民衆が、ルターの栄光の讃美歌[59]「主はわがやぐら」を歌った。ドイツは決して人文学との絆を断ち切ったことはなかった。ドイツの学校や大学でギリシャ語やラテン語を学ぶ学生の比率は、他のどの国よりも高かったのである。ドイツの学者が行ったおびただしい数の古典研究に関しては皆さん方のほうがよくご存じであろう。科学や医学に関する古典学問の領域においても、ドイツだけにその専門分野が置いてあり、他の国には一人の学者しかいないのに比べ、ドイツには十二人もおり、その分野の歴史に関する専門雑誌をも独占している。さらに、ドイツには科学があった。実験室で作り出したものを日常生活に応用するという面でも世界に指導的役割を果たした――通商においても、芸術においても、そして戦争においても、その上、ドイツは[60]エシュルンのように脂肪をつけていった。[61]あの破壊に先立って、これほど誇りうるものがあったというのに！　[62]ウィルヒョー、トラウベ、ヘルムホルツ、ビルロートの後継者達がドイツを諸国間の物笑いの種にしてしまったとは、何という悲劇だったことだろうか！　[63]「腐ったゆりの花は雑草よりも悪臭を放つ」。

〔二〕

昆虫社会に学ぶ相互扶助

さて前置きはこのくらいにして本題に入ることにしたい。実際的な人間が、希望を一層強化し、あるいは絶望から生まれた固い決意を抱いて、変化した状況にどう対応してゆくかについて述べることにしよう。

ところで、この古典協会は何の役に立つのだろうか。皆さん方が代表する古典への関心は何なのか。誰でもよく知っている比喩をあげてみよう。ご存じのように、[64]エンペドクレスは極めて簡単なトリックを用いて、記念すべき旅の第一歩である月にとどまった[65]メニパスに長く鮮明な幻想を見せてやった。人間の部族は蟻の巣のように見え、そこでは群衆が騒然として右往左往しながら各人の仕事をしていた。この蟻社会に生きる古典協会会員の果たす機能については疑問の余地がない。兵隊蟻でも、奴隷蟻でも、働き蟻でもない皆さん方は、保護された社会環境の中で暮らしている。そのため敵の侵略を受けることなく、十分な保護を受けている。幼虫などと申し上げては失礼だが、皆さん方は栄養期にあって、幼虫のように最も重要な義務を果たしている。さらに説明すると、昔から自然学者は蟻が幼虫に示す信じられないほどの愛情に大いに注目してきた。信じられないほどの「ストルゲイ（στοργή）」と[66]スワマーダムが呼んだこの愛情とは、蟻が幼虫に餌を与え、舐《な》め、面倒をみるときのものである。巣をかきまわすと、蟻はすべてをおいて幼虫を安全な場所に移す。生物学上の言葉を借りて言えば、われわれ結合網の社会が皆さん方に与えるのはこの種の手厚い保護である。確かにこの行為は極めて利他的なものなので、あらゆる感情の中で最も優しい感情を表わすこの「ストルゲイ」という言葉に同義語を見出すことは困難である。そこで[67]ギルバート・ホワイトはこの言葉を英語として使わざるをえなかったのである。だが、事実は全く違っている。保母の機能は――本能と言ってもよいのだが、実は栄養交換的なものであることがわかってきた〔訳者注：昆虫社会において、幼虫や成虫の分泌物を他の個体が摂取する現象を trophallaxis（栄養交換）と言う〕。蟻の場合、保母蟻が幼虫を背中に背負うと、その広い腹面が餌の、それも往々にして消化しやすいように人工的に半調理してある食物の桶の役目をする。こうする時の技術と献身は昆虫の生活の驚異の一つであって、道徳家が観察せよと絶えず勧めるものである。だが、続きを聞いていただきたい。幼虫には唾液腺の形をした、たっぷり蜜の入った袋が一対ついていて、そこから溢れ出る美味芳醇な液を保母蟻は貪欲に舐め尽くす。こうして保母蟻は十分報われたと思う。同じことがかいがいしく働く[68]VAD蜂（訳者注：働き蜂）についても言える。巣の穴から首を突き出し、餌をせがむ幼虫に餌を配るとき、その蜂は幼虫の分泌液から必ず花蜜を吸い取ってその報酬を得る。もし花蜜が出ていないと、蜂は下あごで幼虫の頭部を摑んで巣の中に押し込み、有無を言わさず花蜜を分泌させる。怠け者の雄蜂も同じことをするが、雄の場合は、幼虫に見合うだけの栄養分をやらないで、自分が欲しくてたまらない蜜を盗み取りさえする。[69]

古典から得られる人文学というホルモンのもたらすもの

皆さん方の安楽のためにこれほどの配慮をしてくれる一般社会は、皆さん方に何を期待しているのだろうか。確かにわれわれは、あなた方の古典という唾液腺から分泌される[70]楽園の蜜と乳を期待し、それを評論誌、研究論文集、注釈書、歴史書、翻訳書ならびにパンフレットの形で貪欲に舐め尽くす。アカデミックな幼虫である皆さん方は何世紀もの間、巣の利益のほとんどを他に分けずに独占してきた。働き蜂の生死はあなた方が分泌するホルモンにかかっているという点から見れば、それはあながち理由のないことではない。数こそ少ないが、皆さん方の集団は内分泌器官と同様極めて大きい動的価値を持っている。人間の体も、蜜房からなり羽音で活気づいた蜂の巣に似ている。

蜜房の一つひとつは独自の機能を持ち、すべて脳と心臓という中央の支配下に置かれ、生命の車輪を動かすホルモンという物質に依存している（このホルモンは小さくて、一見重要とは思われない器官から分泌される）。たとえば、喉ぼとけの真下の甲状腺を摘出してしまうと、その人は思考エンジンを作動させる潤滑油を奪われたことになる――まるで自動車のオイルの供給を止めたときのように――そして徐々に今まで蓄積した知性が役に立たなくなり、一年も経たないうちに痴呆状態になる。皮膚の正常機能は止まり、髪の毛は抜け、顔は腫れ上がり、万物の霊長と言われる人間も、人間とは思われない醜い姿に変わってしまう。これらの潤滑油はすでに幾つかわかってきて、(71)ホルモンと呼ばれている。皆さん方には、この用語が語源的に見て、いかに適切なものであるかがおわかりいただけるものと思う。

ところで、あなた方のギルドに属している人達は、ちょうど甲状腺が個人のために役立つ物質を分泌するように、一般社会のために役立つ物質を出しているのである。人文学はまさしくホルモンである。

友人の(72)アレン氏は、人文主義《ヒューマニズム》という用語の歴史的変遷に関し極めて示唆に富んだ講演を当協会で行ったが、私は風味あるこの言葉を古代古典世界の知識すべてを包含するものと考えたい――自己についての知識のみならず自然についての知識すべてを含むものとする。

オックスフォード大学で言う(73)人文学（literæ humaniores）とはどういう意味なのかを考えてみよう。最近十年間に出題された古典文学科の試験問題は興味ある題材を提供してくれる。どれをとっても試験官の創意工夫の才に敬意を表するだけの多様性はあるが、一九一八年の問題と一八三一年大学で初めて印刷された試験問題を比べて見ると、驚いたことに全く同じである。実質上、八十七年という歳月が経っているのに何ら変わっていないのだ！　では、一七七三年[74]ジョン・ネイプルトン著の『考察』に出ている問題と比較してみていただきたい——全く変化が見られない。[75]ラッシュダルの手を借りて一二六七年までの人文学研究の歴史を遡ってみると、時に名称こそ異なるものの、何世紀にもわたって根本的には変化がなかったことがわかる。それにはギリシャ・ラテン語の講読、論理学、修辞学、文法、それに自然哲学、道徳哲学、形而上学などが含まれ、[76]ボドレアン図書館のドアの上に掲げてある名前を見ればわかるように、実質的には、七つの人文科目であった。この目まぐるしく変わる世の中にあって、なぜこのように一定不変なのだろうか。

世界の文明のルーツとしてのギリシャ文化

驚嘆すべきことの一つは、尤も今日では当たり前になりすぎて驚くにはあたらなくなったが、われわれの文明がギリシャ・ローマの土壌の中にしっかりと根を下ろしていることである。一定の教義を持つほとんどの宗教、実質的にはすべての哲学、文学における手本となる作品、民主主義的自由の理想、芸術ならびに技術、科学の基礎、今日の法律の礎石に至るまで、すべてはギリシャ・ローマにその端を発している。人文学を学ぶことによって、学生はこれらのものを与えてくれた先覚者の偉大な精神に触れることができる。決して生命《いのち》を失うことのない死者、すなわち、[77]昨日や今日産まれた生命ではなく、過去から生き続けてきた不滅の生命の持ち主と交わることができる。紀元前五世紀におけると同様、今日でもヘラス（訳者注：ギリシャの古名）はもはや一民族の名を表わすのではなく、知識の呼称として用いられる。[78]メインが端的に表現したように、「盲目的な自然の力は別として、この世の動くものでギリシャに源を持たないものは何もない」(彼はここで知的なものを意味している)。僧侶支配による東洋の古代文明から人類が初めて立ち上がったのは、「理性の光がすべてのものを照らし出した」ときであった。この格言によって[79]アナクサゴラスは近代における人生観を表明したのである。

批判の的となる人文学

人文学は二つの面から批判の的になっている。一つは、あまりに圧倒的な優位に立ちすぎているため、もっと実用的な他方面の学問を阻害しているという点であり、もう一つは、教授法が古めかしく、現代の要求にそぐわないという点である。人文学はオックスフォードの学究生活を支配している。一九一九年の名簿を調べてみると、聖エドモンドホールを含む二十三のカレッジの学長(heads)と特別研究員(fellows)からなる二百五十七名のうち、数学者を含め科学系は五十一名にすぎない。

知識の伝承者・解釈者である人文学者が現代の大学でこれほどの数に膨れあがるのは好ましくない、と言うのはずいぶん失礼な言い方かもしれない。確かに、

……新鮮で清らかな英知が漲り
キラキラ輝くテムズ川のように人生は楽しげに流れた[80]

こう詠まれた時代はそれでもよかったかもしれない。そのよき時代には、すべての知識は昔の非凡な人々によって蓄えられ、[81]イシドルス、ラバナス・モレスやボーベーのビンセントのような万能の人達が収穫したよき物を享受し、[82]マグヌスやトマス・アクィナスのような芸術家が供するぴりっとした味の強い料理を食べていさえすればよかった。こういう料理人の腕で調理したものはすこぶる美味であるため、そのギリシャ風味、初期キリスト教風味、アラビア風味など味の区別ができるのは[83]アピシウスのような食通の舌だけであろう。

不平を言うもっともな理由は、ただ単に人文学が優位を占めているからではなく、それがあまりに不公平すぎるからである。教育法に関して言えば、[84]「木はその実でわかる」。古典文学科がどういう産物を生み出すかはこの席で申し上げるまでもあるまい。その人の容貌を見て人間の精神構造を当てる技《わざ》を否定する人は多いが、そういう人でもひと目で、古典文学科を首席で出た人物をぴたりと言い当てる可能性を否定はしないであろう。彼は人生のゴールに到達したときのような顔つきをしている、すなわち、[85]ガイズフォード司祭のクリスマス礼拝説教の茶目っ気たっぷりな表現を借りると、「一般大衆を飛び越えたばかりか、相当な収入のある地位に就くのも稀ならず」という、すなわち立派な成果をあげたという自意識が見られる。まさしくその容貌には、偉そうに気取った表情が見られるのだ。[86]「魔法の杖を持つ者は多くいるが、真に魔法を使うことのできる者はほとんどいない」。そこで、学問体系の善し悪しをその例外によって判断してはならない。[87]バイウォーターのようなタイプの学者を一世代に一人産み出すためには、毎年大量の学部学生を犠牲にするのも已むを得ないことである。「これは自然の法《おきて》なのだ。一匹の鮭を産むには何千もの卵と稚魚が要るではないか」。

学問体系の批判

だが、学者の素質を持たない普通の学生は、彼が在学している学部や大学に非難の飛礫《つぶて》を浴びせかけるかもしれない。知的訓練は別として、古典語学習の価値はその文学理解への鍵を与えることにある。だが、少年や若者に十年ないしそれ以上の歳月をかけてギリシャ語やラテン語を学ばせるものの、教え方に致命的な欠陥があるせいか、十年経っても彼らにはその言葉の真の美しさはわからずじまいである。[88]モンテーニュ、ミルトン、ロックなどが採った優れた方法が、なぜ最近まで顧みられなかったのかは理解に苦しむところである。言語を楽しむ道具として、心ゆくまで楽しんでいただきたい。そして、オックスフォード大学の文学士取得第一次試験や古典文学科試験を受ける少数の学生を除いて、言語という道具の構成がどうなっているかを知ったり、その道具を使うときの神経・筋肉のメカニズムを分析するのは無駄なことだ、ということを認識していただきたい。ギリシャ語カリキュラム委員会が「比較的短期間のうちに、真に価値あるギリシャ語の知識を修得し、ギリシャ文学の中で最も重要な作品のいくつかを正確に学び、かつ、それにかなり精通することは可能である」との見解を示す報告書を出したが、それを読んで満足に思うべきであろう。私もそれは確かに可能であると思う。ただし、教師がモンテーニュに弟子入りして、その上、文法を発明したりしてけしからん、とあの不埒千万な[89]プロタゴラスに[90]長い歳月、積り積った恨みを晴らせるだけの堪能なギリシャ語の知識を持っているならばの話である。[91]リビングストン氏の二冊の本はどの章も私には感銘深いけれども、氏には失礼だが、ただ文法に関する章だけは例外で、私はそれに強い偏見を抱いている。もちろん私は賢者の中の愚者として話をしているわけで、私が嘆願しているのは古典文学科の学生のためではなく、人文学の精神の感化を受けることが教育の与える最大かつ唯一の賜物であるような、平均的な学生のためである。皆さん方のような選ばれたエリートにとって、今私の申し上げたことは、素人が専門家に話すという点で、単なるカムフラージュに思われるかもしれない。だが、古《いにしえ》の人文学者達を親しい友とし、(92)プルタークあるいはモンテーニュによってフランス化されたプルタークを読むのを日課としている者から、別の見方について一言あってもよいと思う。

人文学と科学とのバランスと、その発展のための「パン種」

(93)マーク・トウェインがクリスチャンサイエンスについて述べた言葉を言い換えてみると、「いわゆる人文学者は科学の知識を持たず、科学は残念ながら、人文学を欠いている」。このような不幸な分離は決して起こってはならないものだったが、(94)ケニヨン卿がまとめた二つの報告書で正式に認められた。このことは学問という水溜まりに波紋を投じ、必ずや有益な成果を生むことであろう。

建設的であるためには、種々の利益を代表する者達による同化作用が真に望まれるものである。現状では、有名私立学校も伝統ある大学も、国の科学に対する緊急の要請に応えていないことは誰しも認めるところである。その特効薬としては、単に寄付金だけでなく、(95)パン種を求めなければならない。それは、知識の両枝である人文学と科学の双方に大いに必要とされる変化をもたらすであろう。

〔三〕

古い歴史を持つオックスフォード大学に欠けているもの

オックスフォード大学の人文学部が要求する知識の程度と種類には誠に瞠目すべきものがあり、古代人の手本にいかに大きな価値が置かれているかを示す証拠は枚挙にいとまがないほどである。半面、このように素晴らしい学部にも欠けるものがある、ということを知って驚嘆の念はいささか薄らがざるをえない。近代世界の形成に与った推進力は、時にそれとなく匂わせたり、言及したり、認めたりされてはいるものの、オックスフォードでは全くと言ってよいほど無視されている。しかも、この推進力はすべてギリシャに端を発し、真の意味で人文学の要《かなめ》であり、近代教育に欠かせない重要性を担うものである。

一本の茎になった双子の実である人文学と科学は、補色光以外の光が当たって、その双方に嘆かわしい傷跡が残った。科学を哲学の学部に置くという変則的な事態は、古典知識を聖職という水路を通して濾過し、まさしく保存する必要があるためかもしれない。

(96)アウグスティヌス教義をめぐる論争が十八世紀末まで続いたという事実は、その間の事情をよく物語っていて興味深い。西欧キリスト教を体系づけたアウグスティヌスは科学の真価を認めてはいなかったし、ギリシャ精神は中世の雰囲気の中で窒息していた。人々は「唯々諾々と騙され、虚光の中、偽証の雲の下に生き、都合のいいように事をでっちあげ、ペテン師やいかさま師を喜々として迎え入れた」、と(97)アクトン卿がどこかで言っているように、中世とはそういう時代であった。ただ一人(98)ロジャー・ベーコンだけが、自己の環境を征服し近代的な視点を持ったのは、異なことではなかろうか。

ここで実際に問題にしたい点は、人間思考の哲理を扱う唯一の学部においてすら、新世界への道を拓いた新しい科学の源泉が、実質上、ないがしろにされているという事実である。オックスフォード大学においては、イオニア学派という皆さん方の父の父とも言える哲学者達が無視されている。いや、とにかくその扱いがぞんざいだという印象を受ける。ヒポクラテスが今日も生きた影響力を持つのはなぜか、現代の科学を重視する医者は、(99)ハーヴェイ以前のどの時代の人々よりもアレキサンドリア時代の(100)エラシストラタスやヘロフィロスあるいはペルガモの(101)ガレンのほうに親しみを感ずるのはなぜか、古典文学科のほとんどの人達はこのような問いに答えることはできないだろう。近代植物学の創始者である(102)テオフラストスは、生物学の二分野の一つで今もなお影響を及ぼし続けており、最近(103)ホート卿の紹介で英国人の読者、いやギリシャ人の読者にも読まれるようになった人物であるが、その彼についてオックスフォードの学者は性格描写を行ったという以外に何を知っているだろうか。あらゆる分野の科学を肥沃にした精神の持ち主に対しては、ほんのわずかその功績を認めるだけで、卑劣で無関心な態度がとられている。過去十年間、古典文学科試験に名前すらあがらなかった(104)アルキメデス、ヘロン、アリスタルコスなどについて書かれた書物を読むと、どの学生の胸もときめき、その鼓動が高まるはずである。こういう人達のとった方法は、人間の精神から突飛な考えや迷信を追い払い、自然の法則について明確な知識の方向を示したのであった。試験官の中にひょうきんな人がいて、「ぶよの寿命はどれくらいか」、「日光は何尋《ひろ》の深さまで海水に浸透するか」、「牡蠣《かき》の魂とはどんなものか」といったような[105]ペリパトス学派的な問題を出して退屈な試験に面白味を添えなかったとは驚きである。現代に[106]ルキアノス的人物が生きていれば、こういう問題からヒントを得て[107]ボイルやグレシャム大学の教授達をからかうのに成功したことであろう。

人文学者であり生物学者であったアリストテレス

ここであきれるほどの怠慢さを示す例を二つ挙げさせていただきたい。「人文系および科学系」の学問の尺度となる人物、束の間のこの世で最善のものを持ち、「あらゆる学派の中のプリンス」と[108]リチャード・ド・ベリーが呼んだ人物（訳者注：アリストテレス）にオックスフォード大学が十分な関心を向けないのは、誠に滑稽である。[109]ガリバーはラプタに航海する途中グラブダブドリブという小島に立ち寄ったが、この島の長官は、島の精達に対して、[110]オリバー・ロッジ卿やコナン・ドイル卿が羨むような[111]エンドル的支配権を持っていたことを覚えておいでであろう。アリストテレスと彼の著書の注釈者が前に呼び出されたとき、ガリバーが驚いたことに、彼らは互いに相手がわからなかった。注釈者はアリストテレスの言わんとすることをひどく曲解して後世に伝えたので、彼らは下界にいるとき疚《やゃ》ましさと恥ずかしさでアリストテレスから身を遠ざけざるをえなかったからである。オックスフォード大学の古典学科の多くの教師が、この偉大な師の業績の中で最も実りあるものの一つを無視したことに気づいたとき、注釈者と同じく彼らの魂も、後ろめたさの気持ちから身を潜める隠れ家を探さねばならないのではなかろうか。生物学ではアリストテレスは初めて近代科学の用語を用いて語り、まさに彼こそ最初の、かつ、最大の生物学者であったように思われる。そして彼の自然物に関する研究は、彼の社会学、心理学、さらに哲学一般に深い影響を及ぼしたのであった。初学者は[112]トンプソン教授が著した『ハーバート・スペンサー講演集』（一九一三年）を読めと勧められるかもしれない。この書を読んで、近代生物学の創始者の熱狂的な、しかも真の姿に触れてその想像力が掻き立てられることがないとすれば、その者はまさに[113]鈍重かつ間の抜けたろくでなしにちがいあるまい。[114]まさしくアリストテレスはわれわれの言葉で語り、われわれと同じ方法と問題を持ち、植物、鳥、動物など何千という生命の形態、それらの外的構造、変態、初期の発達に関する知識を持ち、遺伝、性、栄養、成長、適応、そして生存競争などに伴う諸問題を研究した人物である。上級学年の学生で生物学上の発見を正しく評価できる者がいれば、アリストテレスはある種のサメの特殊な生殖作用について素晴らしい発見をしたのであるが、それを再発見した[115]ミュラー（彼自身解剖学の先駆者だが）が書いたものを読むことをお勧めしたい。この発生学の創始者には、二千年にわたりライバルも注目に値する信奉者もいなかった。最近十年間の古典文学科の試験問題には彼の生物学研究への言及はないものと思う。だが、その研究こそ哲学を混乱状態に陥れた数々の発見のまさに基礎をなしているのである。

詩と科学を統合したラテン詩人

文学における最大の自然詩人（訳者注：[116]ルクレチウスのことを指す）、〝自然の生《なま》の美しさ〟を怯《ひる》むことなく眺めた人、〝科学と詩の両方がそれぞれ持つ機能、特質、成果〟[117]（ハーフォード）を結合させる、というほかの誰にもできなかったことを成し遂げた人、不運にもこの偉人の遇し方ほど人文学との断絶をあからさまに示すものはないと言える。

ルクレチウスの傑作は正当に評価され、第一次全学共通試験の手引き書第一～三巻と第五巻にはDセクションの七つの選択課題の一つに挙げられているし、また人文学試験問題の中にはあらかじめ指定された翻訳や短い抜粋があちこちに入っている。だが、科学の側から適切な考察と見なされるようなものは、どこを探しても見当たらない。自然の営みの継続性に関するルクレチウスの洞察は、古代人・現代人を問わず、比べるもののないほど素晴らしい――パスカルの眼を見張らせた[118]「無限の宇宙の中の永遠の沈黙」という洞察のみならず、[119]「過ぎ去ったすべての時、限りなき長い日々」という洞察についても同様である。

われわれはこのラテン詩人の作品の中に、世界と人間の起源に関する最新の見解を見出すのである。世界の誕生をもたらした、荒れ狂い不協和音を鳴り響かせる原子《アトム》の嵐の描写（第五巻）は、一語一句そのまま、「天の河」に新しい天体が発生するときの[120]ポアンカレやアレニウスの説明に取り入れても少しもおかしくはない。原始人間と文明の発祥について、なんと素晴らしい洞察だったことだろう！　彼は[121]タイラーと同時代人あるいは友人だったかもしれず、疑いなくその教師《テューター》であった。第二巻はまさに原子物理学の手引き書で、

きらめく原子の流れ
原子の数知れぬ銀河の奔流[122]

という素晴らしい概念を含むもので、これを正しく評価できるのは、[123]レントゲンやトムソンの弟子

達だけであろう。第四巻に述べられている磁気のリング理論は最近になってから[124]パーソンズによって再理論化された。磁子が高速で輪のように回転するという考えは、[125]デモクリトスの弟子であるルクレチウスが彼の磁気物理学に与えたものと同じ形態と効果を持っている。

ここで一言ルクレチウスのために抗議の言葉を述べてもよいだろうか。恋愛学の中の最も愉快な手引き書である[126]『恋愛解剖学』の一章に、狂気を起こす「惚れ薬」についての真理が述べられている。だが、狂っていないときに『事物の本性について』といった韻文詩が書けるほど精神的余裕のある狂気のタイプは、これまでにわかっている狂気の中にはありえないことだ。狂気伝説の唯一の出所は、彼が[127]テニソンの詩に題材を与えたことにある。第四巻に表現された迸《ほとばし》り出る強烈な感情は、賢者の中の賢者とも言える人が[128]ビビアンやソネットのダークレィディに心を奪われたときにも起こりうる恋の狂気に匹敵するものである。そう見なさないような者は、愛の女神[129]アフロディテの妹分の手練手管を一度も経験したことのないような干からびた教師だけであろう。

哲学に科学を導入する提案

オックスフォード大学の人文学部での勉学は古典文学と歴史を基盤に行われるが、「大半の学生は別の方面から哲学の勉強を始める。数学、自然科学、歴史学、心理学、人類学、政経学といった科目を専攻する学生は当然哲学に関心を抱いたが、彼らのニーズは本学ではほとんど充足してやれないのが現状である」。私が引用したこの文は、大戦（一九一四～一九一八年）直前に、特待生課程新設に関して人文学部教授会に出された報告書の一部である。この新課程では、諸科学に関連を持たせた哲学原理を提供しなければならない。人文学と自然科学の両委員会が共同でこういう提案を行ったという事実は、人間精神の最大の業績がいかにして得られたものであるかを正しく評価できない者は、その世代の修得基準に達していない、という確信を世間一般の人々が持つに至ったことを示すものである。実際問題としては、そういう科目をいかに人文学教育コースに導入するか、科学の分野に長い歴史のある哲学のパン種をいかに与えるか、歴史ある哲学の分野を科学的思考のパン種でいかに発酵させるか、などが問題となる。(130)

科学的方法とは観察習慣ないし観察能力の養成である

要は、科学的方法には何ら不可解なものはないし、日常の決まりきった手順とかけ離れてはいないことを認識することである。科学とは観察習慣ないし観察能力である、と定義されてきた。観察習慣ないしは観察能力によって子供は知識を増し、大人もそれを毎日用いて生活を続けてゆく。ただ量的な差が観察を科学的にする——すなわち正確さを生む。観察することにより初めて、われわれは事物をありのままの姿で見ることができるのだ。これは(131)プラトンの科学の定義の本質をなすもので、天上であれ、地上であれ、観察者自身であれ、事物を「あるがままの姿で見る」のである。

一種の精神活動とも言えるこの科学的方法は、(132)ベネベント碑文の解読から、鉱山調査委員会の分析、垂直飛行のメカニズムの研究、ハンミョウの色彩配合の研究に至るまで等しく応用できる。

無私無欲の科学者による貢献

合理的な考えから、ギリシャ人は観察の上にさらに実験を付け加えた（生物学には十分活用されなかったのだが）。実験という手段によって、科学は生産的なものになり、そのおかげで現代世界が文明の恩恵に与るようになったのである。われわれの毎日の生活は純粋科学が行った数々の発見の応用に依存しているが、そういう発見は、自然の法則に関する知識を探究すること以外の動機を持たなかった人々、すなわち、[133]バーネットによると、古代ギリシャから人類への賜物と言える無私無欲の人々によって行われたのであった。誘導電流を発見した[134]ファラデーは当時発電機など考えてもみなかったし、[135]クルックスの発明した真空管も、レントゲンがエックス線でそれを実用化するまでは単なる玩具《おもちゃ》にすぎなかった。[136]パーキンがアニリン染料を発見したとき、彼は化学産業を変貌させるなどとは思ってもみなかった。[137]プリーストリーはドイツが大戦を長びかせると予測していたならば、電荷が亜硝酸を生ずるという自分の観察結果を呪ったことであろう。だが、亜硝酸があれば肥料として他の原料に頼らずにすむ、と考えたならばその観察結果を祝福したことであろう。

科学の専門化の危険

現代科学の異常な発達は、逆に現代科学に破滅をもたらすこともありうる。専門化は今日では不可欠であるが、専門細分化が進みすぎて危険な様相を呈するまでになった。科学に携わる者は細目の迷路にはまって平衡感覚をすっかり失っている。至る所で人々は小グループを組んで、深い興味は持てるものの非常に狭い範囲の研究に没頭している。化学は一世紀前は医学の教授、あるいは時として神学の教授が役得として教えていたものだが、今や十二もの学科を持ち、各学科には実験室と図書室の設備があり、それぞれの学会すらある。

早くから研究に打ち込んでいる若者は、主流からはずれた淀んだ水路に入りかねない。そうなると、またたくまに平衡感覚を失い、他人を酷評するようになる。専門分野が狭ければ狭いほど、巨頭症に罹りやすくなる。

十四年間にもわたり地球上に散在する千三百種のハンミョウの色彩配合の変種を研究し続けていれば、その人は何もできなくなってピン張り屋かラベル張り屋に堕してしまうかもしれない。半面、その人は、実験によるタイプ修正や遺伝性質が環境から不可解なほど絶縁している事実に関心を持つ近代的生物学者になるかもしれない。

専門用語の扱われ方

現代の専門家が死語の恩恵をこうむる面が一つだけある。科学者は、ほかの誰にもまして、ギリシャ語の造形力という他では見られない魔力を持った言葉の神に敬意を表する。多くの学者が[138]パルナッソス山を訪れる唯一の機会は、新しく発見した事実や形態にしかるべきお札《ふだ》をもらいに行くときである。[139]モーレーやミュアーの化学用語辞典の頁をめくってみれば、ぎっしり詰まった行に、十年前には名も知らなかったり、ギリシャ語に通じていなければ他の化学分野の専門家といえども理解できないような語が数えきれないほど羅列してある。こういう名前は、[140]サイモン・ヤヌエンシスの類義語辞典やマセウス・シルバティカスの医学法典などの中世の書籍に載っているアラビア語の訳のわからない戯言《たわ》同様無意味である。先日、『パンチ誌』は詩の形式を借りて、[141]ウェスト教授の本についての面白い書評を載せた。

植物学は[142]リンネの時代からラテン語に依存せり、
生物学は無数の術語をギリシャ語から汲めり、
しかるに医学で、何の病気であるかを宣誓するためには
ギリシャ・ラテン両語を学ばねばならないことは自明のことなり。[143]

ここで二、三、例を挙げてみることにしよう。

あらゆる生物の発生のもとである原細胞という狭い範囲の中で、専門用語が自由奔放に使われている。有糸分裂の過程は特殊な文献と用語を生み出した。有糸分裂の複合体は、遺伝や性の問題を扱うばかりでなく生命現象そのものを扱うので、単純な生理的過程よりはるかに複雑であり、細胞学者は生命そのものの秘密を解く鍵を物理的な力の作用とその相互作用の中に見出そうとしている。そこで、細胞学者のギリシャ人ぶりはどうであろう！　現代のわれわれよりアリストテレスのほうがずっとよく理解してくれそうな次の説明に耳を傾けていただきたい。

The karyogranulomes, not the idiogranulomes or microsomenstratum in the protoplasm of the spermatogonia, unite into the idiosphaerosome, acrosoma of Lenhossék, a protean phase, as the idiosphaerosome differentiates into an idiocryptosome and an idiocalyptosome, both surrounded by the idiosphaerotheca, the archoplasmic vesicle; but the idioectosome disappears in the metamorphosis of the spermatid into a sphere, the idiophtharosome. The separation of the calyptosome from the cryptosome antedates the transformation of the idiosphaerotheca into the spermiocalyptrotheca.(144)

これほど(145)クラテュロス的にひどくはないが、もっと実際的な例を挙げてみることにしよう。われわれの貴重なキャベツ畑で完全変態をする昆虫には、多胎性膜翅昆虫が寄生し、それがどの程度はびこるかはわれわれわれの同胞である農民の精神的・肉体的スタミナにかかっている。と言うのは、pier-is brassicae 俗に言うキャベツ蝶の幼虫には apantales glomeratus が寄生し、それが今度は mesochorus pallidus と呼ばれる二次寄生体を持つことになる。栄養と薬学的見地から見て(146)カトーからあれほど賞讃され、クリシパスとデューカスという生没不明の二人のプリニウスの同僚によって論文の材料になった、ある植物の運命がそうであると考えるのは悲惨である。英国の庶民にとってこれほど貴重な野菜（春のキャベツ、ないしカルメラの芽キャベツ）が、紋白蝶の卵の中に産みつけられた別の多胎性卵に左右されると考えると誰しも恐怖を覚える。多胎性卵の細胞質あるいは卵質（cytoplasm or oöplasm）は栄養羊膜（trophoamnion）を形成し、多菌性集団（polygerminal mass）、球状桑実胚（spherical morula）に育って、そこから百匹以上もの幼虫が生まれ、たちまちのうちに宿主である芽キャベツの中身ばかりか体までも食い尽くしてしまう。こういう方法によってのみ自然は、カトーが大切にし、かつ、勤勉で逞しいキャベツの害虫（brasserii）の生命維持に必要なセリーナ（selenas）、リー（leas）、クラム（crambes）というキャベツを保存しているのである。

科学の中で科学するプラトンの精神

専門化がゆきすぎると、古典の伝統が無視されるという点で、人文学者よりも科学者のほうが危険な状態に陥りやすい。科学の救いは新しい哲学、すなわちプラトンの言う[147]「科学の中の科学（scientia scientiarum）」を認めることにある。[148]「これらすべての学問が相交わり相互関連を持つ域に達し、相互の利害を踏まえて考えられるようになって初めて、学問の探究が価値あるものになると思う」。この総合過程について詳しく述べるにはいささかの躊躇《ためらい》を覚える。と言うのは、この私もジョンソン博士の友人[149]オリバー・エドワーズと同じように、[150]「哲学の勉強にいつも楽しいことが割り込んできた」ために哲学の修得が十分できなかったからである。

提案の特待生課程では哲学の理念を科学と関連させて扱い、[151]ジョージ・サートンが新人文主義として熱烈に唱道している文学と歴史学を導入することによって、学生は近代科学思想の発展についての知識を得ることであろう。

ただし歴史を現代に限定すると——たとえば、[152]ケプラーから現代というように——われわれは重大な過ちを犯すことになるだろう。科学の学生は歴史の源泉に遡り、[153]デモクリトスとダルトンの関係、アルキメデスとケルビンの関係、アリスタルコスとニュートンの関係、ガレンとハンターの関係、プラトン、アリストテレスとすべての人達の関係などを何らかの形で教わるべきである。

さらに、ギリシャ科学の栄光の門戸は、古典学専攻の学生にも共感しうるような方法で開放されねばならない。

私立学校における新しい教科課程のもとでは、十六歳ないし十七歳の生徒は[154]テオフラストスが植物学でどういう位置を占めているかを正しく評価し、[155]ヘロンの噴水を自分で作るだけの科学知識を持つことが望ましい。

教育あるすべての人々が科学の発達に関する知識を持ったとき、この国の科学はまったく異なる様相を呈するものと思われる。

[156]ボドレアン図書館が十ないしそれ以上の部門にそれぞれ専門司書を置くことによって、一般の勉学の場になる機は熟した。入口の上に青と金の模造の銘が刻み込まれている美しい部屋に学生の活気が再び漲るとき、歴史に沿って行われる授業は、はるかにやり易いものとなるであろう。[157]シンガー夫妻の御厚意によって音楽室と科学室は整備されたが、古典学、歴史学、文学、神学などにも同様の整備を行い、各セクションは専門司書に責任を持たせれば、司書は教授、学寮長、学部学生を問わず、「困っている者の教師（Doctor perplexorum）」になるであろう。

オックスフォード大学での科学の進化の歴史

時間が許すならば、この歴史ある学問の地で起こった科学の進化について、たとえ簡単にでも話すことができたらと思う。幸い、進化の二つの時期を目の当たりに見る機会がある。オックスフォード大学のいくつかのカレッジ、特にクライストチャーチ、マートン、セント・ジョン、オリエルといったカレッジの寛大な許可を得て、また、ボドレアン図書館の館長、ならびに[158]コーリー博士の御協力のおかげで、マグダレン・カレッジの[159]ガンサー氏は、初期の科学器具と写本の展示貸し出しの手はずを整えてくれた。四分儀（訳者注：昔の天体の高度などを測るために用いた天文観測機）やアストロラーベ（訳者注：太陽の高さを測るために用いた昔の天文観測機）などの一連の器具を見ると、アラビアの機械器具はそれより古いギリシャ模型の原型の多くをとどめてはいるものの、それらの器具がアレキサンドリア時代の科学をいかに西欧世界に伝えてくれたかがわかる。そのあるものはオックスフォードの緯度を測定するために作られ、またあるものはわが国の天文学者兼詩人の[160]チョーサーと関係があったものである。

この機会に初めて、天文学者兼医師であり、モートン・カレッジの初期の教師だった人達が用いた器具やその業績が一堂に集められた。彼らは十四世紀に活躍した[161]リード、アスケンドン、サイモン・ブレドン、メール、ウォーリングフォードのリチャードといった人達で、彼らの努力のおかげでオックスフォードは科学で世界の一流大学になることができたのである。

初期の英国学士院の科学器械はほとんど残っていないが、クライストチャーチの学生監と理事会の御厚意により、学士院設立後およそ三十年にわたって活躍した[162]オーラリイ伯爵の物理器械キャビネットの中身がすべて展示されており、彼のために製作され彼にちなんで名づけられた実物大の天文学の模型（訳者注：太陽系儀）「オーラリイ」を見ることができる（訳者注：以上あげられたいろいろなカレッジ全体がオックスフォード大学と呼ばれるものである）。

愛の中に具現される科学と人文学

ギリシャの自由市民社会の歴史を読むと、人生のより高尚でより優れたものへの愛がいかに民主国家で栄えるかがわかる。そのような愛が、力の哲学に基づく文明の中で果たして発達しうるものかどうかは、西欧社会が今日抱えている問題である。現在、疑いあるいは絶望感すら見られるが、人も国家も、精神錯乱の一時的発作行為によって判断してはならない。[163]ラボアジエはフランス革命で非業の最期を遂げ、パリの[164]大司教も革命政府によって祭壇で虐殺された。だが、フランスは破滅してはいない。[165]ダニエレフスキーやスミルノフといった学者が餓死しても、ボトキンの大虐殺が起こっても、ロシアはなお生き残ることであろう。要は、国家の安否に関心を持つギリシャ型の聡明な自由人が存在すること（ただし彼らは、暗雲の垂れ込める仕事場で終日を過ごす単なる奴隷ではない）、真理の光を愛し、自分達に届くようにと周囲に光を置く男女のいること、[166]良きサマリヤ人《びと》の基準に達するようすべての者に同胞愛を奨励すること、などが肝要である――こういう当然とも言える強い願望を民主国家の中に実現させることと、万人の利益のため科学による自然力の制御および宗教・芸術・文学の最高のものすべてへの愛とは、必ずや両立しないはずはないだろう。

煙に包まれ薄汚れた現代工業都市に暮らし、バターつきパンという糧《かて》を求める闘いをしている人は、一日の終わりに[167]「円盤投げの彫刻ディスコボラスは福音をもたらさない」と思う。周知のように、ピューリタン的なわれわれの文化は美少年[168]アンティナスの像を猥褻な作品と呼んだ。これら二つの彫刻の複製はモントリオールの自然博物館の材木置場に動物の皮・植物・蛇・昆虫などと一緒くたに片づけられており、そのがらくたの山の中に座って梟《ふくろう》の剝製を作っていたのは、[169]「スパージョン氏の義兄弟で雑貨商を営む男」だった、という[170]サミュエル・バトラーの話を皆さんは覚えておいでであろう。美を冒瀆したこの老人に向かってバトラーは「神よ！　モントリオールよ！」という連句のある後世に残る詩を詠んで、怒りをぶつけたのであった。

世界平和の未来図

だが、絶望はすまい。希望と未来への期待の兆《きざ》しは、至る所に見られる。渾沌状態でのたうち回った四年を経て哀れにも傷ついてはいるものの、人間性は、今なお理想国家への絶ちがたい望みをわれわれに与えてくれる。「その理想国家に住む市民は、幸せで、賢明そのもので、みな勇敢で、公正で、自制心を持つ——すべては平和と秩序の中にあり、法の正当性、平等、自由、その他すべての善なるものを享受している」のだ。

これは[171]ルキアノスの描いた「世界平和」の魅力的な未来図であるが、[172]円卓会議のペンも[173]国際連盟の若い事務官も同じ理想図を描いたかもしれない。

こういう理想を持ち続けることができるという事実は、人間精神を魅了する理想の力強さを証明するものであり、われわれの予想より早くその実現を見るかもしれない。融合性天然痘という恐ろしい伝染病に罹って、それで命が助かったならば、かえって全身の健康がよくなることもある。多分、われわれの罹病も宇宙全体の健康に益するところがあるかもしれない。プラトンはさまざまな国家形態について論じたあとで、こう結論した。[174]「国制は、人間同様に、その国に住む人間の習性から生まれてくるのではないのか」と。さらにプラトンは理想国家の完成が近づくにつれ、結局、真の国家は、われわれの心の中にあって、その設立者はわれわれ一人ひとりであり、その実在はどうあれ、一つの理想を手本に作られている、という認識を持った。このギリシャ人が現代民主主義に与えてくれたメッセージは、個人一人ひとりに国家再建の必要性を教えているのではないだろうか。さらにその中には(175)マレー教授が賢明にも力説された、個々の人間が社会に対して行う奉仕といった意味も含まれている。

われわれの頬に憎悪の熱い爆風の痕跡がまだ残っているときに、未来を救済する貴重な人的資源についてこのような話をするのは、馬鹿げたことに思われるかもしれない。だが、これこそ、われわれを育ててきた教えの真髄を示すものではないのだろうか。

生きる権利、それも健康かつ幸福に生きる権利の教えを、人々は今度こそ肝に銘じたのである。戦争（一九一四〜一九一八年）前には、時機尚早の死を防ぐために果たした科学の功績には素晴らしいものがあったので、(176)「人の生命は素晴らしい黄金より貴重だ、一人の人間はオフルの黄金より貴重だ」とするイザヤの時代が間近のように思われた。

ヒポクラテスの忘れ難い言葉

医学の父の著作の中に、多くの注釈者を立ち去り難く思わせる言葉がある。すなわち、(177)自らの技《クラ》術《フト》への愛と結びついた人間愛！――人間愛（philanthropia）と技術愛（philotechnia）――各人の中にあって働く喜びと同胞への真の愛が結びつく。これは、なんと忘れ難い言葉であろうか！　ここに初めて、人間愛（philanthropy）という魔法の言葉が造り出された。さらに右の言葉には意味深長な含みがあって、人類の願望がこの二つのもの、人間愛と技術愛の結合によって実現を見るかもしれない。その時こそ、[178]知恵（wisdom）——哲学（philosophia）——の正しさが証明されることになるであろう。

訳者注

(1) 笑いの渦（inextinguishable laughter）：紀元前七百年頃活躍したホメロス（Homer）の『イーリアス』（*Iliad*, book 1, lines 599–600）。ある会食の席で、トロイ戦争の戦況について神々の間で激しい口論が始まったことがあった。その時、火と鍛冶仕事の神ヘーファイストス（Hephaestus）が自分のエピソードを披露して曰く「かつて父親のゼウスが怒りのあまり彼を天国の外に放り投げたことがあり、それが原因で足が不自由になったのだ」と。そう言いながらヘーファイストスはよろよろと足を引きずりながら神々の杯に酒をついでまわった。その様子がとてもおかしかったので、神々は笑いがとまらなくなってその場の雰囲気が和らいだという。

(2) 一五一五～一五一七年にかけて出版された諷刺文学作品、中世ラテン語で書かれた無名文士の書簡集で、作者は表向き当時の神学者達ということになっており、書簡を読むとはからずも彼らのこっけいな人物像が浮かぶ。真の作者はハッテン（Ulrich von Hutten, 1488–1523）とみなされている。彼は人文主義者であり、ルターの支援者でもあった。英語の題名は*Epistles of Obscure Men.*

(3) グラティウス長官（Ortuinus Gratius, c.1480–1542）：十六世紀の英国では聖書および古典研究を中心とした新学問が興ったが、それを提唱した人文主義者達と対立した人物。同右の諷刺的な書簡は主としてグラティウス長官宛てに書かれている。

(4) エルフルト文壇（Erfurt Circle）：同右の『書簡集』を執筆した人文主義者達の集まり。

(5) シェイクスピアと同時代の英国の詩人・劇作家ベン・ジョンソン（Ben Jonson, 1572–1637）の言葉で、シェイクスピアに学識がなかったことを示すが、後のシェイクスピア批評にさまざまな論議を呼んだ。「親愛なる作者シェイクスピアに捧ぐ」（"To the Memory of My Beloved, the Author Mr. William Shakespeare : And What He Hath Left Us," line 31）。

(6) 英国の詩人トマス・フッド（Thomas Hood, 1799–1845）の「クラファム校の将来に寄せる歌」（"Ode on a Distant Prospect of Clapham Academy," lines 16–18）。

(7) 学問のパン屑（picker-up of learning's crumbs）：英国の詩人ブラウニング（Robert Browning, 1812–1889）の「書簡」（"An Epistle," line 1）。ブラウニングは、「マタイによる福音書」（十五：二十七）と「マルコによる福音書」（七：二十八）に登場するシリア・フェニキヤ人の女性について思いを馳せている。その女性はイエスの助けを求める自分の姿を、主人の食卓から落ちるパン屑を拾って食べる子犬と比較している。

(8) 『文法の要点』（*Rudimenta Grammatices*, c.1523）。
『ラテン語の正しい構造』（*De Emendata Structura Latini Sermonis*, 1524）。

(9) リナカー（Thomas Linacre, c.1460–1524）：英国の偉大な臨床医で、人文学者。オックスフォード大学で、ガレンの著書をギリシャ語から翻訳する準備をすすめた。ヘンリー八世の侍医を務めるかたわら、ロンドンのRoyal College of Physiciansを創設して第一代会長を務めた。オスラーが慕った英国の医師三人のひとりで、リナカーの肖像画を手に入れた経緯については、「医学の座右銘」注(57)アクランドの項目参照。

(10) エラスムス（Desiderius Erasmus, c.1466–1536）：オランダの人文主義者・神学者・諷刺作家。ルネッサンス時代、北ヨーロッパの文芸復興運動の先覚者であった。当時の牧師達を批判し、彼らが学問と教育に欠けていると指弾した。『愚神礼讃』（*Encomium Moriae*, 1509）の作家としてよく知られている。

(11) ヒポクラテス（Hippocrates, c. 460–c.375 B. C.）：ギリシャの医師・哲学者。詳しくは「医学の座右銘」注(106)参照。

(12) ガレン（Claudius Galen, c.130–c.200）：ギリシャの医師。詳しくは「教えることと考えること」注(22)参照。
カイアス（John Caius, 1510–1573）：英国の医師・解剖学者。エリザベス一世の主治医を務めた。

ラブレー（François Rabelais, c.1490–c.1553）：フランスの医師・人文学者・諷刺作家。「トマス・ブラウン卿」注(143)参照。

(13) 現代に匹敵する二つの時代とは、古代ギリシャ・ローマ時代とルネッサンス文芸復興期を指す。

(14) オスラーの考えでは、科学的思考法が起こって西洋と東洋が分離することになった。英国の詩人キップリング（Rudyard Kipling, 1865–1936）の「東と西のバラッド」（"The Ballad of East and West"）の冒頭は「東は東、西は西、この二つは決して会うことはないだろう」という一節で始まる。

(15) 厳しい地球（*tellus dura*）：ローマの哲学者・詩人ルクレチウス（Titus Lucretius Carus, c.96–55 B.C.）の『事物の本性について』（*De Rerum Natura*, 5, line 926）より引用のラテン語。オスラーは、聖書に描かれたエデンの園とルクレチウスの初期の人間が置かれた厳しい世界との違いに言及している。

(16) アリスタルコス（Aristarchus of Samos）：紀元前三世紀後半のギリシャの天文学者。「地球は自転し、太陽の回りをまわる」という説を唱えた最初の人である。

(17) 暗黒の世界（the Cimmerian darkness）：ホメロス（Homer）は、神話上のキメリア人が世界の西の果てで太陽もささない暗黒の中に住んでいると詠った。『オデッセイ』（*Odyssey*, book 11, lines 13–19）。オスラーは、英国の詩人ジョン・ミルトン（John Milton）の「陽気な人」（"L'Allegro," line 10）も念頭に置いていたであろう。

(18) オムパロス（*omphalos*）：このギリシャ語は「へその緒」を意味し、アダムがへその緒を持っていたかどうかという疑問を指す。なぜならば、アダムは他の人間のように女性の子宮から生まれたのでなく、神から直接に創造された人間だったからである。この疑問は、トマス・ブラウン卿などのような当時のキリスト教思想家らによって真剣に討議された。

(19) オスラーの原注には「著名な博物学者ゴスによる」とある。
ゴス（Philip Henry Gosse, 1810–1888）は海洋標本と化石の収集家で、その学問研究によって先駆的な業績を残した。またピューリタンとファンダメンタリスト派のプリモス同胞教会の牧師でもあった。著書『オムパロス』（*Omphalos*, 1857）は彼の信仰と学問研究を一致させようとした折衷の代物である。ゴスは「人間の原型と言われるアダムは古代人によく似ていたに違いない」という学問的見解を受け入れ、しかもその議論を信仰の世界に適用したのである。神がこの世を創造したのは聖書に書かれているとおりである（およそ紀元前四〇〇四年頃と一般的に考えられる）。しかし、神はこの世がすでに何百万年もの間存在していたかのように造ったのだという。この説は各方面から嘲笑を浴びせられた。ゴスの推論についてのオスラーの記述は、当時の否定的な見解に基づいているようである。

(20) モーセ（Moses, c.1200 B.C.）：ヘブライの立法者・預言者。イスラエル人を連れてエジプトを脱出し、シナイ山で神から十戒を授かった。

(21) 自然神学の教授ボヴェル（James Bovell, 1817-1880）はカナダのトリニティ大学の神学、生理学および化学の教授。生理学を自分の著書『自然神学概要』（*Outlines of Natural Theology*, 1859）を使って教えたという。オスラーは彼を尊敬していたが、ここでは人間というよりはその考え方を批判している。ボヴェルの伝記的な情報は「医学の座右銘」注(15)参照。

(22) 未知を覆う神聖な雲（divyne cloude of unknowynge）：信徒ハープ（Henricus Harphius, or De Herp, c.1400-1478）が用いた比喩。十四世紀の中世神秘主義的な考えで、全知全能の神を人間の通常の理解力を超えたものとみなし、「未知」は人間が神の知識に到達する一つの段階であるとする。引用は、*Directorium aureum contemplationum*.

(23) 新約聖書、ヨハネの第一の手紙、二：十六。

(24) 英国の詩人シェリー（Percy Bysshe Shelley, 1792-1822）の「世界の悪魔」（"The Daemon of the World," line 461）。

(25) 第一次世界大戦（一九一四〜一九一八）。

(26) キャリバン（Caliban）：英国の劇作家シェイクスピア（William Shakespeare, 1564-1616）の『嵐』（*The Tempest*）に登場する醜悪な半獣人。プロスペロの下男で、主人を殺そうとしたが成功しなかった。

(27) エルサレムの再建は、人と神の国のための理想的な首都建設を象徴している（旧約聖書、エゼキエル書、三六：二八）。引用は、英国の詩人ブレイク（William Blake, 1757-1827）の「ミルトン」（"Milton," line 16）。

(28) 英国の詩人・文芸批評家アーノルド（Matthew Arnold, 1822-1888）の「ハインの墓」（"Heine's Grave," lines 93-96）。ギリシャ神話の巨人アトラスは両肩に地球を担がなければならなくなった。その理由は、彼がタイタン人の反乱を手助けしたからである。

(29) フランスの随筆家・思想家モンテーニュ（Michel Eyquem de Montaigne, 1533-1592）の『随想録』（*Essais*, II, 12）。

(30) 英国の劇作家シェイクスピア（William Shakespeare, 1564-1616）の『オセロ』（*Othello*, III, iii, 354）。

(31) この語句は英国の詩人テニソン（Alfred Tennyson, 1809-1892）の詩を連想させる。こういった愛についての考え方はヴィクトリア朝時代の詩人達に特有なものであった。Alfred Tennyson「イン・メモリアム」（"In Memoriam A. H. H.," part 126, stanza 2）。

(32) 聖なる黄金の枝（the Golden Bough）：ローマ神話の下界に行くための通行証。スコットランドの人類学者・神話学者フレイザー（James George Frazer, 1854-1941）が『金枝篇』（*The Golden Bough*）を書いて、その中で超自然の信仰と象徴的な宗教儀式の歴史について語っている。

(33) プラトン（Plato, c.427-c.347 B. C.）の『国家』（*Republic*, book 9, 571c）に描かれている獣。コントロールできない人間の欲望を表わす。「人の心に宿る虚偽」（the hardened heart, the lie in the soul）は、『国家』（*Republic*, book 2, 382）。

(34) 光（the light）：精神的または霊的な光のことで「真理」を表わす。キリスト教では、この語は「神の御ことば」という意味で用いられ、キリストを「世の光」（the light of the world）とみなす。新約聖書、ヨハネによる福音書、三：十九。「光がこの世にきたのに、人々はそのおこないが悪いために、光よりもやみの方を愛したことである」。

(35) ウィルソン大統領（Woodrow Wilson, 1856-1924）：米国第二十八代大統領で、第一次世界大戦の休戦に貢献した。引用は、イタリアのトリノで行われた講演 "The Comradeship of Letters" より。

(36) ファラデー（Michael Faraday, 1791-1867）：英国の物理学者・化学者。有名な「ファラデーの法則」がある。敬虔なキリスト教信者だった。

(37) ダルトン（John Dalton, 1766-1844）：英国の物理学者・化学者。原子論を提唱した自然科学者でもあった。

(38) オスラーが指摘しているように、毒ガスは一九一五年ドイツ人によって初めて使われた。〔原注〕：サージェント（Sargent）の絵「毒ガスをかけられて」を今年のアカデミー会場で見て、私の心は痛んだ。それは悪夢のように胸に焼き付いて離れない。

John Singer Sargent（1856-1925）は太陽があたる風景をバックにした肖像画で知られた画家だが、ここでオスラーが言及した絵は、二〇フィートの長さもある油絵で、「毒ガスを浴び、目隠しをされた兵士達」が、毒ガス攻撃（1918-1919）のあとに前線の救護所へ連れて行かれる場面である。

(39) 旧約聖書、列王紀下、八：十三からの慣用表現。もともとの聖書では、スリヤ王の召使ハザエルの言葉。「召使は一匹の犬にすぎないから、イスラエルの民を迫害するような大それた残虐行為はできない」と言うが、その実、翌日には彼は主人殺しをやってのけた。

(40) 英国の詩人ミルトン（John Milton, 1608-1674）の『失楽園』（*Paradise Lost*, book 6, lines 504-505）。平井正穂訳、岩波書店（上）、一九八一年、三〇三頁。正確な引用は、「だが、アダムよ、もし将来悪意がこの世に瀰漫《びまん》するようなことがあれば、お前の子孫の誰かが、兇悪な意図にかられ、或は悪魔の陰謀に誑《たぶら》かされて同じような器具を考え出して、戦争と骨肉相食《こつにくあいは》む殺戮《さつりく》に狂奔し、罪に塗《まみ》れた同胞を苦しめることになるかもしれない」。

(41) ニスロク（Nisroch）：古代アッシリア帝国の首都ニネベの神殿に祭られたアッシリアの神。旧約聖書、列王紀下、十九：三七。アッシリア人は戦争のとき、投げやり・矢・石などを射出する機械を使った最初の国民だと言われている。そこでオスラーは、彼らはニスロク神の命令でその恐ろしい兵器を編み出したという想像をめぐらせたのであろう。

(42) オキシドラ人（Oxydracians）：フランスの諷刺作家ラブレー（François Rabelais, c.1490-c.1553）の『パンタグリュエル物語』（*Pantagruel*, book 4, chap. 61）に描かれた人々で、前例のないほど残虐な破壊道具（電光稲妻や雷）を用いて敵をやっつけたという。

(43) ヨナ（Jonah）：ヘブライの預言者。神がニネベを哀れんで許したことを憤り、ヨナに命じた神の預言を信じなかった。旧約聖書、ヨナ書、四。その後、彼は不信心のため海中に投げ込まれて大魚に呑み込まれた。しかし、三日後に吐き出されたというエピソードの持ち主。

(44) ニネベ（Nineveh）：古代アッシリア帝国の首都。

(45) この部分は、前述の「ヨナ書、四：十一」をオスラーがまとめ書きしたもの。「ましてわたしは十二万あまりの、右左をわきまえない人々と、あまたの家畜とのいるこの大きな町ニネベを、惜しまないでいられようか」。

(46) 偉大な人物は、魔王「サタン」を指す。

(47) 英国の詩人ミルトン（John Milton, 1608–1674）の『失楽園』（*Paradise Lost*, book 4, lines 389–392）。

(48) フランスの諷刺作家ラブレー（François Rabelais, c.1490–c.1553）の『ガルガンチュアとパンタグリュエル物語』（*Gargantua et Pantagruel*, book 4, chap. 50, trans. Peter Anthony Motteux, Chicago, Encyclopaedia Britannica, 1952, p. 292）。

(49) この一節は、旧約聖書、サムエル紀上、四：九節を連想させる。「勇気を出して男らしくせよ…男らしく戦え」。新約聖書、コリント人への第一の手紙、十六：十三にも同様の表現がある。

(50) レットサム（John Coakley Lettsom, 1744–1815）：英国の医師。種痘の発明者ジェンナーを支持したことで有名。薬物依存のパイオニア的な研究を行い、神経炎の記述を最初に行った。著書『医学の起源史』（*History of the Origin of Medicine*, 1778, p. 30）は、一七七八年一月十九日ロンドン医学学会年次総会で発表した講演論文集。

(51) ローマの支配による平和（the Pax Romana）：強国（ローマ）による押しつけの平和のこと。オスラーの意図は、ローマ人は西欧の文明社会全体に平和を強制することに成功したが、オスラーの時代の近代社会はそうはいかなかったということ。出典は、Lucius Annaeus Seneca（c.4 B. C.–65 A. D.）, *De Clementia*（On Clemency）, book 1, chap. 4, sect. 2.

(52) プルターク（Plutarch, c.46–c.120）：ギリシャの伝記作者・哲学者『倫理観』（*Moralia*）と『英雄伝』（*Parallel Lives*）を著した。オスラーは、「医学生のためのベッドサイド・ライブラリー」のリストの四番目にプルタークの『英雄伝』を挙げている。*Moralia*：*On Moral Virtues*, 186e, trans. William W. Goodwin, Boston, Little Brown, 1874, vol. 3, p. 100.

(53) デルポイ神殿の神官（Delphic priest）：デルポイ神官団体の名誉会員だったプルタークのことを指す。神殿の巫女（Pythian priestess）は、アポロンの重要な神託を告げるのが務めだった。オスラーの原注："Why the Pythian priestess, &c.（Plutarch's *Morals*, vol.iii, p. 100, Goodwin's edition.）"

(54) エペソ人（the Ephesian）：ギリシャの哲学者ヘラクレイトス（Heraclitus, c.540–c.470 B. C.）はエペソ市民であった。「エペソ人の掟」とは「万物は流転す（panta rhei）」を意味する格言。

(55) 万物は流転す（panta rhei）：ギリシャ語で、アリストテレスによると、ヘラクレイトスが説いたという。

(56) フランス王ルイ十四世（Louis XIV, 1638–1715）の言葉。"*L'État c'est moi.*"「私は国家である」。

(57) マーティン・ルター（Martin Luther, 1483–1546）：ドイツの宗教改革者で、プロテスタント派の祖。

(58) フス（John Huss 1369–1415）：ボヘミアの宗教改革者で、焚刑に処せられた。

(59) ルターの讃美歌「主はわがやぐら」（"Ein'feste Burg ist unser Gott."）は旧約聖書、詩篇、四六をもとにして書かれ、作曲はバッハ（Johann Sebastian Bach, 1685–1750）による。
〔原注〕：もう一つの儀式は、ベルリンの礼拝となんという違いだったことであろうか！　人がぎっしり詰まったブルーモスク寺院で、あるいは人のひしめく街路で、何千という人々が跪いて光塔から出される祈祷の時報を待っていたのである。

(60) エシュルン（Jeshurun）：イスラエルの別名。旧約聖書、申命記、三二：十五。「エシュルンは肥え太って、足でけった。あなたは肥え太って、つややかになり、自分を造った神を捨て、救いの岩を侮った」。

(61) 旧約聖書、箴言、十六：十八。オスラーの意図は、古代イスラエル人が経験したように、高慢さはドイツ人を破滅に導くという点にある。

(62) ウィルヒョー（Rudolf Ludwig Karl Virchow, 1821–1902）：ドイツの病理学者で、ドイツ病理学の父と呼ばれる。詳しくは「医学の座右銘」注(47)参照。
トラウベ（Ludwig Traube, 1818–1876）：ドイツの細菌学者。トラウベ曲線などで著名。打診法、聴診器、体温計を改良した。オスラーのドイツ留学中、ベルリンのRoyal Charitéにいた。

(63) ヘルムホルツ（Hermann Ludwig Ferdinand von Helmholtz, 1821–1894）：ドイツの物理学者・解剖学者・生理学者。特に音響学と光学に関係のある物理学的分野の仕事も含めて、多岐にわたる仕事で知られる。聴覚に関する有名な理論をたてた。オスラーのドイツ留学中、ベルリンのRoyal Charitéで教えていた。

ビルロート（Christian Albert Theodor Billroth, 1829–1894）：オーストリアの外科医。ビルロート胃切除術などで有名。オスラーは一八七四年ウイーンに滞在して、彼の外科手術を見学している。

(64) 英国の劇作家シェイクスピア（William Shakespeare, 1564–1616）の詩「ソネット」（"Sonnet 94," line 14）の最後の一行。

(65) エンペドクレス（Empedocles, c.490–c.430 B. C.）：ギリシャの哲学者。「プラトンが描いた医術と医師」注(6)参照。彼は、犬儒学派の哲学者メニパス（Menippus）に月から見下ろした世界を見せてやったという。引用は、Lucian, "Icaro-Menippus," sects. 13–14, *Lucian*, trans. A. M. Harmon, London, Heinemann, 1913, vol. 2, pp. 289–323.

(66) 同右、p. 301. メニパスは目にした人間の部族が蟻の巣のようだと思った。

(67) スワマーダム（Jan Swammerdam, 1637–1680）：オランダの解剖学者・昆虫学者。顕微鏡による研究で、赤血球の記述を初めて行った。彼はまた、昆虫の形態学や異常変種の研究を行い、『昆虫の歴史』（*History of Insects*, 1685）を出版。

(68) 英国の博物学者・聖職者ギルバート・ホワイト（Gilbert White, 1720–1793）の『セルボーンの博物史と文物』（*The Natural History and Antiquities of Selborne*, Letter 4, Selborne, Feb. 19, 1770）。

(69) V. A. D.（Voluntary Aid Detachment）：第1次世界大戦後、傷病兵の看護にあたったボランティアの女性の団体。ここでオスラーは、V. A. D. として働く女性を雌蟻に譬えている。

〔原注〕：Professor Wheeler in *Proceedings of Amer. Phil. Soc.*, vol. lvii, No. 4, 1918.

ホイーラー（William Morton Wheeler, 1865–1937）：米国の動物学者。アリなどの昆虫の習性について研究した。

(70) 楽園の蜜と乳（the honey-dew and the milk of paradise）：英国の詩人サミュエル・コールリッジ（Samuel Taylor Coleridge, 1772-1834）の「クブラ・カーン」（"Kubla Khan," lines 53-54）の一節を連想させる句。

(71) ギリシャ語 hormônには「衝動、覚醒素」という意味がある。

(72) アレン氏（Percy Stafford Allen, 1869-1933）：エラスムス学者で、オックスフォード大学のCorpus Christi Collegeの学長。

(73) 人文学（literæ humaniores）：オックスフォード大学独特の人文科学の学科名で、古典（ギリシャ、ラテン）文学を指す。その古典文学科で学士号をとるための最終試験問題はGreats' papersと呼ばれた。現在では、古典文学科特別（優等生）コースのための試験。

(74) ネイプルトン（John Napleton, 1738-1817）：英国の神学博士で教育の改良者。説教やオックスフォード大学の学生生活についてのパンフレットを多数書いている。オスラーが言及した「考察」は、"Considerations on the public exercises for the first and second degrees in the University of Oxford"（1773）。

(75) ラッシュダル（Hastings Rashdall, 1858-1924）：英国の神学者・歴史学者・哲学者。彼が著した歴史書は、*The Universities of Europe in the Middle Ages*（1895）。

(76) ボドレアン図書館：オックスフォード大学の中央図書館で、トマス・ボドレー卿（Thomas Bodley, 1545-1613）によって再建された。中庭に通ずるドアの上には "Schola Logicae"（論理学）または "Schola Metaphysicae"（形而上学）などの文字が刻まれている。いずれも、オスラーが言うように伝統的な学問分野である。これらのドアが通ずる部屋ではその学問が実際に行われていないという理由から、オスラーは「まがいものの文字」と言う。

(77) 旧約聖書、ヨブ記、八：八、九。

(78) メイン（Henry James Sumner Maine, 1822-1888）：英国の法学者。ケンブリッジやオックスフォード大学で法学を教えた。著書の引用は、*Village-Communities in the East and West*（1871), New York, Henry Holt, 1876, p. 238.

(79) アナクサゴラス（Anaxagoras, c.500-428 B. C.）：ギリシャの哲学者。彼の弟子には、ペリクレス、エウリピデス、ソクラテスがいた。引用文は不詳だが、おそらくオスラーは「理性」についてまとめたゴンパーズ（Theodor Gomperz）を読んでいたであろう。Theodor Gomperz, *Greek Thinkers*, trans. Laurie Magnus, London, John Murray, 1901, vol. 1, pp. 215–216.

(80) 英国の詩人・文芸批評家アーノルド（Matthew Arnold, 1822–1888）の「ジプシー学者」（"The Scholar Gypsy," lines 201–202）。

(81) イシドルス（Isidore of Seville, c.570–636）：スペインの大司教・歴史家。彼が編纂した百科事典（*Etymologiae*）によって、中世時代の人々は古代の民話や作品への関心を持ちつづけることができた。ラバナス・モレス（Rabanus Maurus, 776–856）：ドイツの神学者。聖書、語源、教育などについての著作がある。ビンセント（Vincent of Beauvais, 1190–1264）：中世のラテン学者で、中世知識を集めた百科事典（*Speculum Majus*）を編纂。

(82) マグヌス（Albertus Magnus, 1206–1280）：ドミニコ派の教師で、アリストテレスに精通し、ユダヤ、アラブの科学者、哲学者の著作にも通じていた。トマス・アクィナス（St. Thomas Aquinas, c.1225–1274）：イタリアの神学者で、十三世紀の最大のスコラ哲学者。『神学大全』（*Summa Theologiae*, 1265–1273）を著した。

(83) アピシウス（Marcus Gabius Apicius）：紀元前一世紀、ティベリウス時代のローマの食通家。

(84) 新約聖書、マタイによる福音書、七：二〇。

(85) ガイズフォード（Thomas Gaisford, 1779–1855）：オックスフォード大学のギリシャ語の欽定教授で、クライストチャーチ大聖堂の司祭。この句は、タックウェル（William Tuckwell, 1829–1919）の『オックスフォードの思い出』（*Reminiscences of Oxford*, London Cassell, 1907, p. 129）の一節だが、オスラーはオックスフォードの逸話として聞き及んでいたのかもしれない。

(86) プラトン（Plato, c.427–c.347 B. C.）の『パイドロス』（*Phaedrus*, 69c–d）。

(87) バイウォーター（Ingram Bywater, 1840–1914）：英国のギリシャ語学者、オックスフォード大学の欽定教授。アリストテレスの『詩論』（*Poetics*）を編集し、*OED*（*Oxford English Dictionary*）の編集にも貢献した。

(88) モンテーニュ（Michel Eyquem de Montaigne, 1533-1592）：フランスの随筆家・思想家。

(89) プロタゴラス（Protagoras, c.483-c.414, B. C.）：ギリシャの哲学者。ソフィストで、オスラーが「不埒千万なやつ」(scoundrel) と呼んだのは、プロタゴラスが無神論者だったためアテネから追放されたことによるものと思われる。また、オスラーは他の講演で次のように述べている。「どんなに私がプロタゴラスを呪ったことか。彼は文法をカリキュラムに導入したことで、何世代にもわたる生徒達に言葉の冷たい形式主義という足かせをはめてきたのだから」。*The School-World*, London, Macmillan, vol. 18, 1916, pp. 41-44 (Cushing, vol. 1, p. 34)。

(90) 英国の劇作家シェイクスピア（William Shakespeare, 1564-1616）の『ヴェニスの商人』（*The Merchant of Venice*, I, iii, 48）。ユダヤの商人シャイロックの言葉。福田恆存訳、新潮社、一九六七年、二五頁。

(91) リビングストン（Richard Winn Livingstone, 1880-1960）：オックスフォード大学の古典学教授。オスラーは『ギリシャの時代精神と我々への意味』（*The Greek Genius and Its Meaning to Us*, 1912）と『古典教育の弁明』（*A Defence of Classical Education*, 1916）の二冊の著書を指しているものと思われる。

(92) ギリシャの伝記作者プルターク（Plutarch, c.46-c.120）とフランスの思想家モンテーニュ（Michel Eyquem de Montaigne, 1533-1592）は、オスラーのお気に入りの作家。この二人はオスラーが推薦する「ベッド・サイド・ライブラリー」のリストに入っていて、旧・新約聖書とシェイクスピアに次ぐものになっている。

(93) マーク・トウェイン（Mark Twain, 1835-1910）：米国の小説家。『クリスチャンサイエンス』（*Christian Science*, 1899）の中には該当する文は見出せなかった。オスラーはトウェインの一節を引用したというより、著書にみなぎる彼の批判精神を別な言葉で言い換えているものと思う。

(94) ケニヨン（Frederic George Kenyon, 1863-1952）：英国の古典学者で、アリストレスを含め古典の作品を翻訳・編纂。一九一三年に古典協会の会長に選ばれ、大英博物館の館長も務めた。彼は学士院の創設者の一人であり、フェロー、会長もやった。「報告書」は、おそらく英国学士院に提出したもの。オスラーの原注では、*"Education, Scientific and Humane*, 1917, and *Education, Secondary and University*, 1919."

(95) パン種(leaven)：新約聖書、マタイによる福音書、十三：三三、またコリント人への手紙、五：六。オスラーは「科学のパン種」と題した講演を一八九四年に行い、その重要性を説いている。「科学のパン種」注(1)参照。

(96) アウグスティヌス (St. Augustine, 354-430)：初期キリスト教会時代の偉大な神学者。彼の教義は、聖パウロの説を再確認し、さらに発展させたものである。オスラーは、アウグスティヌスの『旧約聖書最初の七書への疑問』(*Quaestiones in Heptateuchum*) に言及している。オスラーの論点は、「アウグスティヌスがそれら七書に記録されている出来事は歴史的事実であると認めていること」である。

(97) アクトン (John E. E. D. Acton, 1834-1902)：英国の歴史家であり、モラリスト。ケンブリッジ大学の欽定教授であって、五万九千冊の蔵書をもっていたという。引用は、*A Lecture on the Study of History*, London, Macmillan, 1895, pp. 10-11.

(98) ロジャー・ベーコン (Roger Bacon, c.1214-1294)：英国中世の哲学者で、科学的近代哲学を提唱した科学者。拡大鏡と現在の火薬の前身を作った。彼はその革新的な活躍のため二〇年間にわたり幽閉されてしまう。後世には、"the Admirable Doctor" という別称で呼ばれるようになった。
〔原注〕：ベーコンの見解がいかに近代的なものであったかは、次の文から判断できるであろう。「実験科学には他の科学に勝る有利な点が三つある―それは、直接の実験によって結論を立証し、他の科学では取得不可能な心理を発見し、自然の秘密を研究して我々に過去と未来についての知識の扉を開いてくれる」。

(99) ウィリアム・ハーヴェイ (William Harvey, 1578-1657)：英国の医師・解剖学者で、血液循環の発見者。「教師と学生」注(22)参照。

(100) エラシストラタス (Erasistratus)：紀元前三世紀頃の古代シリアの解剖学者。感覚神経と運動神経の相違の解明に努め、生理学の父とも言われる。解剖、臨床医学、薬学に関する書物を著したが、その題名しか残っていない。数多くの断片的な記述がガレンや他の古代の医学者によって保存された。
ヘロフィロス (Herophilus)：紀元前三～四世紀のアレキサンドリアの解剖学者で、神経系統の発見で有名。

ときに解剖学の父とも言われる。

(101) ガレン(Claudius Galen, c.130–c.200)：ギリシャの医師で、動物に関して解剖学的観察を行った。「教えることと考えること」注(22)参照。

(102) テオフラストス（Theophrastus, c.372–c.288 B. C.)：ギリシャ逍遥派の哲学者で、植物学者。人間の性格に関心をもち、その描写を行っている。アリストテレスの弟子で、師の死後その教えを引き継いだ。彼の著作の一番有名なものは、「性格」(“Characters”）という倫理的論文で、様々な階級の人々を鋭く観察している。オスラーが言及した著書は*History of Plants and The Origins of Plants*で、これは中世の時代に植物学に関する最大の参考文献とみなされていた。

(103) ホート（Arthur Fenton Hort, 1864–1935)：テオフラストスの著書『植物の研究』(*Enquiry into Plants*, 1916）を編纂した。〔原注〕：ロエブ古典文学シリーズ（Loeb Classics)。

(104) アルキメデス（Archimedes, c.287–212 B. C.)：ギリシャの数学者・物理学者で、「アルキメデスの原理」を発見。

ヘロン（Hero of Alexandria or Heron)：紀元後1世紀頃活躍したギリシャの博物学者・数学者。「ヘロンの公式」を発見。水蒸気エンジンの初期の機械などを発明した。

アリスタルコス：注(16)参照。

(105) 逍遥派またはアリストテレス学派と呼ばれる。アリストテレスがアテネのリュケイオンの庭園をそぞろ歩きしながら門弟を教えたことに由来する。

(106) ルキアノス(Lucian, 117–c.180)：ギリシャの諷刺作家・詩人。古い信仰、哲学、習俗に対して懐疑的な考えを持っていた。現代のルキアノス的人物とオスラーがみなす文学者は、英国の諷刺作家ジョナサン・スウィフト（Jonathan Swift, 1667–1745）であろう。スウィフトの『ガリバー旅行記』(*Gulliver's Travels*, 1726)は、ルキアノスの『本当の話』（*A True Story*）の影響を受けている。

(107) ボイル（Charles Boyle, 1676–1731)：同右のスウィフトの友人。注(162)参照。

グレシャム大学は、英国の事業家トマス・グレシャム（Thomas Gresham, c.1519–1579）がロンドンに創設したカレッジで、現在のロンドン大学の前身。神学、天文学、音楽、幾何学、法学、物理学、修辞学の講義を行った。

(108) リチャード・ド・ベリー（Richard de Bury, 1287-1345）：英国の聖職者で、オックスフォード大学 Durham College 図書館の創設者。オスラーが愛読した著書『愛書』（*Philobiblon*, 1473）の中でアリストテレスのことを「哲学者達の中のプリンス」と呼んでいる。"Prologue," *Philobiblon*, ed. Antonio Altamura, Naples, Fausto Fiorentino, 1954, p. 71.

(109) ガリバー（Gulliver）：英国の諷刺作家ジョナサン・スウィフト（Jonathan Swift, 1667-1745）の『ガリバー旅行記』（*Gulliver's Travels*, 1726）の主人公。引用は、第八章より。

(110) オリバー・ロッジ（Oliver Joseph Lodge, 1851-1940）：英国の物理学者。後に心霊学者になって、エーテル（当時、宇宙空間に存在して、光や熱を伝えると考えられた仮想の物質）の研究、およびワイヤレスの電信術などの研究を行った。

コナン・ドイル（Arthur Conan Doyle, 1859-1930）：英国の推理作家・医師。名探偵シャーロック・ホームズを創造した。彼は心霊術に関心をもって、それをよく小説の中に使った。

(111) エンドルの口寄せ女を指す。旧約聖書、サムエル記上、二八：七〜十四。

(112) トンプソン（D'Arcy Wentworth Thompson, 1860-1948）：英国の古典学者・動物学者。

スペンサー（Herbert Spencer, 1820-1903）：英国の哲学者。進化論的哲学を樹立し、科学を抽象概念、抽象―具体的概念、具体的概念に分類すべきであると指摘している。

(113) 英国の劇作家シェイクスピア（William Shakespeare, 1564-1616）の『ハムレット』（*Hamlet*, II, ii, 594）。

(114)〔原注〕：ダーシィ・ウェントワース・トンプソン（D'Arcy Wentworth Thompson）からの要約。

アリストテレス（Aristotle）、『動物誌』（*Historia Animalium*, book 3, chap. 1, 511a：5-11）。

(115) ミュラー（Johannes Peter Müller, 1801-1858）：ドイツの生理学者。近代生理学の創始者の一人である。彼は、解剖、言語、聴覚、視覚、腺、内分泌などを研究した。彼は、ミュラー管で知られている。

〔原注〕："*Über den Glatten Hai des Aristoteles*, Berlin, 1842."

(116) ルクレチウス（Titus Lucretius Carus, c.96–55 B. C.）：ローマの詩人・哲学者。著書『事物の本性について』（*De Rerum Natura*）は享楽的な哲学大系の解説書である。彼は科学者ではないが、光、原子的構造、生命の源についての理論を提示しており、それらは現代社会におけるさまざまな発見を予測したものである。

(117) ハーフォード（Charles Harold Herford, 1853–1931）の『ルクレチウスの詩』（*The Poetry of Lucretius*, Manchester, The University Press, 1918, p. 15）。

(118) フランスの哲学者パスカル（Blaise Pascal, 1623–1662）の『パンセ』（*Pensées*, trans. A. J. Krailsheimer, Baltimore, Penguin Books, 1966, sect. 1, part 15, no.201, p. 95）。

(119) オスラーは翻訳のあとに、ラテン語の原文をつけている。ルクレチウス（Titus Lucretius Carus, c.96–55 B. C.）の『事物の本性について』（*De Rerum Natura*, book 1, line 558）。

(120) ポアンカレ（Jules Henri Poincaré, 1854–1912）：フランスの数学者。天文力学の教授。

アレニウス（Svante August Arrhenius, 1859–1927）：スウェーデンの物理学者・化学者。電気解離理論を打ち立てた。また、物理化学の手法を用いて毒素と反毒素の研究を行っている。『世界生成』（*Worlds in Making*, 1908）を著し、その中で彼は一部アインシュタインに先んじるような発言をしている。一方で、宇宙は自動的に再生するというケルビンのエントロピー理論に反論した。

(121) タイラー（Edward Burnett Tylor, 1832–1917）：英国の人類学者。オックスフォード大学の初代人類学教授。『原始文化』（*Primitive Culture*, 1871）の著者。

(122) ルクレチウス（Titus Lucretius Carus, c.96–55 B. C.）の『事物の本性について』（*De Rerum Natura*, book 2）。

(123) レントゲン（Wilhelm Konrad Röntgen, 1845–1923）：ドイツの物理学者。一八九五年にX線を発見。

トムソン（Joseph John Thomson, 1856–1940）：英国の物理学者。電子や放射能の質量および電荷を研究した。彼は電子の発見者とみなされている。

(124) パーソンズ（Charles Algernon Parsons, 1854–1931）：英国の技術者。蒸気タービンを発明。

(125) デモクリトス（Democritus, c.460–c.370 B. C.）：ギリシャの哲学者。原子の理論で有名。「プラトンが描いた医術と医師」注(6)参照。

(126) 英国の聖職者ロバート・バートン（Robert Burton, 1577-1640）の『恋愛解剖学』（*Anatomy of Melancholy*, part 3, sect. 2, member 5, subsect. 4）。

(127) 英国の詩人テニソン（Alfred Tennyson, 1809-1892）は、ルクレチウスの『事物の本性について』（*De Rerum Natura*）を翻案して「ルクレチウス」（"Lucretius"）という詩を作った。古い言い伝えとは、性的能力を増すために「ほれ薬」を妻から飲まされたために発狂したルクレチウスは、拒否した神の幻影に悩まされて自らの手で命を絶ったというもの。この狂気伝説をテニソンは詩にした。ここでオスラーが言うように、この物語を信ずる根拠はない。

(128) ビビアン（Vivien）：アーサー王伝説に登場する女魔法使い。

ダークレィディ（dark lady）：英国の劇作家シェイクスピア（William Shakespeare, 1564-1616）の「ソネット」（"Sonnet 127-154"）に描かれている女性。この魅力的な人物は、詩人とその若い友人を恋のとりこにし裏切るという不実な女性である。若い男性に悪影響を及ぼすが、その魅力には抗しがたい。「ダークレィディ」と呼ばれる理由は、彼女の肌の色が浅黒いことと、心もそのように「倫理的にダーク」であることの比喩。

(129) 女神アフロディテ（the younger Aphrodite）：ギリシャ神話のエロティックな欲望の女神。

(130) 〔原注〕：私がこの講演原稿を書いた後、スチュワート教授が出版したばかりの論文（*Oxford after the War and a Liberal Education*）を送ってくださった。その中で教授は知識と経験をもとに、オックスフォード大学の教養科目の基礎は「自然科学抜きには人文科学はありえず、人文科学抜きには自然科学はありえない」と強調しておられる。

スチュワート教授（John Alex Stewart, 1846 出生）：オックスフォード大学のギリシャ語教授。

(131) プラトン（Plato, c.427-c.347 B. C.）の『カルミデス』（*Charmides*, 166d）。

(132) ベネベント書体（Beneventan script）：中世イタリア特有の手書き書体。またはロンバルディア書体とも呼ばれる。オスラーの言いたいことは、ベネベント書体の解読は大変難しく、訓練が必要だということ。

(133) バーネット（John Burnet, 1863-1928）：スコットランドの聖アンドリュース大学のギリシャ語教授。プラトンとアリストテレスの著書の編纂。ここでオスラーは、彼の『初期のギリシャ哲学』〔*Early Greek Philosophy* (1892), London, Adam & Charles Black, 1948, p. 25〕の序文を思い出しながら書いたのではないかと思われる。

(134) ファラデー：注(36)参照。

(135) クルックス（William Crookes, 1832-1919）：英国の化学者・物理学者。ラジオメーター（輻射計）とクルックス・チューブを発明した。

レントゲン：注(123)参照。

(136) パーキン（William Henry Perkin, 1838-1907）：英国の化学者。合成染料を発明した。

(137) プリーストリー（Joseph Priestley, 1733-1804）：英国の化学者で、酸素を発見したことで有名。彼は、また、電気分解によって亜硝酸を作る方法を発見した。このことによって第一次大戦中ドイツ人の化学者に合成化学肥料を作らせることになった。戦争のために英国の海外封鎖によって自然肥料輸入の道が絶たれてしまったからである。

(138) パルナッソス（Parnassus）：ギリシャ中央部に位置する山で、アポロおよびミューズがこの山にこもったと伝えられる。そのため、詩歌文芸を象徴しており、その南麓に神託で有名なデルフィの神殿がある。

(139) オスラーが当時用いていたモーレーとミュアー改訂の辞書：*Watts' Dictionary of Chemistry*, revised by M. M. Pattison Muir and H. Forster Morley, 4 vols., London, Longmans, Green, 1889-1894.

(140) イタリアの医師サイモン・ヤヌエンシス（Simon Januensis, 1303没）の類義語辞典：*Synonyma*（1473）と *Clavis sanationis*（1474）。

イタリアの医学作家マセウス・シルバティカス（Mathaeus Sy (i) lvaticus, 1317頃活躍）の『医学法典』：*Pandectae Medicinae*（1499）。

(141) ウェスト（Andrew Fleming West, 1853-1943）：プリンストン大学の大学院課程の学部長。リチャード・ド・ベリー（Richard de Bury, 1287-1345）の著書『愛書』（*Philobiblon*）を編集。オスラーが言及している著書は、〔原注〕：『古典文学の真価』（*The Value of Classics*, Princeton University Press, 1917）。

(142) リンネ (Carolus Linnaeus or Linné, 1707-1778)：スウェーデンの植物学者で、植物の父とされている。植物分類法を導入した。

(143) 『パンチ誌』(*Punch*)：一八四一年に英国で創刊された諷刺のきいた漫画週刊誌。

(144) 〔原注〕：『アメリカ解剖学誌』(*American Journal of Anatomy*, xxiv, 1) の最新号よりでっちあげたもの。

(145) クラテュロス(Cratylus)：紀元前五~四世紀頃のヘラクリトス派の哲学者で、プラトンの友人。どの言語にも、言葉には固有の意味があると信じていたという。プラトン(Plato, c.427-c.347 B. C.)の『クラテュロス―名前の正しさについて』(*Cratylus*)。

(146) カトー (Marcus Porcius Cato, the Elder, 234-149 B. C.)：ローマ時代の政治家で、ストア学派の哲学者。『農業について』(*De Agricultura*) という著書がある。
クリシパス (Chrysippus, c.280-c.207 B. C.)：ストア学派の哲学者。数学の組合わせ理論をたてた。
デューカス (Dieuches, 生没未詳)：紀元前四世紀頃のギリシャの医師。
プリニウス (Pliny, Gaius Plinius Secundus, 23-79)：ローマの博物学者。『博物誌』(*Historia Naturalis*) を編纂。誤りが多いので有名。オスラーが前述の二人を「プリニウス的人物」と呼んだのは、その著書の記述に誤りが多いことを皮肉ったのであろう。

(147) 科学の中の科学 (scientia scientiarum)：(ラテン語)。プラトン (Plato, c.427-c.347 B. C.) の『カルミデス』(*Charmides*, 167b-c)。

(148) プラトン (Plato, c.427-c.347 B. C.) の『国家』(*Republic*, book 7, 531d)、藤沢令夫訳『プラトン全集』十一巻、岩波書店、一九七六年、五三五頁。

(149) ジョンソン (Samuel Johnson, 1709-1784)：英国の詩人・文芸批評家。辞書編集で有名。
オリバー・エドワード (Oliver Edwards, 1711-1791)：サミュエル・ジョンソンの大学時代の友人。大法院の弁護人で、退職後は農業生活を送った。

(150) オリバー・エドワードの名前が後世に残ったのは、ジョンソンの伝記作者ボズウェルが彼の言葉を記録したことによる。James Boswell, *Life of Samuel Johnson*, April 25, 1778.

(151) ジョージ・サートン（Alfred Léon George Sarton, 1884–1956）：ハーバード大学の教授で、科学史の権威。『科学と新人文主義の歴史』（*The History of Science and the New Humanism*, 1937）を著した。
〔原注〕：*Popular Science Monthly*, September, 1918, and *Scientia*, vol. xxiii, 3.

(152) ケプラー（Johannes Kepler, 1571–1630）：ドイツの天文学者・数学者。ケプラーの法則を発見して天文学に大変革をおこした。

(153) デモクリトス（Democritus, c.460–c.370 B. C.）：注(125)参照。
ダルトン（John Dalton, 1766–1844）：注(37)参照。

アルキメデス（Archimedes, c.287–212 B. C.）：注(104)参照。

ケルビン（William Thomson Kelvin, 1824–1907）：スコットランドの数学者・物理学者。光、エネルギー、潮、熱の理論、大西洋を横断するケーブル、電話など多方面にわたり多くの貢献を行った。

アリスタルコス（Aristarchus of Samos）：注(16)参照。

ニュートン（Isaac Newton, 1642–1727）：英国の数学者・物理学者。万有引力の法則を発見した。

ガレン（Claudius Galen, c.130–c.200）：注(101)参照。「教えることと考えること」注(22)参照。

ハンター（John Hunter, 1728–1793）：スコットランド生まれの英国の解剖学者・外科医。「科学のパン種」注(21)参照。

(154) テオフラストス（Theophrastus）：注(102)参照。

(155) ヘロンの噴水（Hero's fountain）：注(104)参照。

(156) ボドレアン図書館：注(76)参照。

(157) シンガー夫妻：Charles Joseph Singer（1876–1960）とDorothea Singer（1882–1964）。夫妻とも英国の医学・科学史研究家。

(158) コーリー博士（Arthur Ernest Cowley, 1861–1931）：ボドレアン図書館の図書館員、東洋学者。古文書や写本の蔵書収集に熱心だったオスラーを書誌学にのめりこませるきっかけを作ったのはコーリー氏であったという（Cushing, vol. 2, p. 256）。

(159) ガンサー氏（Robert William Theodore Gunther, 1869-1940）：英国の動物学者・古物研究家。

(160) チョーサー（Geoffrey Chaucer, c.1340-1400）：英国の詩人。英詩の父とも呼ばれ、『カンタベリー物語』（*The Canterbury Tales*, 1387-1400）を著した。天文学をはじめ中世科学に造詣が深く、『天文観測儀考』（*A Treatise on the Astrolabe*）などの著書もある。彼の天文学への関心と知識は「ミラーのお話」（"The Miller's Tale," *The Canterbury Tales*）の中に詳しい。

(161) リード（William Reed, 1385没）：英国の聖職者で、数学者・天文学者。オックスフォード大学Merton College図書館の創設に尽くした。

アスケンドン（John Aschenden, 生没未詳）：英国の天文学者で、天文学を解説する著書を出版。

ブレドン（Simon Bredon, 1368後に没）：英国の数学者・天文学者・物理学者。三角法についての論文がある。Balliol CollegeとMerton Collegeの特別研究員。

メール（William Merle, 1347没）：英国の度量衡学者。英国で天候の体系的な記録を行った最初の人物。同じく、Merton Collegeの特別研究員。

リチャード（Richard of Wallingford, c.1292-1336）：聖オルバン修道院の院長で、同じくMerton Collegeの特別研究員。英国時計（Albion clock）を考案し、天動説にそって太陽、月、惑星の軌道を示した。

(162) ボイル（Charles Boyle, 1676-1731）：オーラリイ四代目伯爵。オックスフォード大学のクライストチャーチ・カレッジで教育を受けた。太陽系儀を発明したグラハム（George Graham, 1751没）のパトロン。「太陽系儀」（orrery）は、太陽のまわりの惑星の運動や位置を説明するもので、ボイルの肩書き（Orrery）にちなんで名づけられた。

(163) ラボアジエ（Antoine Laurent Lavoisier, 1743-1794）：フランスの化学者。近代化学の祖で、呼吸の生理を解明した。後にギロチンで処刑されたが、その前、裁判所で彼を救おうとする嘆願に対して「フランスにもはや科学者は必要ない」と答えたという。

(164) パリの大司教：ダーボーイ（Monseigneur Georges Darboy, 1813-1871）。一八七〇年のヴァチカン会議で教皇不可誤説の教義に反対を唱えたため、死刑判決を受けて翌年銃殺された。

(165) ダニエレフスキー（Nikolai Danilevsky, 1822-1885）：ロシアの哲学者。自然科学の知識（特に生物学）を用いて暴力を解釈した。彼の考えでは、暴力はヨーロッパ文化に生物学的に固有のものであり、戦争は起こるべくして起こる。フランス革命はまさにその典型例である。また、彼の哲学は国粋主義と人種差別を唱導した。

スミルノフ（Smirnov）：不詳。

ボトキン（Eugene Botkin, 1918没）：ロシアロマノフ王朝最期の皇帝ニコライ二世のお抱え外科医。ロシア革命後、幽閉されていた皇帝とその家族と共に過激派によって銃殺された。オスラーはこの虐殺、特に皇帝の幼い子供達の死に強い憤りを感じていたという。

(166) 良きサマリヤ人（the Good Samaritan）：苦しむ人の真の友。新約聖書、ルカによる福音書、十：三〇〜三七。

(167) 英国の作家サミュエル・バトラー（Samuel Butler, 1835-1902）の詩「七つのソネット集」（"Seven Sonnets and a Psalm of Montreal"）。バトラーは芸術を解しないモントリオールに住む一人の老人について詠った。彼はミロンが彫刻した円盤投げの裸像を見て、みだらで、不道徳で、だから「福音がない」と言ったという。

(168) アンティナス（Antinous, 130年頃没）：ローマ皇帝ハドリアヌス寵愛の美少年。彼の不慮の死後、ハドリアヌス皇帝は彼を神々の一員に加え、記念として彫像を作り寺院を建てた。

(169) スパージョン（Spurgeon）：小間物屋の顧客で、金持ちの実利主義者。商売だけに関心があり、美とか文化には関心がないという教養のない俗物を代表する人物。

(170) サミュエル・バトラーの詩の一節：注(167)参照。

〔原注〕：私はこの老人をよく知っていた。コーンウォール（注・英国イングランドの西部の州）パスモア（Passmore）出身の者であった。

(171) ルキアノス（Lucian, 117-c.180）：ギリシャの諷刺作家で、詩人。正確な引用は不詳だが、参考文献で見る限り、『本当の話』（*A True Story*, book 2）であろう。その中でルキアノスは、旅先の島で死者達の魂が平和で幸せな生活を送っている様子を描いている。

(172) 円卓会議(Round Table)：もともとはアーサー王が臣下の騎士達に上下の別をつけないために座らせた大理石の円卓である。ここでは「大英帝国の現状と将来についての会議」のことを指す。当時、改革案を示す会議録（*The Round Table*）が出版されたが、オスラーはこの会議を、成果もなく、希望もない、ユートピア的な試みの例としてあげた。

(173) 国際連盟（The League of Nations）：国家間の協力と平和を促進するための国際機関で、一九一九年に「パリ平和会議」の後、一九二〇年に結成され、一九四六年に解散された。国際連合の前身。

(174) プラトン（Plato, c.427-c.347 B. C.）の『国家』（*Republic*, book 7, 537ff）、藤沢令夫訳『プラトン全集』十一巻、岩波書店、一九七六年、五六四頁。

(175) マレー教授（George Gilbert Murray, 1866-1957）：オックスフォード大学のギリシャ語欽定教授。彼によれば、理想的な国家を求めて、私達一人ひとりが自己開発の努力を惜しまず、そして他人への奉仕を怠ってはならない。『ギリシャ叙事詩の興隆』（*The Rise of the Greek Epic*, 1907）を著した。

(176) 旧約聖書、イザヤ書、十三：十二。オフル（Ophir）は金と宝石が出土する地方。

(177) （ギリシャ語）で、「人間を愛するものはその〔人間を愛するための〕技術をも愛す」という言葉がそれである。Hippocrates, *Precepts*, vi, 6.〔原注〕：*Œuvres complètes d'Hippocrates*, par E. Littré, ix, 258.

(178) 新約聖書、マタイによる福音書、十一：十九。

医学生のためのベッドサイド・ライブラリー

人文教育の修得はわずかな時間と費用があればできる。日々の生活が決められた仕事でどんなに詰まっていようとも，皆さん方の一つあるいは十の能力を最大限に活かすためには，医学の実地教育だけで満足してはならない。学者に相応しい教育とは言わないまでも，少なくとも紳士たるに相応しい教育を受けるよう努力していただきたい。就寝前の三十分間本を読み，朝目覚めたときベッドサイドのテーブルの上に本が広げたままであってほしいと思う。一年のうちに読書量がどれほどになるかを知って驚かれることであろう。皆さんの親しい友となれるような本を十冊選んでそれを次に挙げておいた。ほかにも沢山あるが，学生時代にじっくり学んでおけば，これらの書物は私の申し上げる精神の教育に役立つと思う。

1 旧・新約聖書 (Old and New Testament)
2 シェイクスピア (Shakespeare)
3 [1]モンテーニュ (Montaigne)
4 [1]プルタークの『英雄伝』(Plutarch's *Lives*)
5 [2]マルクス・アウレリウス (Marcus Aurelius)
6 [2]エピクテトス (Epictetus)
7 [2]『医師の信仰』(*Religio Medici*)
8 『ドン・キホーテ』(*Don Quixote*)
9 エマーソン (Emerson)
10 オリバー・ウェンデル・ホームズ『朝の食卓』シリーズ(Oliver Wendell Holmes—*Breakfast-Table* Series)

(1) The Temple Classics, J. M. Dent & Co.
(2) Golden Treasury Series, Macmillan & Co. Ltd.

ウィリアム・オスラー卿の生涯とその業績ならびに思想について

日野原　重明

その生涯の大要

ウィリアム・オスラーは、一八四九年にカナダに生まれ、カナダのマギル大学医学部を卒業して医師になり、二十六歳で母校の医学原論（今日の生理学）の講師となった。三十五歳でペンシルベニア大学医学部の内科教授となったが、四十歳のとき、ジョンズ・ホプキンズ大学に医学部を創設するという大役を総長から依頼されて、ボルティモア市に赴任した。そこで、ジョンズ・ホプキンズ病院を中心に医学校の開設を行い、十五年間、教育、研究、診療に当たった。その間、世界的に有名な内科の教科書を刊行した。

五十五歳のとき、英国オックスフォード大学の欽定教授に招聘され、英国で教育と社会医学的活動を続け、医学と人文科学の架け橋となる役を果たした。欧州大戦中はカナダの軍病院の顧問を勤め、また、欧州大戦後の難民救済事業に多大の貢献をした。しかし、晩年には慢性肺疾患が悪化し、一九一九年に七十歳で自宅で死去した。

医師、看護婦、文化人への講演の内容を読者に十分に理解していただくために、以下にオスラー博士の生涯の大要と、教育、研究活動、思想の概略を紹介する。

生い立ちと三人の恩師

ウィリアム・オスラーは、一八四九年にカナダのオンタリオ州の寒村、ボンドヘッドに、英国から移住したプロテスタントの牧師の九人兄弟の八番目の子供として生まれた。十七歳のとき、トロント市近郊のウェストンの学校に入学し、そこでオスラーにとっての三人の師の一人となったジョンソン牧師の薫陶を受けた。この牧師は、英語の美しい文章の範をトマス・ブラウン（一六〇五～一六八二）の名著、『医師の信仰（*Religio Medici*）』からとって生徒に紹介したが、この本の第二版（一六八六年版）を、オスラーは後に買い求め、これを終生の伴侶として離さなかった。オスラーは晩年、この本を「私自身に対する私的修練の書」と言っている。

ジョンソンは、牧師であったが、生物学者でもあり、顕微鏡を上手に使って、珪藻類やこけ虫を見る術を少年だったオスラーに教え、彼の目を自然の神秘の世界に向けさせた。

オスラーは、父の職業である牧師を継ぐため、神学を学ぶ目的でトロントのトリニティ大学文科に入学したが、ここでジョンソン師の友人でもあったボヴェル教授の指導を受けた。彼は後に医学から神学に転向した人である。オスラーはこのボヴェル家にしばらく世話になっているうちにその感化を受け、トリニティ大学二年のとき、神学から医学への転向を希望し、トロント医学校に入った。上級の臨床医学の訓練は、モントリオール市のマギル大学医学部で受けた。

ボヴェルを第二の恩師とすると、第三の恩師としてオスラーが出会ったのは、マギル大学の内科教授、ハワード博士である。

オスラーは、若い時から数多くの本を好んで読んだが、その主なものは上述の三人の師との出会いを通して知った本であり、また、科学する心、人生を生きる道、学習の態度といったものを、ジョンソン、ボヴェル、ハワードの三人の師から受け継いだのである。

オスラーは、在学中も、顕微鏡を扱うことに興味を持ち、特に組織学や病理学を好んだ。

オスラーは、医学部卒業が近づいた頃、将来の方針に迷い、心が非常にうつろになった時期がある。そのとき、ハワード教授の書斎で出会ったのがカーライルの著書である。たまたま開いたページに次の文章を見出し、これがオスラーに勇気をもって生きる力を与えた。

われわれの重要な務めは、遠くにかすんでいるものを見ることではなく、目の前にはっきり見えるものを実行に移すことである。

マギル大学時代

オスラーはモントリオールのマギル大学医学部を二十三歳（一八七二年）で卒業すると、兄の経済的援助を受けて英国に留学し、ロンドンのサンダーソン教授のもとで生理学を学び、また、検眼鏡を用いる眼科領域にも興味を持った。

英国に一年留学後はドイツに留学し、ベルリンのウィルヒョー教授のもとで病理学を学び、ウィーンでは臨床医学一般を学んでカナダに帰った。

二十六歳の若さでマギル大学医学部で生理学を教えることになったが、当時、自分の顕微鏡を大学に持ち出して学生を指導したという。同時に、モントリオール総合病院の病理医として働き、また、内科臨床にも従事した。十年間マギル大学医学部に勤務中、大学の病理解剖室や臨床検査室を整備し、病院の内容を充実することに努力した。その頃の彼の研究には、血小板に関するものや、痘瘡、心内膜炎などについての業績がある。

ペンシルベニア大学時代

彼は三十五歳のとき（一八八四年）アメリカ合衆国フィラデルフィア市のペンシルベニア大学医学部の内科教授に招聘され、ここで四十歳までの五年間、教育、研究、診療に従事した。ここでは、医学生や若い医局員と共に内科臨床に携わり、同時に非常に精力的に、担当した症例の病理解剖を行った。オスラーはペンシルベニア大学在職中、医学教育は臨床の場（bedside）で行うべきであることを強調し、それを大胆に実践し、新しい臨床教育方法を樹立した。

この頃の研究は、マラリアの病原体の研究、肺炎、腸チフスなどの感染症に集中され、また、一八八八年には、亜急性心内膜炎患者に見られるオスラー結節（Osler's node）を記載して診断学に貢献した。その頃行った病理解剖例は、マギル大学での剖検例と共に、オスラーの内科書の主な資料となったのである。

フィラデルフィア市で生活している間に、後にオスラー夫人となった友人の外科医グロス博士の未亡人グレースとの交際が始まったのである。

オスラーの新しい方式による臨床医学教育の実績が世に知られるようになるにつれ、オスラーの名声はアメリカの医学界に広がった。たまたまジョンズ・ホプキンズ大学に医学部を創設したいという計画がギルマン総長によって立てられ始めたのであるが、ギルマン総長はこの医学部ならびに大学病院の設立と運営の役を彼に依頼し、オスラーはそれを引き受けた。

一八八九年六月、オスラーがペンシルベニア大学を去る際の告別講演として医学生に行ったものが、本書の冒頭に紹介した平静の心（Aequanimitas）である。これは医学生に不動の精神と平静の心を教えた人生訓であり、オスラーの行った講演の中では最も有名なものである。

ジョンズ・ホプキンズ大学時代

オスラーは四十歳の年齢でボルティモア市に赴任することになった。彼は大学の医学部を始める前に、大学病院づくりに全力投球をした。そして、総長に対して、医学部教授選考に当たっては研究論文の数より臨床の実力によって選ぶことを進言している。そして、基礎では病理学のウェルチ博士、臨床では外科のホルステッド博士、婦人科のケリー博士と共に医学校づくりに努力した。有名なサージェント画伯によって描かれたこれらの四人の肖像画は"big four"として、現在、ジョンズ・ホプキンズ大学医学部の図書館に飾られている。

オスラーがボルティモアに赴任したときは、グレースとは許嫁《いいなずけ》のままで、まだ結婚していなかったので、若い医局員と病院に寝泊まりして働きつつ、研究や著述を続けた。彼は学生を教室ではなく、病棟で教育することを提唱し、今日の bed-side teaching の基礎をつくった。この考え方はボストンのハーバード大学のオリバー・ウェンデル・ホームズ教授、さらに遡ってはオランダのライデン大学のブールハーフェ教授の臨床教育の方法を組織化したものであった。オスラーは、また、今日のインターンやレジデントの研修システムをつくりあげ、学生がレジデントと一体となって研修する場を病棟に求めたのである。

それと同時に、当時ドイツで非常に発達していた臨床病理検査室や外来部門を整備し、また人材をそこに投入する必要性をオスラーは非常に強調したのである。

内科書の出版と結婚

オスラーは助手の援助を得ながらも、内科書の執筆のために毎日四時間を費やして、膨大な内科書を書き上げたのである。

オスラーがジョンズ・ホプキンズ大学に赴任してから三年後の一八九二年に、『開業医および医学生のための内科学の原理と実践（*The Principles and Practice of Medicine Designed for the Use of the Practitioners and Students of Medicine*）』（AA版一九〇七頁）を出版した。この本はそれまでの内科書と異なり、病因と病理解剖所見に基づいて各疾患の臨床像をまとめた点が特徴である。この本はオスラーの死後も改訂が重ねられ、第十六版は一九四九年に出され、総計三十万部の発行数にのぼったといわれる。この本はセシルやハリソンの内科書が出るまでは世界の医学生や医師に最も広く読まれた内科の教科書である。

オスラーはこのテキストの刊行直後に許嫁のグレースと結婚した。彼が四十三歳の時である。ボルティモアでの新居には学生や若いレジデントが毎日出入りし、この家は若者の集会所になった。オスラーは時おり、書斎に引っ込んで本を読んだり、仕事をしたが、その間、夫人が若者をもてなしたという。夫人は結婚後間もなく出産したが、子供は生後すぐに死亡し、その後、三年して、オスラーが四十六歳のとき、長男リビアが無事に生まれ、健かに成長した。彼は二人の間の一人息子であった。

学問的業績

ボルティモア時代のオスラーの臨床医学に関する研究業績としては、次のものがある。

オスラーは、今日、学会で問題にされ、今なお結論が出ていない疾患としての滲出性多発性紅斑や膠原病としての紅斑性狼瘡に興味を持ち、これらの病気を詳しく記録した。また、彼は、皮膚および粘膜の多発性末梢血管拡張症（telangiectasis；後に、Rendu-Osler-Weber disease と命名されたもの）を一九〇一年に記載し、また、一九〇三年には真性多血症を記載している。

彼のマラリア病原体や血小板の研究、結核の病理や疫学についての研究もこのボルティモア時代に精力的に行われている。

新しい医学教育

オスラーは、ジョンズ・ホプキンズ大学医学部の学生に対しては病院や外来での体験学習を重んじると共に、臨床病理検査を臨床に採り入れるよう指導した。そして、病棟では患者をよく観察し、患者から情報を得、患者の心に通じる術を学生に学ばせようとした。

彼はまた学生に対して、患者を学習材料として扱うのではなく、生きた人間として扱うことの重要性を説き、医の倫理や患者への良きマナーを身につけることを身をもって示した。また、学生に診断への興味ばかりを持たせるのではなく、ナースのごとく、日夜泊まり込みで患者の世話をさせ、その間に患者の状態の変化を診させた。また、学生を治療にも参加させ、ちょっとした観察の仕方や考え方の未熟さやタイミングのはずれた治療によって、いかに患者の容態が悪化し、命が失われるかを現場の中でよく見させるために、学生に出来るだけ多くの時間、病棟で過ごさせるようなカリキュラムを組んだのである。

オスラーは、教科書よりも患者から直接学ぶことのほうが多いこと、決して本の奴隷にならないようにと学生に述べた。また、臨床を学ぶにはまず病棟や外来で患者を診ることが優先することを述べ、講義中心の古いドイツ的医学教育に代わって、新しいアメリカ医学の体系を生み出したのである。

オスラーの残した言葉として、次のものは有名である。

患者を診《み》ずに本だけで勉強するのは、
まったく航海に出ないに等しいと言えるが、
半面、本を読まずに疾病の現象を学ぶのは、
海図を持たずに航海するに等しい。

オスラーはその頃、死んだ後、何をしてほしいかと尋ねられたときに、もし言って良いとすれば、それは、自分の墓の碑文に、

学生を病棟に引き入れた人、ここに眠る――
Here lies the man who
admitted students to the wards.

と書かれることを望んだという。

医学生のためのベッドサイド・ライブラリー

オスラーは先に述べたような有名な内科のテキストを書いたが、彼は学生への講演の中で次のように述べている。

われわれがここにあるのは自分のためではなく、他の人々の人生をより幸せにするためである。……医療とはただの手仕事ではなく技術である。商売ではなく天職である。すなわち、頭と心を等しく働かさねばならない天職である。……諸君の仕事のゆうに三分の一は、専門書以外の範疇に入るものである。

そのためには、オスラーは次の本を医学生の必読の書として指定し、これを医学生は毎晩、就寝

前三十分間読むように勧め、これらの本をベッドサイド・ライブラリーと呼んだ。それは、旧約聖書、新約聖書、プルタ―ク（紀元四六～一二〇）、エピクテトス（五〇～一三八）、マルクス・アウレリウス（一二一～一八〇）、モンテーニュ（一五三三～一五九二）、『ドン・キホーテ』（セルバンテス：一五四七～一六一六）、シェイクスピア（一五六四～一六一六）、エマーソン（一八〇三～一八八二）、オリバー・ウェンデル・ホームズ（一八〇九～一八九四）、などである。オスラーの講演集、『平静の心（*Aequanimitas*）』の巻末にはこれらの本のリストがあげられており、本書でも講演の最後にそれを載せてある（五八三頁）。

看護教育

オスラーはモントリオールのマギル大学に在学中から、看護教育に熱心な内科のハワード教授の影響を受けて看護教育に関心を持っていたが、ジョンズ・ホプキンズ病院では赴任後間もなく、当時嘱目されていた看護指導者のハンプトン女史を招いて看護学校を設置し、三年制のレベルの高い看護学校を発足させた。彼がこの看護学校の卒業式のときに行った講演、「医師と看護婦」、「看護婦と患者」は、看護婦のあり方について極めて示唆に富んだものであり、また、医師には出来ない看護婦特有の大切な業務、ならびにその役割について感銘深い言葉で述べている。

オスラーの人生論

オスラーは病院づくり、医学部づくり、さらに学生やレジデントの教育、そして研究、さらに各地へ出張しての対診や講演などの旅行などで身体を酷使した。そのため、五十歳を過ぎる頃から体力の衰えを感じるようになった。この頃から、オスラーは気管支拡張症とも思われる症状を訴え、また、慢性気管支炎に繰り返し罹った。そのような疾患があったにもかかわらず、オスラーは激しい活動を続けた。その頃、オスラーは夫人と共にもう少しゆとりのある晩年を送りたいという気持ちになっていたところに、オックスフォード大学から欽定教授としての招聘があった。この地位は、英米の学者、教育者にとっては非常な栄誉であり、また、ジョンズ・ホプキンズ大学の内科教授の現役の仕事に比べると、ずっと楽な仕事と思われたので、オスラーも夫人もこれを引き受けることをすぐ決心した。一九〇五年の春、十五年にわたって働いたジョンズ・ホプキンズ大学を去るにあたって、彼は告別講演で次のごとく自分の人生論を説いた。

第一は、今日の仕事を精一杯やり、明日のことを思い煩うな

というカーライルの言葉であり、

第二は、力の及ぶ限り、同僚や自分がケアする患者に、黄金律を実行すること、すなわち、己れの欲するところを人に施せ

という、新約聖書の言葉の実践であり、

第三は、たとえ成功しても謙虚な心を持ち、慢心することなく友達の愛情を受けることができ、

悲しみの日が訪れたときには人間に相応しい勇気を持って事に当たることができるような、そういう平静の心を培うといったことである。

オックスフォード時代

オックスフォードに移った一九〇五年から、彼が死亡する一九一九年までの十四年間は、オスラーの生涯の静かな締めくくりの時期であるはずであった。オックスフォードに来てからのオスラーには暫くは多少暇がとれ、ゆっくりオックスフォードの夏を楽しむことができたが、しかし、秋になると、オスラーが住んだノルハムガーデン十三番の家は、若者が集まり、また、アメリカからの留学生や来訪者の集会所や宿舎となった。人々からは「誰もが歓待される家（Open Arms の家）」と渾名《あだな》されたのであった。オスラーは、ここでも、毎週一回交替で医学生を夕食に呼び、オスラー夫人はその供応に忙しく立ち振るまったのである。

オックスフォード大学は、当時医学部は基礎部門だけがあり、臨床部門はロンドンの病院での教育に任せていた。したがって、オスラーが医学生へ授業することはあまりなかったが、オックスフォードにある古いラドクリフ・インファーマリーという教育病院にしばしば行って患者を診察し、また、医学生や開業医のために回診をした。

オスラーはオックスフォードの有名な図書館であるボドレアン図書館の監事に任ぜられた。この歴史的に有名な図書館を運営する仕事は本の好きなオスラーには適任であり、これにかなりの時間を費やした。オックスフォードでは医学関係者だけでなく、自然科学や人文科学の各方面の学者とも親交を持ったのである。

オスラーはまた、オックスフォード以外の数校の医学校をときどき訪問し、指導したり、講演をしたりし、そのためにかなり旅行をした。

オスラーは、英国では、結核撲滅のキャンペーンをボルティモアにいた時以上に展開し、一般人の健康教育にも時間をさき、また、予防医学の普及に努めた。そして、「将来の医療は健康保持と病気の予防にある」という先見の明のある言葉を残している。

オスラーは英国に渡ってからも、時々アメリカ、カナダの大学から呼ばれて訪問する機会を得たが、その度ごとに親しい友人との友情を温め、その機会を非常に喜んだ。彼の渡英後、最後のアメリカ訪問となった一九一三年にはエール大学に招かれて講演をした。その内容は「生き方（A Way of Life)」と題したものであるが、これはオスラーの謙虚な生活、今日に全力投球をして明日を思い煩わない生き方を示したもので、今日、この講演は「平静の心」と共に、世界の医学生や医師に広く読まれている。

第一次世界大戦

一九一四年に第一次世界戦争が勃発し、英国も連合軍に参戦した。静かなオックスフォードの町も戦時色に変わった。オスラーはカナダ軍病院の顧問に任命された。同時にまた、欧州からの避難民の救済活動に、夫人と共に力を貸したのである。

オスラーの一人息子のリビアは砲兵隊に動員され、フランスの戦線に出陣することになったが、一九一七年八月三十日に、この一人息子の戦死の悲報がオスラー夫妻に届いた。二人の悲しみは想像に絶するものがあった。一人息子を失ったオスラーは、毎晩ベッドの中で啜り泣いたという。オスラーは息子の戦死とは別に、戦争は絶対に避けるべきであることを説いた。そして、戦争によって災害を受け、非常な犠牲を受けた人々のためには、国籍を問わず援助の手を差し伸べた。戦争が終わってからも、彼は欧州の難民救済活動の第一線に立って募金活動をしたのである。

科学《サイエンス》と医術《アート》

オスラーは、英国では種々の医学会に出席したり、方々の医学校を訪問して指導したり、また、社会的な活動に広く関わったが、その中でオスラーが特に関心を持ったものの一つは医学史の研究グループであり、そのような会の発展に貢献した。また、一九一九年の四月には、文化人の集まりである古典学会の会長職を引き受け、「古き人文学と新しき科学」と題して会長講演を行った。これはオスラーが残した講演の最後のものである。この中でオスラーは次のように述べている。

私は、若い頃から純粋科学への関心を持ち続け、医学の基礎となる科学《サイエンス》と医術《アート》を相互に関連させせようと一生涯努力し続けてきた。

彼は、プラトンの述べた医術《アート》の定義、「つまり医術のほうは、患者の本性を考察し、また自分が取り行ういろいろな処置の根拠をもよく研究していて、そしてその一つひとつのケースについて理論的な説明を与えることができる技術《アート》である」を、この講演でとりあげ、また、この言葉を彼の内科のテキストの扉にとりあげているのである。

オスラーはアメリカの医学図書学会の生みの親と言われているが、アメリカにいる時、大学その他、各地の医学図書施設をつくる計画を大いに援助し、また、そこで働く司書を指導してきた。英国に赴いてからも、アメリカで行ったように、この方面の活動を続け、また、英国にいながら、アメリカ各地の医師会に付属する医学図書館の発足や発展に大きな貢献をしている。

オスラーは医学書の中の古書を集めることに非常に興味を持っていたが、集められた多くの珍しい古い医学書は、死後、マギル大学のオスラー図書館に寄贈され、そこで保管されている。オスラーの数多くの蔵書は、オスラーの死後、フランシス博士の努力によって、一九二九年に、*Bibliotheca Osleriana* というタイトルで七九二頁（一九六九年版・Ａ４判）のものがまとめられている。

オスラーの病床生活

一九一九年の七月にロンドンで盛大な生誕七十歳の祝賀会が開かれ、オスラーは多くの人々から祝福を受けたが、その頃から気管支炎が悪化し、熱がなかなか下がらないことがあった。その夏、オックスフォードを離れて海岸で休暇をとった。その間、彼は内科教科書の改訂の原稿を書き、また、秋からオックスフォード大学英文科の講師として詩人ホイットマンについての講義をする準備などをしていた。

しかし、秋になると、ますます気管支炎が悪化し、咳が止まず、体力が衰え、十月からほとんど臥床したきりになってしまった。そこで、オスラーは余命いくばくもないことを感じ、今まで引き受けていた種々の職務を下りるために各方面に書状を認《したた》め、後任者を見つけてほしいと頼んだ。と同時に、親しい人々にも最後の音信となることを意識しながら便りを出し、また、クリスマスの日にはアメリカ医師会に祝電などを打った。しかし、クリスマスの前後には彼の気管支炎は悪化し、肺膿瘍が起こり、自宅で膿胸の切開手術を受けた。しかし、病巣からの出血が止まらず、急速に体力が衰え、ついに十二月二十九日、七十年五か月の生涯をオックスフォードの自宅で終えたのである。

オスラーの残した論文

オスラーはモントリオールのマギル大学医学部の講師時代、ペンシルベニア大学の内科教授時代、ジョンズ・ホプキンズ大学の内科教授時代、そして、最後には英国におけるオックスフォード大学欽定教授時代というその四期にわたる長い学究生活、教師生活、臨床医の生活の中で、数多くの論文を発表している。

彼の最初の論文は一八六九年、二十歳のときに書いた原生動物に関する植物学の論文で、これを手初めに、一九一九年に死亡するまでの間に一二五三の出版物を出しており、その内容は植物学、獣医学、病理学、臨床医学、医学史、医学教育、最後には社会医学、疫学などの多領域にわたっている。

彼の研究は少年の頃にジョンソン師から教えられた植物学に始まる。彼の行った病理解剖数は、モントリオールからフィラデルフィア大学在職中のものを合わせると一〇〇〇例を超える。また病理関係の論文は一六〇も書き、それに獣医学も加わる。フィラデルフィアとボルティモア赴任中は、内科学のみならず、小児科学を含めて二〇〇の論文を書き、オックスフォードに移ってからは医学史、医学教育、社会医学の論文が数多く発表されている（**表1**）。

表1　オスラーの著作

時代	I 自然科学	II 病理学	III 獣医学	IV 臨床医学	V 医学史	VI 医学教育	VII 社会医学	計
モントリオール（一八七〇〜一八八四）	一九	一六九	一三	四六	一二	二二	四	二八五
フィラデルフィア（一八八四〜一八八九）	六	一一五	〇	一七八	二一	二六	一〇	三五六
ボルティモア（一八八九〜一九〇五）	一	六	〇	二〇〇	二七	三四	八	二七六
オックスフォード（一九〇五〜一九一九）	一	四	〇	一一〇	九九	六六	五六	三三六
合計（一八七〇〜一九一九）	二七	二九四	一三	五三四	一五九	一四八	七八	一二五三

オスラーが感化や影響を受けた人々

オスラーは、彼が生きた同時代の先輩からの影響以外に、歴史上の人々からの影響を強く受けている。直接影響を受けたジョンソン師、ボヴェル教授、ならびにハワード教授の三人の師のほかに、オスラーは同時代の先輩や、国籍や時代を超えて、英国以外の欧州の各国の優れた指導者達から直接的、間接的に多くのことを学んだのである。

同時代の人としては、解剖学者であったオリバー・ウェンデル・ホームズ（米）、詩人テニソン（英）、思想家エマーソン（米）の影響を強く受けている。オスラーは、一世紀前のゲーテの息吹も強く受けており、ゲーテが「自分は人から天才だといわれても、実際は、自分は独創性の乏しい努力家に過ぎない」と言ったのと同じように、自分もそうであると考えていた。また、エジンバラ大学で医学生のベッドサイド教育を重視した外科医で、教育者でもあったハンター教授から、生きた教育法を学び、近代のヒポクラテスと言われ、ベッドサイドの真価を世に説いたオランダのブールハーフェから臨床医学の真髄を学んだ。さらにロック（英）から、医学と哲学と人生論を学んだ。カーライルの実践哲学の影響も強く受けている。そして、時代を遡ると、トマス・ブラウン（英）の『医師の信仰』を若い時代から愛読し、彼の生き方に染まった。オスラーは、さらに歴史を遡り、解剖学、生理学のハーヴェイ、臨床家のシデナムとリナカーの三人の英国の生んだ偉大な医人の生き方を高く評価し、彼らの像をいつも書斎に飾っていた。オスラーは十六、十七世紀の文人のモンテーニュ(仏)、シェイクスピアの作品を愛読し、古きダンテを愛し、さらに古代に遡り、ヒポクラテス、プラトン、アリストテレスに学ぶところが多く、プルターク（ギリシャ）、マルクス・アウレリウス（ローマ）などのストア学派の思想の源流を訪ねたのである。オスラーの人生の生き方、思想、科学する心の背景には、これらの医師、哲学者、科学者、人文学者、宗教家とキリスト教があることは明白である。

表2にオスラーが感化を受けた文人・哲学者（上段）、医師であり、医学以外の学際的な教養と学

問をもった人々（中段）、そして医学者（下段）の名前を示す。

表2　オスラーが影響を受けた人々

	主として文学・哲学	医学・文学・哲学・科学その他	医学
	旧約聖書	ヒポクラテス（BC 四六〇〜三七七） プラトン（BC 四二七〜三四七） アリストテレス（BC 三八四〜三二二）	
〇	**新約聖書** **プルターク**（四六〜一二〇） **エピクテトス**（五〇〜一三八） **マルクス・アウレリウス**（一二一〜一八〇）		
一〇〇〇	ダンテ（一二六五〜一三二一）	リナカー（一四六〇〜一五二四）	
一五〇〇	**モンテーニュ**（一五三三〜一五九二） **セルバンテス**（一五四七〜一六一六） **シェイクスピア**（一五六四〜一六一六）	セルベート（一五一一〜一五五五）	ベサリウス（一五一四〜一五六四） ハーヴェイ（一五七八〜一六五七）
一六〇〇	バートン（一五七七〜一六四〇） ミルトン（一六〇八〜一六七四） バニヤン（一六二八〜一六八八） モリエール（一六二二〜一六七三）	**ブラウン**（一六〇五〜一六八二） シデナム（一六二四〜一六八九） ロック（一六三二〜一七〇四） ブールハーフェ（一六六八〜一七三八）	
一七〇〇	カーライル（一七九五〜一八八一）	ハンター（一七二八〜一七九三） ゲーテ（一七四九〜一八三二） キーツ（一七九五〜一八二一）	ラエンネック（一七八一〜一八二六）
一八〇〇	ニューマン（一八〇一〜一八九〇） **エマーソン**（一八〇三〜一八八二） テニソン（一八〇九〜一八九二） ブラウニング（一八一二〜一八八九）	**ホームズ**（一八〇九〜一八九四） ダーウィン（一八〇九〜一八八二）	

一九〇〇

ジョウェット（一八一七～一八九三）
エリオット（一八一九～一八八〇）
ローエル（一八一九－一八九一）
マシュー・アーノルド（一八二二～一八八八）
ホイットマン（一八一九～一八九二）
キップリング（一八六五～一九三六）

ウィルヒョー（一八二一～一九〇二）
ハックスレー（一八二五～一八九五）
コナン・ドイル（一八五九～一九三〇）

ルドヴィッヒ（一八一六～一八九五）
パスツール（一八二二～一八九五）
リスター（一八二七～一九一二）
コッホ（一八四三～一九一〇）

太字は医学生のためのベッドサイド・ライブラリーとしてオスラーが指定したもの

他人に負う

オスラーは自らの才能よりも、自分の持っている能力がすべて先人に負うことを重ねて説いている。「ある人の今持っている最も優れたものは、先人に負っている」というゲーテの言葉を、オスラーは講演中にドイツ語で引用しているが、自分の持っている最も優れたものは、先人に負っているということを切実に感じ、テニソンの詩のユリシーズの中にある、

私は、私が出会ったすべてのものの一部である。

という言葉を好んで使っている。自分は決して頭がよくはないが、ただ自分は一生懸命に物事をやったに過ぎない。自分がもし何かのためになったことをしたと言われることがあるとしたら、それは、すべて他の人から、例えばジョン・ハンター、ホームズ、あるいはヒポクラテス、さらにはプラトン、そして直接指導を受けた三人の師からの賜物であると告白している。そういう意味において、

オスラーは人との出会い、本との出会いを非常に大切にした。

オスラーとトマス・ブラウン

オスラーは自分が死んだときに、棺の上にトマス・ブラウンの『医師の信仰（*Religio Medici*）』を置いてほしいという言葉を残している。トマス・ブラウンは、オスラーの人生のひたむきな生き方の標《しるべ》ともなったのである。トマス・ブラウンは次のような祈りを捧げている。

一、自分に良心の平安を与え給え。
二、自分の感情を自制できるように導き給え。
三、汝、および余の最も尊敬する友の捧ぐる愛を恵み給え。
これぞ地上において、余のあえて幸福と名付くるいっさいにほかならぬ。

トマス・ブラウン、『医師の信仰』、二部、十五節

学生への人生訓

また、オスラーは次のような人生指針を学生に示した。

第一は、超然の術である。どんな環境の中におかれても、それに煩わされることなく、それから

逃れられるように自己を抑制する習慣を養うこと。どのような状況にあっても、絶えず物事に集中できるという素晴らしい能力を養うこと。

第二は、系統的方法の徳である。諸君が毎日繰り返すことを効率のよいシステム的な習慣とすること。そうすると、そのシステム的な習慣が天性になる。

オスラーは習慣の論理を、アリストテレスから学んだようである。オスラーはまた、朝早く勉強するということをすすめ、これを習慣化せよと述べている。

第三は、物事を徹底して行う特性である。物事に徹することの重要性を説いた。

最後に、医師として最も重要なことは、謙遜の徳（the grace of humility）を持つことだ、とオスラーは述べている。オスラーの言葉は、今日のごとき自己主張の強い時代に、どう生きるべきかを強く示唆するものである。オスラーは、謙遜の徳なしには良い医師とはなりえないことをも繰り返し強調している。

オスラーはまた、医学生、医師には、絶えず勉強し続けよう、羽ばたく鳥のように、羽ばたきを続けようと励まし、また医学生に対しては評論家ローエルの言葉を引き、心が「南を向いている」ような、陽気な気持ちを持つように、と指導している。

オスラーの教育論と習慣論

教育に関してオスラーは、「若い人はあらゆる世代の偉大な精神の持ち主が書き残した記録や本を読んで勉強すること、また、自然科学の美しい調和のとれた環境をよく観察すること、そして、仲間の人々の生き方の善し悪しがわれわれに及ぼす影響、まさにこれらがわれわれを教育し、発達過程にある精神を形成する」と述べている。また「教育とは、在来の事実がわれわれに及ぼす働きかけによって起こる微妙な、かつ緩慢な変化にほかならない」と述べ、また、教育は、「すぐに芽は出ない、忍耐を要するものだ」と言っている。

オスラーは、教師に対しては厳しく、人を信じる習慣を教えよと言い、苦しむ自分達の同胞を治療する際には、教師は優しさ、忍耐、正しさの模範を自ら示さなければならないと述べている。また、ニューマンの『歴史の素描』の中の「教師の人間としての感化力は、教育制度なくしてもその力を示すことができるが、教育制度（あるいは大学）は、教師の感化力なくしてはその機能を果たしえない。感化力あるところに生命あり、……」感化力のない大学は、北極の冬のようなものである、という言葉に共感し、学生に対して感化力を持つ教師が出現することを、強く望んだ。

オスラーほど学生を愛し、教育を重視し、また、患者を愛し、患者の中に医師が学ぶことがあることを強く説いた医学者は少ないと思う。そして、彼は狭い医学だけでなしに、広く学際的な知識を持ち、また、人文科学を理解し、そのために古典を読んで教養人となること、そのことが臨床家に大切であるということを強調したのである。

平静の心

オスラー博士講演集　新訂増補版

日野原重明　仁木久恵　訳

付録〈内容索引・人名索引〉

内容索引

本索引は，オスラーの名言・警句が，本書のどの講演のどのページに記載されているかを探るための手がかりとして作成した。キーワードごとに文章の一部をまとめて表示した。

アート	われわれの行う医術（アート）は，人間の苦しみを扱うため，全世界に共通する普遍的なものである。	3．教師と学生	42
アート（術）	最高の術は，その術を隠すことにある。この点なら医療職に携わるわれわれのお手のものだ，	6．教えることと考えること	164
	医療とは，ただの手仕事ではなく技術（アート）である。商売ではなく天職である。	11．医学の座右銘	296
愛	優れた人生は，愛，すなわち人間愛によってのみ全うすることができる［新約聖書］	12．医学の座右銘	296
	「愛」の精神が具体的な形で認識できたのは，「私の隣人とは誰のことですか」という永遠に心に留むべき問いに	2．医師と看護婦	25
愛の心	心にあるから，あなたはこれを行うことができる。すなわち，それは「愛の心」である。［旧約聖書］	14．結束，平和，ならびに協調	418
明日	われわれの務めは，遠くにかすんでいるものを見ることではなく目の前にはっきり見えるものを［カーライル］	11．医学の座右銘	289
	今後起こることで心を煩わせず，明日には明日の風が吹くと信じてその日の仕事を精一杯やっていただきたい。	11．医学の座右銘	290
	明日のことは明日に任せるという能力に，私はどれだけ恩恵をこうむってきたことであろうか。	15．結びの言葉	429
	昨日の重荷に加えて明日の重荷までも今日背負い込んだならば，いかに頑強な者でもよろめくことだろう。	17．生き方	498
	未来は今日であり一明日は存在しない！	18．生き方	498
争い	医師同士の争いの主な原因は三つある。一つは，適切な友好関係を欠いているからである。	14．結束，平和，ならびに協調	413
医学教育	今や「旧い制度が新しい制度に切り替わり」つつあると言っても差し支えないであろう。	3．教師と学生	37
	教育制度は，教師の感化力なくしてはその機能を果たしえない。〔ニューマン〕	3．教師と学生	40
医学徒の使命	諸君の最大の使命は，病気と死に対してたゆまぬ闘いを挑むことである。	6．教えることと考えること	174
医学の座右銘	……		269
医学の進歩	今世紀における三つの偉大な進歩は，疫病対策の知識，麻酔学の導入，外科の消毒法の採用である。	6．教えることと考えること	169

医師の理想	医師は病を癒すだけではなく，世の人々に健康の法則を教え，伝染病や疫病の予防に努めるという点で	6．教えることと考えること	165
生き方 ………			487
医師と看護婦 ………			21
	人間の苦しみという芝居に立ち会い，その芝居に欠くことのできない脇役，すなわち医師と看護婦の存在を	2．医師と看護婦	24
	(共感の鋭い刃を鈍らせないための黄金律は)「己の欲せざる所，人に施す勿かれ」と。	7．看護婦と患者	198
医師の資質	内科医・外科医を問わず，医師にとって，沈着な姿勢，これに勝る資質はありえない。	1．平静の心	3
医師の信仰	彼はトマス・ブラウン卿，特にその著書『医師の信仰』を信奉しており，英語の美しさを示す実例として，	16．トマス・ブラウン卿	434
医師の大敵	医師にも三つの大敵がある―無知という罪，世の中に充満する無関心，そして悪徳という悪魔である。	14．結束，平和，ならびに協調	407
医師のタイプ	医師を大別すると二つのタイプに分かれる。頭を使って診療する医師と口先だけで診療する医師である。	6．教えることと考えること	172
	ジョン・ワード師は医者を次のように手厳しく分類し，その分類は以来有名になった。	8．二十五年後に	217
一般人の啓蒙	医学上のことに関して常識を持っている人は非常に数が少なく，しかも教育程度に反比例することが多い。	6．教えることと考えること	172
	医者に診てもらうからには薬を処方してもらわねば気がすまない病人が多い。	6．教えることと考えること	173
移動（遍歴）	永久歯が生える頃になったら，移動について考えていただきたい。乳母から離れ，昔の教師のエプロンの紐を	12．定年の時期	319
	一か所で同じ食事をあまりに長く摂りすぎた精神はくる病に罹るか，さもなくば，幼児症状を呈するようになる。	12．定年の時期	320
	(学生は)早くから遍歴の何年かを過ごすべきである。一つの学校に四年もいると，とかく偏見が生まれてくるし，	12．定年の時期	322
	魂を満たしてくれる職業に没頭するところにこそ幸福は存在する，という幸福の奥義を授けられたのであるから。	2．医師と看護婦	29
医療職	医療職には，他の専門職には見られず，また一般の職業からは得られない知的および道徳的重要性が	3．教師と学生	50
	(医療職は)諸君一人ひとりに幸せで，満足でき，そして有用な人生を約束してくれる。	8．二十五年後に	222
	医療職は利害の一致という強い絆で結ばれており，注目に値する一つの世界を構成している。	14．結束，平和，ならびに協調	403
	医療職の特徴の一つで，最も喜ばしいことは，国中至る所に善意の気持ちが行きわたっていることである。	14．結束，平和，ならびに協調	411

叡智と知識	知識は容易に得られる。だが叡智を得るには時間がかかる。〔テニソン〕	5．科学のパン種	124
	知識と叡智は一体どころか，たいていは無関係。〔クーパー〕	13．学究生活	370
	分別や叡智と知識との関係はパンと小麦粉のようなものである。	13．学究生活	370
老いる	人は四十歳，五十歳になると，知らず知らずのうちに変化が忍び寄ってくる。	3．教師と学生	48
	四十歳以上の人が新しい真理をなかなか受け入れようとしないのは，こういった精神の柔軟性を欠くからである。	3．教師と学生	49
教えることと考えること …………			161
開業医	一般開業医こそ，医療職の要とも言える存在で，寛大な心と調和のとれた冷静な頭脳を持ち，必ずしも学問的に	8．二十五年後に	223
解剖学	解剖学は癒しの医術に生気と自由をもたらした。…偉大な医学者と呼ばれたのは皆優れた解剖学者であった。	5．科学のパン種	127
	機能を知るために構造を確認することが進歩を促す基礎なった。	5．科学のパン種	137
	数ある学問分野の中でこの解剖学ほど他分野の知識に依存し，それとの因果関係がはっきりしている学問はない。	5．科学のパン種	139
科学	(医学は) 正真正銘の科学と言える域には達していないし，おそらく今後も達することはないだろう。	3．教師と学生	53
	医師にとって，科学的訓練は計り知れないほどの貴重な贈り物であって，それは正確な思考習慣を見につけさせ	5．科学のパン種	144
	科学は理性と袂を分かつことはないが，感情，情動，情熱との関係はどうなのか。	5．科学のパン種	146
	現代科学の恩恵の数々はあまりにも当たり前の現象に思われ，日の光，咲きほこる花，晴れ渡った空と同じ	6．教えることと考えること	165
	科学的方法には何ら不可解なものはないし，日常の決まりきった手順とかけ離れてはいないことを認識すること	18．古き人文学と新しき科学	549
	科学とは観察習慣ないし観察能力である，と定義されてきた。	18．古き人文学と新しき科学	549
	(科学の救いは) プラトンのいう「科学の中の科学」を認めることにある。	18．古き人文学と新しき科学	554
	臨床医学は，科学 (サイエンス) に基礎を置く技術 (アート) である。	3．教師と学生	53
科学と医術	(私は) 医学の基礎となる科学 (サイエンス) と医術 (アート) を相互に関連させようと一生涯努力し続けて	18．古き人文学と新しき科学	524
科学のパン種 …………			123

学習の習慣	開業生活の中で学習の習慣を維持していくことは，すこぶる困難である。しかし，毎日の決まりきった仕事	13．学究生活	377
過去	個人も国家も輝かしい過去を絶えず思い起こすことによって，そこから最も崇高な霊感を得ることができる。	5．科学のパン種	125
	現在の冷えた日常の繰り返しは,「過去の気高い魂に触れあって」あかあかと燃えるエネルギーを得るのである。	5．科学のパン種	125
	過去はわれわれの人生に無意識に働きかけてくるので，できる限りわれわれは過去で心を煩わすようなことが	17．生き方	496
学究生活 ……			347
学究的開業医	学究的開業医に刺激を与え，その教育を持続させるには，少なくとも三つのものが必要である。	13．学究生活	368
	開業医が学究の徒であるための第三の必要条件は，五年目ごとに行う脳の塵払いである。	13．学究生活	373
学究的専門医	専門医は一つの狭い分野に長期にわたって精力を集中するため展望がきかなくなる。	13．学究生活	379
学究の徒	大半の者達にとって学問に捧げる人生は犠牲である。もちろん，彼らが犠牲になったと感じているわけではない。	8．二十五年後に	215
	真の学究の徒は世界の市民であり，彼の貴重な忠誠心を一つの国家にだけ捧げるのではあまりにも惜しい。	13．学究生活	355
	学問を志す者は他国の人々に会うことが望ましい。旅をすることによって視野が広がり，曖昧な推測ではなく	13．学究生活	356
	彼（真に偉大な学究の徒）はいつ市場に出まわるかわからない気まぐれな商品のようなもので，	13．学究生活	357
	学究の徒には研究の自由を完全に認めてやらねばならないし，「何の役に立つのか」とわめき，純粋科学を	13．学究生活	357
寡黙	些細な癪の種は胸におさめて，寡黙という資質に磨きをかけ，自ら出した煙は，勤勉という風を余分に送り	11．医学の座右銘	295
過労	勉学には何ら危険が伴わないのだろうか。過労という恐ろしい言葉をよく耳にするが，その点はどうなのだろう	11．医学の座右銘	288
看護	この世の使命で，看護することに勝るものはない。	7．看護婦と患者	197
看護婦	（看護婦は）医師よりも名誉ある天職に就いていると考え，満足してよいはずである。	2．医師と看護婦	24
	看護婦という職業が，ナイチンゲール―彼女の名は永遠に誉むべきかな―の指揮下に，その近代的地位を獲得	2．医師と看護婦	26
	看護婦は喜びと幸せのメッセンジャーであるが，時として悲劇の権化になることもある。	7．看護婦と患者	188
	（看護婦が）感情のおもむくままに，「同情の涙の聖なる源の堰を切る」ならば，取り返しのつかないことになる。	7．看護婦と患者	189

	(看護婦に)心に留めていただきたい格言が二つある。一つは「私の口にくつわをかけよう」であり，もう一つは	7．看護婦と患者	190
	あなたがた（看護婦）は中途半端な知識，似非科学の危険から逃れることはできない。	7．看護婦と患者	192
	看護婦は人類の大いなる恵みであり，医師や牧師と肩を並べ，その使命から言っても決して劣らぬ存在である。	7．看護婦と患者	195
観察	われわれは学生に観察の方法を教え，観察材料を豊富に提供してやる。そうすれば，学ぶべき事柄はおのずと	10．病院は大学である	254
	「医学の技術（アート）はすべからく観察にある」と言って差し支えあるまいが，眼には見方を，耳には聞き方を，	10．病院は大学である	254
	ヒポクラテスは観察と科学的思考を医術（アート）の縦糸と横糸にした。	11．医学の座右銘	281
患者	まったく同じ症例はありえない…患者自身も皆それぞれ特性を持ち，それによって病状が変化する。	6．教えることと考えること	171
	最高の教育は患者自身が与えてくれる。	10．病院は大学である	254
	(苦しい試練のさ中にあっても)渋面で患者を回診するのは，許しがたい誤った行為である。	13．学究生活	360
	患者を診ずに本だけで勉強するのは，まったく航海に出ないに等しい。	9．本と人	236
技術（アート）	学生に技術（アート）を教えるには非常な困難が伴う。たとえば，学生に肺炎に関する知識を教えるのは	12．定年の時期	332
	(ジョンズ･ホプキンズ病院の）最大の業績は，医学生に技術（アート）をどう教えるかを…例示して見せたこと	12．定年の時期	333
技術（クラフト）	自らの技術（クラフト）への愛と結びついた人間愛！［ヒポクラテス］	18．古き人文学と新しき科学	559
基礎医学	化学，解剖学ならびに生理学は，人生の営みの中で人間と病気をどう位置づけるかについての視野を学生に	6．教えることと考えること	167
	有能な外科医になるためには，人体解剖学と生理学に関する十分な知識が絶対に必要である。	6．教えることと考えること	168
基礎科学	医術の土台である基礎科学―化学，解剖学，生理学―に関する知識は，浅薄なものであってはならない。	3．教師と学生	55
希望	希望に胸ふくらませて旅をするのは，目的地に到達するに勝る［スティーブンソン］	11．医学の座右銘	282
義務	この道の気高い先導者の方々は義務を負わねばならない(Noblesse oblige)！	1．平静の心	11
今日	(眼鏡で矯正するように)今日という曇りのない両眼視に戻っていただきたい。	17．生き方	495

	昨日の重荷に加えて明日の重荷までも今日背負い込んだならば，いかに頑強な者でもよろめくことだろう。	17．生き方	498
	未来は今日であり一明日は存在しない！	17．生き方	498
	さて，今日の日のために!まず，何から始めればよいのだろうか。	17．生き方	500
教育	教えるということは，教師が専門とする分野で，その時代に一般に認められた知識を選り分け，分析し，分類し，	3．教師と学生	42
	教育とは何だろうか。それは外界の事物がわれわれに及ぼす働きかけによって起こる微妙な，かつ緩慢な変化	5．科学のパン種	148
	教育とは一生にわたる過程であり，学生は大学時代にその第一歩を［プラトン］	8．二十五年後に	220
	われわれに為しうることは学生に諸原理一つひとつを教え込み，学生を正しい道に導き，方法を授け，勉強の	8．二十五年後に	221
	すなわち，教育は「生徒に生命を吹き込むのだ」という。早い時期にこのうま味を［ロック］	8．二十五年後に	223
	(精神の)教育は内在的なもので，各自が自分で鍛えねばならない心の救いである。	11．医学の座右銘	283
	大学に素朴で真摯な気風が漲るとき，そこには教える者と教えられる者との間の隔たりは見られない	13．学究生活	352
	彼が得ている教育は大学コースでも医学コースでもなく，それは人生コースであって，教師の指導のもとで	13．学究生活	352
教育制度	教育制度は，教師の感化力なくしてはその機能を果たしえない。〔ニューマン〕	3．教師と学生	40
共感	(優れた女性とは) 心の眼が開かれ，共感の幅が広がり，人格が形成された，そういう女性を意味する。	2．医師と看護婦	29
教師	教師の人間的感化力が学生に及ばないような高等教育機関は，まさに北極の冬〔ニューマン〕	3．教師と学生	41
	教師の役割とは，この世に存在し教えうる最高のものを教え，かつ伝え広めることである。	3．教師と学生	42
	われわれは教師を二つの側面から見る。一つは科学としての学問を研究しかつ教える人，もう一つは医術を	3．教師と学生	42
	大学は，専門の学問を深く愛し，それを教え広める「熱意」を持つ人材の確保に努めなければならない。	3．教師と学生	45
	(教師は)自分が恩恵に浴している知識の宝庫に寄与する気概を持たねばならない。	3．教師と学生	46
	教師は学生に自立の習慣を教え，病める人間を治療する際の優しさ，忍耐，礼儀正しさについて自らが模範を	3．教師と学生	47
	望ましい教師とは，自分の専門分野の世界的に優れた研究に精通しているのはもちろんのこと，自らの理念を	6．教えることと考えること	177

	研究の進捗を阻む主な障害の一つは，教師に課せられた日常的な授業と実験義務という重圧である。	6．教えることと考えること	177
	多くの教師にとって，レベルを下げて初心者向きに教えるのはすこぶる難しい。	8．二十五年後に	217
	大学の教師も四つの型に分類できるだろう。第一の型は，考えることはできるが，口をきかず技術を持たない者	8．二十五年後に	218
	今日，教師を悩ませている問題は，“何を教えるか”よりもむしろ“いかに教えるか”であり，特に講義一本やり	8．二十五年後に	219
	教師の顔と声は書物に勝る大きな影響力を持つが，その理由は〔ガードナー卿〕	8．二十五年後に	219
	教師としてその本分を立派に果たす者は，高い所から下の受け皿に高圧ポンプで知恵を流し込むようなことは	13．学究生活	352
	教師が持たねばならない感覚が二つある。それは責任感と平衡感覚である。	13．学究生活	380
	「何事も過度にせず」。これは教師すべてのモットーであらねばならない。	13．学究生活	380
教師と学生 …………			35
教養	(医師は)他の職業に就いてる人よりも高度の教養が必要とされる。	11．医学の座右銘	290
	教養はあまり意識的に求めさえしなければ，他の物と同様，より優れたやり方で，半永久的に身についてゆく	11．医学の座右銘	293
ギリシャ文化	科学の基礎，今日の法律の礎石に至るまで，すべてはギリシャ・ローマにその端を発している。	18．古き人文学と新しき科学	538
薬→薬物療法			
苦労	「一日の苦労はその日一日だけで十分である」というあの痛烈な格言を，「一日の良きことは」という語句に	17．生き方	494
外科医	外科医には，技術の基礎となっている科学の諸原理を完璧に知り，手法の熟練さにかけては大家となり，	3．教師と学生	47
結束，平和，ならびに協調 …………			395
研究者	研究者は未来に向かって思考し，その方法や研究は時代に先んじてゆかねばならない。	3．教師と学生	46
献身	われわれがここにあるのは自分のためではなく，他の人々の人生をより幸せにするためである［新約聖書］	8．二十五年後に	295
	自分の命を得ている者は，それを失い，わたしのために自分の命を失っている者はそれを得る［新約聖書］	8．二十五年後に	295
謙遜の徳	人生の門出にあたり，両手に謙遜の葦を持っていただきたい。	3．教師と学生	58
	適度の謙虚さは，他の美徳にもまして栄誉ある位地を占めるべきだと申し上げておきたい。	3．教師と学生	58

	謙遜の徳から得られるものを考えてみると，その徳はまさに天からの授かり物である。	3．教師と学生	59
幸福	魂を満たしてくれる職業に没頭するところにこそ幸福は存在する，という幸福の奥義を授けられたので	2．医師と看護婦	29
国家	国家の生命力の真の試金石となるものは，学問に専念する人々が社会に存在すること以上の解毒剤はないと	3．教師と学生	44
	国の真価を測る物差しは，穀物を測るブッシェルやバレルではなく，精神である。	3．教師と学生	44
サイエンスとアート	医学の科学と技術の進歩のために一流の貢献をしたのは，若い人達あるいは比較的若い人達であった。	12．定年の時期	323
	(私は)医学の基礎となる科学(サイエンス)と医術(アート)を相互に関連させようと一生涯努力し続けてきた。	18．古き人文学と新しき科学	524
挫折	レースの途中でつまずき挫折するか，最後まで頑張るかどうかは，スタート前の訓練や各人の持久力による。	13．学究生活	353
システム	(専門職の指導者に)どうしたら多くの仕事をこなすことができるか，その秘訣を訊ねてみるとよい。	3．教師と学生	52
	毎日忠実にやってゆくならば，システムは，どんな無気力な者の性質にも浸透してゆき，学期末には，普通の	3．教師と学生	52
	能力を最大限に活かすにはどうしたらよいのだろうか。それにはシステムを開発することである。	11．医学の座右銘	285
	いったん習慣となった手順やシステムは仕事をやりやすくし，忙しければ忙しいほど患者を診たあと所見を書く	13．学究生活	368
自然	自然は決して仮借をしない。その意味で苛酷である。	2．医師と看護婦	29
嫉妬	嫉妬を魂の痛みと呼んだのはプラトンだが，健全な人生観を持った高潔な天性の持ち主は，瞬時たりとも	14．結束，平和，ならびに協調	414
失望・失敗	(医師は) 奇妙に思えるほど―いや病的とも言えるほど，個人的失敗に過敏である。	3．教師と学生	59
	だが，必ずしも祝福が得られるとは限らない。敗北に終わる闘いもあり，諸君の中にはそのような苦い闘いに	1．平静の心	9
習慣	(諸君の中に)規律ある生活習慣を身につけるのは難しいと考える人がおられるからである。	11．医学の座右銘	285
	(諸君の将来は)在学中にどのような習慣を身につけるかによって大いに左右されるからである。	11．医学の座右銘	286
	「健全な体」に役立つ習慣は「健全な心」を育み，そこに生きる喜びと働く喜びが融け合い，ハーモニーを造り	11．医学の座右銘	288
	「人生は習慣である」，すなわち人生は無意識のうちになかば習慣化した行為の連続したもの，と言えるであろう。	17．生き方	491
	(自分が教授職に就けたのは)それは，習慣，生き方，一日一日の仕事を果たしていった見返りにほかならない。	17．生き方	492

	船首と船尾の大隔壁をぴったり閉じて，「防日区隔室」の生活習慣を身につける準備をしていただきたい。	17．生き方	499
	不摂生な食習慣は多くの精神的欠陥を招く原因となることを申し上げておきたい。	17．生き方	500
執着	聖パウロは，執着する物を持たない者のほうが，拘束を受けないため伝導の仕事に向くという理由で，彼らを	12．定年の時期	318
集中力	集中力とは，どんな課題に取り組んでもうまくやりこなす力を徐々につけてくれるものであり，それは勉学を	17．生き方	504
	集中力はその修得に時間のかかる技術であるが，精神はゆっくりした食事や慎重な消化の習慣に徐々に慣れて	17．生き方	505
職業	職業はなんであれ，成功への第一歩は自分の職業に関心を持つことである。	11．医学の座右銘	284
書物（読書）	書物の好きな人間は，この世の退屈さを逃れることができるだろう［セネカ］	8．二十五年後に	226
	本を読まずに疾病の現象を学ぶのは，海図を持たずに航海するのに等しい。	9．本と人	236
	(教養を得るには)偉大な人物の中から自分が心から慕える人を何人か選んで，その人達の著書を系統的に読み	11．医学の座右銘	293
	ベッドサイドに蔵書を置き，寝る前の三十分を聖者と呼ばれる偉大な人物との心の交わりに費やしていただき	11．医学の座右銘	294
	諸君の仕事のゆうに三分の一は，専門書以外の範疇に入るものである。	11．医学の座右銘	296
	諸君の関心を書物と人間に等分に向けていただきたい。書物を読む学生の強みは，腰を落ちつけ	13．学究生活	360
	(学究生活の)重大な欠陥の一つは，書物に心を奪われ過ぎるあまりに生ずる自我意識である。	13．学究生活	361
	書物を読む目的には二つあるが，一つは，論文の内容とそこに達するまでに取られた方法についての最新の	13．学究生活	371
	文学から霊感を得る秘密は…共感を抱き，それに共鳴する心の琴線に触れる能力を持つことである。	17．生き方	509
ジョンズ・ホプキンス病院	ジョンズ・ホプキンズ病院は，創立者の遺志に基づき大学の重要な一翼を担ってきたのである。	10．病院は大学である	260
	ジョンズ・ホプキンズ病院が挙げた最大の業績は，医学生に技術（アート）をどう教えるか…例示して見せた	12．定年の時期	333
進化論	(ダーウィンは)事実から原理を導き出す非凡な才能を持ち合わせていた。	5．科学のパン種	135
	進化論ですら，自然法則の許容範囲内にある。十年前に生物学を学んだわれわれのごとき者は，新しい概念に	5．科学のパン種	142

	進化は全生物を支配する唯一の大法則であり,「全創造物が従う唯一の摂理」であること,	5．科学のパン種	143
信仰	(試練は)学問の水と信仰の油を混ぜようと努力することにある。	11．医学の座右銘	290
信仰と聖書	キリストと主の祈りで一日を始めていただきたい―それ以外は要らない。	17．生き方	508
	人格を形成しよき行動の習慣を培うには，聖書との接触は今なお昔ながらの威力を発揮する。	17．生き方	509
人生	われわれの存在は，「人生から」…ではなく，自からができることを「人生に」与えるためにある。	2．医師と看護婦	29
人文科学	人文学者は科学の知識を持たず，科学は残念ながら，人文学を欠いている。	18．古き人文学と新しき科学	542
真理	人間に関することで絶対的な真理を得るのは困難であるという事実を悟らねばならない。	3．教師と学生	59
	真理は「時の娘」であるとはよく言ったもので，事実を扱う科学である解剖学ですら，物の見方は時代と共に	5．科学のパン種	136
	最も優れた人間ですら真理の断片を手に，真理を部分的に垣間見るだけで満足しなければならず,	13．学究生活	350
	真理とは，最大限の努力をして得られる最上のもの，最も優れた人間が望みうる最上のものであって,	13．学究生活	350
優れた医者	最も優れた医者とは，往々にして世間にその名があまり知られていない医者であることが多い。	11．医学の座右銘	298
成功への道	(成功を得るには)「明日のことを思いわずらうな」である。過去や未来に生きることをやめ，日々の勉学に	8．二十五年後に	224
	どの方向へ進んでいるかを知らぬ者ほど高く登る［クロムウェル]	8．二十五年後に	224
誠実	誠実さがあれば，いかなる場合にあっても，諸君は本分を尽くし，諸君の天職を全うし，仲間である人間への愛	11．医学の座右銘	299
	これ（誠実な心）があれば同僚との交流を持つことができて，仲間意識が育つ，さもなくば不毛の荒地を一人で	13．学究生活	351
	(諸君は)世界中に散らばって黙々と働いている者達，医師・僧侶あるいは修道女・看護婦などといった人達の	11．医学の座右銘	298
精神	国の真価を測る物差しは，穀物を測るブッシェルやバレルではなく，精神（mind）である。	3．教師と学生	44
	地の産物を育てるのは簡単だが，精神という優れた産物のほうは成長が遅く，長い栽培期間を要する。	3．教師と学生	44
生物学	進化論ですら，自然法則の許容範囲内にある。十年前に生物学を学んだわれわれのごとき者は，新しい概念に	5．科学のパン種	142

	生物学はあらゆる面にわたる生命問題に触れ，他のどの科学よりも，見解の完璧さ独自の包括性を持つ学問で	5．科学のパン種	144
戦争	戦争は魂を粉微塵に吹き飛ばす，という点だけは申し上げておきたい。この大戦において，人間性という	18．古き人文学と新しき科学	527
	毒ガスによる被災者の苦しみほどに痛ましくも恐ろしい光景は，これまでの戦争中いまだかつて見られなかった	18．古き人文学と新しき科学	529
専門医	専門医は一つの狭い分野に長期にわたって精力を集中するため展望がきかなくなる，という重大な危険がある。	13．学究生活	379
専門職	専門職はとかく度量を狭くし視野狭窄に陥りやすくするだけでなく，他人に対し独断的な判断を下す傾向に	8．二十五年後に	292
	同じ方法を用い，同じ大望に駆り立てられ，同じ目的を追求するという意味で，医学は唯一の世界的専門職で	14．結束，平和，ならびに協調	400
卒業後の5年間	その歳月（卒業後の五年間）の過ごし方いかんで将来が決まり，その後の運勢を占うことができる。	13．学究生活	365
	その進路は何であれ，学究生活に関しては卒後の五年間が彼の運命を決める。	13．学究生活	366
	大学を出て最初の五年間という決定的な時期に栄養の摂り方が不適当であると，壊血病とくる病に罹る。	13．学究生活	382
大学の機能	優れた大学には二つの機能がある。教えること，そして考えることである。	6．教えることと考えること	166
	(世のために重要な役割を果たす)この使命に適うような人づくりをすることが，優れた大学の果たす最高任務	6．教えることと考えること	174
	大学における考える機能とは，人間の知識の領域を広げるという大学人に課せられた責務である。	6．教えることと考えること	175
	(大学精神は)豊かな大学にあるとは限らず，かえって貧乏大学に溢れているかもしれない。	6．教えることと考えること	178
大学の誇り	誇りとするのは，現在ある立派な施設より，むしろ全国津々浦々に散った卒業生であって，彼らこそが	8．二十五年後に	223
脱落者	多くの学生達が精神的な死，あるいはさまざまな原因で学生集団から脱落していったが，私はそういう学生を	13．学究生活	382
知識	知識を愛さぬ者がいるだろうか。その美を罵る者がいるだろうか。〔テニソン〕	5．科学のパン種	124
	知識に関して言えば，現代医学ですでに解明された最高のものを臨床の場に応用していただきたい。	11．医学の座右銘	298
	知識と叡智は一体どころか，たいていは無関係。〔クーパー〕	13．学究生活	370
知識のうま味	ロックは，教育の主眼点は知識の“うま味”を知ることだと力説した。	8．二十五年後に	223

知的早老症	知的早老症は大学に見られる恐ろしい慢性疾患であって，どの学部でも少なくとも一人ないし二人はその病に	12．定年の時期	321
超然の術	まず，第一に「超然の術」を早い時期に身につけていただきたい。それは，若さにつきものの娯楽や快楽から	3．教師と学生	51
沈着な姿勢	沈着な姿勢とは，状況の如何にかかわらず冷静さと心の落ち着きを失わないことを意味する。	1．平静の心	4
	内科医・外科医を問わず，医師にとって，沈着な姿勢，これに勝る資質はありえない。	1．平静の心	3
	沈着な姿勢を真に完璧なものとするためには，幅広い経験と病気の諸症状についての詳しい知識が必要である。	1．平静の心	5
沈黙	沈黙は愚か者の知恵であると思うなかれ。時宜を得た沈黙は弱点ではなく〔ブラウン〕	7．看護婦と患者	190
出会い	ジョンソン博士によれば，人生は些細な出来事によって左右されるという。	17．生き方	493
	(私は)たまたまカーライルの書を取り上げ，頁を開いた。そこにはかの有名な「われわれの主たる務めは」，遠くに	17．生き方	493
定年の時期 …………………………………			313
	(教職員の交代という)損失は，大学に有益な刺激をもたらすのではないだろうか。	12．定年の時期	316
	優れた人物で，たとえ他の点では愛すべき有徳の人であったにせよ，二十五年もの間，同じ地位にとどまる	12．定年の時期	318
徹する性質	方法の徳に加えて第三番目として，「徹する性質」を身につけていただきたい。	3．教師と学生	55
	物事に徹するという習慣を身につけるのは極めて難しいと言えるが，これは万金にも勝る珠玉であって，	13．学究生活	354
天職	医療とは，ただの手仕事ではなく技術（アート）である。商売ではなく天職である。	11．医学の座右銘	296
読書家	読書家には四種の型があるという。まず，無差別にすべてを吸い込む「海綿型」，取り入れるそばから零してゆく	9．本と人	237
図書館	「ある人の今持っている最も優れたものは，先人に負っている」。このドイツ語の句はいくらび繰り返そうとも，	9．本と人	236
	図書館は，(開業医の)老化を食い止める数少ない矯正手段の一つとして役立つ。	9．本と人	237
トマス・ブラウン卿 …………………………………			433
トマス・ブラウン卿	(トマス・ブラウン卿の)『医師の信仰』はあらゆる医学生が手元に，いや心の中に持つべき書物である。	8．二十五年後に	226
	友情と助言を真剣に求めていただきたい先人が二人いる。トマス・ブラウン卿の『医師の信仰』は常時	11．医学の座右銘	294

	ブラウン卿の作品蒐集にかけた私の熱狂ぶりを汲み取っていただきたいからにほかならない。	16. トマス・ブラウン卿	434
富と宝	どうしても富が欲しいと願うならば，富を得ることもできよう。だが，諸君は，それと引き換えに崇高な遺産の	3. 教師と学生	63
	私の言う富とは，虫も食わずさびもつかないもの，すなわち友情や人との親交という宝であり，幅広い経験	8. 二十五年後に	213
内科医	内科医には，病気についての自然歴や予防法を学び，治療における摂生，食事，薬の真価を知り，それを	3. 教師と学生	47
仲間の犯す誤り	相手を誹謗する見苦しい争いは医師の品格を落としめるものだが，そういう争いの大半は，一つには，医師が	3. 教師と学生	60
悩み	人生の悩みは主として，前を見て後ろを振り返るという愚かな習慣から生まれるからである。	17. 生き方	495
	昨日の過ちが今日の努力を麻痺させ，過去の悩みが取り付いて人を破滅に導き，悔恨という虫がその人に人生の	17. 生き方	498
	(心を悩ませるのは) 人間を人間たらしめている希望・恐怖心などに伴う不確定要素のことである。	1. 平静の心	8
二十五年後に ……			205
日常生活	文明社会での日常生活は健康および病気の問題と大いに関わっている。	4. プラトンが描いた医術と医師	75
人間性	人間性があれば，毎日の生活の中で，弱い者に対する優しさと思いやり，苦しむ者に対する限りない同情，	11. 医学の座右銘	298
	人間性の基となる愛，希望，恐れ，信仰，さらに人間の心の基本的情熱は不変であり，文学から霊感を得る秘密	17. 生き方	509
人間とは	人間とは多種多様の要素が混在した不可解な存在である。物好きで，風変わりで，気まぐれで，かつ空想家で	1. 平静の心	7
人間の観察	(観察することで)患者の持っている病気よりも多くのことを教えてくれるであろう。	13. 学究生活	361
人間の本質	何世紀もの長い間まったく変わらず，変化の片鱗すら見せなかったものがある。それはわれわれの考察と治療の	13. 学究生活	359
	諸君を支えてくれるものは，退屈とも思える日常診療の中に，人生における真実の詩を読み取る力である。	13. 学究生活	359
忍耐	忍耐が，諸君に人生の試練を乗り越えさせる平静の心でないとすれば，それはいったい何なのであろうか。	1. 平静の心	10
	あなたがたは耐え忍ぶことによって，自分の魂をかち取るであろう [新約聖書]	1. 平静の心	10
能率	能率という化け物で諸君の頭を悩ませてはならない。それは捉えどころのない特質の一つで，意識的に努力して	17. 生き方	505
働く	(諸君の仕事は)いわば下士官や兵卒として黙々と働くことであり，一生をかけてヒポクラテスの言う知識	11. 医学の座右銘	298

悲嘆・苦悩	人間は誰しも，遅かれ早かれ，悲嘆や苦悩を道連れに人生行路を歩んで行かねばならない。	6．教えることと考えること	164
病院	病院は医学生，とりわけ最終学年の医学生に相応しい教育の場である。	10．病院は大学である	255
	教育をいっさい行わない病院は一流の仕事をしているとは言えまい。そういう病院は，症例に対してあまり強い	10．病院は大学である	255
	病院は，学生が将来開業して独り立ちしたとき役立つ技術の基礎や教訓を修得する唯一の場所である。	10．病院は大学である	265
病院は大学である……			249
病棟	(墓碑銘には)「彼は病棟で医学生を教えた」という一文を書いてもらえれば…十分である。	12．定年の時期	335
不可解な存在	(人間とは)多種多様の要素が混在した不可解な存在である。物好きで，風変わりで，気まぐれで，空想家で	1．平静の心	7
不確定要素	(心を悩ませるのは) 人間を人間たらしめている希望•恐怖心などに伴う不確定要素のことである。	1．平静の心	8
	同じ顔を持つ人は二人といないように，すべての点でまったく同じ症例はありえない。	6．教えることと考えること	171
普遍的精神	この普遍的精神を持つがゆえに，医師は，地球上どこの国であれ，同一の環境のもとで同一の医師を施すことが	14．結束，平和，ならびに協調	401
プラトンが描いた医術と医師……			71
プラトン	プラトンの解剖学と生理学は，ヒポクラテスのものと同様，あるいはそれ以上に生硬で不完全なものに思われ	4．プラトンが描いた医術と医師	76
	プラトンの心理学には，彼の解剖学や生理学に比べ不思議なほど現代的なところがある。	4．プラトンが描いた医術と医師	81
	(プラトンは)二種類の精神の病気を認めている。一つは狂気で，もう一つは無知である。	4．プラトンが描いた医術と医師	83
	(科学の救いは) プラトンのいう「科学の中の科学」を認めることにある。	18．古き人文学と新しき科学	554
	(プラトンは)結局，真の国家は，われわれの心の中にあって，その設立者はわれわれ一人ひとりであり，	18．古き人文学と新しき科学	559
古き人文学と新しき科学……			521
平衡感覚	(平衡感覚の体得)，それは訓練と天性によるところが大きい。この感覚を永久に持てない者もいるし，生まれ	13．学究生活	380
平静の心……			1
平静の心	平静の心を得るために，第一に必要なものは，諸君の周囲の人達に多くを期待しないことである。	1．平静の心	6
	古のローマ人の座右の銘 「平静の心」を胸に抱き，これからの闘いの日々を歩んでいっていただきたいと思う。	1．平静の心	14

	雑踏のさ中にあって静かに振る舞い，喧騒のさ中にあって平静を保つのは大変難しいことである。	3．教師と学生	61
	(絶えず歩み続けることで) 諸君が老年期に入る頃には，最大の祝福，平静の心が得られる。	3．教師と学生	63
勉学	(成功の鍵を握る合言葉) とは，「勉学 work」である。この言葉は小さなものにすぎないが，諸君の心に銘記し	11．医学の座右銘	281
	大半の人にとって，勉学は辛い闘いに当たる。生まれながらにしてこの習慣が身についている者も少しはいる	11．医学の座右銘	282
	生徒に「知識のうま味」を与えよ，それが勉学に生気を持たせる［ロック］	11．医学の座右銘	284
勉学の時間	勉強をするには何時が一番よいか，という極めて素朴な質問にいったい誰が解答を出してくれるだろう。	13．学究生活	363
防日区隔室	船に譬えるならば，「防日区隔室」の中で今日を生きるということである。	17．生き方	492
	(人生) 航路の安全を期するために，「防日区隔室」を備えて生きていくように，その機械装置の制御の仕方を	17．生き方	495
	「防日区隔室」で過ごす静かな生活は，心も軽く諸君自身のあるいは他人の重荷を背負うのに役立つ	17．生き方	510
ホームズ	『朝の食卓』シリーズの中から，医者に適した人生哲学を広い集めていただきたい。	11．医学の座右銘	294
墓碑銘	「彼は病棟で医学生を教えた」と一文を書いてもらえればそれだけで十分である。	12．定年の時期	335
本→書物（読書家）			
未来→明日			
本と人 …………			233
無関心	闘いを挑まねばならない敵のうちで最も危険なものは無関心である。原因は何であれ，それは知識の欠如から	14．結束，平和，ならびに協調	409
結びの言葉 …………			423
名声	名声こそは大学の貴重な宝である。大学にその名声をもたらすのは，教育機関としての「誇り，名誉，手柄」	1．平静の心	11
揉め事	揉め事を避ける唯一の方法は二つのはっきりした原則を設けることである。まず診療を始めたその日から，	11．医学の座右銘	297
薬物療法	熱は自然の成り行きにまかせるべきで，薬を与えてもほとんど効果がないとわかるまでには，非常に長い歳月が	6．教えることと考えること	170
	医術に困難はつきものだが，とりわけ薬に纏わる治療ほど由々しい問題はないと言える。	6．教えることと考えること	170
	薬への渇望は，人間とそれ以外の動物を区別する一つの特徴である。	6．教えることと考えること	173

幼稚症	(幼稚症)に罹ると，年齢相応に青年期が訪れず，二十歳ないしそれ以上になるまで遅れる。	12．定年の時期	320
四十歳以上の人間	(私の信念では)四十歳以上の人間は，一般的にはあまり役に立たないのではないか，という点である。	12．定年の時期	323
理性	理性が人間社会という動物園に警告として掲げた巻き軸の「鎖につながれても，飼い慣らされてはいない」	5．科学のパン種	147
理想	私には理想とするものが三つある。一つは，その日の仕事を精一杯やり，明日について思い煩わないことである。	15．結びの言葉	429
理想主義者	世界の歴史を見るなら，理想主義者が最悪で絶望的な状態を自分の思いどおりに徐々に変えていった実例を	14．結束，平和，ならびに協調	399
レジデント制度	私が臨床医学の発展を促進するために何らかの貢献をしたとすれば，それはこの方面において，助手と	15．結びの言葉	428
恋愛	恋心を数年間冷やしておき給え。後日それを取り出した時には，十分に熟れて少し甘くなっていることだろう。	11．医学の座右銘	290
老害	(私の第二の) 持論は六十歳以上の人間の無用論である。人間は六十歳で仕事をやめるのが当然ということに	12．定年の時期	324
	世界の歴史を見ると，大部分の弊害は六十歳代の人達に帰せられると言ってもよい。	12．定年の時期	325
脇役	(医師や看護婦は) 芝居でいえば脇役だが，役者の登場・退場にはなくてはならない役であり，時おり舞台で	2．医師と看護婦	29

人名索引

採録したものは本文中と訳注に載っている人名である。神話・聖書・文学作品などに登場する人名は原則として載せていない(ページの後ろにnとあるのは，注釈部分に人名としてあることを示す)。

〔ア〕

アーヴィング　Washington Irving　244 n

アーノルド　Matthew Arnold　2, 42, 56, 200 n, 317, 341 n, 381, 418 n, 432 n, 564 n, 570 n

アームストロング　John Armstrong　130

アウグスティヌス　Ausustine, St.　159 n, 396, 543

アウレリウス ☞ マルクス・アウレリウス

アエギネタ　Paulus Aegineta　368

アガトン　Agathon　110

アクィナス　Thomas Aquinas, St.　540

アクランド　Henry Wentworth Acland　284, 310 n

アキレス　Achilles　118 n

アクトン　John E. E. D. Acton　544

アグニュー　David Hayes Agnew　427

アジソン　Thomas Addison　278

アスクレピアデス　Asclepiades　171, 173

アスケンドン　John Aschenden　556

アスクレピオス　Asclepius　60, 73, 74, 88, 90, 91, 112, 115 n, 250, 406, 408

アダムズ　Francis Adams　368

アッシュハースト　John Ashhurst, Jr.　427

アッシュモール　Elias Ashmole　446

アナクサゴラス　Anaxagoras　539

アバーネシィ　John Abernethy　222, 250, 255

アピシウス　Marcus Gabius Apicius　540

アビセンナ　Avicenna　130

アポロ　Apollos　362

アミエル　Henri Frederic Amiel　132

アリスタルコス　Aristarchus of Samos　524, 544, 554

アリスティデス　Aristeides　102

アリストデモス　Aristodemus　111

アリストテレス　Aristotle　41, 76, 128, 135, 271, 357, 415, 491, 505, 511 n, 552, 554〜546, 567 n

アリストファネス　Aristophanes　111, 115 n, 188, 520 n

アルキメデス　Archimedes　554

アレグザンダー　Alexander of Abonoteichus　7

アレタイオス　Aretaeus　368

アレニウス　Svante August Arrhenius　547

アレン　Percy Stafford Allen　537

アントニヌス・ピウス　Antoninus Pius　6, 15 n

イーブリン　John Evelyn　444, 446

イザヤ　Isaiah　294

イシドルス　Isidore of Seville　540

ヴァージル　Virgil　69 n, 310 n, 484 n

ヴァルサルヴァ　Antonio Maria Valsalva　137

ウィスター，アイザック　Isaac Jones Wistar　126

ウィスター，キャスパー　Caspar Wistar　11, 126, 128, 130〜130, 133, 138

ヴィック・ダジール　Félix Vicq d'Azyr　137

ウィラス　Johannes Wierus　466

ウィリアムズ　Charles Williams　436, 439, 443, 459

ウィルキン　Simon Wilkin 445

ウィルクス　Samuel Wilks　381

ウィルソン，ウッドロー　Woodrow Wilson　528

ウィルソン，ダニエル　Daniel Wilson　303 n

ウィルヒョー　Rudolf Ludwig Karl Virchow　281, 324, 381, 534

ウィンズロー　Jacob Benignus Winslow　137

ヴェサリウス　Andreas Vesalius　137, 281, 324

ウェスト　Andrew Fleming West　552

ウェルチ　William H. Welch　73, 328
ウォームリー　Theodore George Wormley 427
ウォールトン　Izaak Walton　217
ウッド，ジョージ　George Bacon Wood　11
ウッド，チャールズ　Charles Wood　427
エイキンズ　William T. Aikins　275
エウテュデモス　105
エウリュピュロス　Eurypylus　90
エクスナー　Henry William Oechsner　384
エディ夫人　Mary Baker Eddy　115 n
エドワーズ　Oliver Edwards　554
エピカルマス　Epicharmus　146
エピクテトス　Epictetus　294, 467
エピクロス　Epicurus　517 n, 518 n
エマーソン　Ralph Waldo Emerson　307 n, 396, 418 n
エラシストラタス　Erasistratus　544
エラスムス　Desiderius Erasmus　363, 523
エリオット，ジョージ　George Eliot　24, 75, 204 n, 309 n, 386 n
エリオット，チャールズ　Charles William Eliot 64 n
エリュクシマコス　Eryximachus　110, 111
エルゼヴィル　Louis Elzevir　237
エンペドクレス　Empedocles　73, 77, 319, 535
オヴィド　Ovid　179 n
オーエン　Richard Owen　8, 142
オーブリー　John Aubrey　446
オーラリイ ☞ ボイル，チャールズ
オールバット　Thomas Clifford Allbutt　371
オールドライト　William Oldright　275, 276
オグデン　Uzziel Ogden　275, 276
オスラー　Edmond Osler　341 n
オッペンハイマー　Arthur Oppenheimer　384
オマール・カイヤーム　Omar Khayyâm　33 n, 203 n, 206, 494, 513 n

〔カ〕

カークブライド　Thomas Story Kirkbride 384
ガードナー　William Tennant Gairdner　219
ガーハード　William Wood Gerhard　428
カーライル　Thomas Carlyle　190, 289, 432 n, 493
カイアス　John Caius　440, 523
ガイズフォード　Thomas Gaisford　540
カイヤーム ☞ オマール・カイヤーム
カトー　Marcus Porcius Cato, the Elder　553
ガル　Franz Joseph Gall　139, 369
カルミデス　Charmides　94
カレン　William Cullen　152 n
ガレン　Claudius Galen　173, 281, 445, 523, 544, 554
ガンサー　Robert W. T. Gunther　556
カント　Immanuel Kant　277
カンペル　Pieter Camper　137
キーツ　John Keats　176, 182 n, 225, 345 n, 462
キケロ　Marcus Tullius Cicero　158 n, 325, 387 n
キッド　Benjamin Kidd　143
キップリング　Rudyard Kipling　33 n, 201 n, 305 n, 316, 562 n
ギブソン，ウィリアム　William Gibson　127
ギブソン，ジョージ　George A. Gibson　230 n
ギャレット　Mary Elizabeth Garrett　329
キャロル　Lewis Carroll　385 n
キャンベル　George W. Campbell　174, 209
ギルクライスト　Thomas Caspar Gilchrist 338
ギルマン　Daniel C. Gilman　327, 329
キング　Francis T. King　327, 328
クーパー　William Cowper　153 n, 370
グッドサー　John Goodsir　128
クラーク　Alonzo Clark　242, 428
クライン　Jack Cline　384
グラティウス　Ortuinus Gratius　522
クラテユロス　Cratylus　553
クリシパス　Chrysippus　553
クリスティソン　Robert Christison　136
クリソストム　John Chrysostom, St.　288, 353

ゴンパーズ　Theodor Gompers　72, 570 n

〔サ〕

サートン　A. L. George Sarton　554
サージェント　John Singer Sargent　565 n
サヴェッジ　George Henry Savage　363
サザーランド　William Sutherland　174
サッフォー　Sappho　196
ザモルクシス　Zamolxis　94
サルマシウス　Claude de Saumaise　452
サンクトリウス　Sanctorius　437
サンド ☞ ジョルジュ・サンド
サント・ブーブ　Charles Augustin Sainte-Beuve　56
ジーグリスト　Henry E. Sigerist　64 n
シーザー　Julius Caesar　445
シェイクスピア　William Shakespeare　15 n, 17 n, 18 n, 19 n, 32 n, 65 n, 67 n, 69 n, 70 n, 75, 138, 156 n, 157 n, 180 n, 200 n, 201 n, 202 n, 217, 225, 270, 294, 304 n, 306 n, 309 n, 310 n, 349, 359, 385 n, 386 n, 387 n, 388 n, 398 n, 422 n, 461, 484 n, 511 n, 514 n, 515 n, 516 n, 517 n, 561 n, 563 n, 564 n, 568 n, 571 n, 574 n, 576 n
ジェイコビ　Abraham Jacobi　428
ジェイムズ　William James　504
シェパード　Francis John Shepherd　426
シェリー　Percy Bysshe Shelley　17 n, 155 n, 160 n, 225, 340 n, 514 n, 526
シッペン　William Shippen　11, 127, 128, 129, 130, 131, 141
シデナム　Thomas Sydenham　307 n, 390 n, 436, 447, 466
ジャーヴイス　Canon Arthur Jarvis　300 n
釈迦　22
ジャクソン，ジェイムズ　James Jackson　427
ジャクソン，ジョン　John Hughlings Jackson　139
シュプルツハイム　Johann Kaspar Spurzheim　139, 369
ジョウエット　Benjamin Jowett　76, 87, 112, 270, 294
ジョリ　Louis Joliet　43
グリソン　Francis Glisson　447
クリティアス　Critias　94
クリトン　Crito　112
グルー　Obadiah Grew　446
クルーン　William Croone　140
クルック　Andrew Crooke　449, 450
クルックス　William Crookes　550
グレイ　Thomas Gray　15 n, 30 n, 31 n, 184, 200 n
クレイトン　Thomas Clayton　435, 436, 437, 469 n
グレーヴズ　Robert James Graves　278, 381
クロージャー　John Beattie Crozier　208, 275
グロス　Samuel Weissel Gross　12, 426
グロステスト　Robert Grosseteste　288
クローフォード　Francis Marion Crawford　147
クロムウェル　Oliver Cromwell　224, 442
ゲーテ　Johann Wolfgang von Goethe　70 n, 243 n, 241 n, 488, 503, 518 n
ケニヨン　Frederic George Kenyon　542
ケプラー　Johannes Kepler　554
ケリー　Howard Atwood Kelly　338
ケルビン　William Thomson Kelvin　554
コイトゲン　Wilhelm Edward Keutgen　319
コーナー　George W. Corner　327
コーリー　Arthur Ernest Cowley　556
コールドウェル　Charles Caldwell　132, 153 n, 411
ゴールドスミス　Oliver Goldsmith　462
コールリッジ　Samuel Taylor Coleridge　460, 569 n
孔子　198
ゴス　Philip Henry Gosse　562 n
コツニウス　Domenico Cotunnius　137
コッホ　Heinrich Hemann Robert Koch　239, 324
コペルニクス　Nicolaus Copernicus　524
ゴルギアス　Gorgias　108
コント　Auguste Comte　146, 203 n

ジョルジュ・サンド　George Sand　191
ジョンソン，ウィリアム　William Arthur Johnson, Rev.　226, 278, 434, 493, 515 n
ジョンソン，サミュエル　Samuel Johnson　242, 450, 451, 452, 460, 475 n, 493, 510, 554
ジョンソン，ベン　Ben Jonson　311 n, 385 n, 561 n
シルバティカス　Mathaeus Sylvaticus　552
シンガー夫妻　Charles & Dorothea Singer　555
スウィフト　Jonathan Swift　573 n, 574 n
スカリゲル　Julius Caesar Scaliger　356
スコット　Reginald Scot　466
スターン　Laurence Sterne　311 n
スタッブズ　Henry Stubbs　452
スティーヴン　Mount Stephen　229 n
スティーブンソン　Robert Louis Stevenson　22, 271, 282
ステュワート　John Alex Stewart　576 n
ストークス　William Stokes　278, 381
ステパノ　Stephen, St.　27
ストラッコーマ　Donald A. C. Strathcoma　229 n
ストラボ　Strabo　177
スペンサー　Herbert Spencer　574 n
スポン　Charles Spon　453
スミス　Nathan Ryno Smith　242, 427
スミルノフ　Smirnov　557
スモーレット　Tobias George Smollett　462
スワマーダム　Jan Swammerdam　535
セイヤー　William S. Thayer　260
セネカ　Lucius Annaeus Seneca　226, 566 n
ソーバーン　James Thorburn　275, 276
ソーンダーズ　Richard Huck Saunders　265
ソクラテス　Socrates　63, 74, 79, 84, 92, 93, 94～106, 111, 112, 113, 324, 341 n, 501, 517 n

〔タ〕

ダーウィン，チャールズ　Charles Robert Darwin　54, 134～135, 142, 187, 302 n, 341 n, 524
ダーウィン，フランシス　Francis Darwin　154 n
ターナー　William Turner　128
ダーボーイ　Monseigneur Georges Darboy　580 n
ダーリング　William Stewart Darling　277
ターンブル　F. H. L. Turnbull　318
タイソン　James Tyson　426, 427
ダイヤー　Louis Dyer　88, 105, 112, 115 n
タイラー　Edward Burnett Tylor　547
ダコスタ　Jacob Mendez Dacosta　428
タックウェル　William Tuckwell　570 n
ダッグデイル　William Dugdale　446
ダットン　Thomas Dutton　435
ダニエレフスキー　Nikolai Danielevsky　557
ダビデ　David　294
ダランベール　Charles Victor Daremberg　74
ダルトン　John Call Dalton　242, 529, 554
ダン　John Donne　244 n, 308 n, 324
ダンテ　Dante Alighieri　69 n, 150 n, 207, 270
チャールス一世　Charles I　442
チャールス二世　Charles II　446
チャドウィック　James Read Chadwick　235, 236, 239
チョーサー　Geoffrey Chaucer　556
ツィンマーマン　Richard Zimmerman　280, 384
テアイテトス　Theaetetus　97～104, 324, 517 n
テアゲス　Theages　288
ディオティマ　Diotima　79
ティクナー　George Ticknor　460
ディグビー　Kenelm Digby　451, 452, 454, 456
テイラー　Jeremy Taylor　461
テーヌ　Hippolyte Adolphe Taine　461
テオフラストス　Theophrastus　544, 555
デカルト　René Descartes　499
デシャンブル　Amédé Dechambre　381
テニソン　Alfred Tennyson　15 n, 19 n, 31 n, 64 n, 124, 158 n, 159 n, 179 n, 182 n, 204 n, 312 n, 314, 340 n, 371, 389 n, 424, 564 n, 548
デモクリトス　Democritus　73, 74, 160 n, 548, 554

パーソンズ　Charles Algernon Parsons　548
バートレット　Elisha Bartlett　242, 427
バートン，ジョン　John Rhea Barton　11
バートン，ロバート　Robert Burton　288, 306 n, 437, 462, 576
バーナム　P. T. Barnum　200 n
バーネット，ジョン　John Burnet　550
バーネット，トマス　Thomas Burnet　438
ハーバート　George Herbert　342 n, 497, 506
ハープ　Henricus Harphius　525
ハーフォード　Charles Harold Herford　546
ハーミッパス　Hermippus　325
バーム　Richard Harris Barham　390 n
バイウォーター　Ingram Bywater　540
パイドロス　Phædrus　94, 111
パイナレテ　Phænarete　98
バイロン　George Gordon Byron　30 n, 515 n
パウロ　Paul, St.　276, 294, 318, 362, 415, 498
パジェット　James Paget　50
パスカル　Blaise Pascal　547
パスツール　Louis Pasteur　281
パストン　Robert Paston　446
バセット　John Y. Bassett　391 n
パタン　Gui Patin　453
パッカード　Frederick Packard　384
ハックスレー　Thomas Henry Huxley　142, 276
バックル　Henry Thomas Buckle　141
ハッテン　Ulrich von Hutten　560 n
バトラー　Samuel Butler　558
パトロクロス　Patroclus　90
バニヤン　John Bunyan　238, 239, 244 n, 303 n, 307 n, 388 n, 407, 518 n
ハネマン　Samuel Christian Hahnemann　173, 419 n
ハミルトン　William Hamilton　277
バリー　James Barrie　516 n
ハレル　Albrecht von Haller　137
パワー　Henry Power　466
ハワード　Robert Palmer Howard　12, 167,
デモセデス　Democedes　106
デューカス　Dieuches　553
デュマ　Alexandre Dumas, fils　200 n
テレサ　Theresa, St.　194
ドイル　Arthur Conan Doyle　545
ドゥ・ルット　Daniel Greysolon Du Lhut　43
ドーシイ　John Syng Dorsey　127
ドーセット伯爵　Dorset, Earl of　451
ドーバー　Thomas Dover　170
トーマス　James Carey Thomas　328
トクサリス　Toxaris　65 n
ドビン　George W. Dobbin　328
トムソン　Joseph John Thomson　547
トラウベ　Ludwig Traube　534
ドレイク　Joseph Morely Drake　210
ドレイパー　William H. Draper　428
トロロープ　Anthony Trollope　324, 326
トンプソン　D'Arcy Wentworth Thompson 546

〔ナ〕

ナッティング　Mary Adelaide Nutting, R.N. 194, 267 n
ナポレオン　Bonaparte Napoleon　56
ニーマイヤー　Felix von Niemeyer　381
ニュートン　Isaac Newton　554
ニューマン　John Henry Newman　36, 40, 41 n, 164
ネイプルトン　John Napleton　538
ネストル　Nestor　89
ノートナーゲル　Carl Wilhelm Nothnagel 371

〔ハ〕

ハーヴェイ　William Harvey　49, 137, 162, 281, 307 n, 324, 351, 447, 465, 466, 544
パーカー　Willard Parker　242
パーキン　William Henry Perkin　550
バークレイ　John Barclay　136, 138, 140, 141
バーズ　Johann Herman Baas　372

フッド　Thomas Hood　14 n, 515 n, 522
フラー　Thomas Fuller　408, 462
ブライト，ティモジー　Timothy Bright　361
ブライト，リチャード　Richard Bright　278
ブラウニング　Robert Browning　17 n, 70 n, 180 n, 227 n, 500, 515 n, 516 n, 518 n, 561 n
ブラウン，ウィリアム　William Browne　237
ブラウン，エドワード　Edward Browne　441, 444, 453
ブラウン，ジョン　John Brown　462
ブラウン，トマス　Thomas Browne　22, 60, 67 n, 135, 153 n, 190, 226, 294, 305 n, 415, 433～467
ブラウン，R. トマス　Thomas Richardson Brown　338
ブラッシュ　Edward Nathaniel Brush　412
プラトン　Plato　14 n, 36, 57, 70 n, 71～114, 146, 194, 200 n, 220, 229 n, 240, 270, 288, 292, 294, 295, 309 n, 341, 364, 392 n, 414, 439, 501, 503, 504, 528, 549, 554, 558, 559, 570 n, 578 n
フランクリン　Benjamin Franklin　146, 152 n
プリーストリー　Joseph Priestley　550
プリーストリー夫人　Eliza Chambers Priestley　193
フリードナ　Theodore Fliedner　197
ブリガム　Edwin Howard Brigham　235
フリッチ　Gustav Theodor Fritsch　139
プリニウス　Pliny, Gaius Plinius secundus　452, 553
フリント　Austin Flint　242
ブルーエン　Edward Tunis Bruen　12
フルード　James Anthony Froude　227
プルターク　Plutarch　298, 375, 491, 532, 542
フレッチャー　Robert Fletcher　245 n
ブレドン　Simon Bredon　556
プロタゴラス　Protagoras　95, 96, 541
プロディコス　Prodicus of Ceos　102
ブレイク　William Blake　563 n
フレイザー　James George Frazer　564 n
フンボルト　Alexander von Humboldt　356
ヘイズ　Isaac Minis Hays　426
　174, 209, 278, 380, 381
ハンター，ウィリアム　William Hunter　17 n, 129
ハンター，ジョン　John Hunter　17 n, 128, 129, 131, 137, 141, 142, 265, 278, 281, 324, 360, 554
ピアソン　John Pearson　274
ピーターバロー　Henry Mordaunt Peterborough, the earl of　223
ビグロー　Henry Jacob Bigelow　428
ビシャー　Marie F. X. Bichat　324
ピタゴラス　Pythagoras　73
ヒツィグ　Eduard Hitzig　139
ピットマン　Isaac Pitman　441
ピネロ　Arthur Wing Pinero　200 n
ヒポクラテス　Hippocrates　13, 69 n, 73, 74, 75, 76, 88, 94, 95, 96, 105, 190, 237, 281, 298, 301 n, 368, 445, 523, 544, 559
ヒューソン　William Hewson　129
ピュロン　Pyrrho　134
ビリングズ　John Shaw Billings　239, 328
ビルロート　Christian Albert Theodor Billroth　534
ビンセント　Vincent of Beauvais　540
ファラデー　Michael Faraday　529, 550
ファロピオ　Gabriele Fallopio　137
フィールズ　James Ticknor Fields　460
フィジック　Philip Syng Physick　11, 127, 128, 129, 141
フィチーノ　Marsilius Ficinus　309 n
フィッツジェラルド　Edward FitzGerald　33 n, 203 n, 513 n, 514 n
ブールファーフェ　Hermann Boerhaave　265
フェリア　John Ferriar　353
フォザーギル　John Fothergill　130, 151 n
フォスター　Michael Foster　372
フォックス　George Fox　443
フス　John Huss　533
フッカー　Richard Hooker　274
ブッカー　William David Booker　338
フッチャー　Thomas Barnes Futcher　260

ベイツ　Henry Bates　446
ベーヴァン　James Bevan　277
ベーコン，フランシス　Francis Bacan　270, 456
ベーコン，ロジャー　Roger Bacon　544
ペーター　Walter Horatio Pater　72, 115 n, 456, 460, 483 n
ペーリィ　William Paley　277
ヘシオドス　Hesiod　158 n
ヘニピン　Louis Johannes Hennepin　43
ペパー　William Pepper, Jr.　426, 427, 428
ヘラクレイトス　Heraclitus　370, 567 n
ベリー　Bury, Richard de　234, 545
ペリクレス　Pericles　387 n, 509
ベル　John Bell　377
ベルヴィユ　Pierre de Belleville　224
ベルナール　Bernard of Cluny, St.　63
ベルマン　Jean Antoine Villemin　381
ヘルムホルツ　Herman Ludwig Ferdinand von Helmholtz　145, 534
ヘロディコス　Herodicus　108
ヘロフィロス　Herophilus　544
ヘロン　Heron　544, 555
ベン・エズラ　Ben Ezra, Rabbi　63
ポアンカレ　Jules Henri Poincaré　547
ホイットマン　Walt Whitman　507
ホイーラー　William Morton Wheeler　568 n
ボイル，チャールズ（オーラリイ伯爵）　Charles Boyle　545, 556
ボイル，ロバート　Robert Boyle　469 n, 456
ボヴェル　James Bovell　276～278, 563 n
ホースレイ　Victor Alexander Haden Horsley　140
ホート　Arthur Fenton Hort　544
ホーナー　William Edmonds Horner　127, 128, 131, 132～133, 138, 154 n
ホームズ，アンドルー　Andrew Fernando Holmes　174
ホームズ，オリバー　Oliver Wendell Holmes　65 n, 225, 250, 294, 460, 462, 496
ボーモント　William R. Beaumont　275
ポープ　Alexander Pope　421 n
ホーラー　Albrecht von Haller　356
ホッダー　Edward Mulberry Hodder　275
ボトキン　Eugene Botkin　557
ボドレー　Thomas Bodley　475 n, 569 n
ホプキンズ　John Hopkins　267 n, 327
ホメロス　Homer　69 n, 179 n, 270, 387 n, 516 n, 560 n, 562 n
ホラティウス　Horace　237, 245 n, 507
ポリクラテス　Polycrates　106
ポリビウス　Polybius　159 n
ボルテール　François M. A. Voltaire　501
ホワイト　Gilbert White　434, 493, 535
ホワイトフット　John Whitefoot　448

〔マ〕

マーク・トウエイン　Mark Twain　306 n, 542
マーシャル　William Marshall　449
マーシュ　Othniel Charles Marsh　501
マーティン，エドワード　Edward S. Martin　363
マーティン，ニューエル　Newell Martin　328, 330
マーチスン　Charles Murchison　220
マカラム　Archibald B. Macallum　272
マギル　James McGill　231 n
マクドネル　Richard Lee MacDonnell　174, 394
マグヌス　Albertus Magnus　540
マケオン　Machaon　118 n
マザー　Cotton Mather　241, 277, 434
マッケンジー　Colin McKenzie　151 n
マッカラム　D. C. MacCallum　228 n
マルクス・アウレリウス　Marcus Aurelius　2, 294, 467
マルケット　Jacques Marquette　43
マルピーギ　Marcello Malpighi　137
マレー　George Gilbert Murray　559
ミード　Richard Mead　130
ミケランジェロ　Michelangelo Buonarroti

〔ラ〕

ライディ　Joseph Leidy　8, 127, 128, 134～135, 142, 153 n, 154 n, 427
ライト　Ramsay Wright　272, 275
ラエルティオス　Diogenes Laërtius　74
ラエンネック　René Theophile Hyacinthe Laënnec　324, 381
ラ・サール　Robert Cavelier de La Salle　43
ラザール　Jesse W. Lazear　384
ラザフォード　John Rutherford　265
ラッシュ　Benjamin Rush　11
ラッシュダル　Hastings Rashdall　538
ラッシングトン　Lushington　472 n
ラブレー　François Rabelais　462, 523, 565 n, 566 n
ラボアジェ　Antoine Laurent Lavoisier　557
ラボック　Edward Lubbock　459
ラム　Charles Lamb　199 n, 245 n, 300 n, 350, 460, 515 n
ラモン・イ・カハル　Santiago Ramón y Cajal　140
ランドー　Walter Savage Landor　417
リード，ウィリアム　William Reed　556
リード，サンプソン　Sampson Reed　277
リスター　Joseph Lister　324
リチャード　Richard of Wallingford　556
リチャードソン　James Henry Richardson　275
リナカー　Thomas Linacre　277, 307 n, 523
リビエール　Lazare Rivière　437
リビングストン　Richard Winn Livingstone　541
リビングッド　Louis Eugene Livingood　384
リンカーン　Abraham Lincoln　200 n, 369
リンネ　Carolus Linnaeus　552
ルイ十四世　Louis XIV　567 n
ルキアノス　Lucian　7, 65 n, 545, 558, 568 n
ルクレチウス　Titus Lucretius Carus　15 n, 524, 546～548
ルター　Martin Luther　533, 534
372
ミッカス　Miccus　74
ミッチェル　Silas Weir Mitchell　426
ミュアー　M. M. Pattison Muir　551
ミュラー　Johannes Peter Müller　546
ミル　John Stuart Mill　277
ミルズ　T. Wesley Mills　277
ミルトン　John Milton　8, 68 n, 153 n, 199 n, 234, 267 n, 293, 303 n, 304 n, 308 n, 340 n, 341 n, 349, 357, 361, 389 n, 440, 441, 449, 514 n, 541, 562 n, 565 n, 566 n
メイン　Henry James Sumner Maine　72, 538
メースウェン　William Macewen　140
メール　William Merle　556
メトカーフ　Samuel Lyther Metcalfe　428
メニパス　Menippus　535
メリーウェザー　John Merryweather　452
モア　Thomas More　230 n
モーガン　John Morgan　11, 129
モール　Franklin Paine Mall　337
モーレー　H. Forster Morley　551
モクソン　Walter Moxon　381
モリエール　Molière　75
モレス　Rabanus Maurus　540
モロー　Prince Albert Morrow　410
モンテーニュ　Michel Eyquem de Montaigne　225, 294, 375, 425, 462, 527, 541, 542
モンロー1世　Alexander Monro, primus　128, 137
モンロー2世　Alexander Monro, secundus　128, 137
モンロー3世　Alexander Monro, tertius　128, 137

〔ヤ〕

ヤコブ　James, St.　291, 415
ヤヌエンシス　Simon Januensis　552
ヤング　Hugh Hampton Young　338
ユウェナリス　Juvenal　308 n
ヨハネ　John, St.　508
ヨブ　Job　294, 500

レットサム　John Coakley Lettsom　532
レムゼン　Ira Remsen　328
レントゲン　Wilhelm Konrad Röntgen　547, 550
ローエル　James Russell Lowell　149 n, 240, 245 n, 311 n, 359, 389 n, 460, 505
ロキタンスキー　Karl Freiherr von Rokitansky　381
ロス，アレグザンダー　Alexander Ross　454
ロス，ジョージ　George Ross　174, 212, 363
ロック　John Locke　223, 284, 341 n, 361, 469 n, 541
ロッジ　Oliver Joseph Lodge　545
ロングフェロー　Henry Wadsworth Longfellow　383, 514 n

〔ワ〕

ワイスマン　August Weismann　142, 144
ワーズワース　William Wordsworth　15 n, 228 n, 516 n
ワード　John Ward, Rev　217, 291, 438

訳者略歴

日野原 重明（ひのはら・しげあき）

1937 年京都大学医学部卒業。大学院を経て，1941 年に聖路加国際病院に勤める。1951 年から 1 年間米国エモリー大学に留学，帰国後内科医長，院長，聖路加国際病院理事長・名誉院長，聖路加国際大学理事長・名誉学長，財団法人ライフプランニングセンター理事長，日本オスラー協会会長を歴任。アメリカ・オスラー協会名誉会員，ロンドン・オスラー・クラブ名誉会員。専攻─内科学，予防医学，医学教育，看護教育，終末医療

著書『老いを創める』（朝日新聞社）
『死をどう生きたか─心に残る人びと』（中公新書）
『延命の医学から生命を与えるケアへ』（医学書院）
『医療と教育の刷新を求めて』（医学書院）
『健やかないのちのデザイン』（春秋社）
『生の選択』（日本 YMCA 同盟出版部）
『人生の四季を生きる』（岩波書店）
『医の道を求めて─ウィリアム・オスラー博士の生涯に学ぶ─』（医学書院）
『生きかた上手』（ユーリーグ）

仁木 久恵（にき・ひさえ）

1961 年津田塾大学卒業。1965 年テキサス大学大学院にて Master of Arts 取得。1968 年津田塾大学大学院博士課程修了。聖路加看護大学教授，明海大学教授を経て，現在，明海大学名誉教授

著書『Shakespeare Translation in Japanese Culture』（シェイクスピア翻訳と日本文化）英文（研成社）
『漱石の留学とハムレット』（リーベル出版）
『看護英和辞典』（編集委員・執筆）（医学書院）
『ルミナス和英辞典』（編集委員・執筆）（研究社）